U0339087

Dirk Hochlenert Gerald Engels Stephan Morbach
Stefanie Schliwa Frances L. Game

糖尿病足综合征
从实体到治疗

Diabetic Foot Syndrome
From Entity to Therapy

编 著 〔德〕德克·霍奇伦特 等
主 译 冉兴无 许樟荣 徐 俊

天津出版传媒集团
天津科技翻译出版有限公司

著作权合同登记号:图字:02 -2019 -358

图书在版编目(CIP)数据

糖尿病足综合征 :从实体到治疗/(德)德克·霍奇伦特(Dirk Hochlenert)等编著;冉兴无,许樟荣,徐俊主译. —天津:天津科技翻译出版有限公司,2021.1

书名原文:Diabetic Foot Syndrome:From Entity to Therapy

ISBN 978 -7 -5433 -4050 -3

Ⅰ.①糖… Ⅱ.①德… ②冉… ③许… ④徐… Ⅲ.①糖尿病足 -诊疗 Ⅳ.①R587.2

中国版本图书馆 CIP 数据核字(2020)第 170734 号

授权单位:Springer Nature Switzerland AG.
出　　版:天津科技翻译出版有限公司
出 版 人:刘子媛
地　　址:天津市南开区白堤路 244 号
邮政编码:300192
电　　话:(022)87894896
传　　真:(022)87895650
网　　址:www. tsttpc. com
印　　刷:北京博海升彩色印刷有限公司
发　　行:全国新华书店
版本记录:787mm ×1092mm　16 开本　20 印张　400 千字
2021 年 1 月第 1 版　2021 年 1 月第 1 次印刷
定价:198.00 元

主译简介

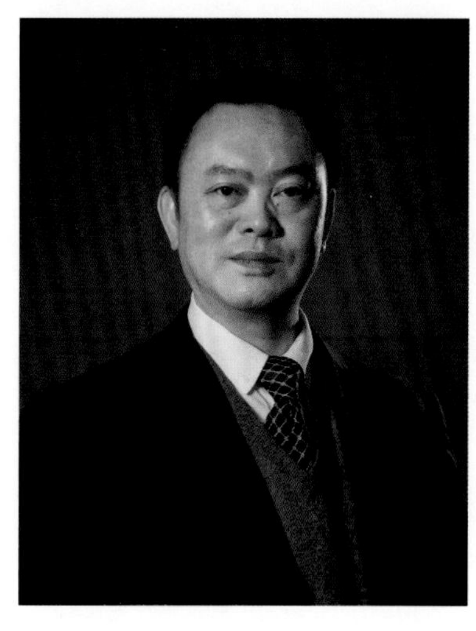

冉兴无　四川大学华西医院主任医师，内分泌科副主任，华西医院糖尿病足诊治中心主任，华西医院血管中心糖尿病周围血管病变分中心主任。任中华医学会糖尿病学分会常务委员兼糖尿病周围血管病变暨足病学组组长，中华预防医学会组织感染与损伤预防与控制专业委员会副主任委员，中国医师协会内科培训专业指导委员会副主任委员，中国老年保健协会糖尿病专业委员会副主任委员，中国医疗保健国际交流促进会理事兼糖尿病足分会副主任委员，四川省医学会内分泌暨糖尿病专业委员会主任委员兼糖尿病周围血管病变暨足病学组组长，西部精神医学协会内分泌暨糖尿病专业委员会主任委员，四川省医学会内科专业委员会常务委员兼代谢病学组组长。四川省卫生厅学术技术带头人，四川省卫生健康委员会领军人才。主持国家自然科学基金 2 项，国家科技部重大专项课题子课题 1 项，国家发展和改革委员会重大专项课题子课题 1 项，四川大学华西医院高端人才计划 1 项，国家卫生健康委员会、四川省科技厅以及四川省中医药管理局等 20 余项课题。在国内外期刊发表文章 270 余篇，主编或参编学术专著 20 余部。作为负责人获得四川省科技进步奖一等奖 1 项、三等奖 1 项，中华医学科技奖三等奖 1 项，成都市科技进步奖三等奖 1 项；作为主要研究人员获四川省科技进步奖二等奖 1 项、三等奖 1 项；作为负责人获国家知识产权 3 项。

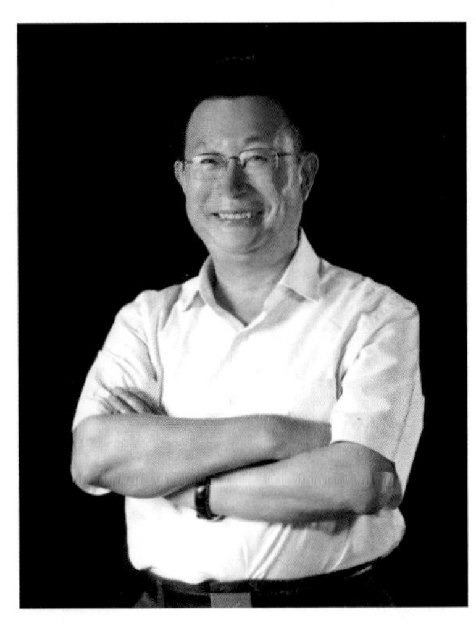

许樟荣　战略支援部队特色医学中心糖尿病中心主任医师，教授。兼任健康中国科普出版专家委员会委员，国家健康科普专家库首批成员，国家卫生健康委员会公共卫生服务项目专家组成员，亚洲糖尿病学会监事；《中华内分泌代谢杂志》《中华糖尿病杂志》等11种期刊编委和《糖尿病之友》杂志主编，《中华老年多器官疾病杂志》副主编，《中华全科医学》副主编。曾任原国家卫生部慢性疾病预防与控制专家委员会委员，中华医学会糖尿病学分会委员兼副秘书长，内分泌学会委员兼糖尿病学组副组长，国家心血管病专家委员会委员，中华医学会糖尿病学分会糖尿病足与周围血管病学组组长，*Diabetes*，*Obesity and Metabolism* 编委。获国家科技进步一等奖和三等奖各1项，北京市科学技术一等奖1项，军队医疗成果二等奖3项，军队科技进步二等奖1项，军队科技进步和医疗成果三等奖12项。发表论文370余篇，主编（译）、参编糖尿病内分泌专业图书29部。享受国务院颁发的政府特殊津贴。

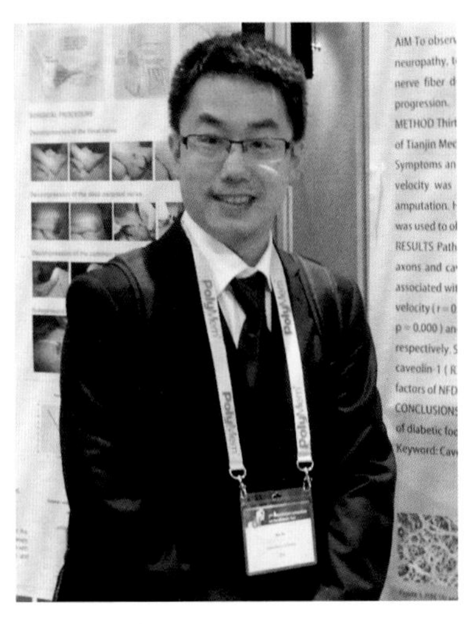

徐俊　天津医科大学朱宪彝纪念医院糖尿病足科副主任医师，天津医科大学内分泌与代谢病博士 。任中国微循环学会糖尿病与微循环分会青年委员，中国中西医结合学会疡科分会青年委员，中华医学会中华足踝医学教育学院委员，天津医疗保健学会糖尿病足与创面修复委员会常务委员兼秘书长。主要从事糖尿病、糖尿病足的临床与基础研究。以第一作者发表论文6篇（其中SCI 1篇）。主持翻译《国际糖尿病足工作组糖尿病足指南（2015版）》。参与起草《中国糖尿病足防治指南》，参与编写《糖尿病足病规范化诊疗手册》《糖尿病足及下肢慢性创面修复》《糖尿病足诊治实践彩色图谱》《糖尿病足病的预防与治疗》《糖尿病足综合诊治》《糖尿病足诊断与治疗》6部糖尿病足专著。参与国家自然基金面上项目1项，主持天津医科大学面上项目1项，天津医科大学代谢病医院课题1项。

译者名单

主　译　冉兴无　许樟荣　徐　俊

副主译　王爱萍　邓武权

译　者　(按章节顺序排序)

许樟荣　战略支援部队特色医学中心糖尿病中心

冉兴无　四川大学华西医院内分泌科

李彦明　宁夏医科大学基础医学院解剖学教研室

徐　俊　天津医科大学朱宪彝纪念医院糖尿病足病科

王　雷　东部战区空军医院内分泌科

李春睿　东部战区空军医院内分泌科

王爱萍　东部战区空军医院内分泌科

李　盖　东部战区空军医院内分泌科

王弘妍　重庆医科大学附属中心医院内分泌科

姜晓燕　重庆医科大学附属中心医院内分泌科

邓武权　重庆医科大学附属中心医院内分泌科

刘　军　吉林大学第二医院手外科

陈　梦　德国足病师与足部治疗师

作者简介

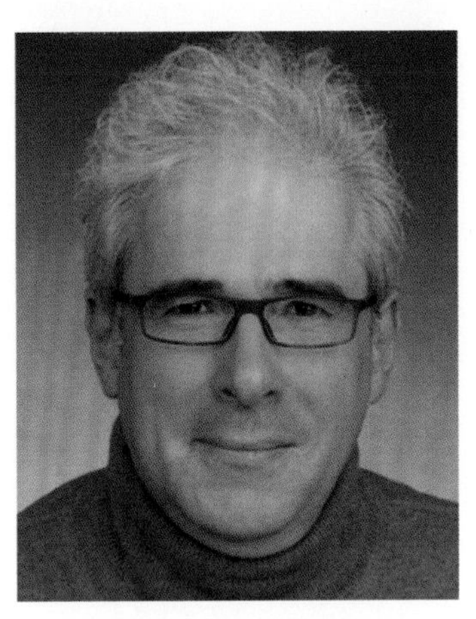

Dirk Hochlenert 德国科隆糖尿病、内分泌与创面治疗中心的内科和糖尿病专家，组织和负责糖尿病足综合征的进修课程。他管理多个地区的糖尿病足综合征的网络，并组织糖尿病足综合征的登记。

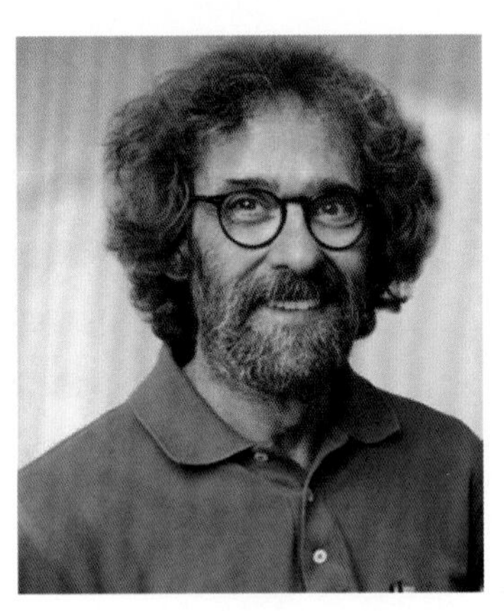

Gerald Engels 科隆糖尿病、内分泌与创面治疗中心和St.Vinzenz医院的外科医师，负责糖尿病足综合征的治疗。他是多个学会的委员，并与Dirk Hochlenert一起组织糖尿病足综合征治疗进修课程，并在医学院承担教学任务。

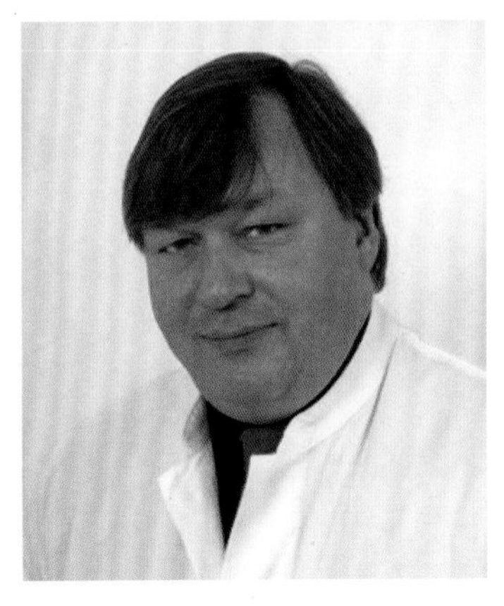

Stephan Morbach 德国左斯特Marienkrankenhaus医院糖尿病和血管科的内科、糖尿病和血管疾病专家，也是资深顾问。他是多部糖尿病足指南的通信作者，曾任欧洲糖尿病研究学会糖尿病足学组主席（2004—2008）。他曾担任国际糖尿病联盟糖尿病足顾问组的副主席，现担任D-FOOT国际专家组副主席。在循序渐进培训项目中，他到过很多国家培训当地医务人员。

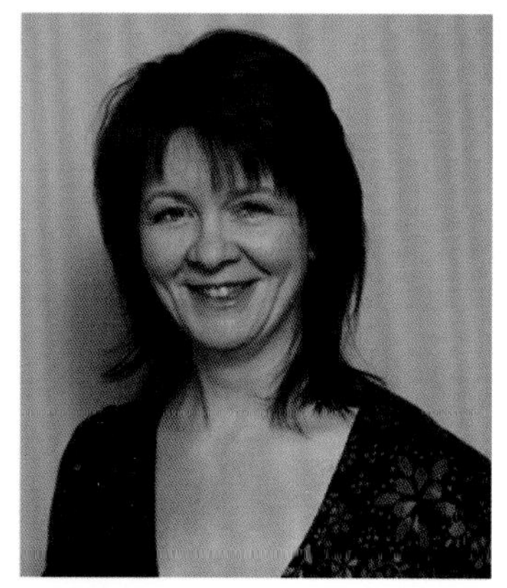

Stefanie Schliwa　波恩大学解剖学研究所的解剖学专家和有资质的标本制备师，同时也是几类标本制备和解剖技术方面的专家。她的工作集中于图像解剖学中功能关系的可视化，尤其是足部的解剖学与功能的关系。

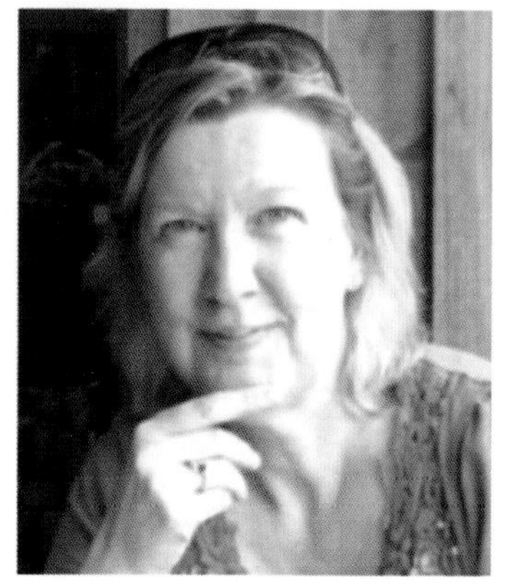

Frances L. Game　糖尿病和内分泌科的糖尿病专家，也是德比教学医院 NHS 基金会信托基金的临床研发总监。她还是诺丁汉大学的名誉教授。

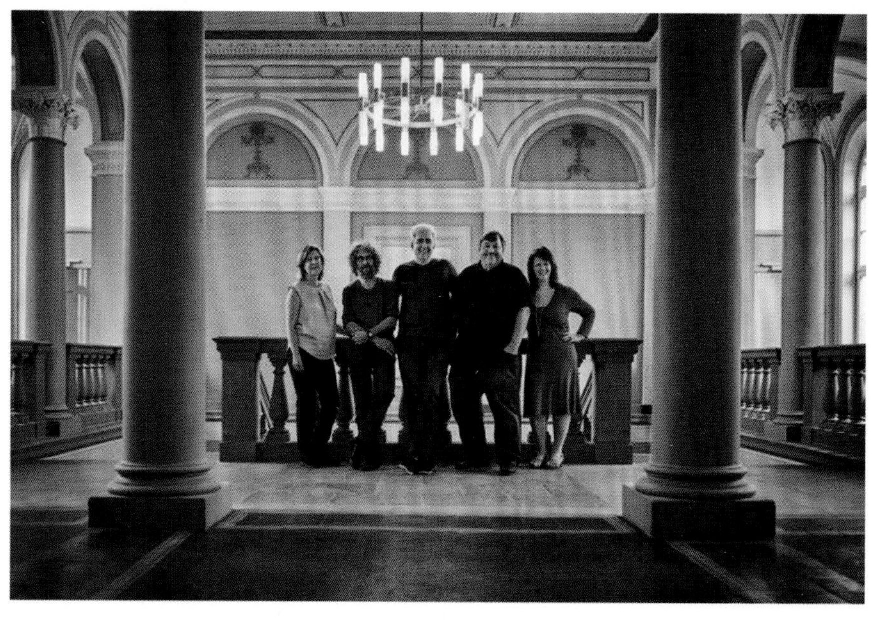

2017 年本书作者在波恩大学解剖学研究所的合影(照片由 Britta Eiberger 博士提供)

中文版前言

2019年5月下旬，在荷兰海牙参加国际糖尿病足病大会后，我和天津医科大学朱宪彝纪念医院的徐俊博士到德国科隆和杜塞尔多夫参观糖尿病中心和足诊所。这次参观由德籍华裔足病师和足部治疗师陈梦女士安排并负责联系，她还陪同我们进行参观访问和学术交流。

早在1998年，欧洲糖尿病学会在巴塞罗那成立糖尿病足学组时，我就是学组的发起会员，那时开始就与德国的糖尿病医生和足病治疗师有交流，了解到德国的糖尿病足防治体系非常有效和合理，值得我们学习和借鉴。这次能实地观摩并与有关医生、足病治疗师交流，机会非常难得，我们很认真地参观学习。我们参观了一所公立的糖尿病医院和一所私立的糖尿病诊所以及四家足诊所。

20多年前，德国已经开始进行全国范围内的糖尿病足中心的资格认证和足病患者登记，建立糖尿病足数据库，规范糖尿病足的诊治。这项工作得到卫生管理部门和医保部门有力的政策性支持。德国的足诊所是由卫生部门管理和认证的。足病治疗师需要完成3000学时的培训，其中包括2000学时的理论培训和1000学时的专业实践，考核通过后，才能获得足病治疗师的工作资格。诊所需要一定的硬件条件，如面积、给排水、消毒等，符合软硬件条件才能获得卫生部门颁发的足诊所的执照。足诊所设立在社区，可以处理包括糖尿病足危险因素(如胼胝、嵌甲、足压力异常)的矫正和提供特定的鞋具等，这些都可以经医保报销，例如，国家支付给糖尿病足护理或者说是预防阶段的费用，每年为12×37.78欧元(即每月给糖尿病合并高危足的患者处理足部，如胼胝、嵌甲等的费用)。这样的预防投入，就是为了降低后续的创面治疗费用。因为预防工作可以及时发现易引起创面的苗头，排除引发创面的因素。足诊所通过加强糖尿病足危险因素的及早处理，防止糖尿病足溃疡的发生。一旦患者发生足溃疡，一般的足诊所就没有资格处理了，需要及时将患者转送到具有创面处理资格的创面治疗师的诊所或医院。另一方面，医院不处理高危足(即没有发生溃疡的足)，这类患者如果合并胼胝、嵌甲和其他类似的异常，医生开出转诊处方，让患者到社区的足诊所治疗。诊所凭着医生处方和具体处理的记录单，向医保部门报销费用。如此，医院与足诊所之间既有明确分工,又有紧密合作,共享相关数据。这不仅节省医疗费用和医疗资源,而且方便患者,通过分级管理和密切合作,可降低糖尿病足溃疡的发生率,从而降低截肢率。

这次到德国参观学习,我们不仅看到医院与社区足诊所的合作,而且看到足诊所与支具制作中心和制鞋单位的合作。遇到糖尿病合并足压力异常的患者,即有高度危险发展为压力性足溃疡的患者,医院或足诊所的工作人员会开出处方,让患者携处方到鞋具或支具制作中心定制特定的减压鞋具/支具,然后凭这个处方,医保部门支付费用,患者只需要支付很少的一部分。

因此,从德国的卫生主管部门、医保部门到医院、足诊所再到鞋店、支具中心,这个围绕糖尿病足的体系建设值得我们学习。

参观科隆 Hochlenert 医生的糖尿病、内分泌与创面治疗中心令人印象深刻,该诊所有 6 名医生和 25 名护士,每天接诊约 300 名糖尿病患者,大多为糖尿病足患者。这是一家以糖尿病足为重点特色的私立糖尿病专科诊所,也是科隆地区最大的诊所。诊所主任 Dirk Hochlenert 医生给我们演示了他是如何给糖尿病足患者实施足底减压的。我和徐俊博士还参观了诊所隔壁的公立医院,分别观看了石膏支具的制作和截趾的门诊手术。该医院规模不大,但重点发展糖尿病足的临床诊治,是德国治疗夏科足病例最多的医院。私立糖尿病诊所和公立医院是在一栋大楼里,两家位置相邻,诊所遇到需要外科手术和医院体系支持的患者,会及时转诊到医院。尽管医院和诊所有公立和私立之分,但两家合作很密切,医务人员之间的关系很好。我们到这两家医疗单位参观非常方便。

Dirk Hochlenert 医生向我们赠送了他们和英国专家合作编写的 *Diabetic Foot Syndrome—from entity to therapy* 一书。他特别指出,这本书不同于以往的糖尿病足专著,这是他们在大数据分析的基础上,结合德国和英国的临床实践,旨在回答为什么糖尿病患者容易患糖尿病足综合征(包括足溃疡和夏科足)、为什么足溃疡愈合后容易复发、如何促使足溃疡愈合和预防复发。本书的作者利用德国糖尿病足注册中心 1 万余例糖尿病足病例和反映从足溃疡出现到愈合的整个治疗过程的记录和照片,对于发生在足和下肢的不同区域的足溃疡进行了细致的分析和讨论。本书帮助读者了解不同区域足溃疡发病的基本危险因素和最后结局,包括不同区域(如前足、中足、足跟、足外侧、内侧、踝周等)足溃疡的发生概率,只要知道患者足溃疡的发生部位,就大致明白是什么样的溃疡。

基本上,该书的每一章都有典型病例讨论,以足溃疡发生的不同部位分章节,介绍作者解决临床问题的思路、方法以及最后结果,还有反映治疗过程的一系列的照片。这是该书的特色。该书结合足的解剖学、组织学、生物力学,回答为什么恰恰是这位患者这个部位发生足溃疡,如何治愈这类足溃疡和如何防止溃疡愈合后的复发。内容科学合理,描述细致深入。这也反映出作者有丰富的临床经验和扎实的基础理论。

该书在德国得到广大医务工作者的重视,原因在于其对介绍的所有溃疡都进行了溃疡发生原因方面的分析,以及多学科、跨学科共同处理方法上的论述,这也被称为糖尿病足防治准则。预防重点是针对高危足,包括发生溃疡之前与创面愈合后。对于尚未发生足溃疡的 Wagner 0 级足(即高危足),通过检查分析足部,特别是趾型及足部运动,有的放矢地制订预防方针,给予实用性指导。这恰恰是包括中国在内的很多国家的糖尿病及足病专业人士容易忽视的。

该书的作者 Dirk Hochlenert 是我们这次访问德国新结识的同仁朋友。而德国的 Stephan Morbach 医生和英国的 Frances L. Game 医生是我的老朋友了,我们已经相识了 21 年。我曾分别邀请他们来中国讲学。Stephan Morbach 医生是欧洲糖尿病研究学会糖尿病足学组的第三任主席和国际糖尿病联盟糖尿病足顾问组的副主席,他在国际糖尿病足流行病学和糖尿病足专科人员培训,尤其是国际糖尿病足工作组的 Step by step 项目中做出巨大贡献,特别是帮助印度和坦桑尼亚等发展中国家培训糖尿病足专业人员。Frances L. Game 医生是英国诺丁汉大学的荣誉教授,也是国际糖尿病足工作组的重要成员,是糖尿病足感染方面的顶尖专家,不仅能写善讲,更有丰富的临床实践经验,她参与了国际糖尿病足临床指南感染部分的起草工作。另外两位我没见过面的作者,一位是外科医生,另一位是解剖学(尤其对足的局部解剖有深入研究)专家。

该书注重实际应用和具体技术操作,自出版后就受到业界欢迎,先出版了德文版,不久又出版了英文版。这次访问期间,Dirk Hochlenert 医生赠送我们的是英文版,并与我探讨可否将此书翻译为中文,使这本书能在更大范围内造福于糖尿病足的临床医生和患者。我非常高兴地答应承担这本书的主译任务,并在回国后就向中华医学会冉兴无教授汇报,冉教授非常高兴地与我们一起翻译和审校了这本书。

在组织和落实翻译、审校的过程中,我深切体会到翻译的艰辛,因为本书涉及的范围广,包括解剖学、组织学和生物力学,以及外科、矫形、康复等不同的学科,还有鞋具和矫形器材。为此，我们特邀宁夏医科大学基础医学院解剖学副教授李彦明老师翻译本书的第 2 章；邀请东部战区空军医院王爱萍教授团队翻译第 16 章、第 17 章和第 18 章；邀请重庆医科大学附属中心医院邓武权主任团队翻译第 19 章和第 20 章；邀请吉林大学第二医院刘军博士翻译第 21 章和第 22 章；邀请德籍华裔足病师和足部治疗师陈梦女士翻译第 23 章和第 24 章；其余各章分别由天津医科大学朱宪彝纪念医院徐俊博士、四川大学华西医院冉兴无教授和我翻译。王爱萍教授、邓武权主任、冉兴无教授、徐俊博士和我分别审校部分译稿。最后，我和徐俊博士再次审读了全部译稿。在翻译这本书的过程中，我们也遇到很多困难，如一些专有名词难以精准地用中文表达，尤其是一些国内不常用的矫形鞋具、器具和手术方式等，仅就该书的书名 *Diabetic foot syndrome—from entity to therapy* 中“entity”这个单词的中文翻译，我们就再三研究。开始我们将其翻译为“从本质到治疗”，但通过仔细阅读全文，我们发现全书是通过解读一个一个具体病例，来说明发生在足的不同部位(也包括一部分下肢)的溃疡的原因和特点，以及处理方法等，即从具体病例到归纳提炼出治疗方法。最后，我们将本书的副书名译为“从实体到治疗”。

通过翻译这本书，我们改变了一些理念，例如对于截肢和截趾的认识，对于如何使足溃疡更合乎生理地愈合，如何处理使得足溃疡愈合后不容易复发，以及糖尿病足的减压、活动和康复，减压鞋具的重要性以及不同鞋具的特点和局限性等。该书强调医患沟通、提高患者对于治疗的依从性以及改变不切实际的想法和做法等。翻译的过程就是学习的过程，这不仅体现在文字的解读推敲上，而且体现在专业学习上。

糖尿病足是严重的糖尿病慢性并发症，是多因素引起的一种综合征，最常见的表现形式是在糖尿病神经病变、下肢血管病变的基础上，足部发生溃疡、感染甚至坏死。许多患者因此失去了足趾、下肢甚至生命。我国“三甲”医院的调查数据说明，糖尿病足较以往更为常见，更为严重；糖尿病引起的足与下肢慢性溃疡已经成为我国“三甲”医院因慢性溃疡住院患者的首位原因。

我国糖尿病患病率高达 12%，现有糖尿病患者近 1.3 亿。据报道，我国 50 岁以上的糖尿病患者中 1 年内新发足溃疡的发生率约为 8%。糖尿病足溃疡愈合后，1 年的复发率为 40%，3 年的复发率达 65%。结合我国过亿的糖尿病患者数量、糖尿病足的发生率和足溃疡愈合后复发率，糖尿病足极大地降低了患者及其家庭的生活和生存质量，增加了医疗费用和社会负担。严重的糖尿病足溃疡的预后甚至比某些癌症更差。因此，临床上必须高度重视糖尿病足的诊治。

糖尿病足的病因复杂,患者往往合并多种严重的糖尿病并发症,需要多专业科室的医生、护士协作治疗。专业化治疗和多学科合作为糖尿病足患者的保肢提供了机会,对于难愈性足溃疡的患者更是如此。糖尿病足治疗困难,预后差,溃疡愈合后也容易复发。糖尿病足溃疡的治疗不仅在于如何使溃疡愈合,使患者不截肢,而且在于如何使糖尿病足溃疡的愈合更符合生理且不复发。要努力做到提高足溃疡的治愈率、减少其复发率和改善患者生活质量。而要做到这些,不仅需要多学科医护人员的密切合作以及精湛的专业技术水平,而且需要患者及家属的理解和配合,需要医患双方的共同努力。

还需要强调的是,疑难复杂的糖尿病足的诊治需要多学科合作的专业化团队,基层医疗单位基本上没有这种团队,因此,基层医护人员需要及时识别糖尿病足患者,了解哪些患者适合在基层处理(主要是合并糖尿病足高危因素的还未形成足溃疡的,或仅有表浅足溃疡且无严重感染、无严重缺血的患者),对于那些合并较深较大范围足溃疡、合并感染和缺血的足溃疡,以及有足踝、足趾关节畸形、肿胀的糖尿病患者,应及时转诊到上级医院进行诊治。对于合并严重感染、缺血的糖尿病足,时间就是肢体、就是生命,切不可耽误!

通过翻译这本书,我们获益良多,不仅更新了知识,而且改变了理念。我们了解了国外糖尿病足临床实践及研究进展,也感受到我国糖尿病足专业的进步和存在的短板。我们相信,通过阅读本书,从事糖尿病及其足病的临床医护人员可获得与我们一样的学习体会,并会将学习到的知识和技能应用于临床,造福于广大的糖尿病足患者,造福于社会。

值此书中文版出版之际,我们特别感谢天津科技翻译出版有限公司刘子媛总经理,感谢许译丹、赵媛媛、潘静、周冠琳、张叶编辑,由于公司领导的大力支持和诸位编辑老师的共同努力,完成了编辑、校对等工作。我和徐俊博士已经多次与该出版公司合作,在10年间出版过3部译作。每次翻译的过程,对我来说都是学习提高的过程,每次与出版公司专业编辑沟通的过程,都是享受合作快乐的过程。

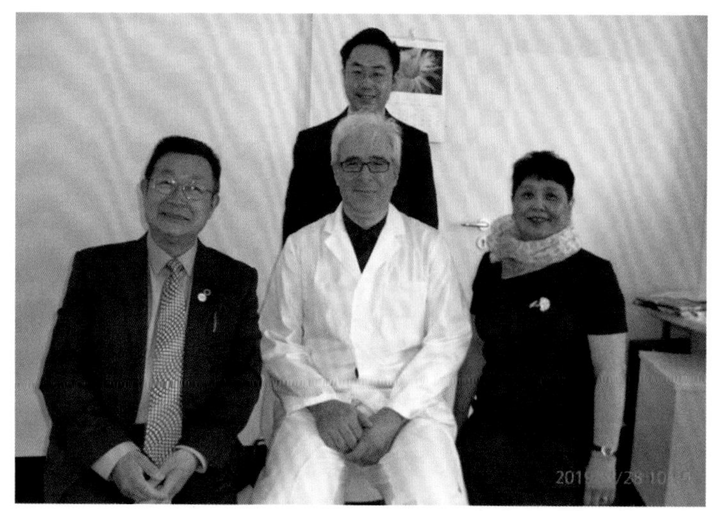

照片是我们访问科隆时与该书第一主编 Dirk Hochlenert 医生的合影（前排左起许樟荣、Hochlenert、陈梦；后排徐俊）。

中华医学会糖尿病学分会糖尿病足与周围血管病学组顾问

原国际糖尿病足工作组委员兼亚太区主席

国际糖尿病联盟糖尿病足委员会委员

原解放军 306 医院全军糖尿病诊治中心主任，主任医师，教授

许樟荣

前言

糖尿病足综合征(DFS)这个令人感兴趣的领域正在迅速发展。该书为组织有效的信息提出了一种新的分类方法。这种分类方法强调了专业人员面临的3方面挑战:①缩短建立专业实践的时间;②持续关注该专业相关领域取得的进展;③特别关注于讨论和研究处理不同状态下的DFS临床问题。这些问题都得益于一个分类系统,它将信息组织起来,就像树枝上的叶子一样,并且可以通过一个简单的视觉线索来追索:位置。要回答的问题是"为什么在这个特定的部位会发生溃疡?"或"为什么恰恰发生在这里?"通过分析这两个问题的原因,选择合适的治疗。

根据溃疡通常以类似方式出现的区域,对足部表面进行划分。处理上,我们将同质化的亚组称为"DFS的实体"。对于每个实体,我们基于收集到的大样本的DFS病例,结合文献和来自相关领域专家和健康保健体系进行讨论和知识汇总,然后给予评价。

为了促进多学科的沟通和了解,我们总结了解剖学、生理学、结构学的成功治疗经验。

我们尝试结合编者提供的典型案例和不同专家编写的参考书的特点,经过5位主编的讨论,编写本书。通过这种方式,我们就像"导游",通过"糖尿病足旅游指南"来指导和帮助读者,而不是由读者"自由行"。

通过高清晰度的案例照片,提供更精确的概述,并促进交流和进步。希望通过理解和应用"实体"这个概念来减轻疾病的负担,帮助DFS患者积极自由的生活。

本书的目标是为所有诊疗DFS患者的专业人员提供帮助。本书内容经过相关的不同领域的专家修改,以确保描述的内容精准,同时又易于理解。我们关注事实的视觉呈现,增加了包括解剖学图解的许多生动的图片。然而,本书的目的并不仅仅要囊括完整的DFS。

2014年,本书5位主编中的3位合作出版了本书的上一个版本,其编写的基本理念是一致的。在过去的几年里,本书德语版本的出版非常成功,引起了很大反响,并增加了读者对该领域的认知。更深层次的解剖学所见、新的外科技术和国际发展的融合,加深了人们的理解,使本书的内容增加了1倍。因此,它更像是一本新书,而不是一个简单的翻译本。

我们非常希望与你一起阅读本书，希望你可以继续成功地治疗患者。我们期待分享你的专业实践，同时也欢迎你对我们的线上讨论做出贡献。

Dirk Hochlenert
Gerald Engels
Stephan Morbach
Stefanie Schliwa
Frances L. Game

致 谢

本书的出版倾注了许多人的心血。他们付出的时间和贡献是无价的,我们深表感谢。

我们特别想感谢我们的患者,他们信任我们、理解我们,允许我们将他们生活中的一部分展示给大众,从患者身上,我们学到很多。

进而,我们感谢所有的收集患者数据的专业医疗中心。没有这些数据,我们就不可能在此讨论有关“实体”(entities)的理念。

我们必须感谢 Frank Kamperhoff,如果没有他天才的组织力、开放性思维和远见卓识,DFS 的提出及其整个研究工作是无法完成的。

同仁们对这个项目的支持,我们必须表示感谢,感谢他们愿意参加讨论并提出见解。

我们特别要感谢 Jürgen Koebke 教授的参与,他回答了解剖学和生物力学的问题,直到他意外地去世,令人悲伤。

我们从鞋具制作同仁中得到了很好的建议,我们特别感谢制鞋同仁 Peter Brümmer、Jürgen Stumpf 和 Herbert Türk,他们允许我们学习他们的制鞋工艺的特殊知识和他们丰富的专业实践。

我们还必须感谢 Alexander Risse 医生对和谐关系的专业指导,以避免在与患者的沟通过程中由于未达成或不现实的目标而出现不合适的行为,以及将“Leibesinselschwund”(译者注:糖尿病学者和哲学家 A.Risse 用“身体感觉意识的丧失”来解释这一情况)概念作为更广泛的人文主义思维的一部分。

心理学家 Susan Clever 为我们提供了患者的观点以及个体化的治疗建议,包括持续溃疡状态。

我们还要感谢 Anna Trocha 医学博士、Johannes Beike 医学博士、Inge Weβ-Baumberger 和 Ulrike Karabasz,感谢他们的积极态度,他们与我们分享了许多想法。

我们要感谢 Richard Stow、David Hunt、Carlotta Steinseifer 和 Rebecca Gollman,他们帮助我们修订了内容,还要感谢 Svenja Jansen、Eva Kirchner 和 Stefan Liedke 在解剖学部分的准备过程中给予的支持。

本书的出版得到了来自 Springer 出版社的 Melissa Morton 和 Wyndham Hacket Pain 的大力支持，对此我们深表感谢。

我们感谢 Katja Dalkowski 医学博士在复杂解剖现象的再现和便于读者理解方面给予的帮助。

我们感谢：Dietmar Weber 医学博士提供图 1.1；Gerhard Rümenapf 医学博士提供图 4.1；Thomas Horn 医学博士提供图 1.3；Thomas Schaub 哲学博士提供图 2.8b；Peter Mauckner 医学博士提供图 21.12；Gerry Rayman 医生提供图 24.2。我们感谢科隆大学解剖中心 Jurgen Koebke 教授、博士为图 2.8c、图 2.9b、图 2.10b、图2.21c、图2.22c、图 2.27c、图2.42a 和图9.2c 提供了解剖学准备。

目　录

第 1 章 引言

本章概述了糖尿病足综合征(DFS)的定义、发病原因、后果、分类、流行病学、经济学和前景。其目的是整体了解这种疾病,关注此类患者及其社会重要性。

从 DFS 发生和发展的问题以及正常状态下足部的所有功能,可以看到足部生理结构的特殊性。更深入的描述详见后面的章节。

1.1 概述

DFS 是糖尿病并发症的一种,可以造成截肢、活动受限甚至死亡。DFS 代表两种足病情况:下肢肢端的溃疡(包括处于发病危险状态,图 1.1a)和糖尿病相关的夏科足。后者是一种炎症综合征,其特点是不同程度的骨和关节破坏,继发于基础的神经病变、创伤和骨代谢的紊乱(图 1.1b)。这两种病变可以同时发生。在首次发病后,DFS 可以在患者的余生持续存在(尽管可能会"缓解"),因为基础的糖尿病并发症无法治愈[1]。

DFS 的一个最重要的特点是,在最初受损后,患者降低了对于疼痛的敏感性。这被称为"保护性感觉缺失(LOPS)",是小神经纤维变性的结果。受累及的患者表现为失去正常人所有的对疼痛的预防性反应或感觉不到需要及时处理的紧迫性,这就使损伤加重。对于没有与痛觉减退的患者打交道经历的人来说,这种疏忽程度让人难以置信。糖尿病学者和哲学家 A. Risse 用身体感觉意识的丧失来解释这一情况[2]。简而言之,这个概念描述了情感参与的丧失:似乎足已经不属于患者本人,而是环境的一个部分。

多种神经的损伤被称为多发性神经病(PNP)。糖尿病患者发生的是对称的、以远端为主的、感觉性多发性神经病。因此,双下肢传导信息的长而小的神经纤维常常被累及。发展到病变后期,较长的纤维和控制运动的纤维也被累及。不同肌肉群发生平衡紊乱,因为距离躯干部相对远的肌肉首先被累及。这会导致多种畸形的发生。控制自主神经功能的神经缺失导致皮肤及其附属物改变,引起汗腺病变,使其不再受发汗神经的刺激(图 1.2)。

糖尿病患者的另一个常见的情况是足趾修复受损,从而加重损伤。最为严重的结果来自外周动脉疾病(PAD)。畸形、皮肤病变、水肿、未得到控制的糖代谢和其他因素也阻止了修复。基于这些原因,必须加强对 DFS 的鉴别诊断,需要对其原因进行尽早、全面的调查评估和治疗。

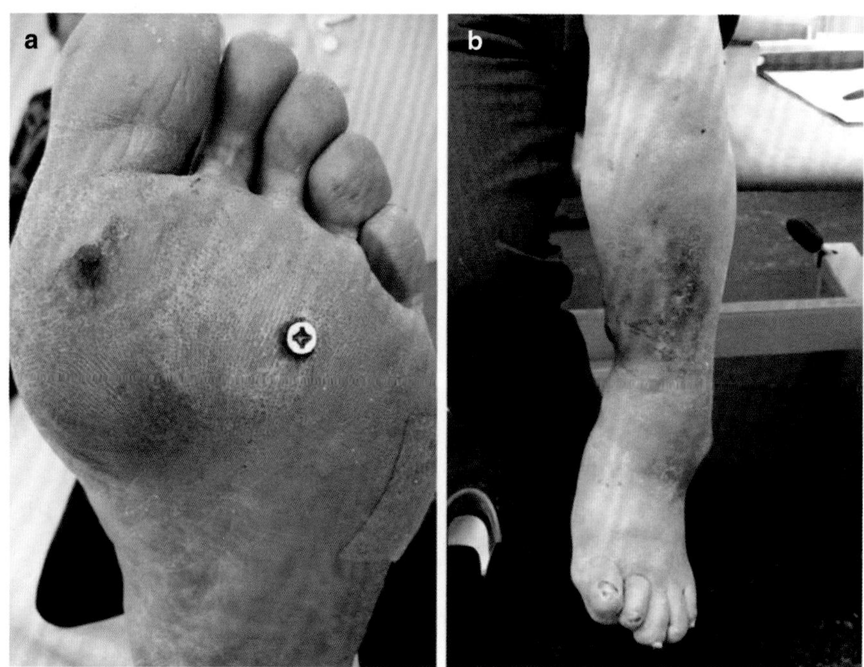

图 1.1 (a)无痛性受损:这个螺丝钉卡在患者足底 3 天,通过常规的体检而被发现。(by kind permission of Dr. Dietmar Weber, Cologne)(b)夏科足:下肢及足的无痛的多发骨折和脱位。该患者为德国一个大城市的门诊患者,经专职全科医生治疗 3 周后,被诊断为"疑似血栓形成"。

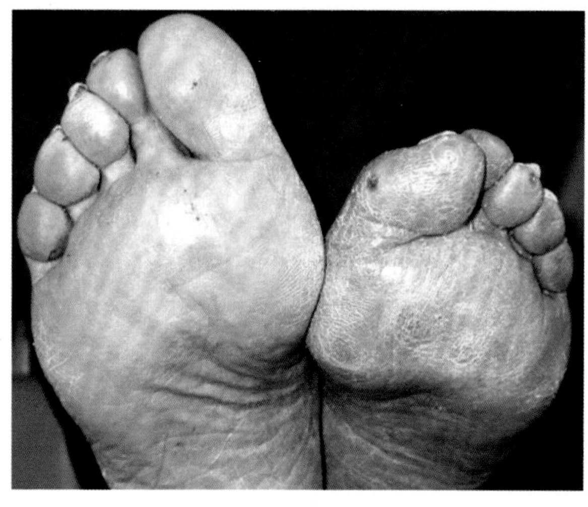

图 1.2 脊髓神经束病变引起的左足一侧的神经病变,形成了典型的多发性神经病,包括无糖尿病的足趾畸形和溃疡。(by kind permission of Dr. Thomas Horn)

1.2 致病条件与促发因素

糖尿病足可以由多种原因引起,这些原因可以是互补的或继发的。在本书中,我们将这些原因归类于基本原因(先决条件或所需的条件)或促发因素,这样可以更好地进行讨论。

足可能持续受到伤害,但健康的足能够迅速地限制这种伤害的范围并修复损伤。这种明显的修复能力受到基本原因的影响,这就可以回答“为什么糖尿病足能够发生”。易感性增加是由于这些因素的联合致病作用,其特点是对痛觉感知能力的下降。其他的因素是血运差、水肿、糖尿病控制差以及其他限制了修复的因素。

由修复能力下降所导致的风险在某些因素促发之下变成现实。这些促发因素决定了损伤的部位。这就可以回答“为什么损伤发生在某些特别的部位”。可见的促发因素所致的体征(如胼胝)就是机械压力引起的表现。

治疗的目的是针对基本原因和促发因素。基本原因可能难以改善。在大多数病例中,治疗旨在预防特别的促发因素所引起的复发。

> 糖尿病足综合征是由基本原因和促发因素所致。
> 在开始治疗前,需要回答两个问题:
> “为什么糖尿病足溃疡会发生?”
> “为什么糖尿病足溃疡发生在这个部位?”

1.3 进展

尽管足从有迅速修复的能力变为容易受损,其仍然可以在相当长的时间内没有损伤,这是因为在保护性措施之下,有害的促发因素受到了控制。例如,保护性感觉的弱化可以通过减少活动或穿合适的鞋具来代偿[3]。一方面,促发因素和易感性之间存在平衡;另一方面,保护和修复能力决定了足是否暴露于持续性的创伤,其可以导致足受到损害或不受损害。平衡改变的不同阶段如表1.1和图1.3所示。

对于增加的压力应激的代偿是皮肤增厚,形成胼胝。皮肤发红和起疱是表面压力所致,如果与疼痛有关,可能是一种有效的防御机制的一部分(图1.3a)。在这些病例中,受到病变影响的患者采取一种能减轻疼痛的姿势,这就使得不需要采取进一步的措施溃疡就能愈合。

另一方面,如果出现暂时性的失代偿,损伤到较深的皮肤层,可能发生不同程度的缺损。已经有胼胝的局部皮肤,如果有短期过度的创伤,可能引起胼胝内的出血(图1.3b)。这种出血被发现时往往已经不再出血,上皮组织也已经恢复正常[4]。

> 非活动性的糖尿病足被定义为曾有失代偿的压力过度和适应力下降。

如果发现这一点,预防性的措施可以给予患者支持,如适当的鞋具[5]和足病师的处理[6-8]。如果足受到的压力过大或压力时间过长,则会导致广泛和更长时间的持续性损伤的结果,需要更复杂的修复过程。糖尿病足可以变成“活动性”的。如果损伤累及皮肤,则被称为“溃疡形成”(皮肤全层破溃)(图1.3c和图1.3d)。夏科足是肌肉骨骼系统的病变,特别是骨组织的病变。

尽管恢复足的完整性需要很长的时间,但可以反复发生促发因素。由此,病变就可能变

表 1.1 恶化与防御之间的平衡分期

	分期	现象	特征
0	健康	可迅速修复的足,能够经得起正常的压力,不需要额外的保护性措施	没有修复力下降的征象
1	DFS-前期	易感性增加,可能有代偿的征象	修复力下降(PNP 和可能有基础的状况)可能有代偿的征象,如胼胝
2a 2b 2c	非活动性 DFS	易感性增加,伴有以往失代偿的后果	修复能力下降 以往有失代偿的应激 a.溃疡前期的损伤后(胼胝并有出血) b.溃疡后 c.非活动性的夏科足
3a 3b 3c	活动性 DFS	近期失代偿的结果伴有或不伴有深部组织病变 (骨、关节、足跟的脂肪体)	修复力下降 新近的失代偿 a.表浅的溃疡 b.深部组织的溃疡 c.活动性夏科足
4	没有足	除去累及的组织	大截肢

成慢性的。然而,通常并非如此,损伤是持续反复的。

一旦修复完成,糖尿病足便进入“非活动”期,被称为“缓解(remission)”[1]。对于夏科足而言,常用“非活动性”的夏科足这个名词[9]。对于终身性疾病来说,活动性或非活动性这个概念不仅可以用于夏科足, 而且可以用于所有类型的糖尿病足。如果不采取进一步的保护性措施,1年以内病变的糖尿病足几乎 100%复发[10]。下面的术语经常被用到。如果新的损伤发生在不久前愈合的足溃疡的同一个部位,则被称为旧溃疡再发(relapse);如果在愈合较长时间后发生,则被称为复发(recurrence);如果发生在不同的部位,则被称为新的溃疡(new ulcer)。在本书中,急性状态的复发被称为再活化(reactivation)。对于糖尿病足而言,持续终身的结构式的预防再活化是关键性的[11],其过程见表 1.1。踝以上的截肢是糖尿病足病变的终末事件。随后的问题还有残肢末端、假肢或对侧肢体的处置(图 1.3e)。

糖尿病足是终身性病变,分为活动性和非活动性两个阶段。

1.4 分类

根据糖尿病足损伤的累及深度和范围,传统上根据 Wagner 分类[12,13],见表 1.2。

采用该分类方法,存在以下问题:

- 该分类仅仅描述了溃疡,不包括夏科足。

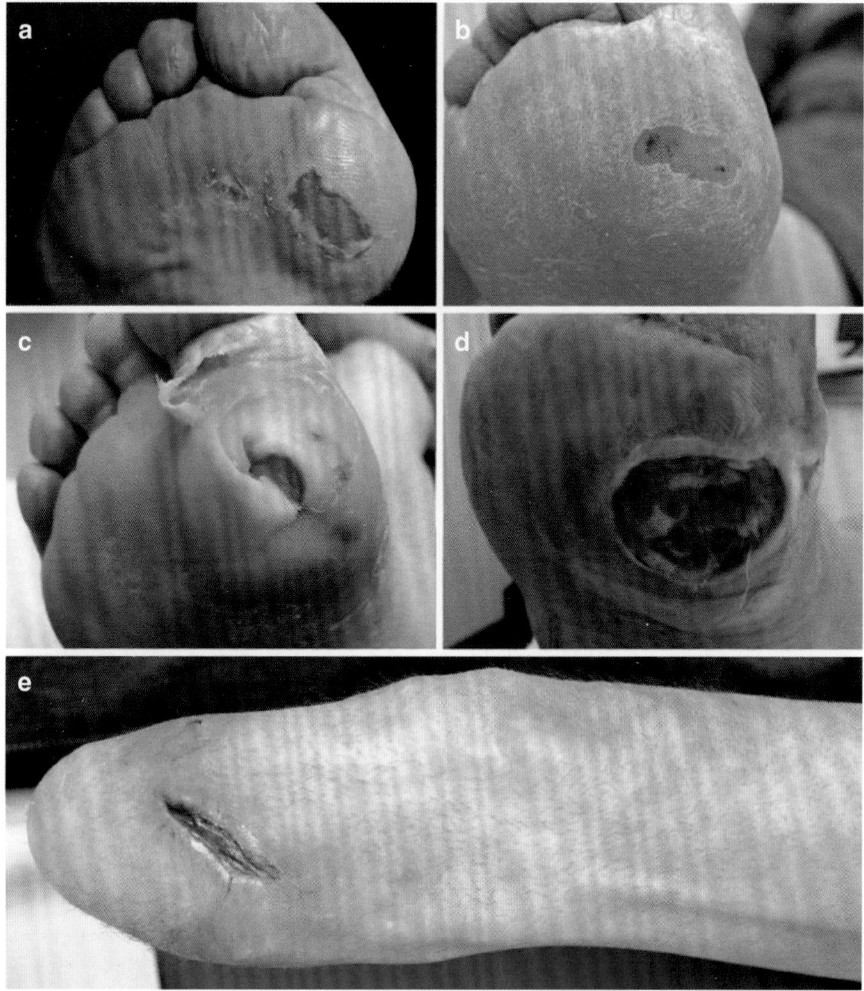

图 1.3　有害促发因素与保护机制的平衡分期(表 1.1)。(a)在中部籽骨部位水疱自发破裂,溃疡前期,1 期。(b)中部籽骨上的胼胝内出血,这是以往深层皮肤短暂的创伤,非活动性的糖尿病足,2a 期。(c)水疱自发破裂,基底部形成溃疡,活动性糖尿病足,3a 期。(d)深部溃疡并发感染累及骨组织,活动性糖尿病足综合征,3b 期。(e)下肢截肢后的残端,残端有溃疡,4 期。

- 早期阶段难以鉴别。
- 临床上难以鉴别 1 期和 2 期。
- 临床上有时也难以鉴别 3 期和 4 期,因为每一处溃疡都是开始于软组织坏死,采用一个共同的名词“部分坏死”容易引起误解。
- 累及足跟的皮下脂肪垫的病变没有得到充分的体现。
- 重要的预后因素(如 PAD、感染或并存的疾病)没有得到体现。
- 使用该分类常常偏离了原义。例如,按照这个分类,损伤累及骨组织完整性,采用探针可以探及骨组织(探及骨组织阳性),但是没有明显的骨髓炎,仍然处于 2 期。但是,骨髓炎可能是难以诊断的。另一方面,脓肿的存在则提示足病变处于 3 期,即使没有骨髓炎,这

表 1.2 糖尿病足的 Wagner 分类

分级	临床表现
0	溃疡前期或溃疡后完全愈合(已经上皮化)
1	表面溃疡
2	较深的溃疡,累及肌腱或关节囊
3	深度溃疡,累及骨组织、关节面开放或有深部脓肿
4	局限性坏死
5	全足坏死

种情况也常被忽视。

尽管存在这些问题,该分类方法仍在临床上广为应用。

得克萨斯大学分类(UT 分类)[14,15]整合了感染和 PAD 的信息,用数字 1~3 描述溃疡的深度(0=溃疡前期或溃疡愈合后;1=溃疡没有累及肌腱、关节囊或骨组织;2=累及肌腱或关节囊;3=累及骨组织或关节),用字母 A、B、C、D 描述是否存在感染和缺血(A=无感染、无缺血;B=仅有感染;C=仅有缺血;D=同时存在感染和缺血)。一些国家联合应用这两种分类,用 Wagner 分类描述溃疡的深度,用 UT 分类了解感染和缺血的严重程度。为了区别于原作者,这种联合的分类被称为“Wagner-Armstrong 分类”(图 1.4)。然而,UT 分类也有不足之处,因为其缺乏神经病变、溃疡部位及大小的信息。

进一步的分类还有国际糖尿病足工作组提出的 PEDIS 分类。该分类在一些国家已经被

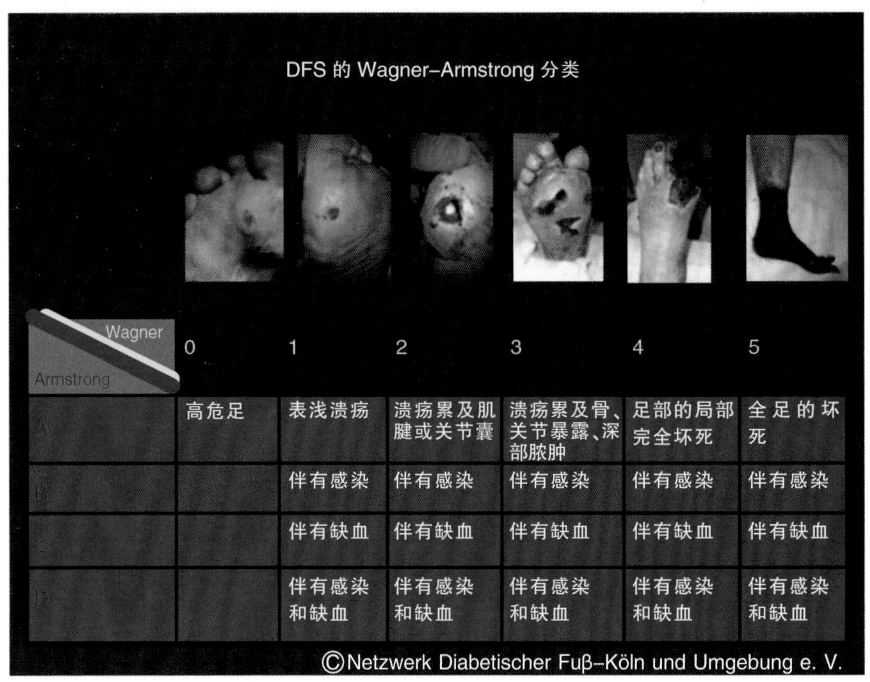

图 1.4 DFS 的 Wagner-Armstrong 分类。

广泛使用[16]。其包括这些参数：P=血液灌注；E=溃疡面大小；D=溃疡或组织缺失的深度；I=感染；S=感觉和（或）保护性感觉。在德国，常用 Arlt 的分类，并且已经应用多年，其用来鉴别血管性、神经性和血管神经性糖尿病足[17]。

SINBAD[18]评分是一种简单的基于溃疡部位（后足和中足=1）、缺血（临床上通过动脉搏动触诊有足背动脉血流下降的证据=1）、神经病变（LOPS=1）、细菌感染（存在=1）、溃疡面积（>1cm^2=1）、深度（超过皮肤和皮下组织=1）的方法，评分用以预测溃疡结局并且有利于在不同国家和不同医疗中心之间进行比较。

1.5 实体（Entities）

本书中，作者根据溃疡在 DFS 中的因果关系再细分亚组，根据其位置再命名为“DFS 的实体”。足部表面根据溃疡通常以类似方式出现的区域，对足部表面进行划分。这种分类并不需要牢记分级和分期，我们允许使用一些基本概念的直观方法。它将知识类似于树上的树叶组织起来，以便较容易地提供概述。如果患者在某个特定的足的位置出现病变，所有的背景信息、检查和治疗都可以很容易地获得。

DFS 实体的本质由其特定的发病部位决定，这就使我们很容易了解其发病原因、预后和治疗。

1.6 流行病学

DFS 的患者人数正在增加，这主要是因为糖尿病患者的数量在增加，被称为“糖尿病流行”[19]。全球范围内大约有 4.25 亿糖尿病患者。在西方国家，大约 10%的居民患有糖尿病[20]。每年大约有 3%的患者有新发的糖尿病足溃疡[21]，0.1%的患者有急性夏科足[22]。糖尿病足溃疡的患病率为 1.6%~6.3%，高达 15%~25%的糖尿病患者一生中有足溃疡的风险[23]。这就意味着，一个 5000 万居民的国家，有 100 万的居民会患 DFS。

根据在专科诊所的 DFS 患者的登记，30%的患者的足溃疡已经持续 6 个月以上。英国国家数据显示，在治疗 6 个月以后，不足 2/3 的患者依然存活且没有再发足溃疡[25]。

在专科治疗下，约 1%的患者经历踝以上的截肢，6%~7%的患者接受了踝以下的截肢。英国国家健康数据（2014—2017）估计，糖尿病的大截肢率是 0.81/1000，小截肢率是 2.1/1000，不同地区之间的差别巨大，至少相差 8 倍（2017，publicly accessible at fingertips. phe.org.uk/profile/diabetes-ft）。

在足溃疡愈合后的 1 年，若没有专科的医疗护理，每 100 例患者可以发生高达 100 次新发溃疡[10]，而在专科医疗护理下，这个发生率降至约 30%[6]。

许多国家的踝以上的截肢数量是下降的，但这些国家的踝以下的截肢数量却是增加的。但这很难得出一个结论，因为存在许多方法学的问题[26-29]。然而，来自临床实践的推测是，在预防截肢和溃疡活动方面的进一步改善是有可能的并且有价值的。

1.7 患者的结局

糖尿病足从许多不同的方面对患者造成了影响，限制了患者的活动，以下列举其中一部分：

- 延长了病程，直至病情缓解[30]。
- 经常复发[6,31]。
- 需要特别的治疗，如减压、制动和住院。
- 疼痛。
- 截肢。
- 不能行动和失去独立性。
- 失去工作或工作能力。
- 失去了社交接触[32]。
- 其他服务的费用。
- 死亡。

最差的结局是，DFS 造成患者死亡。其可直接或间接地引起死亡。6%~8%有活动性足溃疡的患者死于溃疡变为不活动性之前[33]。大约 70%的患者死于截肢后的 5 年内[34]，9%的患者甚至不能活着离开医院。由于方法学的问题，难以明确 DFS 与死亡之间可能的机制及这种机制的强度。对于早亡，缺血性心脏病是主要的原因，并受到糖尿病足患者的神经病变的深刻影响。在糖尿病足临床，积极的心血管危险因素的管理可使患者获益。进一步贯彻国家的指南规划是值得推荐的[36]。

在 DFS 的不良结局中，踝上的截肢是主要的问题。在这种手术后，只有不到 50%的患者能够独立行走[37]。这种截肢被称为“大截肢”。相比较而言，“小截肢”指的是足的部分截肢。这种说法会产生误导，认为足的部分截肢不太重要。实际上，小截肢常常改变足的稳定性，增加溃疡的复发率，其结果差异很大，可以降低患者的活动能力，损害患者自我完整性的感觉。

本书作者使用“踝以上截肢”或“踝以下截肢”这种表达方式，以代替“大截肢”或“小截肢”。

在与提供医疗保健资金的机构讨论资源分配时，健康相关的生活质量(HRQoL)，首选自我报告[即患者报告的结局(PRO)]对于健康保健的提供者是非常重要的。最常用的工具是 EQ5D 或 SF-36，但这些对于糖尿病足综合征没有特异性，而且对缓慢的变化不敏感。因此，尽管临床有改善，但用 HRQoL 评分时则未见明显的差异。这也是因为在这些工具中，重要的临床结果的影响被忽略了[38]。也许有更加特异性的工具，比较容易应用，对缓慢改变有敏感性，适用于合并多种并发症且生活质量差的患者，将会受到欢迎[39]。

在过去的数十年间，作为治疗的主要目标，保持患者活动的目标逐渐超过了创面愈合的目标。一些工作小组，例如，Almelo 和 Essen 较早地认识到，这个目标与治疗期间限制患者走路有矛盾，他们发明了支具技术和理疗，以促进溃疡治疗期间患者仍然可以活动，促进了“让患者继续行走”的实施。当溃疡的根除成为中心焦点时，结果往往导致较早的截肢。

1.8 经济学和花费

DFS 花费了糖尿病医疗费用的 12%~30%[21,26]。在英国,这个费用大约是 10 亿英镑[40]或英国国家健康卫生服务年度中每花费 140 英镑费用中的 1 英镑。在德国,这个数字是 25 亿欧元[41,42]。病情越复杂,就需要越多不同类型的资源[43]。对于医疗保险公司而言,DFS 患者的治疗越来越有显著的经济学意义。无论是对患者,还是对保险公司和医保部门,DFS 都是一个具有明确的直接一手的获益领域。基于这个原因,具有这一风险和成本密集型疾病的专业知识,应该是所有糖尿病专家的核心能力,这也提供了获取巨大利益的机会。

1.9 专业化的治疗

专业化的治疗能够使踝以上的截肢率下降,减少溃疡的复发以及减少住院,缩短患者因病而离职的时间,减少需要长期医疗服务的患者人数[44-46]。其特点是实践经验丰富并且加强与所有必要的参与者的互动[47]。DFS 的工作组应该符合比利时和德国对其职业资质的基本要求[48-50]。在一些地区,这些基本条件已经整合并建立了网络,以确保该区域的每位糖尿病足患者能够方便地得到专业化的服务,旨在改善规范化医疗服务[51,52]。在德国,全国性的"糖尿病足登记"始于 2003 年,通过额外的资金收集专业化治疗的数据。本书所述糖尿病足实体的相关数据由该项目提供。

1.10 过渡和区别

与糖尿病足溃疡有关的临床表现在许多方面是重叠的。例如,在踝关节区域,糖尿病足溃疡反映了对足溃疡鉴别诊断的各个方面。图 1.5 示出重叠情况中的一部分。

足作为踝关节远端的一个结构,其运动是由小腿的肌肉发起的。小腿、踝关节和足部的功能统一由"足踝外科"来给予专业支持。因此,我们将踝关节区域的病变归因于糖尿病足,而将小腿病变在另一章有关过渡区的内容中介绍。

另一方面,许多没有糖尿病的患者有神经病变和血管神经性溃疡或夏科足,这些情况与 DFS 并无不同。这些患者的病情尤其不稳定,因为往往被误诊或漏诊,他们所得到的医疗护理迟于其需要。如果患者没有糖尿病,鞋具、专业的足病师和相关的其他服务往往被排除在医疗保险之外,这取决于患者所在国家的医疗体系中的个别规定。[译者注:在德国的医疗保险体系中,如果患者有糖尿病,其足部危险因素的处理。(如胼胝、嵌甲的处理和有关的保护性鞋具)是可以报销的,没有糖尿病患者的此类足部问题和保护性鞋具是不予报销的。]

"糖尿病"和"足"是特征,但并不一定是我们必须治疗的功能紊乱状态的要素。因此,相较于病变,糖尿病足更是一种综合征。在文献中,"糖尿病足"和"糖尿病足综合征"被交替使用。在本书中,我们将这两个名词视为相同的名词。

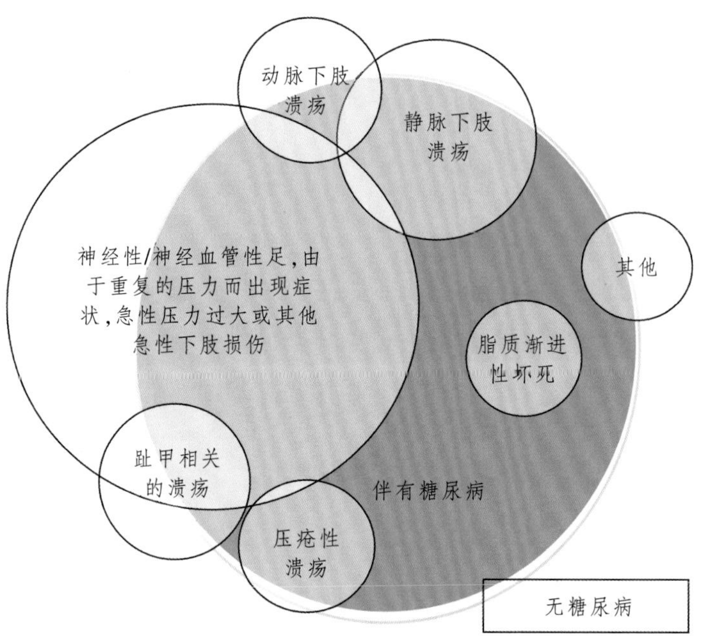

图 1.5 糖尿病足门诊时的患者的病变。

1.11 总结

• 展望全球，糖尿病足综合征是一种挑战，其病因学、治疗方法和提供多专业医疗护理的有效途径等方面都在迅速发展。

• 基于这个原因，这又是专门为技术熟练又喜欢团队工作的专业人员提供操作机会的理想领域。

1.12 推荐阅读

1. Alberto Piaggesi, Jan Apelqvist: The Diabetic Foot Syndrome
Frontiers in diabetes; v. 26. 0251-5342; Karger, 2017; ISBN 9783318061444

章节内容涉及临床治疗中的一些核心问题和糖尿病足综合征的病理机制及其组织任务。

2. Andrew J. M. Boulton, Peter R. Cavanagh, Gerry Rayman. The Foot in Diabetes
4th edition; Wiley 2006; ISBN 978-0470015049

其为完整的教程，涉及糖尿病足的所有关键领域，每一章都由该领域的资深专家撰写，侧重于给出适用于临床的建议。

3. Paul Brand, Philip Yancey: The Gift of Pain
Zondervan 1997, ISBN 978-0310221449

Brand 解释并整合了身体疼痛的本质。无论是从科学研究还是从历史的角度来看，它都是令人信服的，它更新了疼痛治疗理念。这也是西方国家第一批治疗糖尿病足的顶尖专家阐述糖尿病足的基础。

4. Robert J. Hinchliffe, Nicolaas C. Schaper, Matt M. Thompson, Ramesh K. Tripathi, Carlos H. Timaran: The Diabetic Foot

1 edition(September 8, 2014); Jp Medical Pub; ISBN: 1907816623

书中囊括了循证医学基础上的糖尿病足管理、技术和研究的最新进展。

(许樟荣 译 冉兴无 校)

参考文献

1. Armstrong DG, Mills JL. Toward a change in syntax in diabetic foot care: prevention equals remission. J Am Podiatr Med Assoc. 2013;103(2):161–2.
2. Risse A. Phänomenologische und psychopathologische Aspekte in der Diabetologie. Berlin: Walter de Gruyter; 1997.
3. Armstrong DG, Lavery LA, Holtz-Neiderer K, Mohler MJ, Wendel CS, Nixon BP, Boulton AJ. Variability in activity may precede diabetic foot ulceration. Diabetes Care. 2004;27(8):1980–4.
4. Rosen RC, Davids MS, Bohanske LM, Lemont H. Hemorrhage into plantar callus and diabetes mellitus. Cutis. 1985;35(4):339–41.
5. Busch K, Chantelau E. Effectiveness of a new brand of stock 'diabetic' shoes to protect against diabetic foot ulcer relapse. A prospective cohort study. Diabet Med. 2003;20(8):665–9.
6. Armstrong DG, Ingelfinger JR, Boulton AJM, Bus SA. Diabetic foot ulcers and their recurrence. N Engl J Med. 2017;376(24):2367–75. https://doi.org/10.1056/NEJMra1615439.
7. Chantelau E. Alternativen zur Fußamputation bei diabetischer Podopathie. Was ist gesichert? Dtsch Arztebl. 2002;99(30):A2052–6.
8. Plank J, Haas W, Rakovac I, Gorzer E, Sommer R, Siebenhofer A, Pieber TR. Evaluation of the impact of chiropodist care in the secondary prevention of foot ulcerations in diabetic subjects. Diabetes Care. 2003;26(6):1691–5.
9. Rogers LC, Frykberg RG, Armstrong DG, Boulton AJ, Edmonds M, Van GH, Hartemann A, et al. The Charcot foot in diabetes. Diabetes Care. 2011;34(9):2123–9. https://doi.org/10.2337/dc11-0844.
10. Tanudjaja T, Chantelau E. Recurrent diabetic foot lesions—a study of disease activity in high risc patients. In: The diabetic foot, second international symposium Noordwijkerhout 1995; 1995.
11. Waaijman R, de Haart M, Arts ML, Wever D, Verlouw AJ, Nollet F, Bus SA. Risk factors for plantar foot ulcer recurrence in neuropathic diabetic patients. Diabetes Care. 2014. https://doi.org/10.2337/dc13-2470.
12. Wagner FW Jr. The dysvascular foot: a system for diagnosis and treatment. Foot Ankle. 1981;2(2):64–122.
13. Wagner FW Jr. The diabetic foot. Orthopedics. 1987;10(1):163–72.
14. Armstrong DG. The University of Texas diabetic foot classification system. Ostomy Wound Manage. 1996;42(8):60–1.
15. Armstrong DG, Lavery LA, Harkless LB. Validation of a diabetic wound classification system. The contribution of depth, infection, and ischemia to risk of amputation. Diabetes Care. 1998;21(5):855–9.
16. Schaper NC. Diabetic foot ulcer classification system for research purposes: a progress report on criteria for including patients in research studies. Diabetes Metab Res Rev. 2004;20(Suppl 1):S90–5. https://doi.org/10.1002/dmrr.464.
17. Arlt B, Protze J. [Diabetic foot]. Langenbecks Arch Chir Suppl Kongressbd. 1997;114:528–32.
18. Ince P, Abbas ZG, Lutale JK, Basit A, Ali SM, Chohan F, Morbach S, Mollenberg J, Game FL, Jeffcoate WJ. Use of the SINBAD classification system and score in comparing outcome of foot ulcer management on three continents. Diabetes Care. 2008;31(5):964–7. https://doi.org/10.2337/dc07-2367.
19. Guariguata L, Whiting DR, Hambleton I, Beagley J, Linnenkamp U, Shaw JE. Global estimates of diabetes prevalence for 2013 and projections for 2035. Diabetes Res Clin Pract.

2014;103(2):137–49. https://doi.org/10.1016/j.diabres.2013.11.002.
20. IDF. IDF diabetes Atlas eight edition 2017. 2017. http://www.diabetesatlas.org. Accessed 18 Feb 2018.
21. LeMaster JW, Reiber GE, Rayman A. Epidemiology and economic impact of foot ulcers. In: Boulton AJ, Cavenagh PR, Rayman A, editors. The foot in diabetes. 4th ed. Chichester: Wiley; 2006.
22. Hochlenert D. Qualitätsbericht Netzwerk Diabetischer Fuß Köln und Umgebung 2006; 2007.
23. Reiber GE, Lipsky BA, Gibbons GW. The burden of diabetic foot ulcers. Am J Surg. 1998;176(2A Suppl):5S–10S.
24. Hochlenert D. Qualitätsbericht der Netzwerke Diabetischer Fuß Nordrhein, Hamburg und Berlin. 2017. http://www.fussnetz-koeln.de/Start/Dokus/Qualitaetsbericht_2017.pdf.
25. NHS. National Diabetes Foot Care Audit—2014-2016. 2017. https://www.digital.nhs.uk/catalogue/PUB23525. Accessed 23 Mar 2018.
26. Apelqvist J. The diabetic foot syndrome today: a pandemic uprise. In: Piaggesi A, Apelqvist J, editors. The diabetic foot syndrome (frontiers in diabetes). Basel: S. Karger AG; 2018.
27. Kroger K, Berg C, Santosa F, Malyar N, Reinecke H. Lower limb amputation in Germany. Dtsch Arztebl Int. 2017;114(7):130–6. https://doi.org/10.3238/arztebl.2017.0130.
28. Lombardo FL, Maggini M, De Bellis A, Seghieri G, Anichini R. Lower extremity amputations in persons with and without diabetes in Italy: 2001-2010. PLoS One. 2014;9(1):e86405. https://doi.org/10.1371/journal.pone.0086405.
29. Rumenapf G, Morbach S. Amputation statistics-how to interpret them? Dtsch Arztebl Int. 2017;114(8):128–9. https://doi.org/10.3238/arztebl.2017.0128.
30. Pickwell KM, Siersma VD, Kars M, Holstein PE, Schaper NC, Consortium on behalf of the Eurodiale. Diabetic foot disease: impact of ulcer location on ulcer healing. Diabetes Metab Res Rev. 2013;29(5):377–83. https://doi.org/10.1002/dmrr.2400.
31. Apelqvist J, Larsson J, Agardh CD. Long-term prognosis for diabetic patients with foot ulcers. J Intern Med. 1993;233(6):485–91.
32. Siersma V, Thorsen H, Holstein PE, Kars M, Apelqvist J, Jude EB, Piaggesi A, et al. Importance of factors determining the low health-related quality of life in people presenting with a diabetic foot ulcer: the Eurodiale study. Diabet Med. 2013. https://doi.org/10.1111/dme.12254.
33. Prompers L, Schaper N, Apelqvist J, Edmonds M, Jude E, Mauricio D, Uccioli L, et al. Prediction of outcome in individuals with diabetic foot ulcers: focus on the differences between individuals with and without peripheral arterial disease. The EURODIALE Study. Diabetologia. 2008;51(5):747–55. https://doi.org/10.1007/s00125-008-0940-0.
34. Icks A, Scheer M, Morbach S, Genz J, Haastert B, Giani G, Glaeske G, Hoffmann F. Time-dependent impact of diabetes on mortality in patients after major lower extremity amputation: survival in a population-based 5-year cohort in Germany. Diabetes Care. 2011;34(6):1350–4. https://doi.org/10.2337/dc10-2341.
35. Chammas NK, Hill RL, Edmonds ME. Increased mortality in diabetic foot ulcer patients: the significance of ulcer type. J Diabetes Res. 2016;2016:2879809. https://doi.org/10.1155/2016/2879809.
36. Young MJ, McCardle JE, Randall LE, Barclay JI. Improved survival of diabetic foot ulcer patients 1995-2008: possible impact of aggressive cardiovascular risk management. Diabetes Care. 2008;31(11):2143–7. https://doi.org/10.2337/dc08-1242.
37. Game F. Choosing life or limb. Improving survival in the multi-complex diabetic foot patient. Diabetes Metab Res Rev. 2012;28(Suppl 1):97–100. https://doi.org/10.1002/dmrr.2244.
38. Pickwell K, Siersma V, Kars M, Apelqvist J, Bakker K, Edmonds M, Holstein P, et al. Minor amputation does not negatively affect health-related quality of life as compared with conservative treatment in patients with a diabetic foot ulcer: an observational study. Diabetes Metab Res Rev. 2017;33(3). https://doi.org/10.1002/dmrr.2867.
39. Siersma V, Thorsen H, Holstein PE, Kars M, Apelqvist J, Jude EB, Piaggesi A, et al. Health-related quality of life predicts major amputation and death, but not healing, in people with diabetes presenting with foot ulcers: the Eurodiale study. Diabetes Care. 2014;37(3):694–700. https://doi.org/10.2337/dc13-1212.
40. Kerr M. Improving footcare for people with diabetes and saving money: an economic study in England. Insight Health Economics. 2017. https://diabetes-resources-production.s3-eu-west-1.amazonaws.com/diabetes-storage/migration/pdf/Improving%2520footcare%2520economic%2520study%2520%28January%25202017%29.pdf. Accessed 17 Mar 2018.
41. Hauner H. [Epidemiology and costs of diabetes mellitus in Germany]. Dtsch Med Wochenschr. 2005;130 Suppl 2:S64–65. https://doi.org/10.1055/s-2005-870872.
42. Koster I, Huppertz E, Hauner H, Schubert I. Direct costs of diabetes mellitus in Germany—CoDiM 2000-2007. Exp Clin Endocrinol Diabetes. 2011;119(6):377–85. https://doi.org/10.10

55/s-0030-1269847.
43. Prompers L, Huijberts M, Schaper N, Apelqvist J, Bakker K, Edmonds M, Holstein P, et al. Resource utilisation and costs associated with the treatment of diabetic foot ulcers. Prospective data from the Eurodiale Study. Diabetologia. 2008;51(10):1826–34. https://doi.org/10.1007/s00125-008-1089-6.
44. Bakker K, Dooren J. [A specialized outpatient foot clinic for diabetic patients decreases the number of amputations and is cost saving]. Ned Tijdschr Geneeskd. 1994;138(11):565–9.
45. Hochlenert D. Gesundheitspreis NRW 2012: Netzwerk Diabetischer Fuß Nordrhein (ID-Nr.: 236671). 2012. http://www.mgepa.nrw.de/mediapool/pdf/gesundheit/gesundheitspreis_2012/Sonderpreis_Netzwerk_Diabetischer_Fu___Nordrhein.pdf.
46. Schaper NC. Lessons from Eurodiale. Diabetes Metab Res Rev. 2012;28(Suppl 1):21–6. https://doi.org/10.1002/dmrr.2266.
47. Sanders LJ, Robbins JM, Edmonds ME. History of the team approach to amputation prevention: pioneers and milestones. J Vasc Surg. 2010;52(3 Suppl):3S–16S. https://doi.org/10.1016/j.jvs.2010.06.002.
48. Kersken J, Gröne C, Lobmann R, Müller E. Die Fußbehandlungseinrichtung der Deutschen Diabetes-Gesellschaft. Diabetologe. 2009;5(2):111–20. https://doi.org/10.1007/s11428-008-0348-y.
49. Lobmann R, Müller E, Kersken J, Bergmann K, Brunk-Loch S, Gröne C, Lindloh C, Mertens B, Spraul M. The diabetic foot in Germany: analysis of quality in specialised diabetic footcare centres. Diabetic Foot J. 2007;10(2):68–72.
50. Morbach S, Kersken J, Lobmann R, Nobels F, Doggen K, Van Acker K. The German and Belgian accreditation models for diabetic foot services. Diabetes Metab Res Rev. 2016;32(Suppl 1):318–25. https://doi.org/10.1002/dmrr.2752.
51. Hochlenert D, Engels G. Low major amputation rate and low recurrence in networks for treatment of the DFS. In: Abstract Book, X. Diabetic Foot Study Group Meeting Seminaris See Hotel, Berlin-Potsdam, Germany 28–30 Sept 2012; 2012.
52. Risse A, Hochlenert D. Integrierte Versorgung—Neue (?) Versorgungsformen am Beispiel des diabetischen Fußsyndroms. Diabetologe. 2010;2:100–7. https://doi.org/10.1007/s11428-009-0480-3.

第 2 章 神奇的足

本章概述了足的结构和功能，以及一些常见的变化。

足的复杂性是明显的特征，如其由 28 块骨组成，人体 1/4 的骨存在于足中。足的结构必须符合许多要求，因为它是为了实现可持续的直立行走。在大多数情况下，只有一条腿承载着负荷。因此，足不仅要有力量、耐力和坚固性，而且必须高度敏感，并能够精确平衡。人的一生中平均会迈出 1 亿步。这相当于步行距离超过地球周长的两倍。足部非凡的弹性是基于结构和功能特点。对这些特征的了解有助于对病理学的理解，也有助于找到或发展适当的治疗方案。

本章描述了足的正常状态及其相应的非正常状态，以便简明地显示其共同特征和差异。出于实际原因，我们尝试用图片描述尽可能多的解剖学事实，并保持文字简洁。在描述涉及相同解剖结构的不同现象时，我们尝试多次使用一幅图片，并为其配上不同的颜色和描述性文字，以方便识别。

2.1 进化

足是人类最具特色的特征之一[1]。古生物学发现，如追溯到 340 万年前的莱托利(坦桑尼亚)的足迹，可以根据它们的特征进行分类(图 2.1)。“双足运动”是人类进化的一个晚期成就。200 万~400 万年前，人类祖先开始成为“兼性双足”，并演变成“专性双足”。对人类来说，其已经产生了逐渐解放双手承重的重要作用，反过来又促进了大脑的发育和人类的进步。持续双足步态的强制性先决条件是将跟骨定位在距骨以下的直立姿势。这导致了纵弓的发展。跟骨逐渐矫直，因此，在儿童时期可以观察到纵弓的形成[2]。儿童出生时足扁平，当学习行走时，跟骨开始矫直，因此形成纵弓。足弓的形成大约在 10 岁时完成。弓形足是人类特有的，迄今为止代表了人类进化的最后一步。

2.2 繁杂的词汇

描述足的解剖学语言往往是混乱而又丰富的。所有非解剖学科的描述都从功能上接近足部，并将跗骨分为后足(跟骨和距骨)和中足(楔骨、骰骨和足舟骨)。跖骨被归类为前足的一部分，忽略了其名称的字面意义。相比之下，对于解剖学家来说，前足只由足趾组成。中足

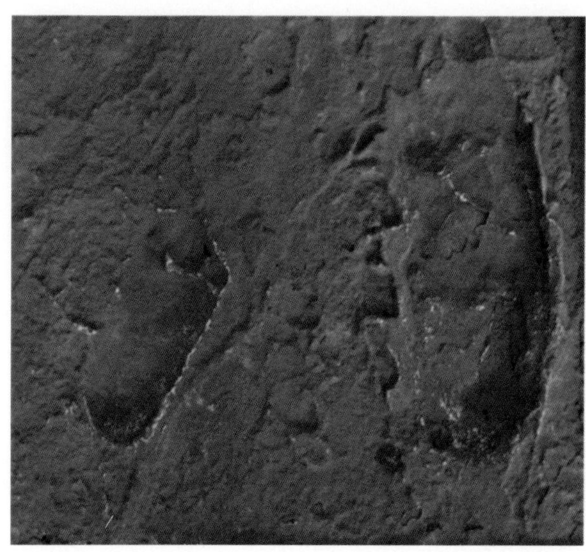

图 2.1　在莱托利双足的印记。

仅由“命名”的跖骨形成，而跗骨形成后足。虽然解剖分类只是描述性的，但功能分类与双足步态的生物力学密切相关。为此，以下各章将只使用功能分类。

更多的混乱来自每个解剖结构的多个名称。除了官方解剖学术语，还使用了多种术语：传统的拉丁术语、民族语言术语和口语术语。例如，术语“peroneal(腓骨)”在许多国家仍被广泛使用，但在1998年以后的解剖学术语中，已经用“fibular(腓骨)”取而代之[3]。在本书中，传统的表达方式将用括号括起来。同义词使问题更加复杂，例如，“足底筋膜”和“足底腱膜”通常指同一结构。一些作者用“腱膜”一词来描述结构中较厚的中央部分，用“筋膜”来描述较薄的周围部分。此外，对身体3个平面的描述往往因来源而异。在本书中，我们使用矢状面、冠状面和水平面3个术语(图 2.2)。

降低足尖被称为屈曲(跖屈)，抬起足尖被称为伸展(背屈)。因此，描述足运动的词汇与一般的表述恰恰相反：在这种解剖学背景下，一个人正常伸展，就会使足屈曲。此外，足的高度缩小了足和腿之间的角度。这种运动通常不是伸展，而是屈曲。为了避免混淆，并用更直观的语言，背屈和跖屈这两个术语在英语国家经常被用来描述足的这种运动。

描述足部边缘的运动也可能产生误导。对于无负荷的足，术语外翻和内旋通常用来描述足的整个外侧边缘的提升。内翻和外旋是指足的整个内侧边缘的提升。在临床环境中，术语内翻和外翻通常是指后足的运动(偶尔也指内翻位置和外翻位置)。旋后和旋前用于前足的运动。这里考虑到这样一个事实，即前足在负荷下不能自由移动，而是固定在地面上。

外翻是趾关节的不对称，关节的凸面指向正中矢状面，而内翻则描述相反的现象。第一跖趾关节(MTP 关节)因畸形而不同名，更确切地说，是构成关节远端部分的骨：我们在描述各自骨的错位时，会提到跖骨内翻、跗外翻和趾间翻(第一跖骨、第一趾和第一趾远端趾骨)。

下列常用术语有时会存在疑问。

扭矩　表示一个力在旋转的物体上的作用大小。施加力的轴离旋转，轴越远，扭矩越

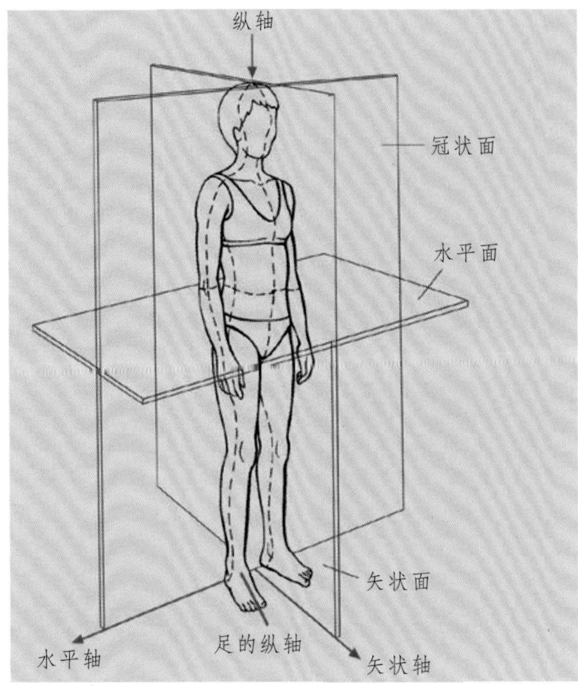

图 2.2　人体平面的示意图。

强。第一跖趾关节的籽骨通过增加屈肌腱与第一跖趾关节水平轴之间的距离来增加足底屈肌的扭矩。

地面反作用力　是地面支撑放置在其上物体的力量。地面反作用力必须是与足的负荷相同的强度，但方向相反。在描述足与地面之间的力时，地面反作用力往往简单等同于作用于足承重部分的力。

关节稳定　意味着努力保持关节骨骼处于理想位置，并防止侵袭性动作。趾被压在地面上时，使用"蹲趾足底方向稳定"一词。"稳定"也意味着支持和维持一个结构，如内侧纵弓，可以是主动的或被动的。被动稳定是通过不能改变自己长度的韧带实现。另一方面，肌肉收缩及被肌腱包围的骨组织是主动地支撑。

2.3 简述 7 个概念

这里概述一些基本概念，以便读者顺利阅读下文。其是将深刻的理解、流利的阅读和避免重复相结合(图 2.3)。

1.步态的调节方式使得大多数动作都是由被动结构控制的，几乎不需要任何能量。在本书中，同样使用两种分类：标准和兰乔-洛斯-阿米戈斯命名法。

下面列举了用来表示腿的不同步态的术语。

足跟撞击=初始接触

足跟或足的其他部分接触地面。

足部变平=负荷反应

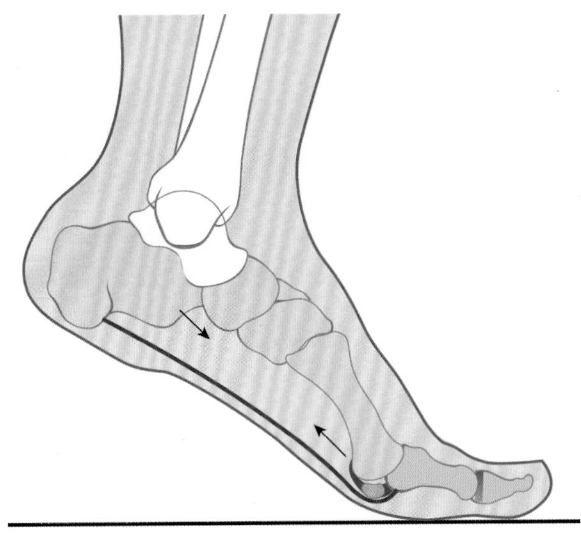

图 2.3　左足的示意图，足底腱膜（红色）、足板（黄色）、第一跖趾关节的足板（蓝色）、嵌入的籽骨（浅蓝色）、跗趾（绿色）。

足部接触整个地面。

中间站姿=中间站姿

体重转移到足上。

后跟离地=终点站姿

足跟抬离地面。

足趾离地=准备转动

足趾从地面抬起。

前两个动作也被称为体重接收。最后两个动作通常也被称为推开或推进（详见第 2.6 节）。

2.足板是指从足跟到距骨下方（远端）的跖趾关节的所有骨和韧带。足板扭转，允许足执行两种功能：当它被置于支撑表面时，它是柔性的，可适应地面；在推进中，它是一个硬的杠杆。变僵硬被称为"锁定"足板，灵活性被称为"解锁"足板（详见第 2.4 节）。

3.位于跖趾关节下方的关节囊部分增厚，形成被称为足底层的垫状结构。作用于跖趾关节所有结构的纤维参与了足底层的形成。足底层位于跖骨头（MTH）下方，使足趾保持在一个直的位置，并压在地面上（详见第 2.5.4.2 节）。

4.足底腱膜（足底筋膜）连接足跟和足趾，是足底纵弓的有力支撑。当纵弓变平时，足底腱膜被拉紧，足趾被压在地上，这就是所谓的反向绞盘机制。当足跟抬离地面时，足底腱膜在 MTH 周围伸展，足趾仍被压在地面上，这就是绞盘机制（详见第 2.5.4.6 节）。

5.足趾延伸支撑足。只有当足趾的所有骨都压在地面时，这才起作用。对于中节趾骨和远节趾骨，这项任务是由位于小腿的趾长屈肌完成的。对于近节趾骨，这是由足底的短肌和足底腱膜的绞盘机制来完成的（详见第 2.5.4.2 节和第 2.5.4.6 节）。

6.伸肌腱帽包裹着伸肌腱和足趾的基底部。伸肌腱的张力使伸肌腱帽绷紧，这对伸直足趾很重要，对爪状趾的病理发展也很重要（详见第 2.5.4.1 节）。

7.支撑和平衡:第 2、3、4 跖骨与跗骨连接非常紧密,而第 1 跖骨和第 5 跖骨更灵活,并且通过它们的肌肉平衡足部(详见第 2.5.5 节和第 2.5.6 节)。

2.4 骨骼

从功能上看,足趾和跖骨被称为前足,距骨和跟骨被称为后足,其余的跗骨被称为中足。在本书中,我们遵循功能命名法(图 2.4)。所有骨远端(下面)到距骨,直到跖趾关节,都被合并为术语"足板"。

足的中性位置是跖行位置。在这个位置,足底的整个承重区域,包括足跟,都与地面接触。

直立行走需要足的两种完全相反的功能状态(僵硬和灵活),在步态周期中交替。

一方面,足必须能够适应任何地形。另一方面,它必须能够将足跟抬离地面,并推动整

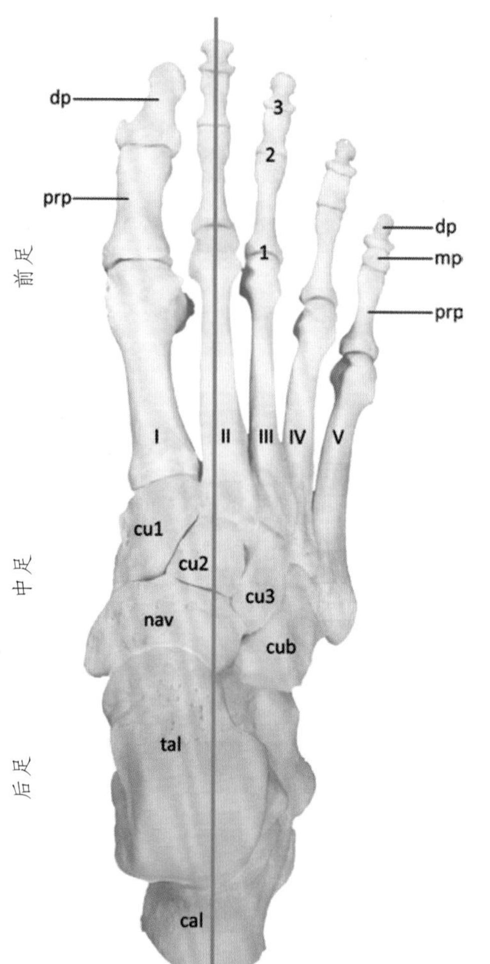

图 2.4 足部骨骼的功能分类。后足(黄色)包括:距骨(tal)和跟骨(cal);中足(蓝色)包括:足舟骨(nav),骰骨(cub),内侧、中间、外侧楔骨(cu1、cu2、cu3);前足(非着色)包括:跖骨 1~5(Ⅰ~Ⅴ)和足趾;远节趾骨(dp),中节趾骨(mp),近节趾骨(prp);远节趾间关节(DIP,3),近节趾间关节(PIP,2);跖趾关节(MTP 关节,1),足的纵轴(蓝线)。

个身体向前。

骨骼的空间排列对于这种适应是非常重要的,因为与手的骨骼不同,足的骨骼不是在一个平面中排列的,而是在两个平面中排列的。足趾和跖骨头(MTH)与地面平行(在水平面上),而距骨和跟骨相互重叠并垂直于地面(在矢状面上)。这样,在中间位置,前足和后足相互转动90°(图2.5)。

这被称为足板扭转,并受足跟位置的影响(图2.6)。如果足跟向内转动(内翻),扭转增加,内侧纵弓变高,足变得更僵硬,足板被"锁住"。如果足跟向外转动(外翻),扭转变弱,内侧纵弓变平,足变软,足板被"解锁"。

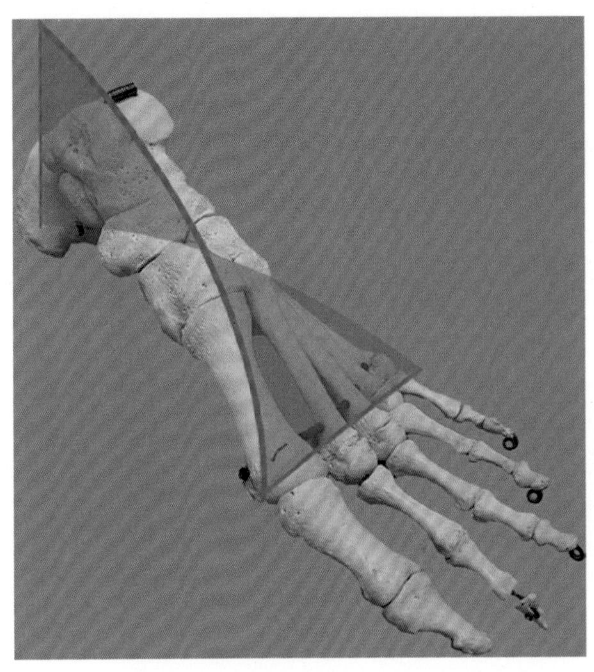

图2.5 足中立位的足板扭转。

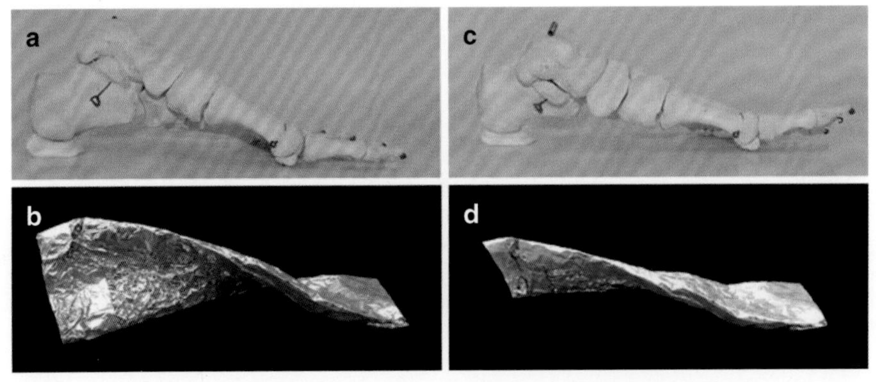

图2.6 足板相对于足跟位置的扭转。(a)足跟内翻,内侧纵弓抬高,足更僵硬。足板是"锁定"的。(b)使用铝箔模型表示"锁定足板"示意图。(c)足跟外翻,内侧纵弓扁平,足更灵活。足板是"解锁"的。(d)使用铝箔模型表示"未锁定足板"示意图。

由于足板的扭转,只有足的特定部位与地面保持接触,而不是整个足部。这会导致足在矢状面(纵弓)和冠状面(横弓)上凸出并离开地面。足弓由足底韧带和肌肉稳定,在体重的作用下可以轻微弯曲。这增加了足部骨骼的灵活性,降低了骨折的风险。

内侧纵弓(也被称为内侧柱)由距骨、足舟骨、3 个楔骨和第 1 至第 3 跖骨组成(图 2.7a 和图 2.7c)。外侧纵弓(外侧柱)由跟骨、骰骨以及第 4 和第 5 跖骨组成(图 2.7a)。

与足的纵弓相反,足的横弓是从内侧到外侧边缘(图 2.7b)。它在楔骨和骰骨的高度最为明显。从此处开始,它向足趾方向变平,并在跖骨头的水平面结束。当足部受力时,在跖骨头水平处没有横弓(图 2.8b)。第 1 跖趾关节的所有跖骨头和籽骨都位于地面并承受重量。如果在应力作用下检测到跖骨头水平的横弓,则表明有病理性发现。

为了更好地理解足部的复杂性,人们创建了各种足部理论模型。其中之一就是“三点式支撑”,这种支撑方式是基于一个假定的横弓,即使在负荷作用下也是如此。根据这一概念,如果第 2 至第 4 跖骨头在负荷作用下与地面接触,则假定为“八字脚”。将该模型用于诊断和治疗是将理论模型错误地应用于临床实践。

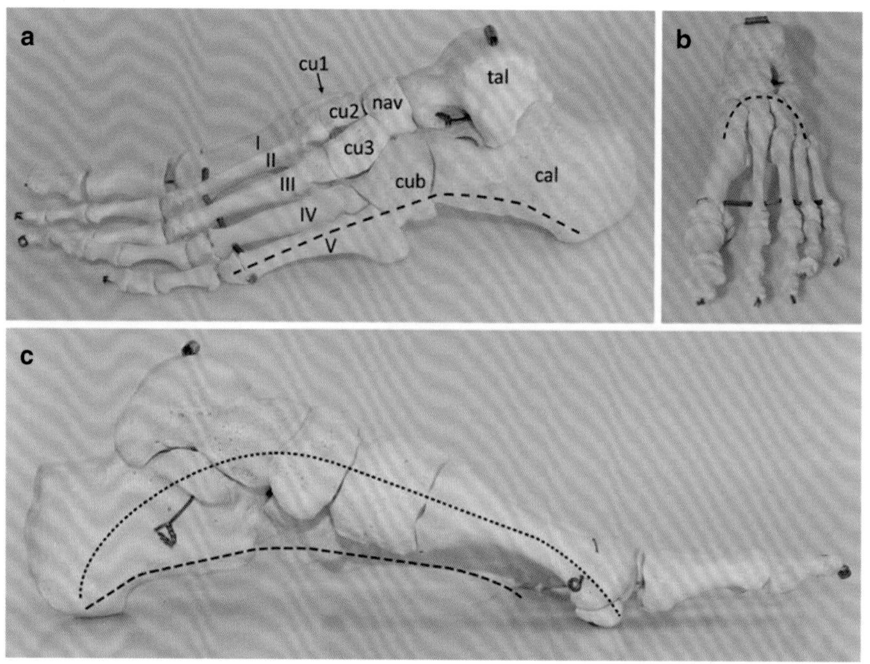

图 2.7 足弓和足柱。(a)外侧柱(黄色标记):跟骨(cal)、骰骨(cub)、跖骨 4 和 5(Ⅳ和Ⅴ);内侧柱(非着色):距骨(tal)、足舟骨(nav)、内侧楔骨(cu1)、中间楔骨(cu2)、外侧楔骨(cu3)、跖骨 1~3(Ⅰ~Ⅲ),外侧纵弓(虚线);左足骨架,侧视图。(b)横弓(虚线);左足骨架,俯视图。(c)内侧纵弓(点线),外侧纵弓(虚线);左足骨架,内侧视图。

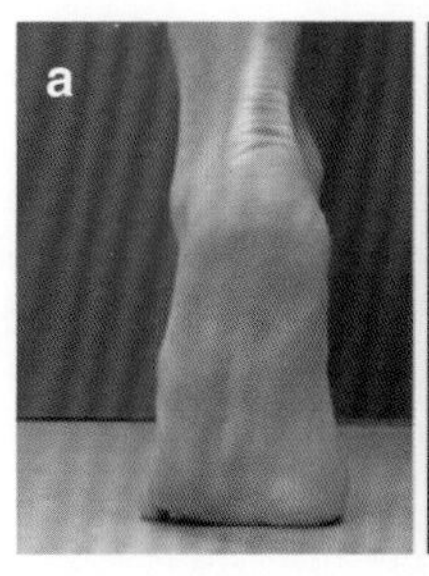

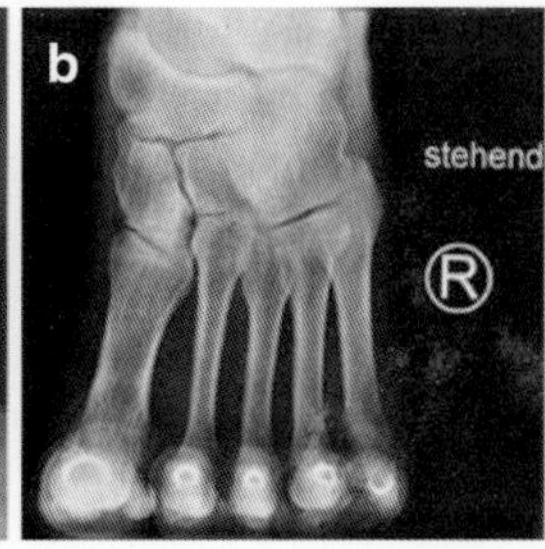

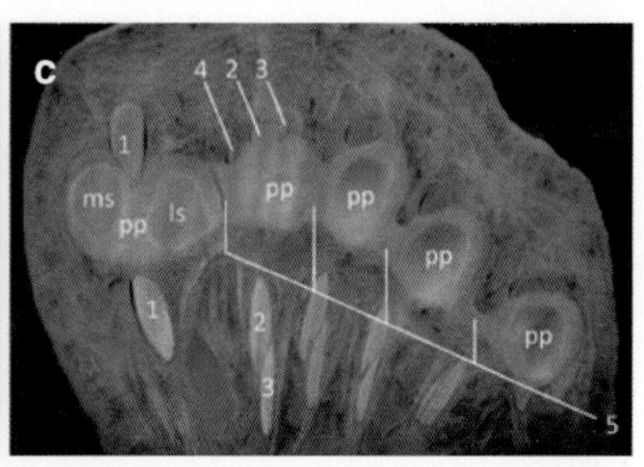

图 2.8 推进时右脚。(a)临床图像。(b)推进时承重足的切向 X 线片。所有的 MTH 和第 1 跖趾关节的籽骨在水平面上对齐。在 MTH 水平没有横弓。(X-ray kindly provided by PD Dr. T. Schaub, Institute for Radiology, University of Bonn, Germany)(c)在跖趾关节的跖板水平通过足底的水平面。踇趾的籽骨和其他趾的 MTH 排列在水平面。足板(pp)、外侧籽骨(ls)、内侧籽骨(ms)、踇长屈肌腱(1)、趾长屈肌腱(2)、趾短屈肌腱(3)、第一蚓状肌腱(4)、跖骨深横韧带(5)。(Specimen kindly provided by Prof. Dr. rer.nat. J. Koebke, Centre for Anatomy, University of Cologne)

2.5 关节、肌肉和韧带

本章描述关节及其运动范围。服务于此目标的肌肉组织被分为功能组、外在肌肉和内在肌肉。在众多的韧带和更小的关节结构中,只有在本章中被包括在内的,才是理解步态中功能关系所必要的。

2.5.1 踝关节

踝关节(胫距关节、胫腓骨关节)由距骨(滑车)的上关节面和胫腓骨的下端组成。这个关节允许在矢状面(跖屈到 50°,背屈到 30°)沿着贯穿两个踝关节的轴线运动(图 2.9)。

由于足在 3 个平面上都是可移动的,它的运动范围必须增加附加关节。距骨在这个过程中起着中心作用,因为它与小腿和足板有关。它与跟骨和足舟骨一起,形成两个功能相连的关节,即距下关节和距跟舟关节。在德语文献中,这两个关节被分在一组,形成"下踝关节",因为它们共享一个斜轴并被视为一个功能单元。整个无负荷足的足底可以围绕这个轴(图 2.10a 和图 2.11)向内旋转(内翻=提升足内侧缘到 20°,图 2.10d)和向外旋转(外翻=提升足外侧缘至 10°,图 2.10c)。

2.5.2 外侧肌肉

上述关节中的所有运动都由肌肉群控制,这些肌肉群起源于小腿,附着在足的骨骼上(图 2.12 和图 2.13)。

在上踝关节横轴前方(腹侧)运行的肌腱抬高脚尖(背屈,见图 2.9d),而在轴后方(背侧)运行的肌腱降低脚尖(跖屈,见图 2.9c)。由于距跟舟关节(下踝关节)轴的斜向运动,其肌腱相对于轴在内侧运行的肌肉,使足底向内侧旋转(内翻、旋后,图 2.14)。肌腱相对于轴向外运行的肌肉向外侧旋转足底(外翻、旋前,图 2.14)。

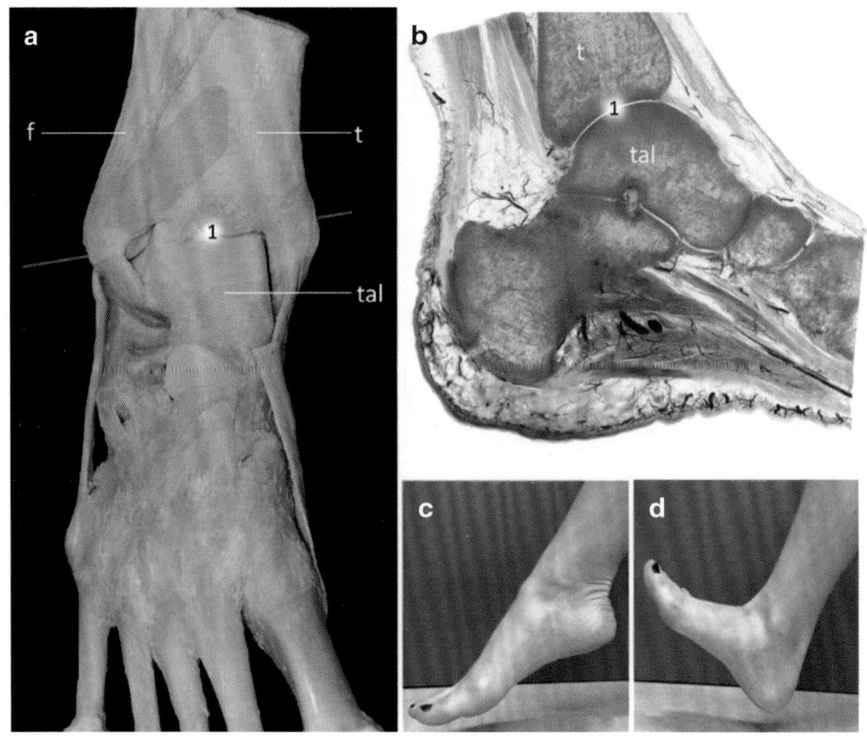

图 2.9　踝关节(距小腿关节)。(a)踝关节解剖(1),俯视图,骨骼标记为黄色,胫骨(t)、腓骨(f)、距骨(tal)、踝关节横轴关节(红线)。(b)踝关节矢状面塑化切片(1)、胫骨(t)、距骨(tal)。(c)足跖屈。(d)足背屈。

2.5.2.1 伸肌群

足的伸肌(背屈肌)位于小腿的前部(腹侧)(图 2.15)。如果足悬空,胫骨前肌允许整个足背屈。这个动作由踇长伸肌和趾长伸肌控制,这些伸肌都能延伸到足趾。足跟着地后,胫骨前肌缓慢降低脚掌。它支撑着前足的内侧边缘,使足底外侧首先接触地面。

2.5.2.2 屈肌群

足的屈肌(跖屈肌)位于小腿,可分为较深和较浅部分(图 2.16)。

比目鱼肌和腓肠肌(被统称为腓肠三头肌)形成浅部,通过跟腱附着在跟骨结节上。足底深屈肌(胫后屈肌、趾长屈肌、踇长屈肌)位于腓肠三头肌和骨骼之间。它们的肌腱从内踝后方一直延伸到足(胫后屈肌)和足趾(踇长屈肌和趾长屈肌)。综合起来,这些肌肉完成跖屈和足内翻(见图 2.9c 和图 2.10d)。对于胫骨后肌,内翻意味着在负荷下维持内侧纵弓,它作为腓骨肌的拮抗肌,确保足底外侧边缘接触到地面上。

2.5.2.3 腓骨肌

腓骨肌(腓骨长肌和腓骨短肌)位于小腿外侧面(图 2.17)。它们负责抬起足的外缘(参见图 2.14d 和图 2.14e)。当它们处在外踝后侧时,也起着足底屈肌的作用。腓骨短肌腱延伸至足的外侧缘并附着于第 5 跖骨基底结节(图 2.12)。

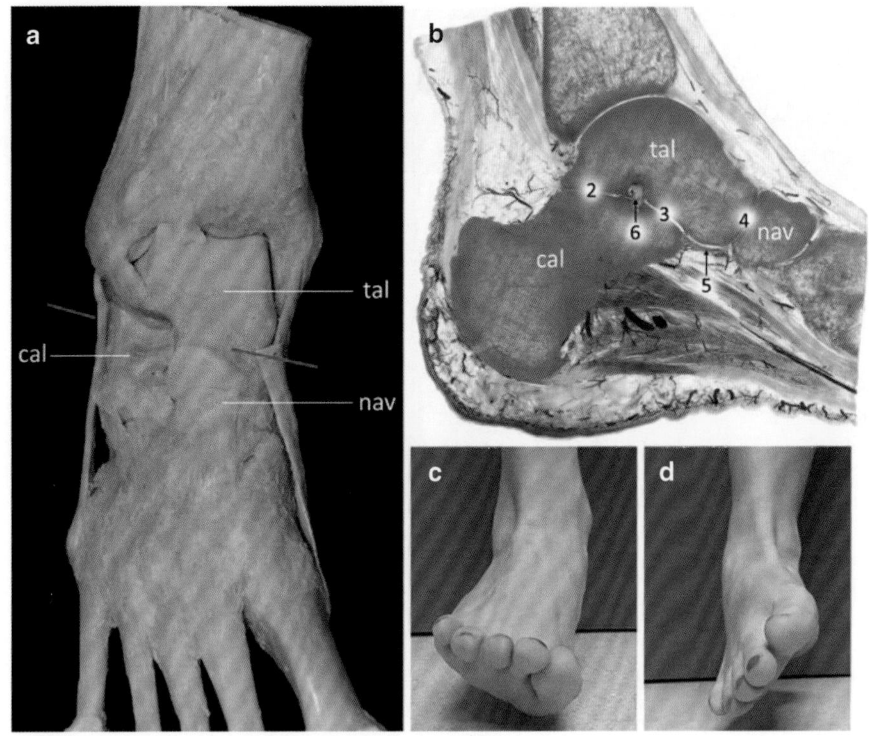

图 2.10　距下关节和距跟舟关节。(a)距跟舟关节(骨骼标记为黄色)、距骨(tal)、跟骨(cal)、足舟骨(nav)的解剖准备,距下关节和距跟舟关节的共同斜轴(红线)。(b)矢状面塑化切片,穿过距下关节(2)和距跟舟关节(3 和 4),由距骨(tal)、跟骨(cal)和足舟骨(nav)组成。这两个关节被距跟骨间韧带分开(6)。距跟舟关节窝被足底距舟韧带扩大(5)。(c)无负荷的足外翻。(d)无负荷的足内翻。

腓骨长肌腱也延伸至足的外侧缘,但没有在此处结束。它穿过足外侧缘,在足底呈对角斜向内附着在第 1 跖骨和骰骨内侧底部(图 2.18)。因此,其中一个动作是旋转内侧楔骨和第 1 跖骨,使其内侧边缘朝向足底部位(旋前)。在外踝和足外侧缘肌腱的双重定向,可以允许肌肉吸引第 1 跖骨和内侧楔骨向着第 2 序列。这种运动积极稳定横弓。在治疗上,这种运动可以用来抵消早期踇外翻畸形。但有人认为,这可能会恶化旋转[5]。此外,腓骨长肌向足底方向牵拉第 1 跖骨,因此在推进过程中将第 1 跖骨头(MTH)压到地面上。

2.5.3 内侧肌肉

与长的足部外部肌肉(起源于小腿)不同,短的足底肌起源于足部并附着在足部。所有的足底肌肉都会稳定足弓,第 1 和第 5 序列(ray)也是如此。这些肌肉最重要的功能是在负荷下保持足趾在地面上的轴向对齐和稳定。在本章中,连同它们的作用一起被描述(图 2.19)。

2.5.4 足趾和足趾关节

足趾在行走时增加了足的接触面积,在推进过程中充当了足的杠杆。只有将足趾直接

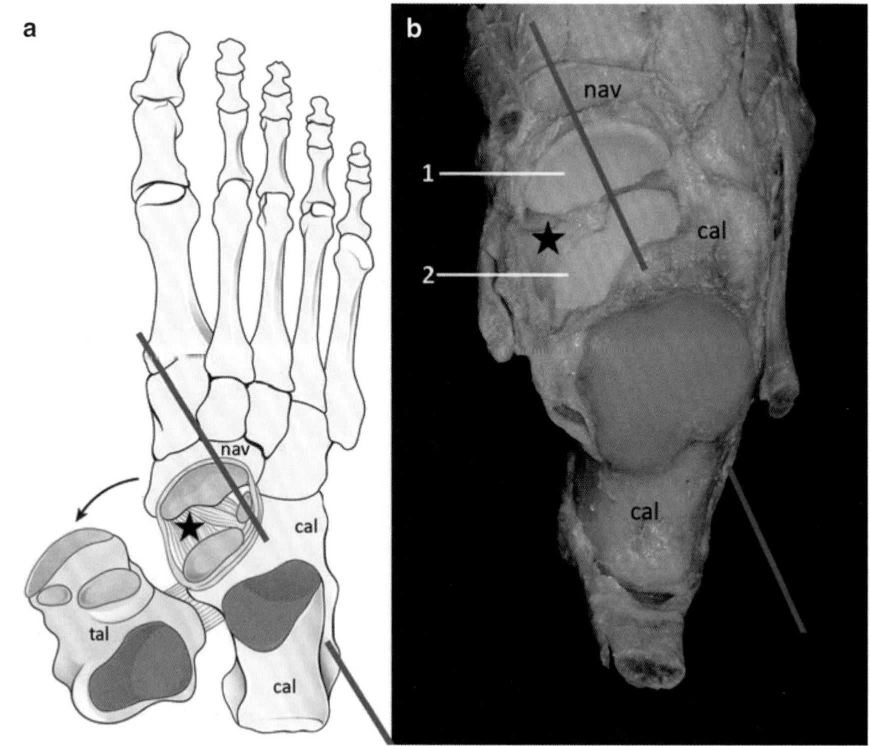

图 2.11 (a)足板、距下关节和距跟舟关节示意图,俯视图。距骨被移除并倒置,以便可以看到跟骨和足舟骨的距骨关节面。距下关节的关节面呈深灰色,距舟关节呈橙色。距骨(tal)、跟骨(cal)、足舟骨(nav)、跟舟足底韧带或弹性韧带(黑星)、距下关节和距跟舟关节斜共轴(蓝线)。(b)足板的解剖,距下关节跟骨关节面(灰色)、跟骨关节面(橙色,2)、足舟关节面(橙色,1)、跟舟足底韧带(黑星)、距下关节和距跟舟关节斜共轴(蓝线)。

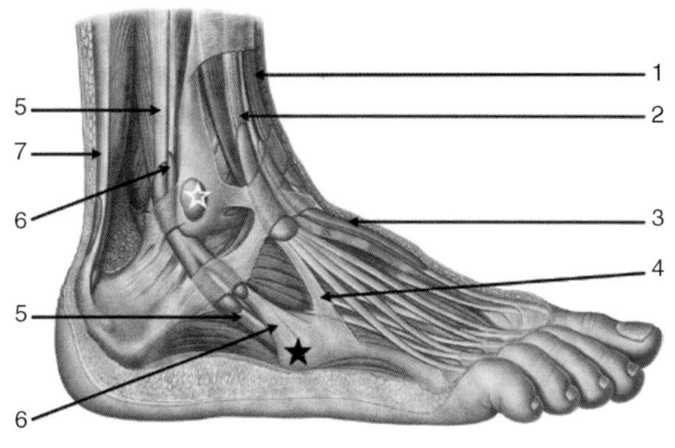

图 2.12 足部外部肌肉插入示意图(外侧视图),肌腱:胫骨前肌(1)、趾长伸肌(2)、踇长伸肌(3)、第 3 腓骨肌(4)、腓骨长肌(5)、腓骨短肌(6)、跟腱(7)、外踝(白边星)、第 5 跖骨基部(黑星)。(Source Lanz-Wachsmuth[4])

压在地面上并处于伸展位置,它们才能完成这些功能。

足趾与跖骨远端形成跖趾关节(MTP 关节)。这些 MTP 关节是髁状关节(椭圆关节),原则上可以允许足趾的多向运动。由于大量的侧支韧带,其移动性受到很大限制,因此运动主要在矢状面。跖趾关节可使足趾跖屈(约 40°)和背屈(主动约 50°、被动约 90°)。与手的掌指关节相比,足趾背屈的能力要大得多,这是一种适应推进过程中行走的需要。趾骨通过趾间关节(IP

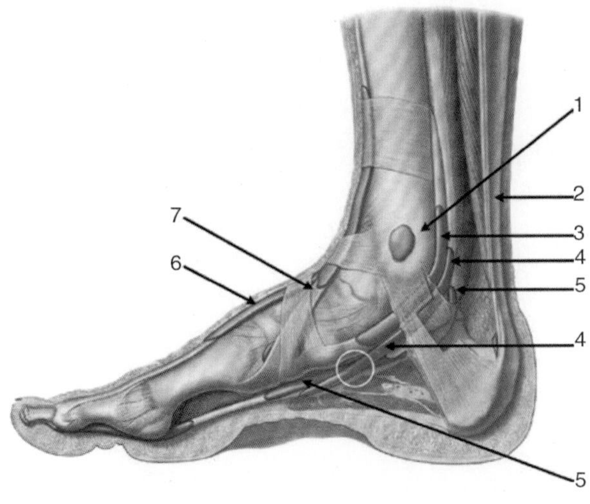

图 2.13　足部外部肌肉插入示意图（内侧视图），内踝（1）、跟腱（2）、胫骨后肌（3）、趾长屈肌（4）、踇长屈肌（5）、踇长伸肌（6）、胫骨前肌（7），足底交叉（白边圆圈）。（Source Lanz-Wachsmuth[4]）

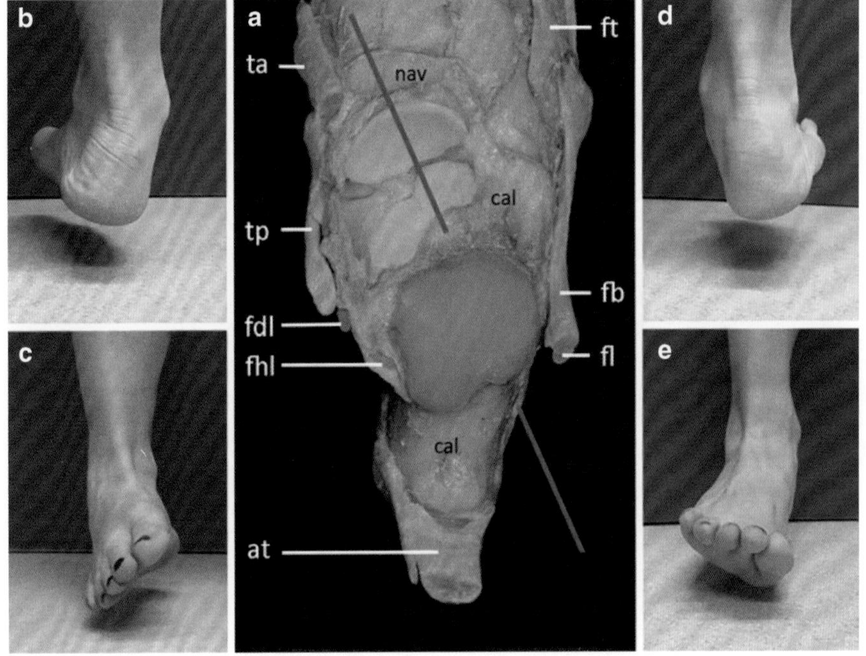

图 2.14　足板。（a）跟骨（cal）、足舟骨（nav）。具有距下关节和距跟舟关节（蓝线）组合斜轴的足板，从该斜轴向内侧延伸的倒置肌肉腱轴，外侧外翻肌腱，内翻肌腱：胫骨后肌（tp）、腓肠三头肌（跟腱，at）、趾长屈肌（fdl）、踇长屈肌（fhl）、胫骨前肌（ta）；外翻肌腱：腓骨长肌（fl）、腓骨短肌（fb）、第 3 腓骨肌（ft）。（b）倒转足跟。（c）前足旋后。（d）足跟外翻。（e）前足内旋。

关节）、近节趾间关节（PIP 关节）和远节趾间关节（DIP 关节）相互连接。在 IP 关节（屈戌关节）中，足趾只能跖屈和背屈。与拇指一样，踇趾有 2 个趾骨，其他足趾有 3 个趾骨（图 2.20）。

各肌腱对这些关节的作用如图 2.20 所示。足趾关节横轴背侧的所有肌腱（见图 2.20c）将足趾从地面抬起（足趾背屈）。足底侧的所有肌腱（见图 2.20b）将足趾压向地面（足趾跖

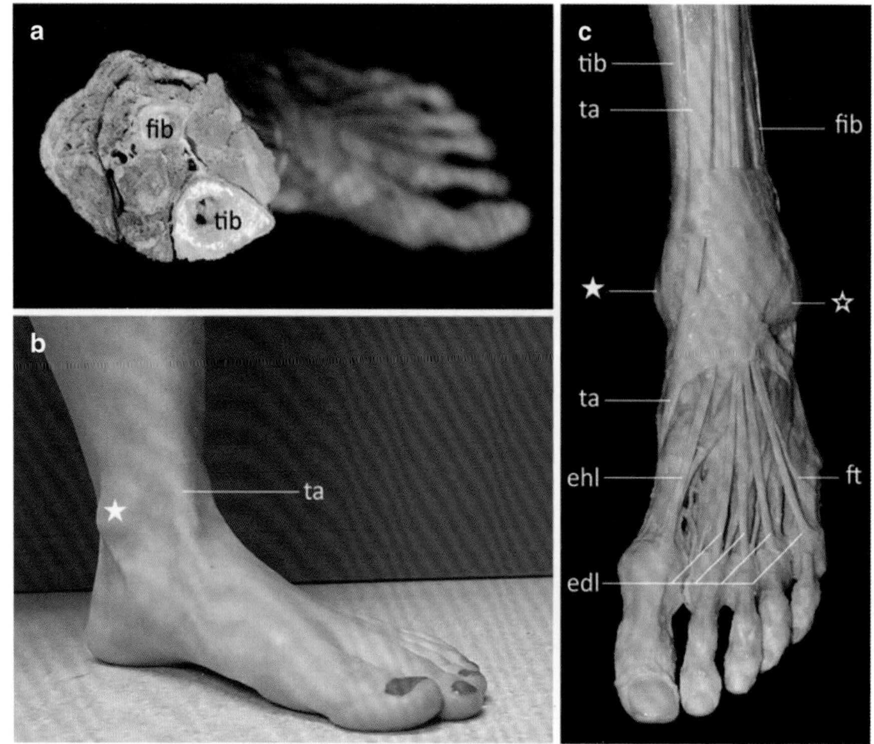

图 2.15 伸肌。(a)解剖标本，小腿横截面，腓骨(fib)、胫骨(tib)、伸肌(黄色)。(b)左足，胫骨前肌腱(ta)、内踝(星形)。(c)解剖标本，俯视图，胫骨前肌腱(ta)、踇长伸肌腱(ehl)、趾长伸肌腱(edl)、第 3 腓骨肌(ft)、胫骨(tib)、腓骨(fib)、内踝(全白色星形)、外踝(白边星形)。

屈)。趾长屈肌和趾短屈肌对 MTP 关节影响很小，因为它们不直接与近节趾骨相连。MTP 关节的跖屈主要由骨间肌和足底腱膜实现(见图 2.20a)。趾间关节(IP)的背屈只能从跖屈位开始，在中立位结束。关节囊和足趾屈肌[趾长屈肌(FDL)和趾短屈肌(FDB)]的长肌腱可以被动防止“过度拉伸”。当足部负重时，足趾通过跖屈压在地面上。

2.5.4.1 伸肌腱帽

趾背伸肌腱(趾长伸肌、趾短伸肌、蚓状肌)在趾背汇合，它们被结缔组织包裹，结缔组织也像帽状结构(伸肌腱帽)一样缠绕近节趾骨(图 2.21)。伸肌腱帽牢固地固定在 MTP 关节足板足趾两侧，并像环一样环绕着近节趾骨。通过拉动伸肌腱，环被拉紧，近节趾骨被“拉起”到 MTH 上。这被称为 MTP 关节中足趾的背屈。

2.5.4.2 足板和骨间肌

骨间肌位于跖骨之间，到足趾。除了第 5 足趾外，每个足趾均由两个骨间肌组成。第 5 足趾只有一个骨间肌。它们经过近节趾骨基部的内侧和外侧，并在 MTP 关节处使足趾跖屈(图 2.22)。与足底腱膜一起，骨间肌也附着在 MTP 关节的足底囊上，MTP 关节被足底的纤维软骨增厚。足板的作用是作为 MTH 的垫，并牢固地附着在近节趾骨上。因此，骨间肌和足

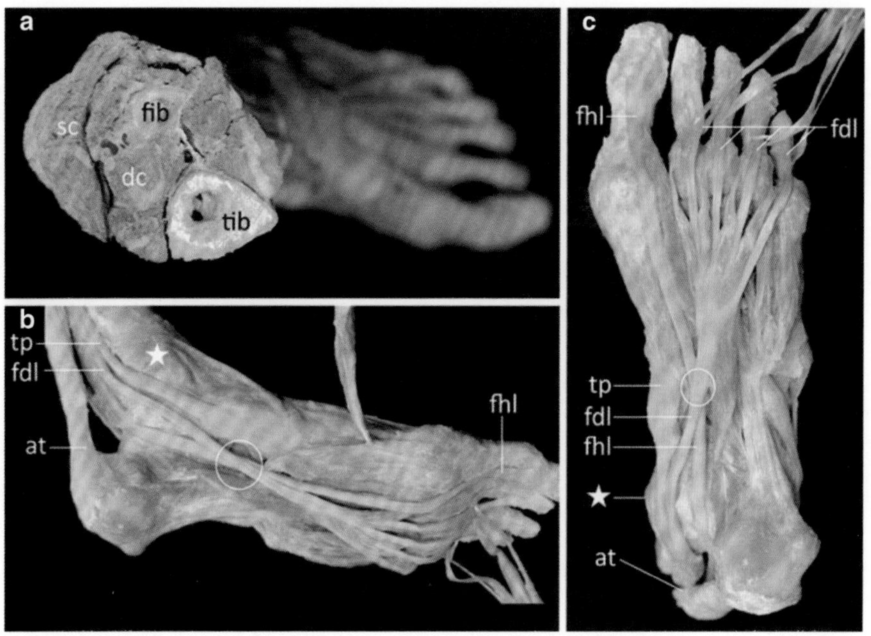

图 2.16　足底屈肌。(a)解剖标本，小腿横截面、腓骨(fib)、胫骨(tib)、屈肌(黄色)、深筋膜室(dc)、浅筋膜室(sc)。(b)解剖标本，内侧视图，胫骨后肌腱(tp)、趾长屈肌腱(fdl)、蹬长屈肌腱(fhl)、跟腱(at)、足底交叉(白边圆圈)、内侧踝关节(白色星形)。(c)解剖标本，足底视图，胫骨后肌腱(tp)、蹬长屈肌腱(fhl)、趾长屈肌腱(fdl)、跟腱(at)、内踝(白色星形)。

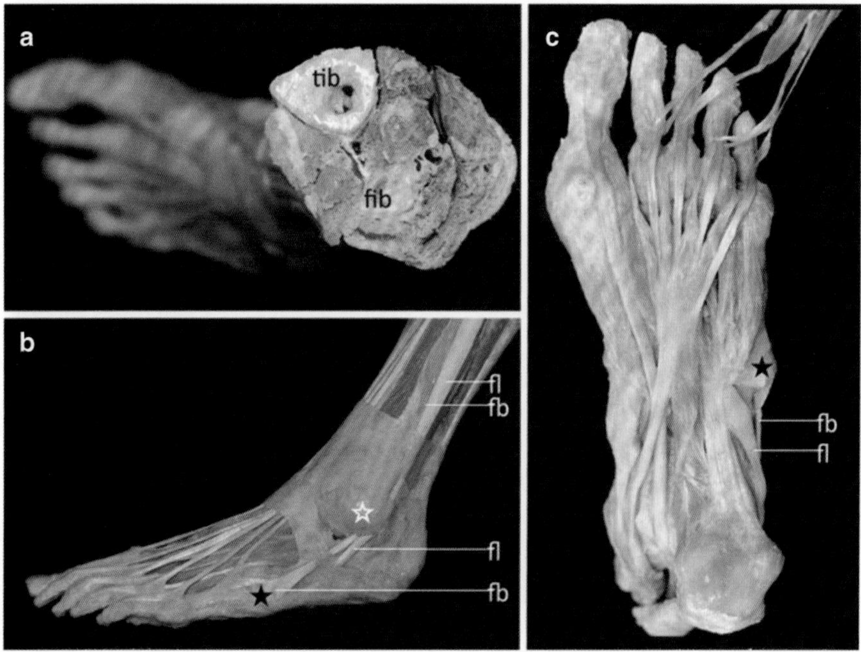

图 2.17　腓骨肌。(a)解剖标本，小腿横截面，腓骨(fib)、胫骨(tib)、腓骨肌(黄色)。(b)解剖标本，侧视图，腓骨长肌腱(fl)、腓骨短肌腱(fb)、外踝(白边星)、第 5 跖骨基部(黑星)。(c)解剖标本，足底视图，腓骨长肌腱(fl)、腓骨短肌腱(fb)、第 5 跖骨基部(黑星)。

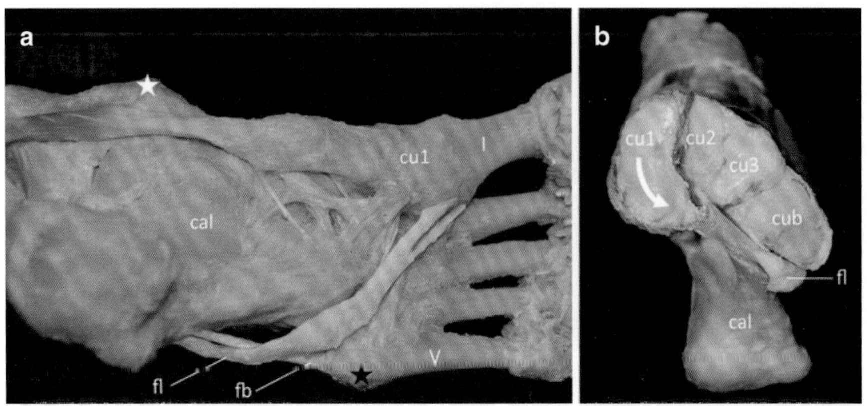

图 2.18 腓骨长肌;通过旋入内侧楔骨和第 1 跖骨,主动稳定第 1 序列和横弓。(a)解剖标本,足底视图,腓骨长肌腱(fl)、腓骨短肌腱(fb)、内踝(白星)、跟骨(cal)、第 1 跖骨(I)、内侧楔骨(cu1)、第 5 跖骨(V)、第 5 跖骨基部(黑星)。(b)解剖标本,前足切除,楔骨(cu1、cu2、cu3)和骰骨(cub)水平的横弓腹侧,内侧楔骨(cu1)由腓骨长肌(fl)和跟骨(cal)旋前(白色箭头)。

底腱膜的牵拉可传输到足趾。当足部负重时,近节趾骨以相当大的力量被压在地面上,足板被固定在 MTH 下(见图 2.20a)。

足板可以看作是一种节点。在此处,作用在 MTP 关节上的结构相互交织,使关节稳定。这些结构的平衡牵引力使足板在 MTH 下的位置和足趾在 MTP 关节中正确对齐。跖骨深横韧带连接着足板,它的纤维在两侧与相邻的足板交织(见图 2.8c、图 2.22a 和图 2.22d)。

2.5.4.3 蚓状肌

蚓状肌对第 2 至第 5 足趾的直线对齐很重要。它们起源于趾长屈肌的四根肌腱,沿着

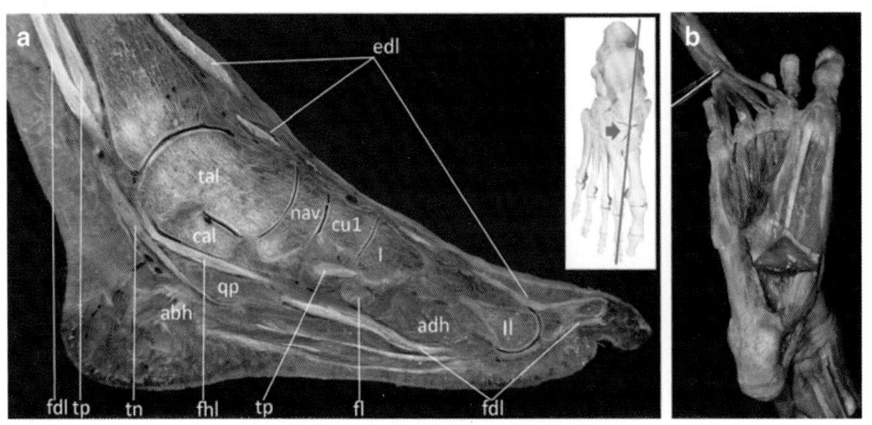

图 2.19 足底内短肌肉对足弓的主动稳定作用(蓝色)和小腿长的外部肌肉的肌腱(黄色)。(a)解剖标本,矢状面,侧视图,趾长伸肌腱(edl)、趾长屈肌腱(fdl)、胫神经(tn)、踇长屈肌腱(fhl)、胫骨后肌腱(tp)、腓骨长肌腱(fl)、踇展肌(abh)、跖方肌(qp)、踇收肌(adh)、胫骨(tib)、距骨(tal)、距骨支撑带(cal)、足舟骨(nav)、内侧楔骨(cu1)、第 1 跖骨基部(I)、第 2 跖骨头(Ⅱ)。(b)足底内短肌肉,解剖标本,足底视图。

第 2 至第 5 足趾内侧，附着在其伸肌肌腱上（图 2.23）。趾长伸肌的强度只有趾长屈肌的 1/4 左右。如果没有蚓状肌的帮助，就无法完全拉伸 DIP 关节。由于它们的位置在足趾内侧，蚓状肌可防止足趾侧倾转向它们侧面的地面。这尤其适用于第 3 至第 5 足趾。

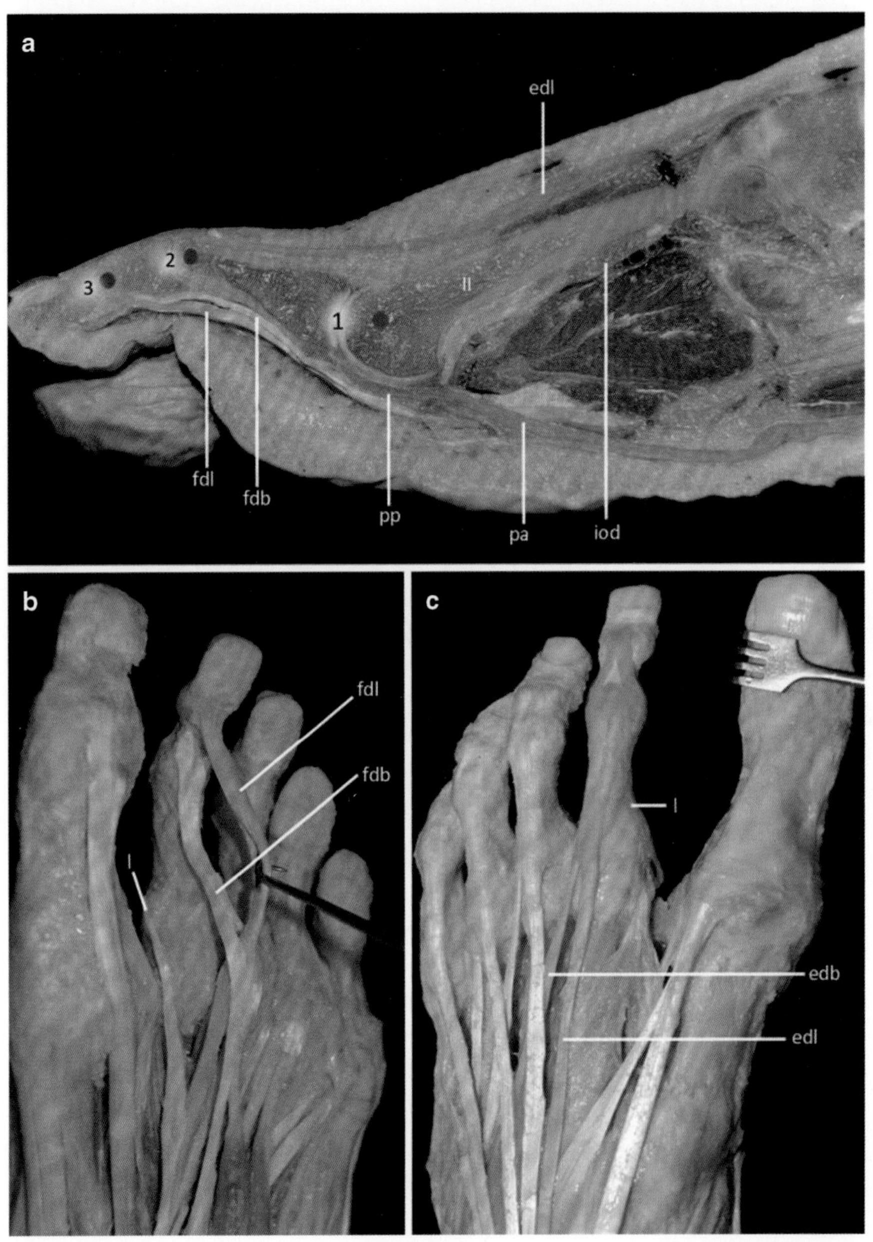

图 2.20　作用于足趾的足趾关节和肌肉。(a)解剖标本，矢状面，通过第 2 序列，侧视图，MTP 关节(1)、PIP 关节(2)、DIP 关节(3)、横轴关节（红点）、趾长伸肌腱(edl)、趾长屈肌腱(fdl)、趾短屈肌腱(fdb)、第 2 跖趾关节跖板(pp)、足底腱膜(pa)、第 2 跖骨(Ⅱ)、骨间背侧肌(iod)。(b)解剖标本，足底视图，趾长屈肌腱(fdl)、趾短屈肌腱(fdb)、蚓状肌(l)。(c)解剖标本，俯视图，趾长伸肌腱(edl)和趾短伸肌腱(edb)、蚓状肌(l)。

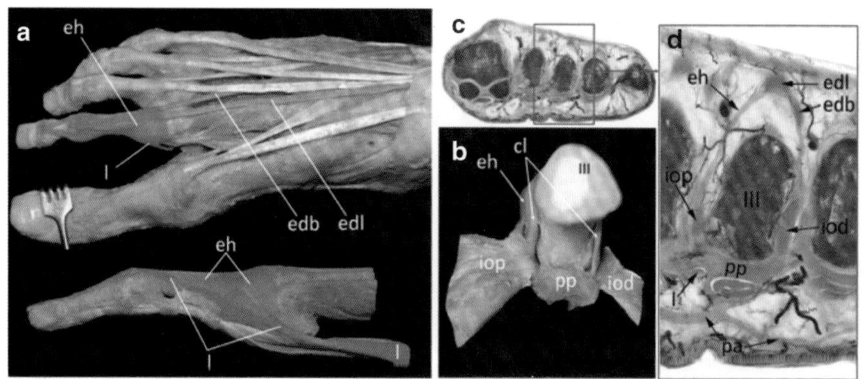

图 2.21　伸肌腱帽。(a)解剖标本，长伸肌腱(edl)和短伸肌(edb)的制备，第 1 蚓状肌(l)和伸肌腱帽(eh)。(b)解剖标本，第 3 跖趾关节，足背视图，第 3 跖骨(Ⅲ)、伸肌腱帽(eh)、侧副韧带(cl)、足板(pp)、骨间背侧肌(iod)、足底骨间肌(iop)。(c)第 3 跖趾关节前面观。(d)第 3 跖趾局部细节，第 3 跖骨(Ⅲ)、伸肌腱帽(eh)、趾长伸肌腱(edl)、趾短伸肌腱(edb)、足底骨间肌(iop)、骨间背侧肌(iod)、足板(pp)、蚓状肌(l)、足底腱膜(pa)。

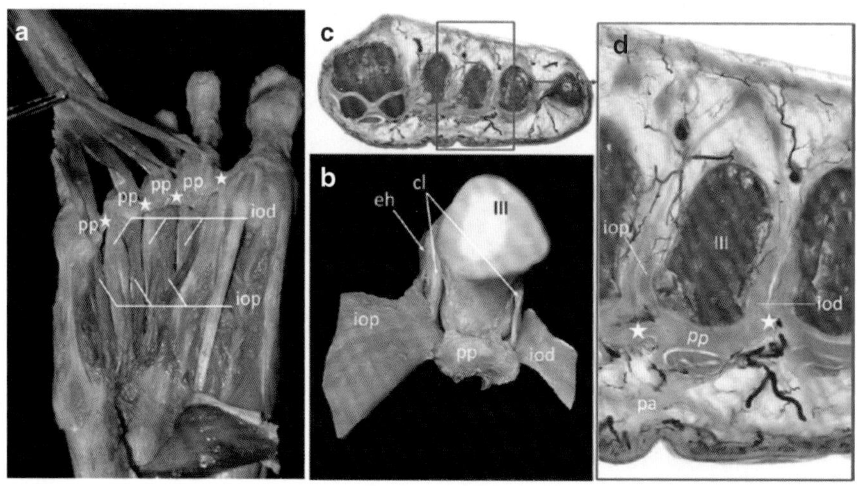

图 2.22　骨间肌和足板。(a)解剖标本，足底视图，骨间背侧肌(iod，黄色)、足底骨间肌(iop，蓝色)、足板(pp)和跖骨深横韧带(白色星形)。(b)解剖标本，第 3 跖趾关节，背视图，第 3 跖骨(Ⅲ)、伸肌腱帽(eh)、侧副韧带(cl)、足板(pp)、骨间背侧肌(iod)、足底骨间肌(iop)。(c)MTH 水平切片前面观。(d)第 3 跖趾关节局部细节(蓝线)、第 3 跖骨(Ⅲ)、足底骨间肌(iop)、骨间背侧肌(iod)、足板(pp)、跖骨深横韧带(白色星形)、足底腱膜(pa)。

2.5.4.4 跖方肌(及其不足)

另一个对第 5 足趾有影响的内侧肌肉是跖方肌。它能确保健康足部第 2 至第 5 足趾的最佳位置。跖方肌从跟骨的起源变异性较大，并从侧面附着于趾长屈肌的肌腱(图 2.23c)。这使其能够纠正趾长屈肌腱平行于第 5 足趾轴的倾斜方向。如果不进行矫正，趾长屈肌会将第 5 足趾向内侧拉，并使其侧方着地。跖方肌的薄弱可导致第 5 足趾的典型错位(图 2.24)。

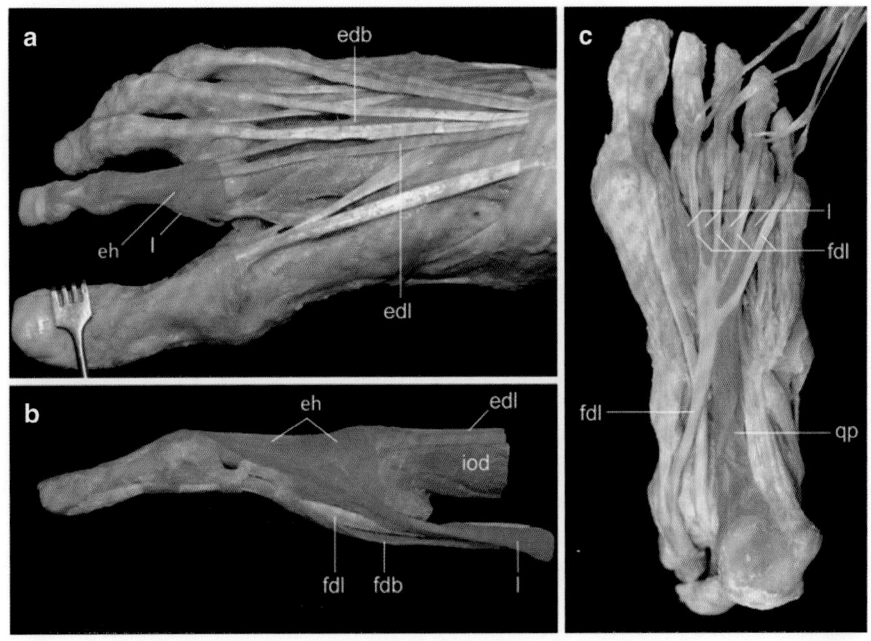

图 2.23 蚓状肌和跖方肌。(a)解剖标本,伸肌腱帽(eh)、蚓状肌(l)、趾短伸肌腱(edb)、趾长伸肌腱(edl)。(b)解剖标本,第 2 足趾,内侧观,伸肌腱帽(eh)、蚓状肌(l),活动起源于趾长屈肌腱(fdl,黄色)、骨间背侧肌(iod)、伸肌腱帽(eh)、趾长伸肌腱(edl)、趾短伸肌腱(edb)。(c)解剖标本,足底视图,制备四条蚓状肌(l)、跖方肌(qp)和趾长屈肌腱(fdl,黄色)。

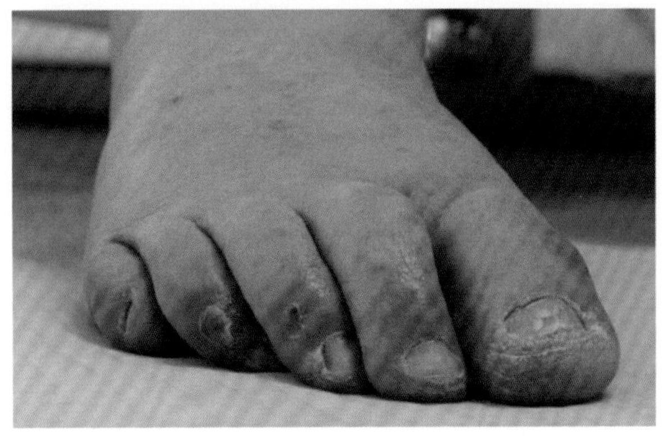

图 2.24 跖方肌 D3~D5 扭转不全。

2.5.4.5 踇趾、第 1 跖趾关节和籽骨复合体

第 1 序列和稍微延伸的第 5 序列由强大的内在肌肉组织支撑。这是进化的遗留,当初足还用于抓握。这个肌肉组织现在控制着两束外部序列(第 1 和第 5),并在直立行走时平衡身体重量。第 1 序列的所有内在肌肉都位于足底,将踇趾压在地上。它们分别是踇趾屈肌、踇外展肌和踇内收肌(图 2.25a)。后者也可以防止踇趾向内翻和向外翻。在 TMT-1 关节的水平上,第 1 序列额外由外侧肌肉的长肌腱稳定(图 2.25b)。

在行走推进阶段,跖趾关节中的足趾被动背屈。因此,第 1 跖趾关节的足底结构在当时承担了身体的大部分重量(另见第 2.6 节)。为保护第 1 跖骨头,在第 1 跖趾关节的跖板上嵌

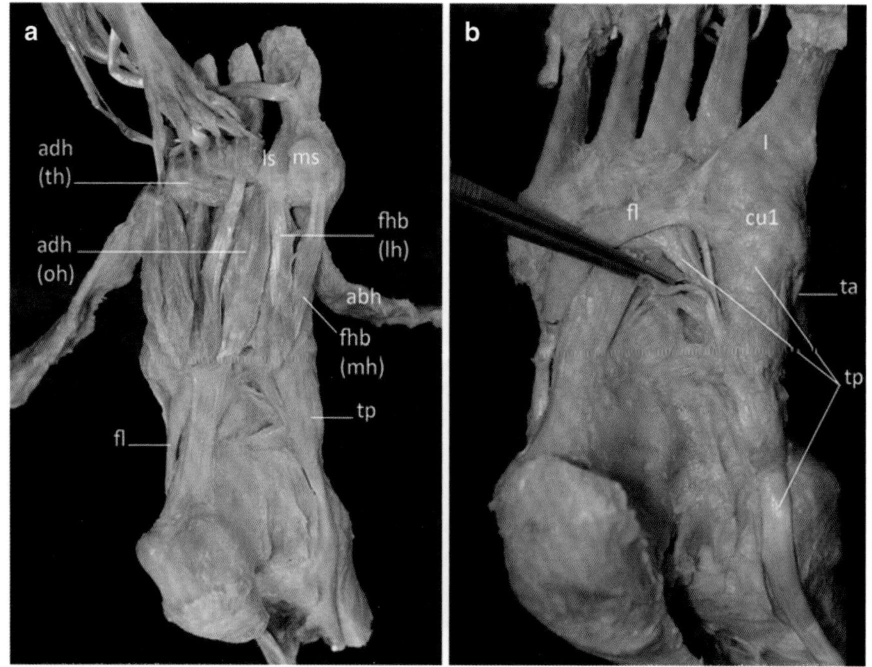

图 2.25 第 1 序列肌肉稳定示意图。(a)解剖标本,足底视图,踇趾的固有肌肉组织用黄色标出,踇短屈肌(fhb)有内侧头(mh)和外侧头(lh),踇外展肌(abh)、踇内收肌(adh)有斜头(oh)和横头(th),外侧籽骨(ls)、内侧籽骨(ms)、第 1 序列外部稳定器:胫骨后肌(tp)和腓骨长肌(fl)。(b)TMT-1 关节的外部稳定器即第 1 序列的肌腱(蓝色):胫骨后肌(tp)、腓骨长肌(fl)、胫骨前肌(ta)、第 1 跖骨(I)、内侧楔骨(cu1)。

入两块籽骨。除了它们的承重特性外,它们还增加了第 1 跖趾关节横轴和足底屈曲踇趾的肌肉(踇长屈肌、踇短屈肌、踇外展肌、踇内收肌)之间的距离。结果,踇趾在地面上的扭矩和接触压力增加。第 1 跖骨头的进一步保护由邻近的趾骨和籽骨复合体构成的镫形结构提供。因此,地面的作用力作用在第 1 跖趾关节上,使第 1 跖骨头共享更大的区域。长屈肌腱在两个籽骨之间的通道中,到达远节趾骨的底部。即使在最大负荷下,两个籽骨之间的凹槽也会被保留。因此,在行走推进过程中,踇长屈肌腱不受影响(图 2.26)。

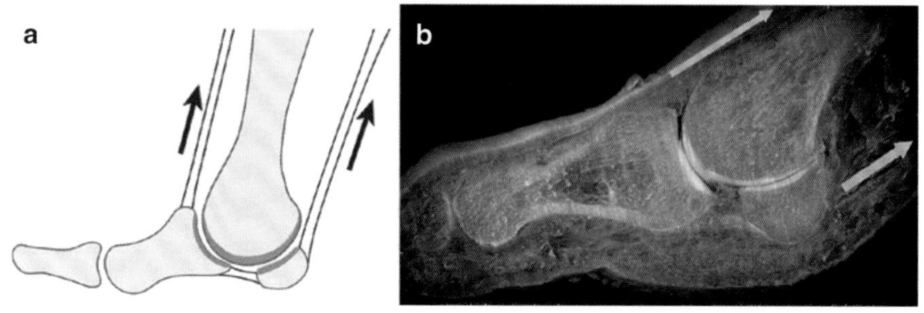

图 2.26 第 1 跖骨头的箍筋位置。(a)第 1 跖骨头在第 1 趾近节趾骨基部与籽骨复合体之间的示意图。(b)矢状切面解剖标本,其出现在一个无负荷的足上。(by friendly courtesy of Prof. Dr. J. Koebke, Centre of Anatomy, University of Cologne)

如果长伸肌腱和长屈肌腱在第一序列纵轴上解剖正确，𧿹内收肌和外展肌牵引力平衡良好，𧿹长屈肌将远节趾骨按在正确伸直的位置上抵地。如果这些肌肉的相互作用不能正常进行，第1跖骨就会向内侧偏离，而𧿹趾则会向外侧拉，并随着内旋到地面。籽骨复合体保持在它原来的位置(另见2.5.5节)。

2.5.4.6 足底腱膜与绞盘机制

足底腱膜是一种固定在足跟的皮下腱板，远端分为5根纵向纤维束，每根足趾一根。纵向纤维束通过横向纤维束和矢状间隔与MTP关节的足板相互连接(图2.27)。由于其与足板的连接，足底腱膜的牵引力传递到足趾的近节趾骨。

当足在步态周期中负重时，纵弓变平，从而收紧足底腱膜。因此，足趾被压在地上。这种由足底腱膜引起的MTP关节足趾被动屈曲被称为反向绞盘机制(图2.28)。

当足跟抬起时，足部围绕MTP关节的横轴旋转。因此，足底腱膜的纵向束缠绕在跖骨头下，足趾在其位置上仍然压在地上。紧张的足底腱膜翻转足跟，抬高内侧纵弓，缩短足部，同时也会变硬。由于跖骨头被用作足底腱膜的绞盘，这种机制被称为绞盘机制(图2.29)。

绞盘机制在推进中起作用，而反向绞盘机制在站立中期起作用。反向绞盘机制可以看作是绞盘机制的先决条件。

在𧿹趾处，绞盘机制是最有效的，因为第1跖骨头是最大的直径，有籽骨存在则进一步

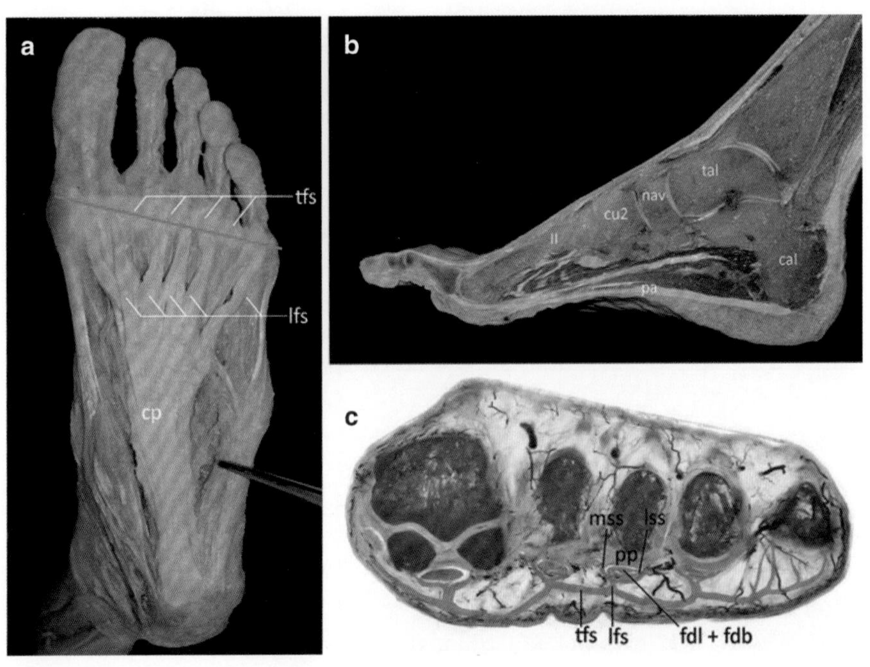

图2.27 足底腱膜。(a)解剖标本，足底视图，足底腱膜(黄色)及其中央部分(cp)，纵向纤维束(lfs)和横向纤维束(tfs)。(b)解剖标本，矢状面，侧视图，足底腱膜(pa)、跟骨(cal)、距骨(tal)、足舟骨(nav)、中间楔骨(cu2)、第2跖骨(Ⅱ)。(c)冠状面水平跖骨头(图a蓝线)，塑化切片，足底腱膜(蓝色)及其横向纤维束(tfs)、纵向纤维束(lfs)和矢状间隔到跖趾关节的足板(pp)[内侧矢状隔(mss)和外侧矢状隔(lss)]、趾长屈肌或肌腱(fdl)和趾短屈肌或肌腱(fdb)。

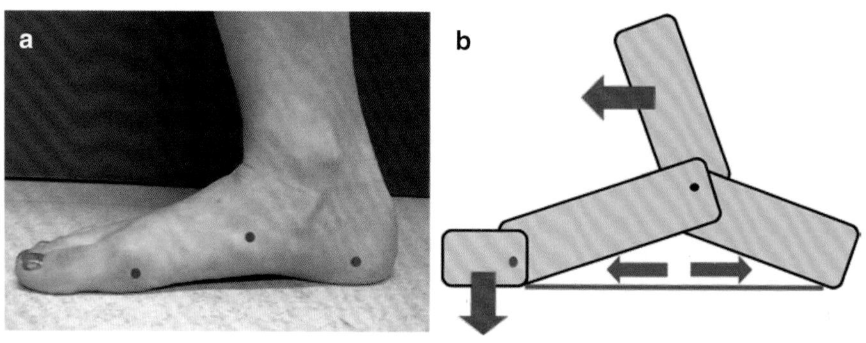

图 2.28 反向绞盘机制。(a)在平放位置有负荷的足,红点标记第 1 跖骨头、足舟骨与跟骨结节。(b)反向绞盘机制示意图:将足置于平放位置,启动反向绞盘机制,纵弓变平并收紧足底腱膜,因此足趾会压在地面上。

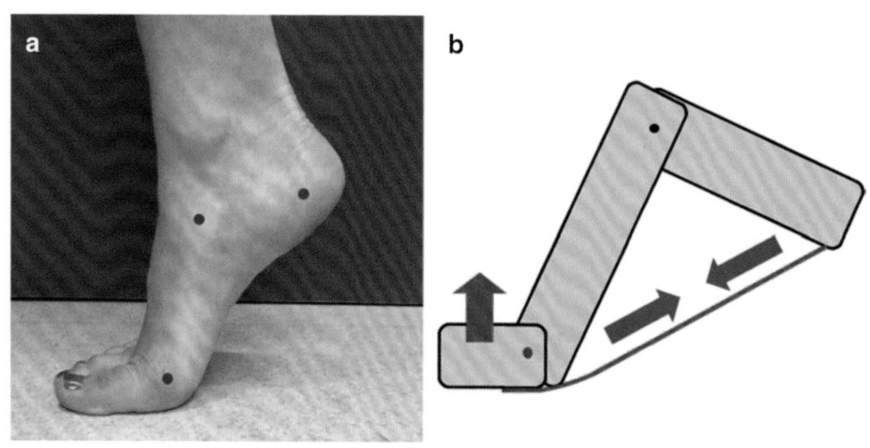

图 2.29 绞盘机制。(a)足部推进中,红点标记第 1 跖骨头、足舟骨、跟骨结节。(b)绞盘机制示意图:抬起足跟可启动绞盘机制。足跟倒置,纵弓向上拱起。足趾被动地绕着跖趾关节轴(红点)并保持压在地面上。

增加。站立时,第 1 节远节趾骨及其趾垫承受 30%的重量,15%的重量由第 1 跖骨头承载,30%的重量由第 2 跖骨头承载[6]。

2.5.5 踇外翻和裁缝样踇囊炎

在不同的个体中,第 1 跖骨都或多或少地与内侧楔骨紧密相连。在新出生的婴儿、从幼年起就从事这项活动的人以及一些灵长类动物中都能观察到广泛的运动。与拇指相似,在某些情况下,踇趾甚至可以反向竖立(图 2.30)。

就健康的足而言,这种连接是非常牢固的,升降被限制在轴的最大厚度的一半。超出此范围的第 1 跖骨活动范围被称为第 1 序列(高位跖骨)的过度松弛或过度活动。过度活动有临床症状,而过度松弛则终身无症状[7]。过度活动的第 1 跖骨更容易进入内翻位置(图 2.31)。

一旦第 1 序列骨骼偏离轴向排列,强壮的踇趾肌肉会增加跖骨的内侧偏移和踇趾的外侧偏移,这导致一种不可逆转的畸形,被称为踇外翻。

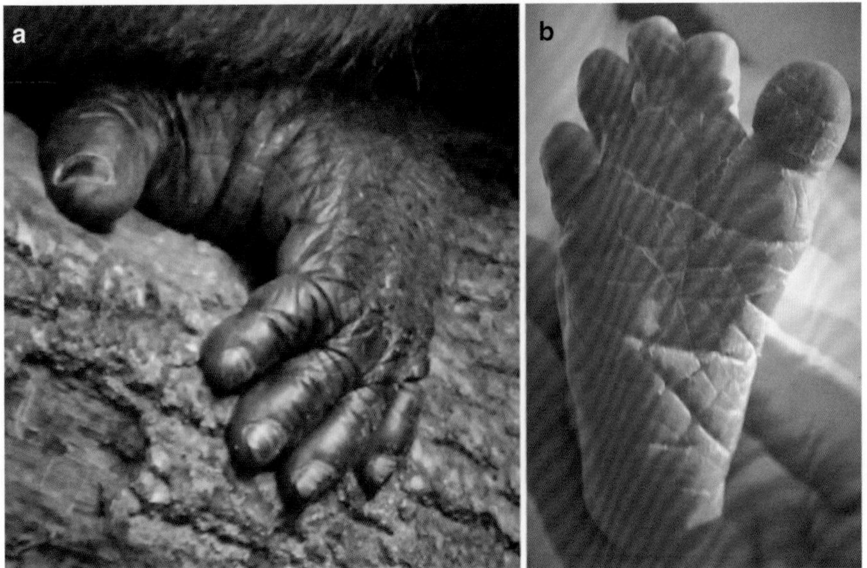

图 2.30　(a)低地大猩猩的足。(b)新生儿的足。

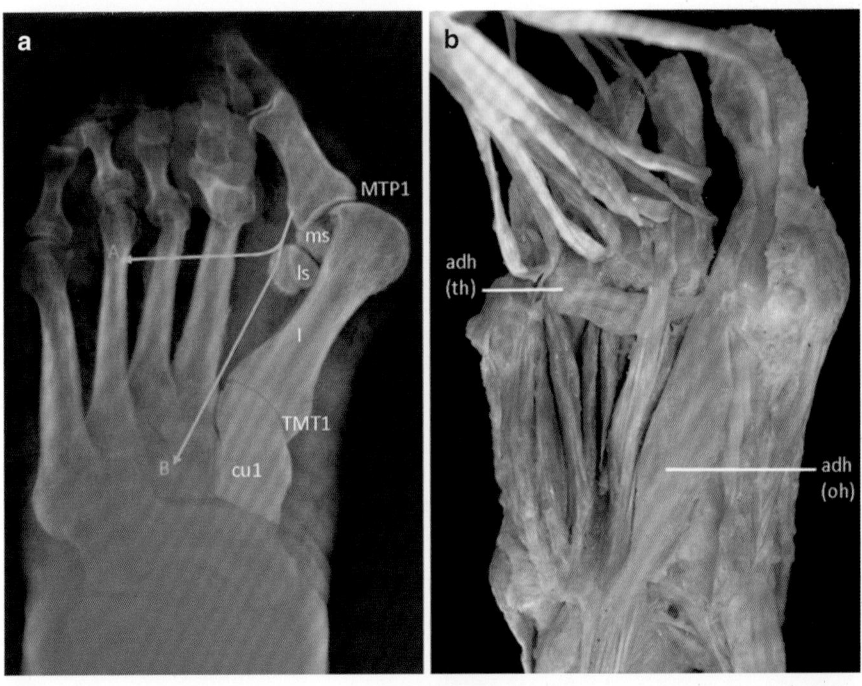

图 2.31　第 1 跖骨内翻和踇外翻。(a)X 线片，内侧楔骨(cu1)、第 1 跖骨(I)、内侧籽骨(ms)和外侧籽骨(ls)、第 1 MTP 关节(MTP 1)、第 1 跗跖关节(TMT 1)，踇收肌张力方向：横头(A)、斜头(B)。(b)解剖标本，足底视图，踇收肌(黄色)及其横头(th)和斜头(oh)。

类似的偏移,但在相反的方向,可以描述为第 5 跖骨外翻,这导致了类似但相反的畸形,被称为裁缝样跗囊炎(小趾囊炎)。

2.5.6 第 2 跖骨劳损

为了补偿第 1 跖骨,使其有更大的活动性,第 1 序列提供了更强壮的肌肉来稳定。当这些肌肉变弱时,第 1 跖骨头和跗趾在行走时就不能再紧紧地压在地面上。结果,第 2 跖骨承受了更大的压力。因为它的基部是在 3 个楔骨之间扭转的,很容易超负荷。这会导致疼痛、韧带疲劳、撕裂以及骨折。此外,第 2 跖骨的基部通过一条强壮的韧带与内侧楔骨相连。这种韧带被称为跗跖韧带,超负荷时会撕裂(图 2.32、图 2.33 和图 2.34)。

其他功能限制可能会加剧劳损。足趾承受重量的能力在爪状趾的形成中是有限的。从功能角度看,足部所承受重量在 MTH 处结束,这显著增加了此处的负荷。此外,小腿肌肉的缩短会增加前足的压力,因此也会增加第 2 跖骨的压力。为了补偿,轴(骨干)变粗,这种情况可以被经验丰富的放射科医生在 X 线片中识别出来(图 2.35)。

在某些情况下,第 2 跖骨头(超长的第 2 序列)比其他跖骨头在远侧方向明显突出。这并

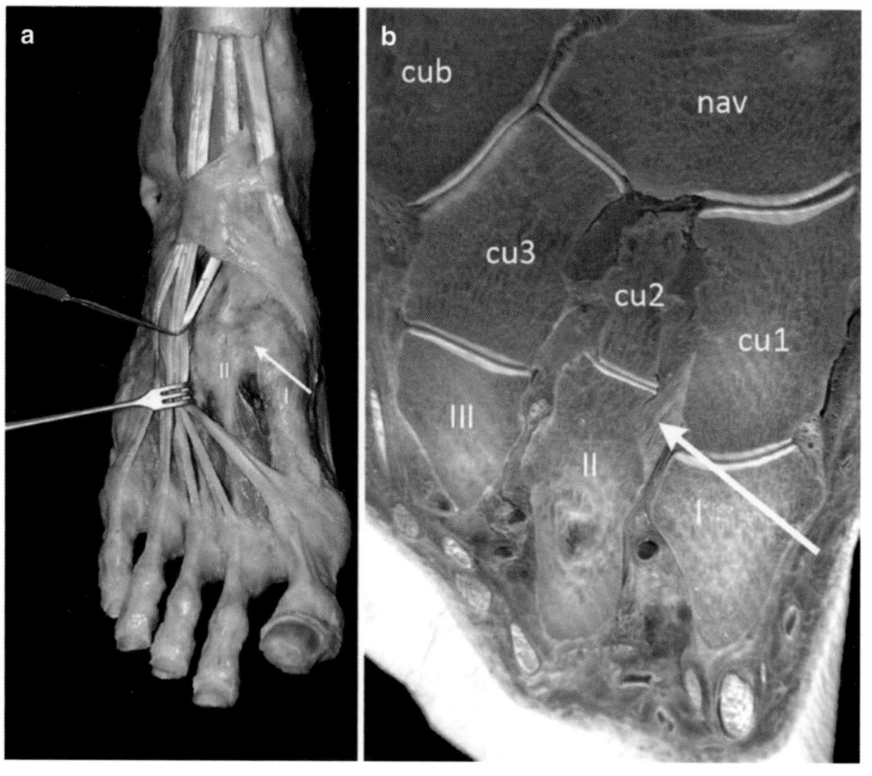

图 2.32 跗跖关节韧带。(a)跗跖关节韧带(箭头)的解剖学。(b)跗跖区的横切面,内侧楔骨(cu1)、第 2 跖骨基部(Ⅱ)、跗跖关节韧带(黄色)、中间楔骨(cu2)、外侧楔骨(cu3)、骰骨(cub)、足舟骨(nav)、第 1 和第 3 跖骨(Ⅰ、Ⅲ)。(b:by kind permission of Prof. Dr. rer. nat. J. Koebke, Centre for Anatomy, University of Cologne)

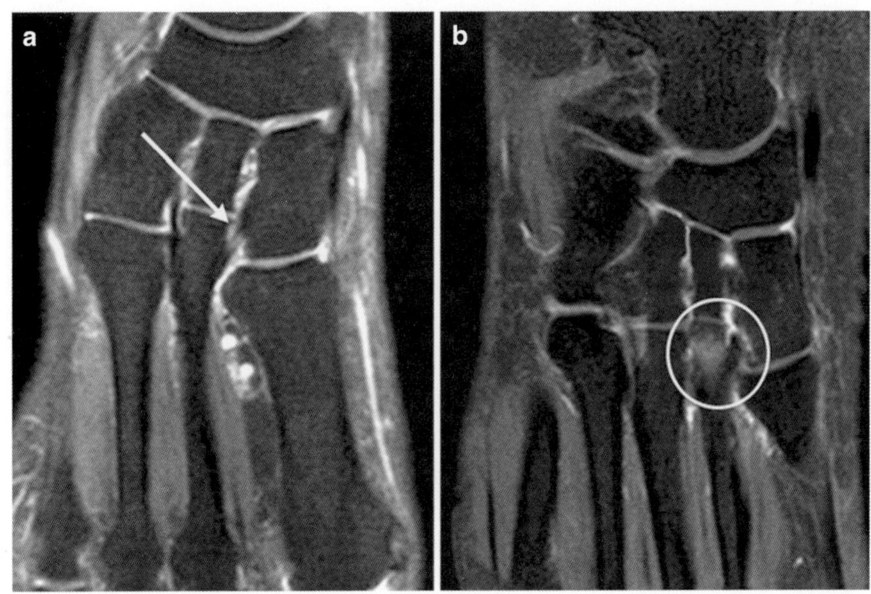

图 2.33　(a)正常跗跖韧带的磁共振成像。(b)磁共振成像所示。跗跖韧带断裂和第 2 跖骨基部骨髓水肿(白色圆圈)。

非病理性的,但是由于更大的杠杆作用和对跖骨头压力增加,其可能导致第 2 跖骨头以下的骨骼和软组织超负荷(图 2.36 和图 2.37)。

2.6 步态周期

双足步态是一种精细的、协调的运动模式,身体在支撑腿上保持平衡。身体的向前运动主要由重心的向前运动控制,通过改变腿的位置和方向来保持平衡。垂直站立时,重心位于第 2 骶骨高度的骨盆中央。

步态周期(100%)包括两个阶段。在“站姿”(60%)中,支撑腿的足在地上。其可进一步分为“单肢支撑”(只有一足接触地面)和“双肢支撑”(双足与地面接触)。在摆动阶段(40%),足被抬离地面,并被引导通过支撑腿(图 2.38)。这些阶段可以用不同的方式来做进一步细分。跑步与步行的不同之处在于,它有一个额外的腾空阶段,在这个阶段,双足都不会接触地面。

身体的重心以近似恒定的高度、速度和方向移动。有关稳定性、向前运动和能量守恒的要求限制了运动多样性的可能。解剖结构是根据这些需要设计的。这样,肌肉只能提供运动所需能量的 30%左右[8]。

2.6.1 足跟着地(初始接触)

在初始接触阶段,足跟着地。跟骨稍微外翻(侧向转动),距骨牢牢地固定在小腿的“骨叉”中,包括踝(足踝)。距骨的上关节面,即距骨滑车,前部比后部宽。在重量转移过程中,这

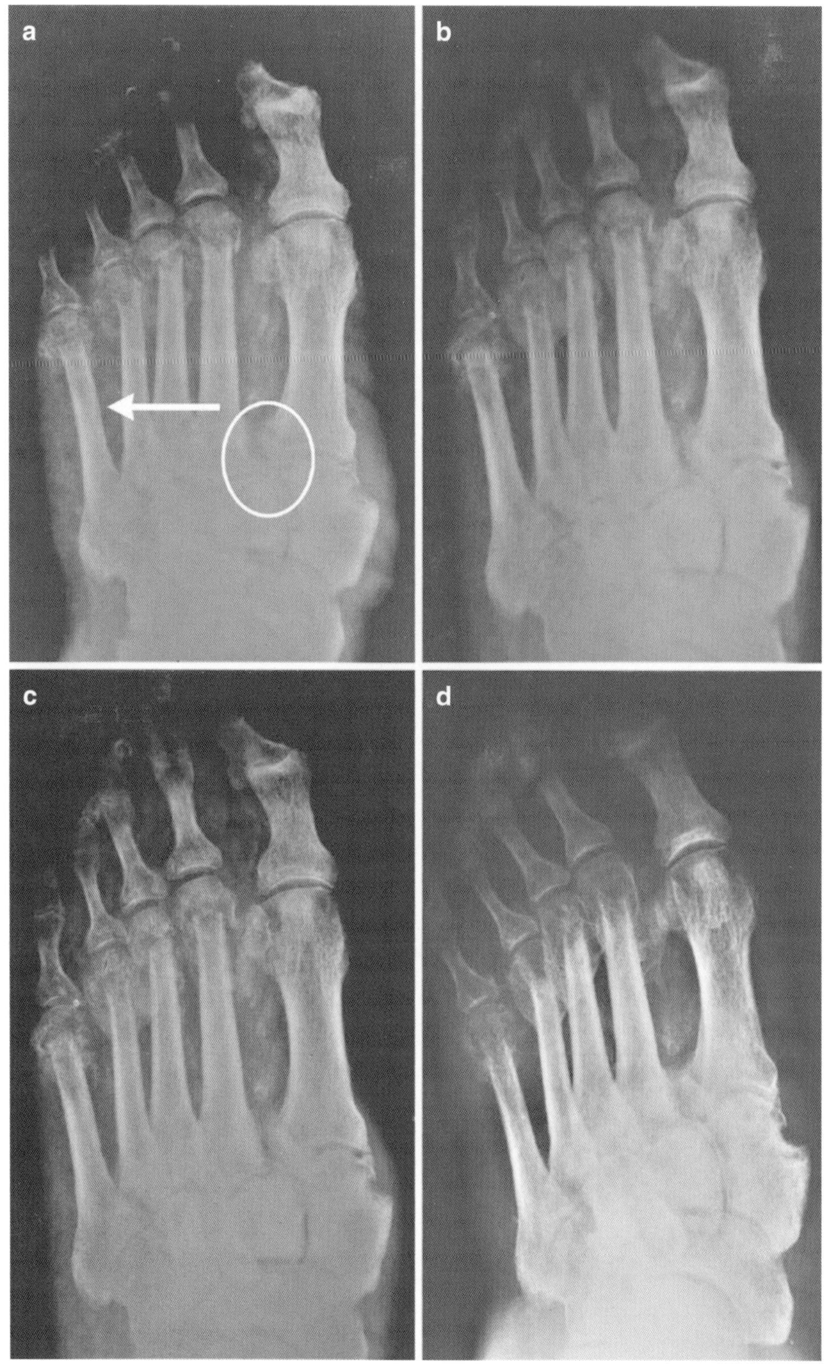

图 2.34 超负荷导致第 2 至第 5 跖骨骨折、跗跖韧带断裂(白色圆圈)和第 2 至第 5 跖骨同侧脱位(白色箭头)[常规 X 线连续拍片(a)0 个月,(b)2 个月,(c)5 个月和(d)12 个月]。

个较宽的部分被牢固地固定在足踝上。这就意味着,当足跟与地面的接触面有限时,上踝关节是稳定的,不允许足的侧向运动。

足跟 2cm 厚的脂肪垫是为足跟起缓冲作用的(图 2.39 和图 2.40a)。足底脂肪组织被结缔

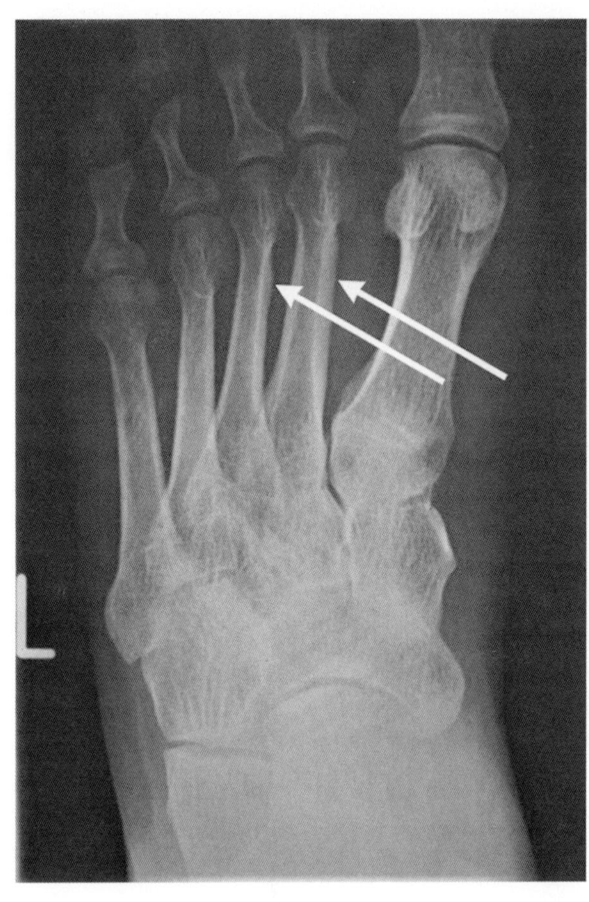

图 2.35　第 2 跖骨超负荷。内侧皮质增厚(箭头)是第 2 和第 3 跖骨干骺端生物力学超负荷的标志。

组织隔分成小室。其作用类似于紧绷的弹性凝胶垫。这种垫可以较薄,可用于足底的整个承重表面。与它们之间的组织形成鲜明对比的是,隔膜内有丰富的血管。隔膜内的血管是下肢动脉的微循环床。因此,深部溃疡通常是相关动脉闭塞性疾病的表现(图 2.40b 和图 2.40c)。

2.6.2 负荷响应(足变平)

在负荷响应阶段,足到达跖行位置。当重心向前移动时,足底首先沿着外侧边缘接触地面。胫骨前肌有控制地允许足下降。与人类相比,水鸟用爪子("足趾")走路,没有相当于人类足跟的结构,它们无法控制前足的冲击力,因此步态"摇摇摆摆"(图 2.41)。随着胫骨前肌的麻痹,足失去了缓慢下降的控制能力,因此落地不稳,就像水鸟步态一样摇摇摆摆。

在这一阶段的第 1 部分,足底外侧缘的作用是支撑足部,而内侧缘则不是。外侧缘与内侧缘地面反作用力的优势导致前足内旋。足内侧缘下移,MTH 相继从外侧向内侧依次下移,这种运动由重力驱动,由腓骨长肌和腓骨短肌引导。

2.6.3 站立中期

足处于平面(水平)位置,重心在其上方。对侧腿不接触地面,处于摆动阶段。由于身体的重量和重心的前移,内侧纵弓变平,足底腱膜绷紧,将足趾压向地面。在单腿站立的这个

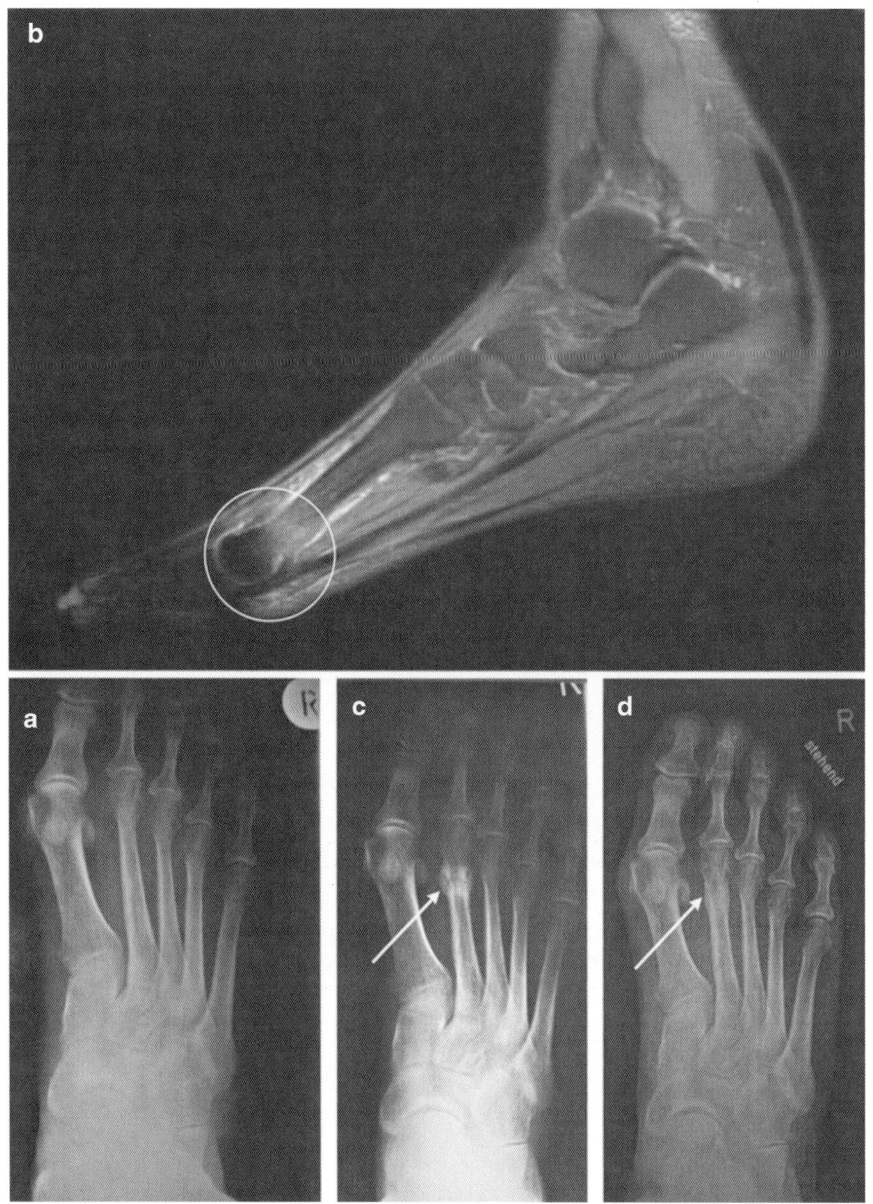

图 2.36 (a)一名 57 岁(无神经病变)患者徒步长途跋涉后足部疼痛,足部 X 线片第 2 跖骨无明显异常。(b)由于存在主诉但 X 线表现不明显,行 MRI 检查报告第 2 跖骨远端骨水肿(白色圆圈)。(c)第 3 个月时的足部 X 线表现。(d)第 7 个月时的足部 X 线表现。

阶段,足由腓骨肌(内旋肌)和胫骨后肌(后旋肌)来平衡。纵弓的进一步扁平,使前足的内旋受到胫骨后肌及其肌腱的限制。如果没有这种肌肉的作用,内侧足缘的一部分就会接触地面,就像扁平足一样。

2.6.4 推进的第 1 部分:站立后期

随着重心继续向前移动,跟腱的张力增加。足跟从地面上抬起,站立后期开始。站立后

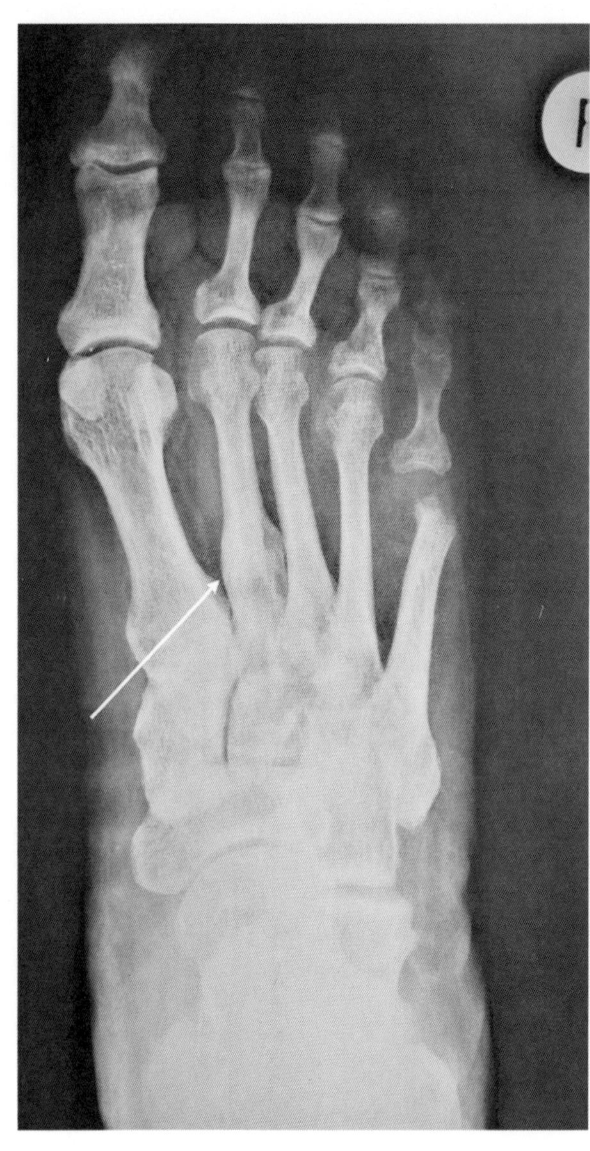

图 2.37 生物力学负荷过大导致的第 2 跖骨(白色箭头)合并隐匿性骨折(为糖尿病足患者,在足底发现第 5 跖骨头骨髓炎和瘘管)。

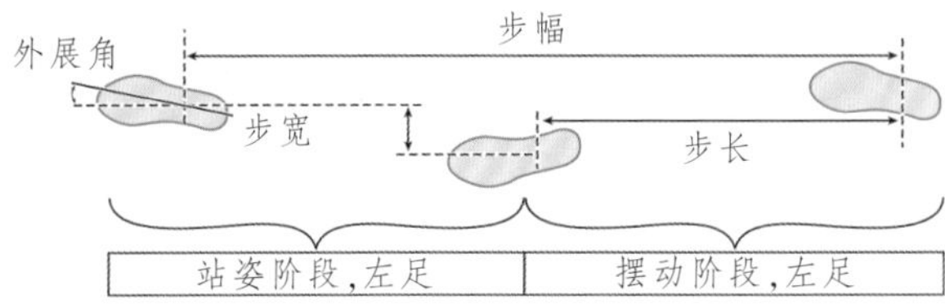

图 2.38 行走过程。

期是推进过程的第 1 步。足绕 MTP 关节的横轴转动,足趾被动地背屈。采用绞盘机制,足跟翻转,足板锁定。

以下机制有助于扭转足跟:

- 足底腱膜的绞盘机制。
- 在踝关节内侧周围胫骨后肌腱的路线。

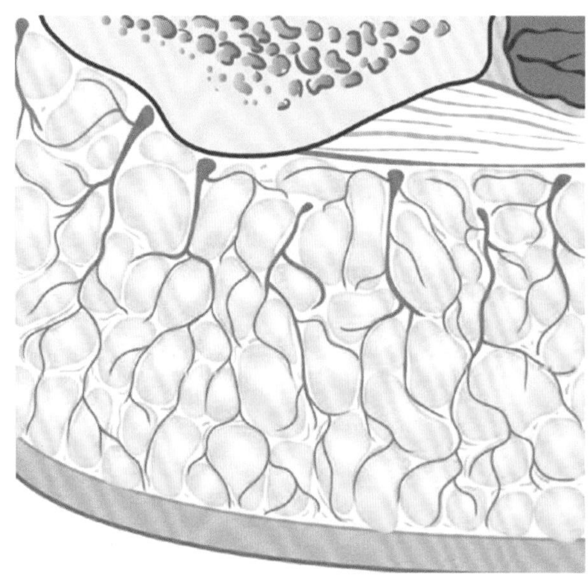

图 2.39 足跟垫示意图。

• 跟腱的旋转过程。

跟骨和距骨的运动是相互关联,不能分开的。随着跟骨的翻转,距骨沿其垂直轴移动到其“最终位置”。因此,跗骨远端也达到其运动范围的末端,并且在跗骨间关节中最大限度地倾斜。这导致距骨下所有骨骼的刚性分组,也被称为“足板锁定”。足部变坚硬,可在以下阶段用作杠杆(详见第 2.7.1 节)(图 2.42)。

如果绞盘机制不完整或启动太迟,足仍然部分灵活,则不能行使杠杆功能。这种类型的足经常被外展,以允许向前移动,但强大的推进力没有恢复。如果在步态周期中绞盘机制开始得太早,足就会被外旋和变僵硬,有使第 5 跖骨头超负荷的倾向。

当足板被锁住时,踝关节是可以活动的,身体可以更好地平衡固定脚。在步态周期的这个阶段,踝关节特别容易受到运动损伤。

当足跟从地面上抬起时,重心在前足之上。MTH 和足趾支撑着整个身体的体重。这一阶段对于防止 MTH 下压迫性溃疡的发展至关重要。足底腱膜的绞盘机制将压力从 MTH 转移到足趾垫上,从而保护 MTH 免受超负荷。此外,MTH 在推进过程中受到由足板、脂肪垫和足底特殊的抗压皮肤组成的缓冲复合体的保护。这个缓冲复合体被骨间肌和足底腱膜固定在 MTH 下(图 2.43)。

2.6.5 推进的第 2 部分:前摆动

重心不断前移,直到 MTH 最终从地面上抬起。此时,只有足趾,尤其是踇趾,才能承载重量。在行走中,另一条腿已经与地面接触,这标志着“前摆动阶段”的开始。膝盖弯曲,立即使足放松。随着走得越来越快,步子越来越大,之后会出现这种压力的迅速降低。相比之下,若用较慢速度和较短的步幅,则这种压力的迅速降低发生得更早。因此,MTH 在散步时受到

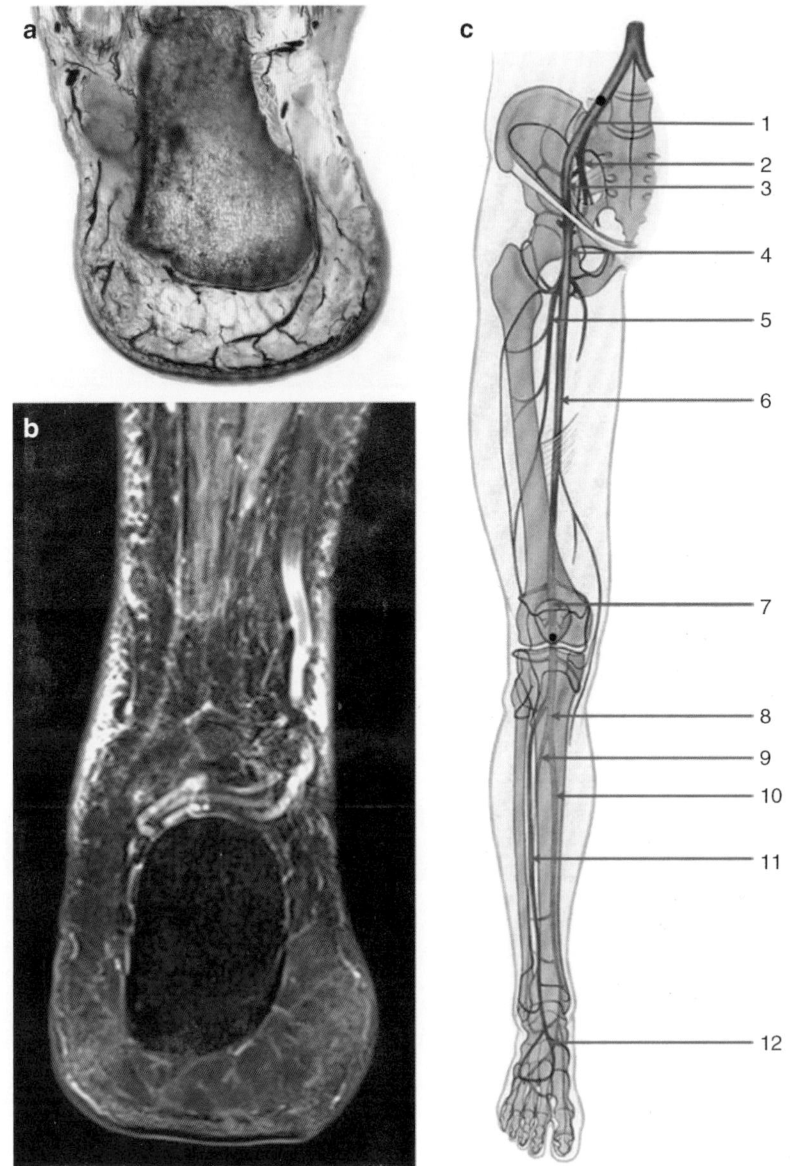

图 2.40 足跟垫及其动脉血供。(a)血管注射冠状面塑化切片。(b)注射造影剂后 CT 影像。(c)腿部动脉血供:髂总动脉(1)、髂内动脉(2)、髂外动脉(3)、股动脉(4)、股深动脉(5)、股浅动脉(6)、腘动脉(7)、胫后动脉(8、10)、腓动脉(9)、胫前动脉(11)、足背动脉(12)。[source Lanz-Wachsmuth[4], (a) by friendly permission of Prof. Dr. rer. nat. J. Koebke, Anatomisches Zentrum der Universität zu Köln]。

的压力要小于在快走时受到的压力。前摆动阶段结束时,足趾被抬离地面(图 2.44)。

2.7 畸形

足部的近端畸形通常是决定足部远端完成动作的条件。为此,本文从后足畸形开始介绍。

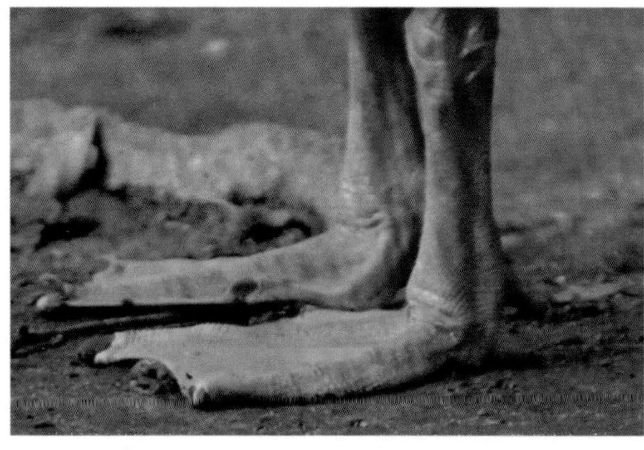

图 2.41 灰雁的足。

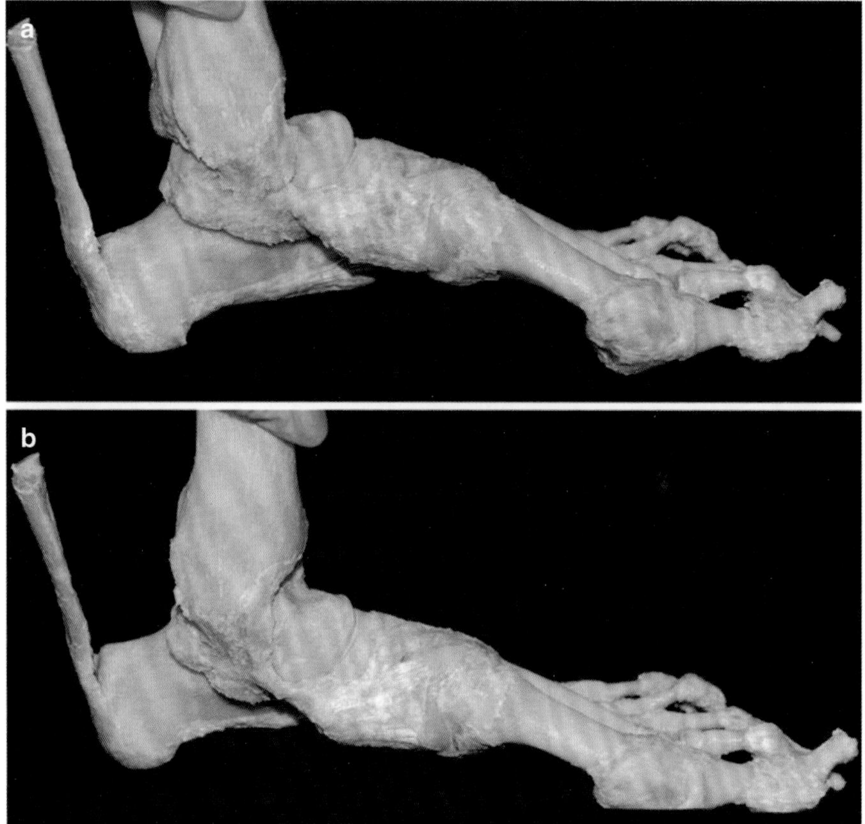

图 2.42 足板的“锁定”和“解锁”。(a)“锁定”足板,小腿向外旋转,跟骨处于翻转位时距骨外展。(b)“解锁”足板,小腿向内旋转,跟骨处于翻转位时距骨内收。

2.7.1 后足畸形

两种最严重的足部畸形是扁平足和弓形足。这些复杂的畸形涉及整个足部,其原因往往在足部的近端。因此,它们传统上被归类为后足畸形。对于负重的足,在第一种情况下,足

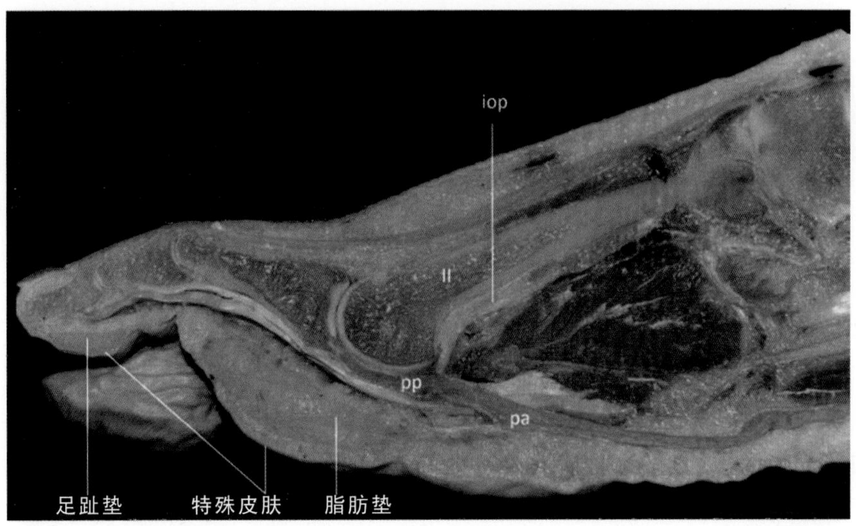

图 2.43 足趾垫复合体，第 2 序列矢状面，侧视图，足板(pp)、足底骨间肌(iop)、足底腱膜(pa)、第 2 跖骨(Ⅱ)。

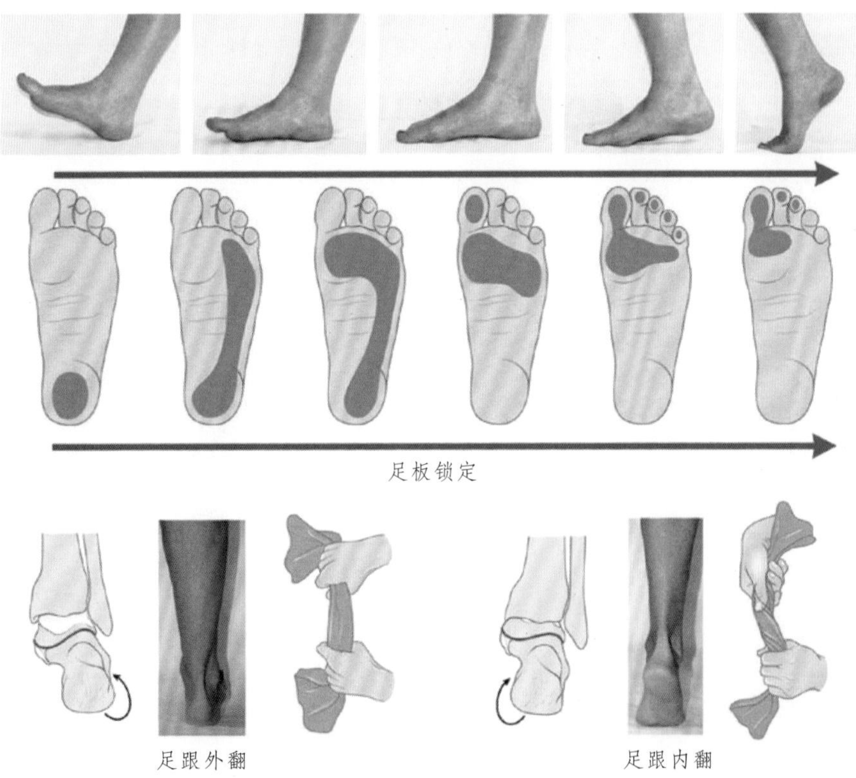

图 2.44 步态周期各个周期的示意图。

跟在外翻和内翻位置不能正确地对齐。后足畸形可由成人的肌肉疾病引起,而肌肉疾病通常由糖尿病和神经性疾病引起。这些畸形及其后果可以通过辅助训练和手术来纠正。

首先,在本节中讨论足部畸形及其后果。在下一小节中,将更仔细地观察伴随的肌肉疾病对各自畸形的影响。

为了诊断后足畸形,对站立患者足跟进行检查,要求患者踮起足尖,重点检查足跟相对于小腿是直的、内翻的还是外翻的,如果怀疑的错位已恢复正常,则可能无临床意义(图 2.45)。

2.7.1.1 平足(扁平足)

对于扁平足,足的负荷会导致距跟舟关节受到极大的压力,并向内侧传导,而这个关节对内侧柱的稳定性至关重要。如果它弯曲了,则内侧纵弓塌陷,部分足底就会接触地面。塌陷的内侧柱迫使跟骨外翻。因此,在推进过程中,足板解锁,足部保持灵活(图 2.46)。在童年时期,扁平足是一种生理现象,10 岁前,跟骨逐渐伸直。结果形成纵弓,足板扭转。

2.7.1.2 弓形足(高足背,高弓足)

对于弓形足,足跟的翻转更早,比正常的程度更大,在步态周期的过程中,足板过早被锁定。当足仍然应该灵活和适应性强的时候,却变得僵硬了。足跟的翻转也会压迫中足部,使负荷向侧面移动(图 2.47)。结果,跟骰关节和前足外侧缘超负荷。因此,与扁平足溃疡患者相比,压迫性溃疡通常位于第 5 跖骨头附近(另见第 3 章,第 3.4.1 节)。

2.7.2 后足畸形的肌肉原因

小腿三头肌(腓肠肌和比目鱼肌)缩短和胫骨后肌无力是引起两种常见的、在生物力学上具有重要疾病意义的原因。

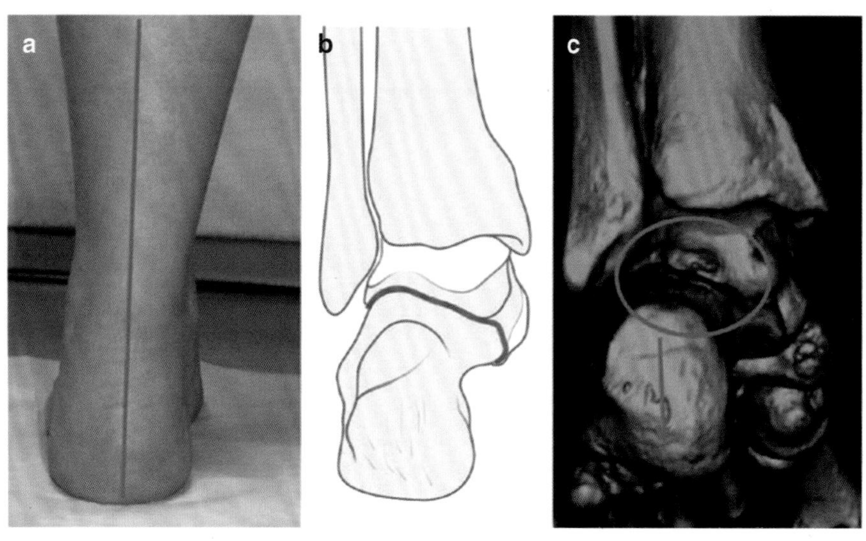

图 2.45 后足和距跟舟关节在负荷作用下的正常位置。(a)临床图片。(b)示意图,距下关节线用红色标记。(c)三维 CT 重建,距下关节用圆圈标记。

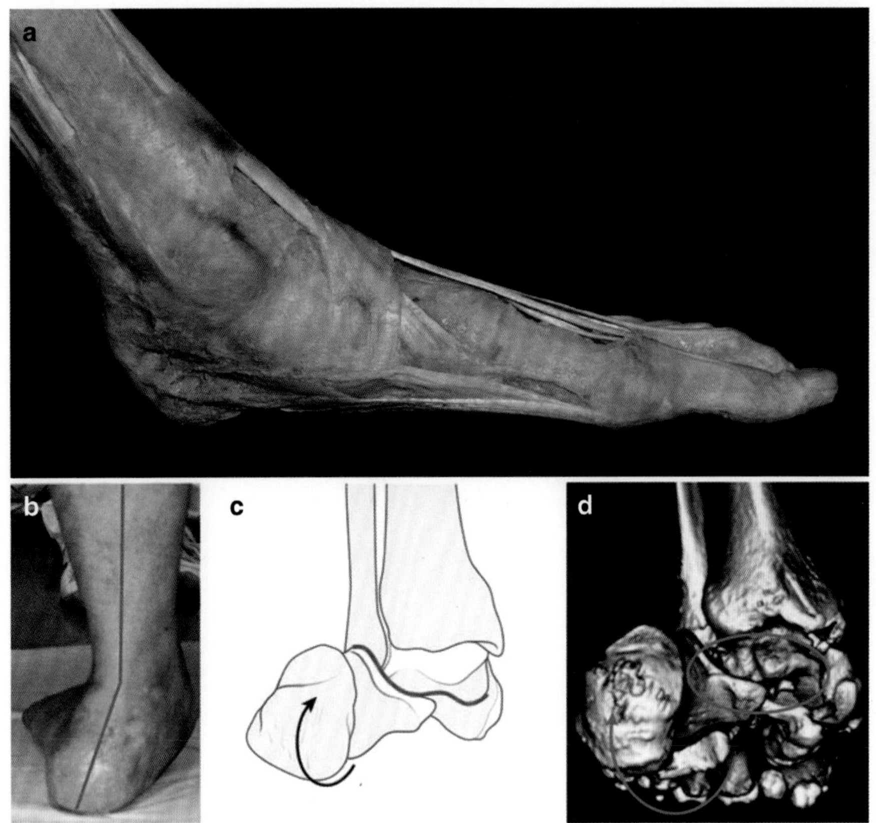

图 2.46 内侧柱塌陷、跟骨外移的平足(扁平足)。(a)解剖标本。(b)临床图片。(c)示意图(距下关节线用红色标记)。(d)三维 CT 重建(距下关节用圆圈标记)。

2.7.2.1 腓肠肌和比目鱼肌缩短

马蹄足畸形的发生有多种不同原因。一个常见的原因是糖尿病足患者的腓肠肌或比目鱼肌缩短,这常与跟腱缩短混淆。由于这些肌肉对于跖屈运动非常重要,整个前足可能负荷过重。缩短的部分及其原因可以通过 Silfverskjöld 检验来确定(见第 3 章,第 3.4.1.3 节)。在某些情况下,上述人体肌肉的缩短会伴有先天性高弓内翻足。在这种情况下,足跟永久性地翻转,结果,跟腱更多地向中间移位,这反过来又使足跟进一步翻转。这是一种恶性循环,两种畸形相互加强,因此,跟骰关节可能超负荷,造成关节囊撕裂和关节不稳定。肌肉缩短合并外翻畸形的影响如下。

2.7.2.2 胫骨后肌功能障碍

胫骨后肌功能障碍描述了同名肌肉群的相对薄弱(见 2.5.2.2 节),其是导致成人扁平足畸形的原因之一。当足部负重时,内侧纵弓塌陷,对足弓的足底侧横穿的腓肌腱和足底腱膜施加压力(图 2.48)。因此,所有足趾关节都过度弯曲。足趾可以“蜷缩在地面上”,趾甲表面指向地面(图 2.49)。

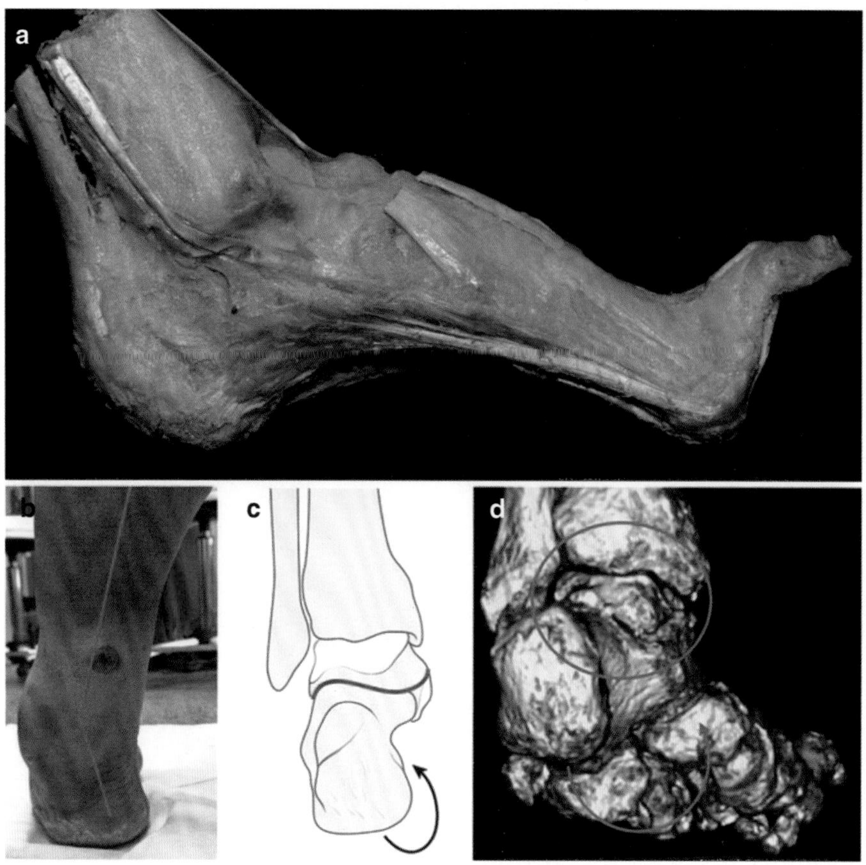

图 2.47 内侧纵弓加强、后足内翻(内翻位)和跖骨僵硬的弓形足(高弓足)。(a)解剖标本。(b)临床图片。(c)示意图(距下关节线用红色标记)。(d)三维 CT 重建(距下关节用圆圈标记)。

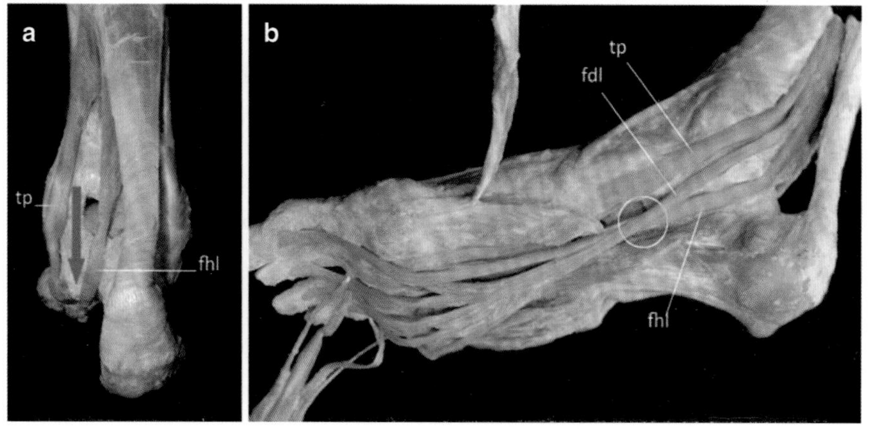

图 2.48 内侧纵弓下屈肌腱的走行,解剖标本。(a)背视图,胫骨后肌减弱(tp),负荷(蓝色箭头,尖端位于载距突)将作用于踇长屈肌腱(fhl)。(b)内侧视图,胫骨后肌(tp)、踇长屈肌腱(fhl)和趾长屈肌腱(fdl)在足底的交叉处(白色圆圈),位于距跟舟关节正下方。

踇长屈肌腱张力增加使踇趾的 IP 关节屈曲，而第 1 MTP 关节则因极度紧张的足底腱膜而过度屈曲。现在，整个踇趾被一种非生理的力量压在地面上。推进过程中需要的第 1 MTP 关节被动背屈无法实现,这导致功能性踇僵直的临床表现(图 2.50)。

踇长屈肌腱可以被拉紧到一定程度,使踇趾的内侧朝向地面。这对踇指内侧溃疡的发展非常重要(详见第 7.4.2 节和第 7 章)。

胫骨后肌功能障碍的另一个方面是足板锁定不足。因此,足部保持柔软,在推进过程中不能充当杠杆。这时无法提起足跟,因此必须采取较短的步幅。只有通过足的外展(侧向运动)才能在不负荷前足提起足跟的情况下向前运动,臀部必须向外转才能完成行走。

如果胫骨后肌功能障碍伴有腓肠肌和比目鱼肌缩短,足板的锁定就会进一步受阻。为

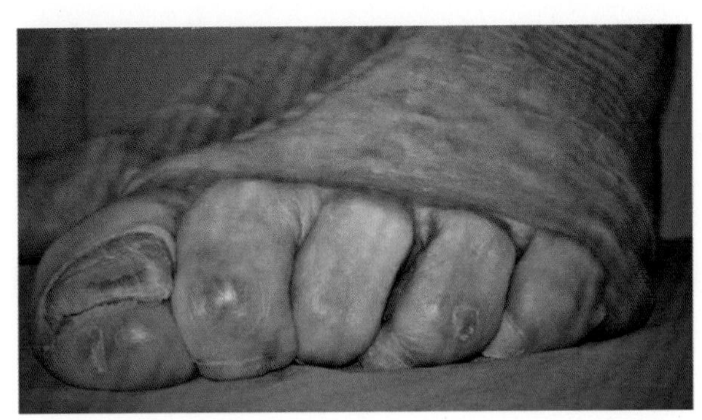

图 2.49 弯曲的足趾。

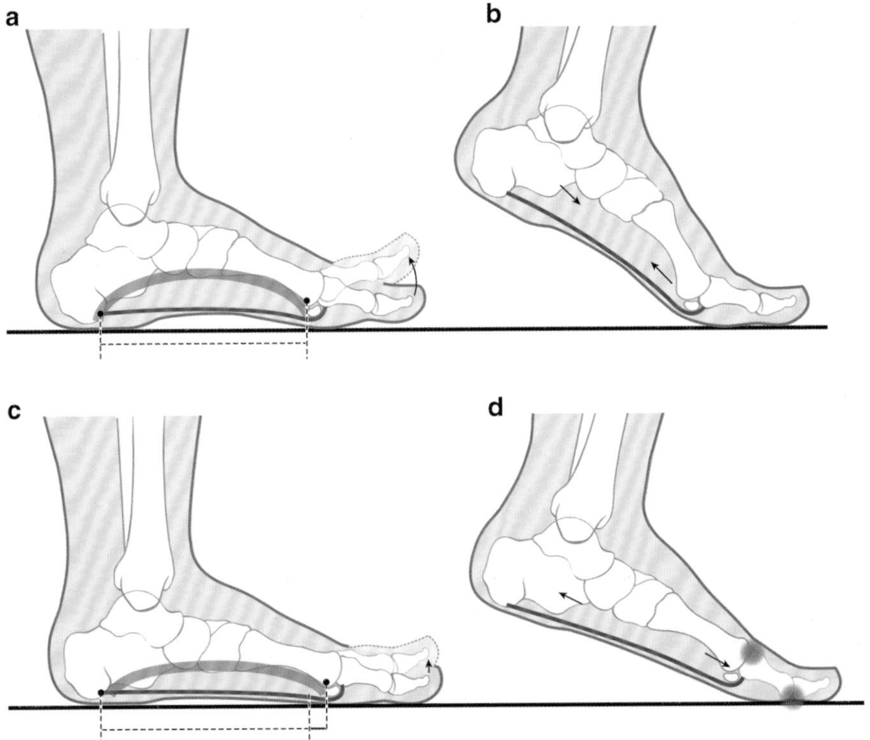

图 2.50 (a,b)绞盘机制。(c,d)扁平足中的功能性踇僵直(“反向绞盘机制”)。

了使马蹄内翻足畸形完全达到一个平面位置,足跟必须外翻,前足必须侧向偏斜。由于胫骨后肌无力,跟骨外翻无法抵消。身体的重量迫使跟骨进一步外翻,从而使跟腱侧向移位。在这种侧位中,跟腱的拉力使外翻的力量大于足跟的内翻。距跟舟关节作为内侧柱最薄弱的部位,会塌陷并"向内侧打开"。因此,前足的侧面偏离甚至更多。

严重的情况下,胫骨后肌腱会变薄并撕裂,导致内侧纵弓完全塌陷,产生广泛的生物力学后果。为了发现上述畸形,必须对负重足进行X线诊断检查。

2.7.3 足趾畸形

32%~46%的糖尿病足门诊患者受第2至第5足趾畸形的影响[9,10]。这对于每位受影响的患者都很重要。截至2018年,简单、明确的纠正方法没有得到足够的使用。在大多数情况下,足趾都有一定程度的抓伤。MTP关节的过度伸展导致足底垫结构向远端偏移,直到不再位于MTH下[11]。

2.7.3.1 MTP关节的关键位置和锯齿形畸形

内在肌肉和外在肌肉功能不平衡被认为是足趾畸形的主要原因[12,13]。MTP关节近节趾骨跖屈是由于足底腱膜和骨间肌引起的。这是一个先决条件,强有力的外侧趾屈曲,将伸展的足趾压在地面上。

随着糖尿病多发性神经病的加重,足底肌比小腿外侧肌更容易受到运动神经病变的影响[14]。因此,远端运动神经病变会损害短小的足底肌对齐足趾的能力,而位于小腿的趾长屈肌的功能得以维持。在这种情况下,短小的足底肌无力影响骨间肌,导致MTP关节不稳定。在负荷下,近节趾骨背侧脱臼,由伸肌腱帽"拉"到MTH。MTP关节过度伸展,近节趾骨的骨间肌附着点从屈肌向伸肌侧移位。这会导致骨间肌失去了拉伸足趾的能力。它们收缩导致的足趾骑在MTH。因此,由于半脱位的足趾骑在上面,MTH在足底的位置比正常情况下更接近足底。如果足部负重,趾长屈肌腱在第2~4 MTH周围极度拉紧,并弯曲IP关节的足趾。其结果是锯齿形畸形或"爪状趾"(图2.51)。对于足趾的这个位置,伸肌现在"太长"了,而且随着时间的推移会收缩,这就把足趾固定在爪状的位置上。

通过过度伸展(过度拉伸)MTP关节,足板过度拉伸和变薄。足底脂肪垫与足板相连,并在负荷下向远端偏移。这对MTH产生了巨大的影响,因为在推进过程中,MTH不再受其缓冲结构的保护。

在极端的情况下,足板会以近节趾骨脱臼的方式变弱。在这种情况下,爪状趾的趾端与地面失去接触。足板甚至会撕裂。然后,MTH向足底方向脱臼。它们穿过足板的缝隙,直接位于皮肤下面(图2.52)。

平足(扁平足)在重心转移过程中,足趾已经在IP关节过度弯曲。与爪状趾不同的是,平足的足趾通常不在锯齿形位置,因为它们在MTP关节中没有过度伸展。相反,所有关节都过度弯曲,足趾"蜷缩在地上"。这使得在推进过程中足趾的被动背屈变得更加困难,甚至无法实现。在非常明显的情况下,足趾会卷曲,使趾甲成为负重区的一部分(图2.49)。

在弓形足(高弓足)的情况下,纵弓明显升高,在负荷作用下不能充分变平,从而使足底

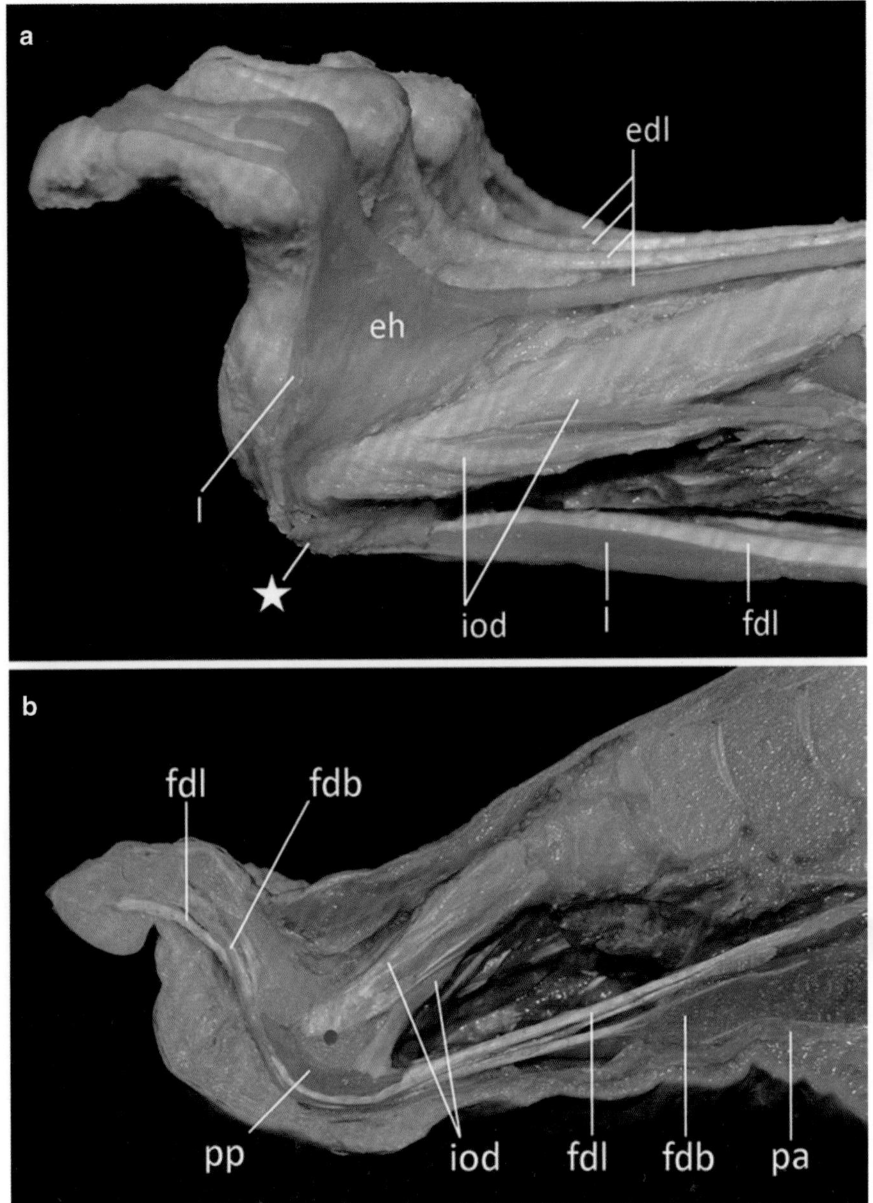

图 2.51　爪状趾。(a)第 2 趾解剖标本，趾长屈肌腱(fdl)、趾长伸肌腱(edl)、蚓状肌(l)、伸肌腱帽(eh)、骨间背侧肌(iod)、跖深横韧带(白色星形)。(b)矢状面通过第 2 序列，内侧视图，趾长屈肌腱(fdl)、趾短屈肌腱(fdb)、骨间背侧肌(iod)，位于第 2 MTP 关节横轴背侧(红点)、足板(pp)、足底腱膜(pa)。

腱膜变紧。反向绞盘机制不能发生，足趾仍然在 MTP 关节过度伸展(过度拉伸)。这些影响导致形成锯齿形畸形(图 2.51 和图 2.52)。

2.7.3.2 矢状面畸形

小趾的各种畸形的命名是非常不同的。在本章中，应用了 Redkina 和 Sikorski 基于标准所做的描述[15]。

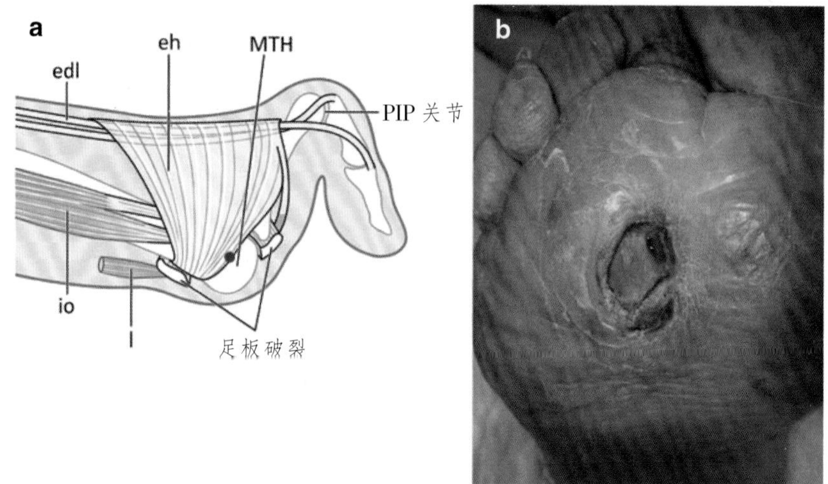

图 2.52 足板破裂。(a)示意图:跖骨头(MTH)、伸肌腱帽(eh)、趾长伸肌腱(edl)、骨间肌(io)、蚓状肌(l)、MTP 关节横轴(红点)。(b)临床检查:MTH 下病变。

锤状趾主要表现为 PIP 关节的过度屈曲(过度跖屈),常伴有 DIP 关节的过伸和 MTP 关节的轻微过伸(图 2.53a)。病变主要发生在 PIP 关节的背侧。

爪状趾的特征是 MTP 关节过度伸展(过度背伸),而 PIP 和 DIP 关节则是跖屈。病变主要发生在趾尖(图 2.53b)。

爪状趾 MTP 关节半脱位:骨间肌的极度弱化和足板的变薄或断裂导致 MTP 关节的足趾发生半脱位。因此,即使 PIP 关节完全跖屈,趾尖也会与地面失去接触。通常,病变发生在趾背 PIP 关节处和 MTH 下方(图 2.53c)。

在槌状趾中,主要的异常是 DIP 关节的过度跖屈。它也被称为远端锤状趾。病变很容易发生在趾尖(图 2.53d)。

2.7.3.3 水平面的畸形

踇外翻和裁缝样踇囊炎是水平面最常见的足趾畸形。它们已经与跖骨畸形一起被描述。

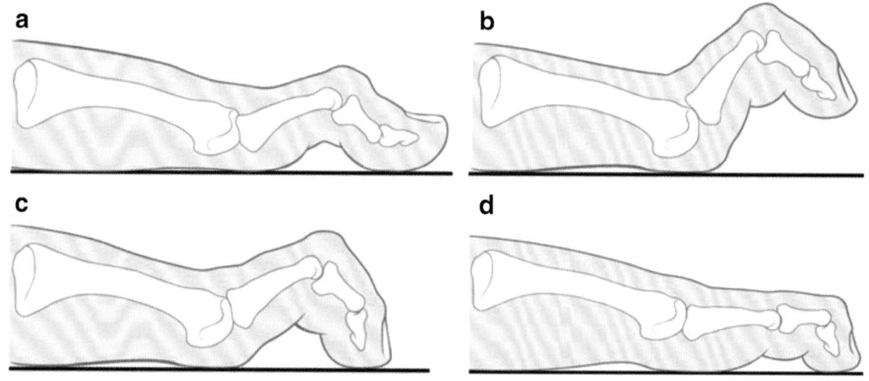

图 2.53 矢状面足趾畸形。(a)锤状趾。(b)爪状趾。(c)MTP 关节半脱位的爪状趾。(d)槌状趾。

在第 5 趾内侧偏位(内翻)的患者中,PIP 和 DIP 关节的过度屈曲伴有足趾的扭转。这种畸形可能是先天的,通常是双侧的。在这里,第 5 趾通常位于第 4 趾上,被称为“卷曲趾”(图 2.54a)。在神经病变和跖方肌或蚓状肌功能不全的患者中,两个足趾常常平行。第 2 趾也常受累,常合并踇外翻(图 2.54b)。

2.7.4 足底化

如果足原本不能承受重量的部位变成了非生理性承重部位,作者将这种现象称为“足底化”。这是临床上重要的因素,其可能因为增加压力的部位没有覆盖无毛(光滑)的皮肤或缓冲组织结构,无法承受压力,而增加溃疡的风险。1/3 的糖尿病足溃疡位于因足底化而暴露于压力下的部位。

如果能在静息状态下观察到足底化,则称为“静态”。如果在静息状态下没有发生足底化,但某一部位出现病变,必须在临床检查中激发这种足底化(见第 3 章,第 3.4.1 节),则足底化是其发生的原因。为此,要进行爪形试验、推压试验并仔细观察,包括观察患者站立、行走和试图用脚尖站立时的足。如果在这种情况下足底化变得明显,它就是“功能性的”(图 2.55)。

如果观察到“静态足底化”,则有必要检查患者的足部,看是否可以手动矫正畸形。如果可以部分矫正,静态畸形是“可变的”,否则是“固定的”。关节活动中关节囊和肌腱的收缩或关节骨化(强直)可触发固定。关节囊和肌腱的外科手术(软组织手术)通常比骨骼手术更省时、更简单、风险更低。

如果足底化是在负荷下发生的,则它是“功能性的”。如果足底化已经存在,则它是“静态的”。“静态足底化”如果可以在检查期间部分矫正,则称为“可变的”,如果不可能矫正,则称为“固定的”。

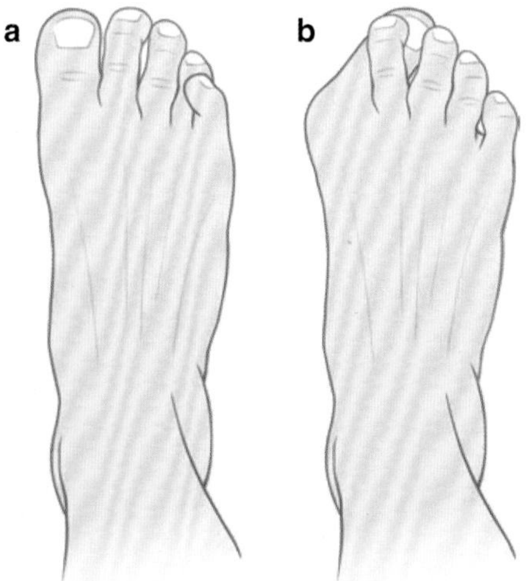

图 2.54　水平面足趾畸形。(a)卷曲趾。(b)层叠趾。

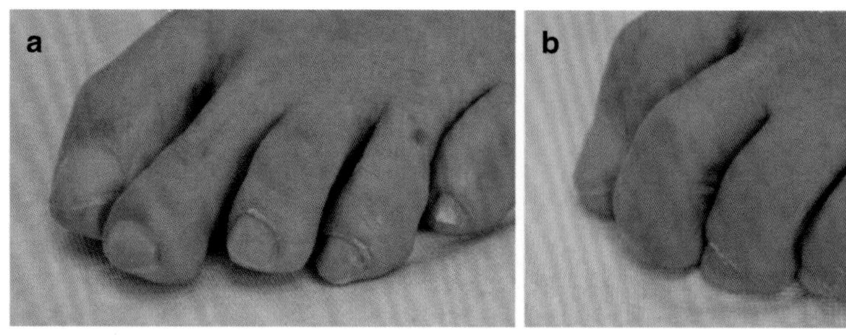

图 2.55 功能性足底化的锤状趾。(a)无负荷时。(b)有负荷时。

在“固定”的“静态足底化”的情况下，固定的原因必须由临床和(如果需要的话)放射学检查确定。软组织手术是可以有效纠正足底化的方法：包括肌腱切断、延长或转位以及关节囊释放。后者是指对关节囊的足底或背侧进行切开，以使关节能够重新活动。为了获得满意的功能结果，常常只需要进行部分释放。

> 一般来说，只有强直症不能仅靠软组织手术来部分矫正。

2.7.4.1 过度屈曲(“爪形”)导致的足底化

远节趾骨的病理性过度屈曲表现为足底隆起畸形，决定了趾尖的病变。在推进阶段，趾尖成为负重区的一部分。在这个阶段，整个身体的重量会由一个非常小的区域来承担。由于存在畸形，该区域进一步缩小，形成骨突起，极易损伤。

2.7.4.2 扭转(“扭曲”)导致的足底化

扭转是一种常见的现象，涉及跗趾或第 3 至第 5 趾。跗趾的内侧或小趾的外侧部分向地面扭转。

小趾扭转是由趾长屈肌引起的。它的肌腱在内踝后面，斜穿过足底，连接到小趾的足底。它的主要功能是小趾的跖屈，但由于它的斜行，其也可以扭转足趾的侧面朝向地面。为了避免这种扭转，肌腱的倾斜方向由跖方肌和蚓状肌矫正。若因缺乏训练或周围神经病变导致力量减弱，则以趾长屈肌斜向牵拉为主，足趾扭转。健康者也可以表现出这种现象，因为跖方肌显示出很大的解剖变异。具有正常保护性感觉的患者不会出现溃疡，但会通过形成骨痂进行代偿并寻求帮助，因为这种超负荷会导致疼痛。

跗趾扭转主要是由跗长屈肌腱的张力所致跗外翻造成的。过度活动的关节和弱化的跗趾固有肌肉组织使扭转变得容易，这就不能够充分稳定第 1 序列。此外，扁平足使纵弓变平，并加强对趾长屈肌腱的牵引力。此外，胫骨后肌功能障碍导致第 1 序列因腓骨长肌支配而增加内翻，这会导致跗趾内侧向地面扭转。最后，如果足向外翻(外展角>20°)，推进不再通过跗趾尖沿足部纵轴方向发展，而是通过 IP 关节内侧(图 2.56)。所有提到的现象可以相互加强(见第 7 章)。

一般来说，踇趾的内侧部分是功能性足底化的。当整个身体的重量都集中在一个很小的区域时，没有软组织填充物的骨突起就变成了站立时的承重区域的一部分。

2.7.4.3 过度伸展（“过度拉伸”）导致的足底化

在踇外翻受限的情况下，第 1 跖趾关节的正常背屈受到越来越多的限制，直到完全僵硬阻止任何运动（踇僵直）。在推进过程中，踇趾的被动背屈是强制性的。第 1 跖趾关节的灵活性不足可能由 IP 关节部分补偿。这个关节通常不允许背屈，但在这种情况下，强大的弯曲力过度拉伸了关节，使其在足底一侧打开。这会导致 IP 关节的骨质部分受到非生理性的拉伤，比如近节趾骨远端。特别是，近节趾骨头部的内侧髁具有尖锐的边缘，并在推进过程中成为承重区的一部分。足底软组织和皮肤没有为这种应力做好准备，可能会受到损伤（图 2.57）。

生理上不能承重的骨突可以通过足底化成为承重区域的一部分。这个“内压点”处的软组织和皮肤没有准备好承受巨大的压力。重要的是，不要忽视足底化，一般来说，通过对肌腱和关节囊进行外科手术，足底化可以轻易且永久地矫正。

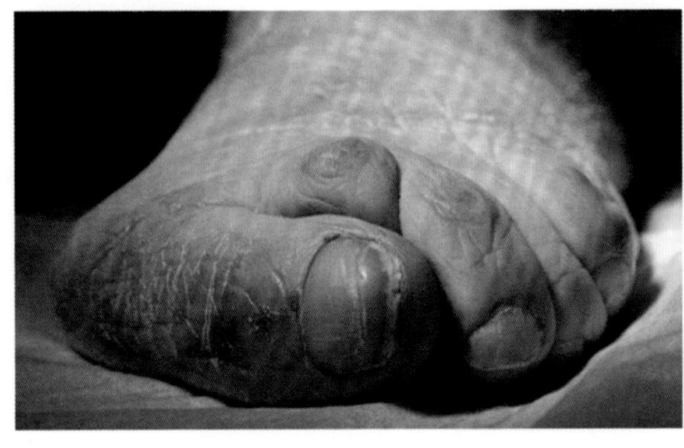

图 2.56　踇趾内侧足底化。

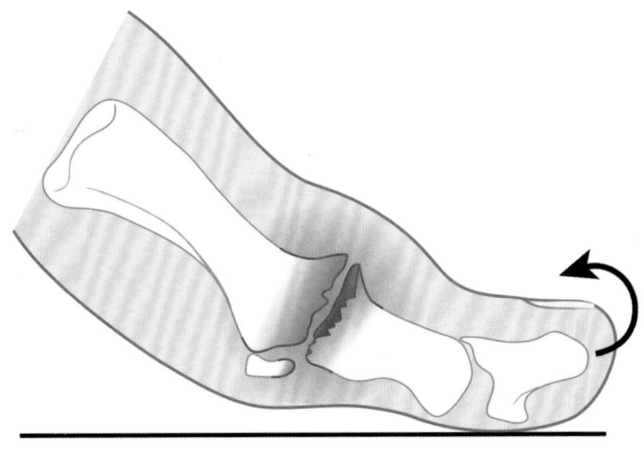

图 2.57　踇僵直。行进过程中由于踇趾僵直导致远端趾骨病理性过伸示意图。

2.8 无毛、多毛的皮肤

用于承受高压力和反复压力的区域由无毛（平滑的）皮肤保护。这些区域，如足跟的足底，其表皮层比正常的多毛皮肤厚了近 10 倍。无毛皮肤也有许多汗腺，而没有毛发和皮脂腺。表皮与真皮的结缔组织紧密地交织在一起。真皮乳头呈双柱状排列。在表皮上，这些双柱可见为表皮脊。脊纹的印记（“指纹”）是个体特有的，在犯罪学中可用来识别个体。从功能上讲，这些脊纹加强了对接触面的黏附性。这种类型的皮肤不会在底层的肌肉骨骼结构上滑动，对压力有更好的抵抗力。因此，在可能的情况下，负重部位不宜进行皮肤移植，如果要移植，最好采用有纹路的皮肤（第 21 章）（图 2.58 和图 2.59）。

2.8.1 反复压力造成的压力性溃疡

压力性溃疡是同一部位出现长期反复、边缘处强度压力的结果。压力和剪切力出现在骨性突起和环境之间。足部显著突起部位一年 365 天、每天 24 小时地牵拉其上的皮肤，导

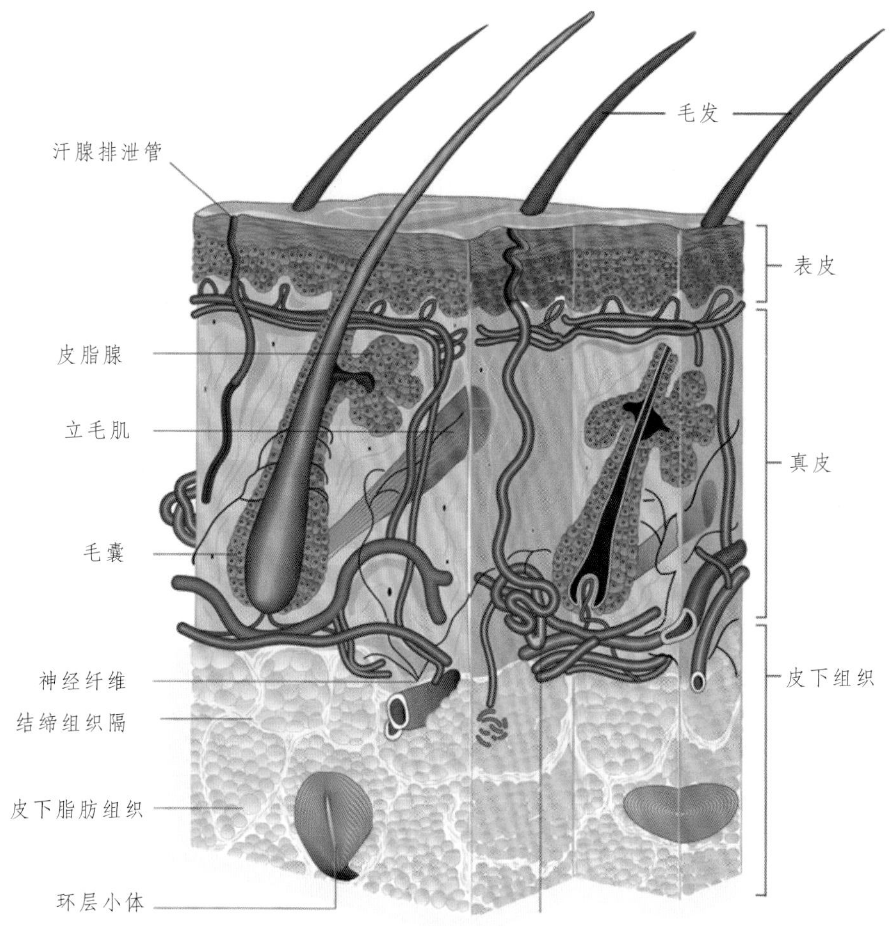

图 2.58 皮肤毛发示意图。

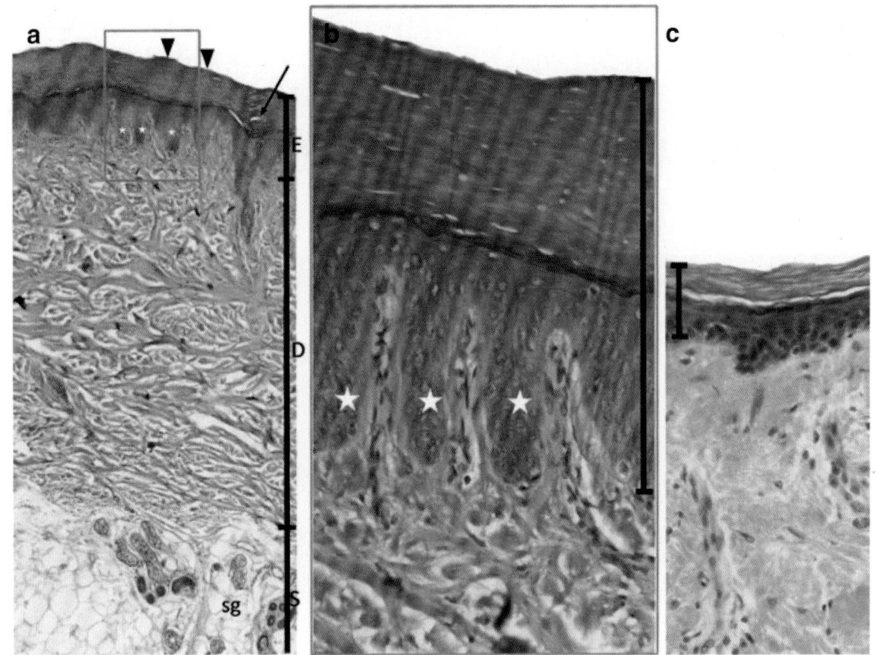

图 2.59 无毛或多毛皮肤组织学切片。(a)无毛皮肤层,组织学切片×40,表皮(E)有汗腺排泄管(黑箭头)和表皮脊(黑三角箭头),真皮(D),皮下组织(S)有汗腺(sg)。(b)无毛皮肤,组织学切片×200,表皮基底层折叠(白色星形),与真皮乳头紧密相连。(c)有毛皮肤,组织学切片×200,与无毛皮肤(b)相比,有毛皮肤的上皮(c中的黑条)和角质层较薄,上皮与真皮之间的连接不牢固。

致皮肤很容易受伤,出现挤压伤、擦伤或瘢痕。在这种情况下,损害几乎是不可避免的。

> 原则上,外部因素(如鞋子或路面)不是溃疡的原因。

大多数溃疡的主要原因是足内部状况,是足部突起部位容易暴露受损。可能存在外部保护无效或不足,但这通常不是溃疡的原因。

皮肤附属物(如趾甲)是特别脆弱的。由于压力而造成的这些附属物损伤可以在其下无骨突起的情况下诱发溃疡。

当溃疡发生时,皮下脂肪垫通常会减少到骨性突起直接位于皮肤下的程度,造成创伤风险增加。脂肪垫萎缩不仅是由于单纯的创伤,还存在其他原因,但目前尚不清楚。因此,脂肪垫萎缩也存在于非负重区[16-20]。

急性超负荷可能导致红肿、水疱和坏死,类似于烧伤或其他损害皮肤的因素。一个潜在的超负荷,每天重复数百次或数千次,会导致过度角化和压力性溃疡的发展。

2.8.2 压力性溃疡的发展

在慢性超负荷的情况下,皮肤的完整性最初是通过增厚真皮来保持的,从而增强其抵抗力。在这种增厚的情况下,行走意味着近端和远端表面在每走一步时都被压缩或拉伸。这些力随着厚度的增加而增加，克服了表皮弹性，表面出现裂缝，而较深处出现轻微的水疱和出血。这些特征，即细微出血(图 2.60a)之后是更大的水疱，这些水疱可能合并，并出现胼胝下出血(图 2.60b)。表面的裂缝可与出血区接触，使微生物得以入侵。因此，胼胝下可能出现脓肿。裂纹可能结痂并闭合，而胼胝下的创伤组织将被进一步扩大的脓肿所取代。一种类似穿孔的溃疡形成，有时被称为"穿通性溃疡"(图 2.61)。

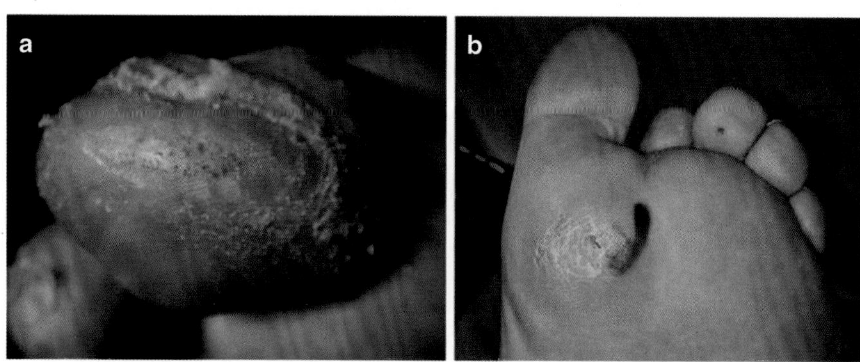

图 2.60 (a)有细微出血的胼胝。(b)胼胝下出血。

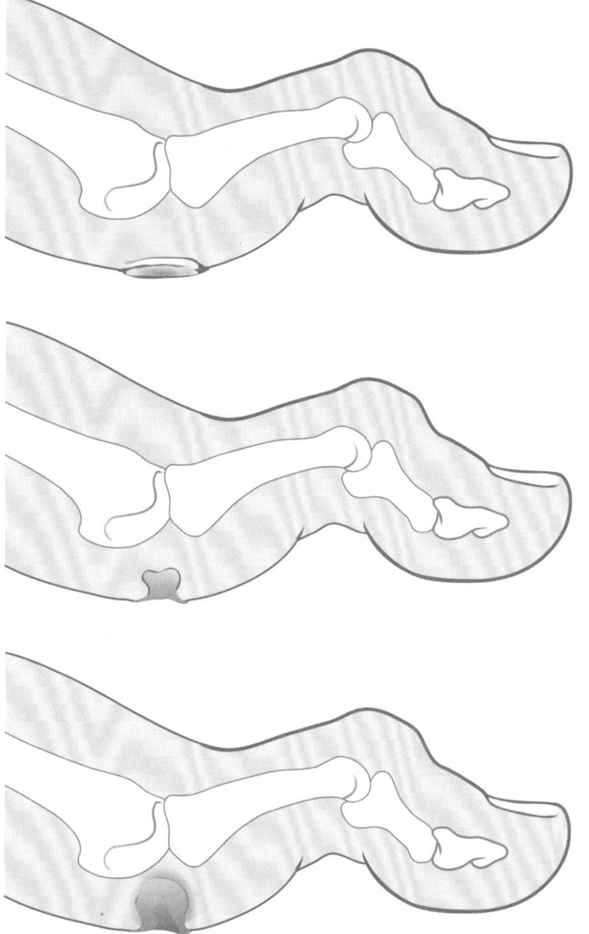

图 2.61 从胼胝到溃疡。

这种大的足底过度角化被称为胼胝或老茧。剪切力(摩擦)加上更集中的压力会导致深穿透性过度角化,就形成了鸡眼。其结果是鸡眼被压入更深的组织,这种压力与最初刺激过度角化形成的压力是相同的。表面上,鸡眼只会稍微变大一些(图 2.62),但会向深处延伸,造成疼痛。

溃疡的预防措施主要是为了防止从简单的过度角化到形成水疱和出血[22]。通常采用的措施为患者支持、足部护理、穿防护鞋,有时还有其他内部或外部减压措施。以下章节将讨论这些问题。胼胝出现是早期发现过度应力的重要线索。这些面临威胁的位置需要通过优化鞋袜或手术操作(内部减压)来更好地减轻负荷。应评估风险和成功降低该风险的概率,确定采用何种方式来解决那些压力过大的位置。

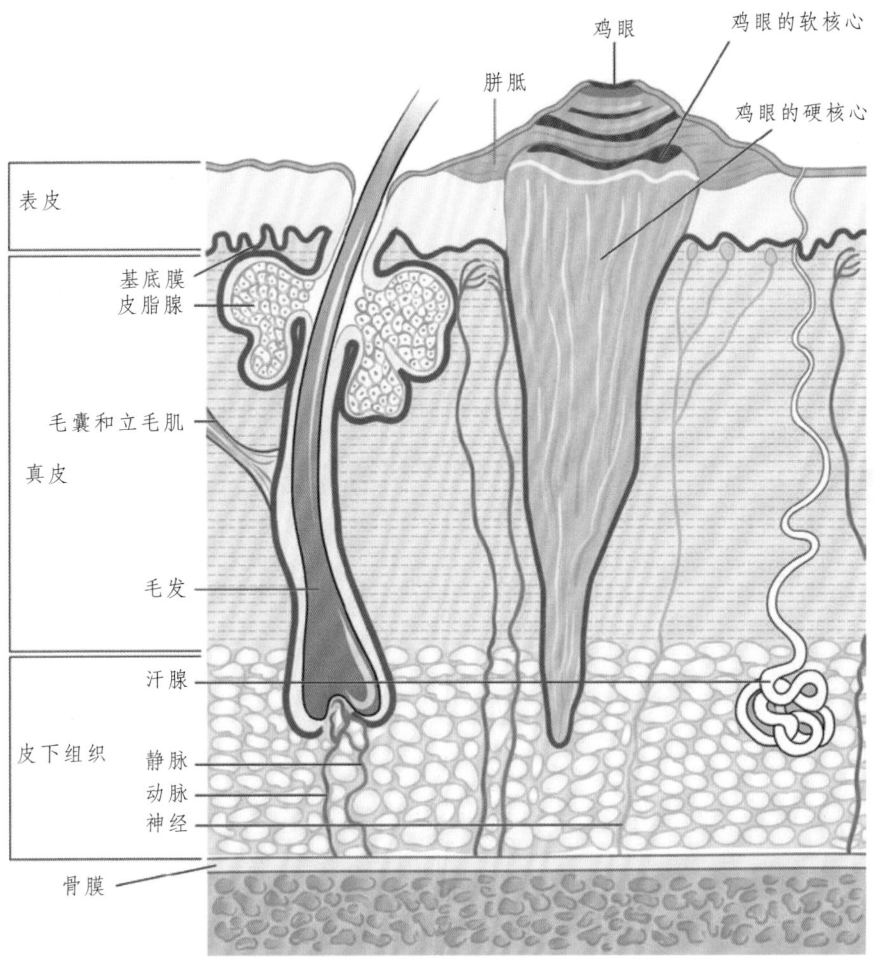

图 2.62　鸡眼示意图。

2.9 推荐阅读

1. Leslie Klenerman 和 Bernard A. Wood：The human foot: a companion to clinical studies

192p, 2006. London: Springer. ISBN: 185233925X

一位古生物学家和一位骨科医生的合作给了我们关于足和步态进化的深刻见解。

2. Serge Tixa：Atlas of Palpatory Anatomy of the Lower Extremities: A Manual Inspection of the Surface

220p, 1998, McGraw-Hill, ISBN-10: 0070653577

这个精美的图集展示了一种在寻找下肢不同解剖结构(骨骼、韧带、肌腱、肌肉和神经)方面的教学和技术方法。这些图片在结构展示上是独一无二的。

(李彦明 译　徐俊 校)

参考文献

1. Wood B, Richmond BG. Human evolution: taxonomy and paleobiology. J Anat. 2000;197(Pt 1):19–60.
2. Klenerman L, Wood BA. The human foot : a companion to clinical studies. London: Springer; 2006.
3. Whitmore I. Terminologia anatomica: new terminology for the new anatomist. Anat Rec. 1999;257(2):50–3.
4. Lang J, Wachsmuth W. Bein und Statik. Praktische Anatomie. Berlin: Springer; 1972.
5. Dullaert K, Hagen J, Klos K, Gueorguiev B, Lenz M, Richards RG, Simons P. The influence of the Peroneus Longus muscle on the foot under axial loading: a CT evaluated dynamic cadaveric model study. Clin Biomech (Bristol, Avon). 2016;34:7–11. https://doi.org/10.1016/j.clinbiomech.2016.03.001.
6. Debrunner HU, Jacob HAC. Der Fuß als Ganzes. In: Debrunner HU, Jacob HAC, editors. Biomechanik des Fußes. Stuttgart: Enke; 1998. p. 7–106.
7. Klaue K. The Foot. London: Springer; 2015.
8. Cavagna GA, Heglund NC, Taylor CR. Mechanical work in terrestrial locomotion: two basic mechanisms for minimizing energy expenditure. Am J Physiol. 1977;233(5):R243–61.
9. Holewski JJ, Moss KM, Stess RM, Graf PM, Grunfeld C. Prevalence of foot pathology and lower extremity complications in a diabetic outpatient clinic. J Rehabil Res Dev. 1989;26(3):35–44.
10. Smith DG, Barnes BC, Sands AK, Boyko EJ, Ahroni JH. Prevalence of radiographic foot abnormalities in patients with diabetes. Foot Ankle Int. 1997;18(6):342–6.
11. Bus SA, Maas M, Cavanagh PR, Michels RP, Levi M. Plantar fat-pad displacement in neuropathic diabetic patients with toe deformity: a magnetic resonance imaging study. Diabetes Care. 2004;27(10):2376–81.
12. Andersen H. Motor dysfunction in diabetes. Diabetes Metab Res Rev. 2012;28 Suppl 1:89–92. https://doi.org/10.1002/dmrr.2257.
13. Bus SA, Yang QX, Wang JH, Smith MB, Wunderlich R, Cavanagh PR. Intrinsic muscle atrophy and toe deformity in the diabetic neuropathic foot: a magnetic resonance imaging study. Diabetes Care. 2002;25(8):1444–50.
14. Andersen H, Gadeberg PC, Brock B, Jakobsen J. Muscular atrophy in diabetic neuropathy: a stereological magnetic resonance imaging study. Diabetologia. 1997;40(9):1062–9. https://doi.org/10.1007/s001250050788.
15. Redkina V, Sikorski A, Beike J. Deformitäten der Kleinzehe - Pathogenese und praxisnahe

Nomenklatur. Fuß & Sprunggelenk. 2013;11:95–100.
16. Brash PD, Foster J, Vennart W, Anthony P, Tooke JE. Magnetic resonance imaging techniques demonstrate soft tissue damage in the diabetic foot. Diabet Med. 1999;16(1):55–61.
17. Cheung YY, Doyley M, Miller TB, Kennedy F, Lynch F Jr, Wrobel JS, Paulson K, Weaver J. Magnetic resonance elastography of the plantar fat pads: Preliminary study in diabetic patients and asymptomatic volunteers. J Comput Assist Tomogr. 2006;30(2):321–6.
18. Gooding GA, Stess RM, Graf PM, Moss KM, Louie KS, Grunfeld C. Sonography of the sole of the foot. Evidence for loss of foot pad thickness in diabetes and its relationship to ulceration of the foot. Invest Radiol. 1986;21(1):45–8.
19. Kao PF, Davis BL, Hardy PA. Characterization of the calcaneal fat pad in diabetic and non-diabetic patients using magnetic resonance imaging. Magn Reson Imaging. 1999;17(6):851–7.
20. Waldecker U, Lehr HA. Is there histomorphological evidence of plantar metatarsal fat pad atrophy in patients with diabetes? J Foot Ankle Surg. 2009;48(6):648–52. https://doi.org/10.1053/j.jfas.2009.07.008.
21. Rosen RC, Davids MS, Bohanske LM, Lemont H. Hemorrhage into plantar callus and diabetes mellitus. Cutis. 1985;35(4):339–41.
22. Delbridge L, Ctercteko G, Fowler C, Reeve TS, Le Quesne LP. The aetiology of diabetic neuropathic ulceration of the foot. Br J Surg. 1985;72(1):1–6.

第 3 章
诊断路径

本章描述了记录患者病史及实施体格检查的步骤，其顺序基于初次问诊。首先需要建立医患间的相互信任以保证良好的沟通，其次要系统地识别糖尿病足综合征（DFS）的病因。

3.1 概述

在本书中，糖尿病足的病因被分为基础因素和促发因素。这个概念认为骨骼肌肉系统、皮下软组织和皮肤是身体的一部分。进化的结果是一旦受到损伤，机体就会限制损伤扩大并进行修复。这个机制在发生糖尿病足的情况下会被减弱（图 3.1）。促发因素决定着 DFS 发生的部位。如果没有及时治疗，就会导致出现溃疡或再次损伤。

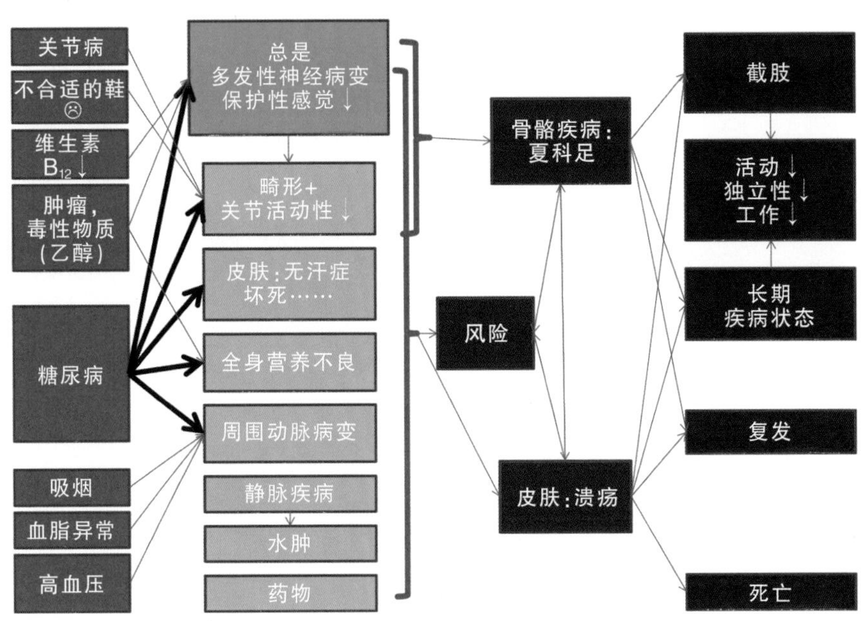

图 3.1 降低适应性的情况（绿色）和它们的原因（蓝色）是 DFS（红色）和 DFS 并发症（棕色）的潜在原因。

3.2 一些关于沟通的基本要素

3.2.1 医患之间相互信任的基础

“好的治疗方案”是指专业技术能够引入人们的价值观框架。从一开始就表现出这种意图并有意识地利用“第一印象”很重要。在为患者看足之前,需要有眼神的交流,要特别注意倾听患者为了他们的健康一直做的努力,包括他们的家属,从而帮助建立信任。这将有助于患者先接受好消息,以便其更容易接受不利的事实。自我介绍以后,提供治疗的医生或护士可以面带自信的微笑,以一种直率的方式开始,如说“请您告诉我”。接下来是一些限制性的问题,比如“您哪里不舒服?”或“为什么您要来这里?”接下来问:“为什么会变成现在这个样子?”对于以前的治疗方法最好不做判断,避免任何批评的话语。

3.2.2 医患之间的“依从性”

在非专业医疗机构中,导致不良结果的最常见原因之一是那些没有经历过正常强度疼痛的人的意外行为。他们可能忽略医嘱到不寻常的程度,这会导致医务人员的愤恨甚至斥责,患者会被认为“治疗依从性很差”。“依从性”的概念是指处方或治疗方案被遵从、执行的程度。这就假设了一个共同的背景,在这个背景下,患者和治疗师之间已经达成了有关处方或协议的一致性。理想情况下,医务人员要把自己代入患者的角色,也就是换位思考。然而,在 DFS 的一些病例中,这几乎是不可能的。没有生病的人无法想象因为疼痛而限制了活动的患者的处境[1]。目前唯一有效的方法是调整这种情况下治疗的期望值。医务人员必须意识到疼痛敏感性受限的患者难以遵守限制其运动的复杂规则。治疗的任务就是尽可能少地限制患者运动。基于这个理解,治疗应该包括以下方面:

1.让那些没有疼痛感觉并且能够走路的患者得到完全、不间断的休息是根本不可能的。

2.在一些特殊减压方式的使用上没有达成一致。这些特殊减压方式的局限性还在被测试和扩展。

3.患者不太可能把他们原来的鞋子都扔掉,他们还会穿其中的一些鞋子。

需要熟悉这些概念并贯穿在整个治疗过程中,例如:

(1)外科手术后,患者需要休息一段时期,必须采取措施避免患者足部受压。

(2)如果有必要使用协定的减压鞋具,那就应该是不可拆卸的减压装置。

(3)为了达到成功治疗的目的,需要指导患者佩戴减压装置,不包括那些例外情况。

(4)如果从医学的角度看,患者对于使用减压器具存在一些疑虑,则有必要讨论和测试其可接受的限度。否则无条件地采取减压措施。

(5)如果不能穿戴保护性鞋或装置,就需要采取外科措施从内部进行减压。如果存在的风险可以接受,则应考虑采取矫形外科手术措施。

3.2.3 不切实际的要求

一些处理糖尿病足患者的常用方法在实际的治疗中不可能实施很久。不切实际的要求如下:

“扔掉你所有的鞋子,就诊以后只穿医生开具的防护鞋。”这个要求并不现实,因为开始时患者可能只有一双鞋。在许多发达国家,这还不足以确保患者在家中和在外面活动时基本穿戴的卫生需要。如果能够提供更多的防护鞋,这些患者才能习惯于去穿防护鞋而不必把原来的鞋扔掉。许多人喜欢收集鞋子,认为这些鞋是他们生活的一部分。对于这些人,让他们扔掉原来的鞋子几乎是不可能的。

“一旦存在溃疡,就不要走路或尽可能少走路。”这些方法是通过减少走路而达到减压的目的。这就限制了患者的独立性,使之必须依靠别人。对于许多人来说,运动是活力的代名词。更重要的是,这一建议与糖尿病患者的健康生活方式相矛盾。因此,从普遍的患者的角度来看,过分地严格要求患者可能是不明智的。

3.2.3.1 不切实际的要求的后果

让患者去完成无法达到或者仅仅能部分达到的目标, 就会使患者和医生之间产生隔阂。不切实际要求的后果是患者不继续约诊或仅在就诊时才穿防护鞋。

就诊时患者会避而不谈他们这种对医嘱的不服从。其结果是患者无法从治疗团队的方案中获益,而治疗团队也不能从患者那里得到成功的经验。

不切实际的要求减弱了治疗医生的信心,因为他们不愿意总是接诊失败的病例。“我们需要从我们的失败中吸取教训,而且一次还不够!”这是一句德国谚语。当一位患者因为“又走路太多”或“又穿错鞋”被批评时,医生往往不会再去寻找优化治疗策略。哪些患者“走得太多”?有多少患者又没有穿“防护鞋”?

不切实际的目标导致失望,这会降低医生的工作满意度,并可能导致其“精疲力竭”。

3.2.3.2 备选方案

与其采取具有过度保护倾向的所谓标准方法,不如根据每位患者的意愿和他们的危险因素给予个体化的建议。如此,就可以将难以遵循的建议降低到最低限度。治疗医师应该积极主动地处理患者日常的紧急情况,包括晚上去厕所、洗澡或冲凉,去公共游泳池或桑拿房、早上起来头几步如何走,以及如何应付一些特殊场合(如社交活动)或假日(特别是去热带国家和海边)。应该努力使患者能够敞开讨论去以上环境的对策。有时患者难以达到这些要求,那就要制订一个可行的折中方案。

- 如果治疗失败,不要相互指责。
- 可能的话,治疗概念的失败应该导致治疗方案的改变,即使失败的原因是患者的依从性不好。
- 不要因为治疗的失败而怀疑彼此的团结和同情心。要以患者能够接受的方式,有时包括批评,鼓励他们用好自己的资源。让患者相信,医务人员会永远支持和帮助他们。

3.3 适应性降低的基本情况

为了避免糖尿病足典型的亚急性结构破坏,我们必须了解降低足部对于外界适应性的情况。本节阐述这些先决条件的诊断步骤。

3.3.1 多发性神经病

如果没有保护性感觉缺失(LOPS),换言之,没有降低对疼痛的敏感性,患者很快就会寻求帮助,并通常能够以适当的方式表现。这将消除这种疾病独特的和重要的特征。因此,检测患者的保护性感觉缺失至关重要,这在DFS中称为多发性神经病(PNP)。然而,需要做一些检查去识别PNP,这些信号是通过粗的髓鞘的A类神经纤维传递出来的。另一方面,疼痛则是通过细的无髓鞘的C类纤维传递的。因此,一些患者已经失去了对疼痛的敏感性,并且确实存在明确的LOPS,但是神经传导可能依然接近正常。疼痛的缺乏,比如清创时不疼,就是疼痛感知能力下降的证据。在这种情况下,患者可能有小神经纤维病变[2,3]。Liniger等研究了健康人和DFS患者的振动觉[4]。通过音叉测试,他们发现26例DFS患者的38只溃疡足中有8只足的振动觉在正常范围。他们得出结论,振动觉在5/8以下与DFS风险升高有关,尽管一些老年人可能显示振动觉正常。发现两个溃疡的振动觉基本正常[4](图3.2)。

- 如果患者有足底溃疡但还能正常行走,这就可以证明他有PNP!
- 尽管多发性神经病的有关检查测试正常,但仍可能出现保护性感觉缺失。

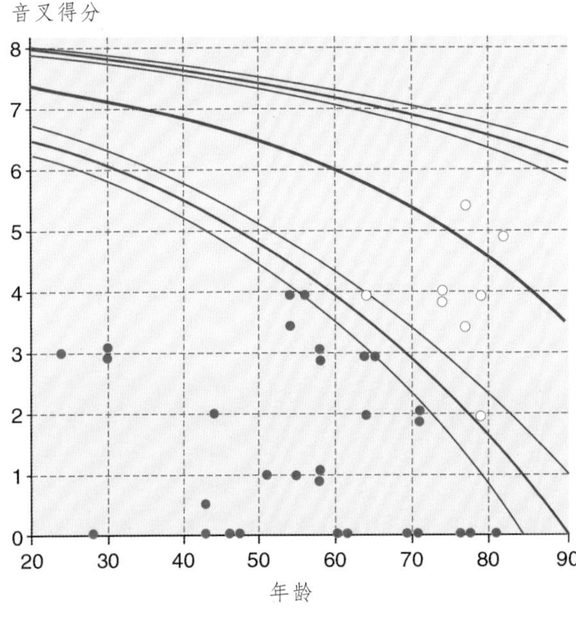

图3.2 26例患者的38只溃疡足在第一个月进行的振动觉敏感性测试。白圈示90%健康人的敏感度范围。根据Liniger等的方法进行调整[4]。

对于多发性神经病或保护性感觉缺失(LOPS)的检测和解释有多种方法,重要的是必须牢记:

• 每个医疗点都应该按照标准化程序进行测试。

• 诊断并不仅仅取决于单个测试的结果,而是取决于整体情况,结合患者个体的临床表现。一般来说,对于 DFS 患者,确诊 PNP 毫无疑问是至关重要的。患者被确诊后,须给予必要的辅助设备。

以下介绍一个具体的操作和解释案例。

3.3.1.1 实施音叉试验

(1)将振动的音叉放置在手腕骨上。询问患者有什么感觉。告知患者这种感觉就是振动觉。然后进行足部检查,让患者闭眼或眼睛看天花板,以免眼睛发现音叉的位置。为了避免假阳性,检查者不要通过自己的声音给患者提示。

(2)把振动的音叉放置在大脚趾跖趾关节的内侧。询问患者"您可以感到这里振动吗?"确认后,把振动的音叉移开。又一次振动后,趁患者不注意让其停止。然后把音叉放在大脚趾跖趾关节的内侧,问患者是否有振动感。如果患者还是说有振动,那么就要重复手腕的振动,排除患者不理解什么是振动的可能性。如果患者能够理解手腕的振动,但是无法区分足部是否有振动,则提示振动觉消失。

(3)把振动的音叉放在大脚趾跖趾关节的内侧。当振动强度逐渐减弱,如果患者感觉不到振动,让他马上报告。那么这个数值就是患者的振动强度,用数值"n/8"表示。

结果解释:30 岁以下,至少应达到 7/8;30~40 岁至少 6/8;40 岁以上至少 5/8。绝大部分健康人的感觉在 4/8 以上,甚至是一些老年人[4](图 3.3)。

可能的错误来源:即使是那些完全感觉不到振动的患者,当他们被询问是否有振动觉

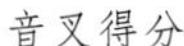

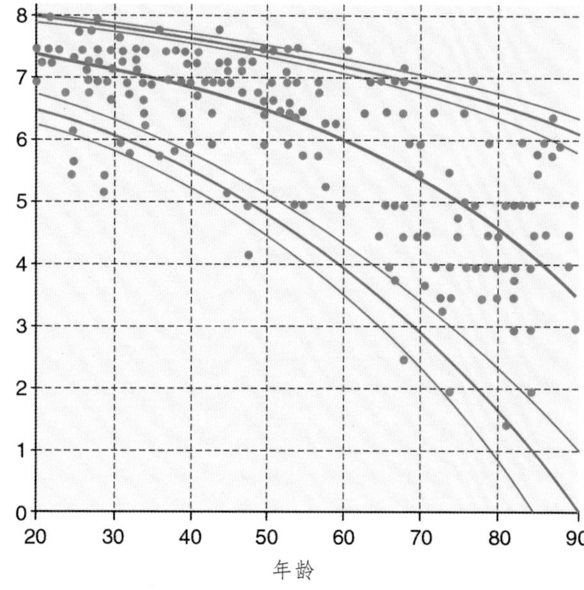

图 3.3 214 位神经功能正常、没有糖尿病的健康人进行振动觉敏感性测试,测试部位在第 1 跖骨。两条较粗的线表示 90%可信区间,根据 Liniger 等的方法进行调整[4]。

发生和是否感觉到这种振动觉时也会意识到有振动觉发生。这些患者将其他类型的感觉解释为振动,并给出可能模拟绝对正常的反应。基于这种情况,有必要包括其他有关多发性神经病的检查指标(疼痛或几乎无痛的创面、胼胝、皮肤坏死等),以确保检查结果的合理、准确[5,6]。

3.3.1.2 尼龙单丝测试

Semmes-Weinstein 尼龙单丝被刺在接触表面完全变弯时可以产生 10g 的重量。健康人的皮肤,甚至有一点儿胼胝,是可以感知的。如果存在较大的胼胝,即使没有神经病变也不能感知单丝。

患者被告知闭眼或者眼睛看天花板。将尼龙单丝放置在一只足的皮肤表面,弯曲 1cm 并停留 1s。然后把尼龙单丝拿走,问患者哪里有感觉。这个测试要在足的不同部位进行,这些部位包括踇趾趾腹、第 5 趾趾腹和足跟。

可能的误差来源:短时间内重复用尼龙单丝去刺皮肤会产生不同的神经冲动,容易造成检测结果呈假阳性[7]。

3.3.1.3 进一步的检查

皮刺测试或皮肤压力疼痛阈值测试(CPPPT)是通过对皮肤小面积施加压力来测试痛觉。用这种方法,可以把痛觉的程度测出来。使用不同的针去检测,但不可带来损伤。所谓的冯-弗雷丝是由玻璃纤维组成,压到足部直到弯曲。被检查的患者说出是否被扎,被扎后是否疼痛。为了定量分析,使用不同粗细的玻璃纤维,压力范围在 8~512 mN。在一项研究中,98%的糖尿病足患者无法感知疼痛[8]。

作为神经病变评分(NDS)之一的跟腱反射检查是被推荐的[9]。神经症状评分(NSS)[10]为了便于评估和诊断,将症状进行标准化。冷热觉、锐钝觉、两点分辨觉、腺体分泌测量和进一步的测试见下表[11]。

NDS 项目	得分
振动觉(128Hz 音叉)	0=存在,1=减低/消失
温度觉(冷振动音叉)	0=存在,1=减低/消失
针刺觉	0=存在,1=减低/消失
踝反射	0=正常,1=增强,2=每侧消失

*得分≥1 被认为不正常。

DNS 项目	得分
走路不稳	0=没有,1=存在
麻木	0=没有,1=存在
腿或足烧灼疼、酸痛或胀痛	0=没有,1=存在
刺痛感	0=没有,1=存在

*得分≥1 被认为不正常。

3.3.2 外周动脉疾病(PAD)

强而有力的动脉搏动、足趾上的汗毛充分生长、趾甲生长良好及温暖的皮肤均为足部血运良好的体征。有毛发生长称为“有汗毛足趾征”。对足部其他部位皮肤的汗毛数量也要给予关注,有血运的地方汗毛生长密度都很好。然而,这些体征都不是绝对的证据。因此,如果临床体征不明显,就需要使用多普勒超声进行检测。它可以提供下肢血流的情况。声波可分为单相、双相或三相波。不幸的是,这项检查结果必须依靠检查者的判断,他们必须有足够的经验来估计是否有血流异常。多普勒也可以用以检测踝肱动脉压指数(ABI)。如果 ABI 不能给了充足的信息,还需要做血管超声检查。这些检查将在以下的章节中详细介绍。

3.3.2.1 动脉搏动

可以在足背摸到足背动脉(ADP)搏动。在内踝处可摸到胫后动脉(ATP)搏动。在外踝的后面可以摸到腓动脉(AF)。中年以后,腓动脉搏动通常不再被触及(图 3.4)。

这项检查有一些重要的缺陷:

- 首先,检查者的指尖可以感觉到自己的脉搏。
- 其次,许多神经病变患者的足背伸肌腱会有节律地收缩。这些肌腱负责足趾的背屈。它们的收缩可能感觉有点儿像典型的足背动脉搏动。

如果检查者能感觉到至少 10 次连续的心跳,就可以避免这些陷阱。

> 10 次定律:只有触摸到连续 10 次以上的搏动才可以明确这是动脉搏动。

3.3.2.2 皮肤体征和初步临床试验

长期循环障碍的皮肤会变得很薄,真皮的附属腺体萎缩。趾甲生长缓慢且容易起皱。足趾上的汗毛脱落且不能接着长出来。皮肤变凉,典型表现为红蓝色(青紫)(图 3.5a)。

可能的陷阱:

- 在合并感染的病例中,在足部保持温暖的情况下,尽管血液灌注受损,皮温也可能是

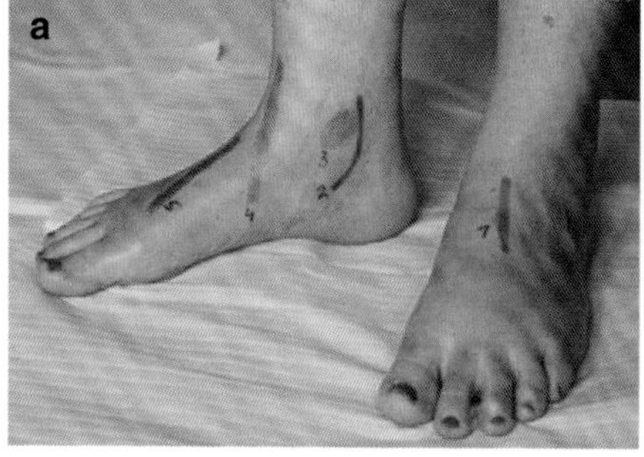

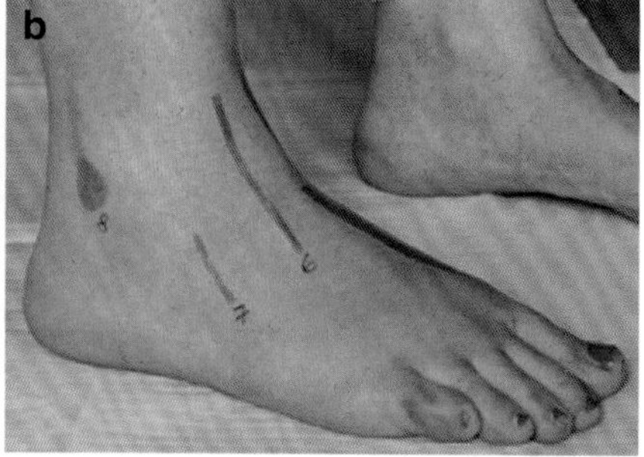

图 3.4 (a,b)1.足背动脉;2.胫后动脉;3.内踝;4.胫骨前肌腱;5.踇长伸肌腱;6.趾长伸肌腱;7.腓骨三头肌腱;8.外踝。

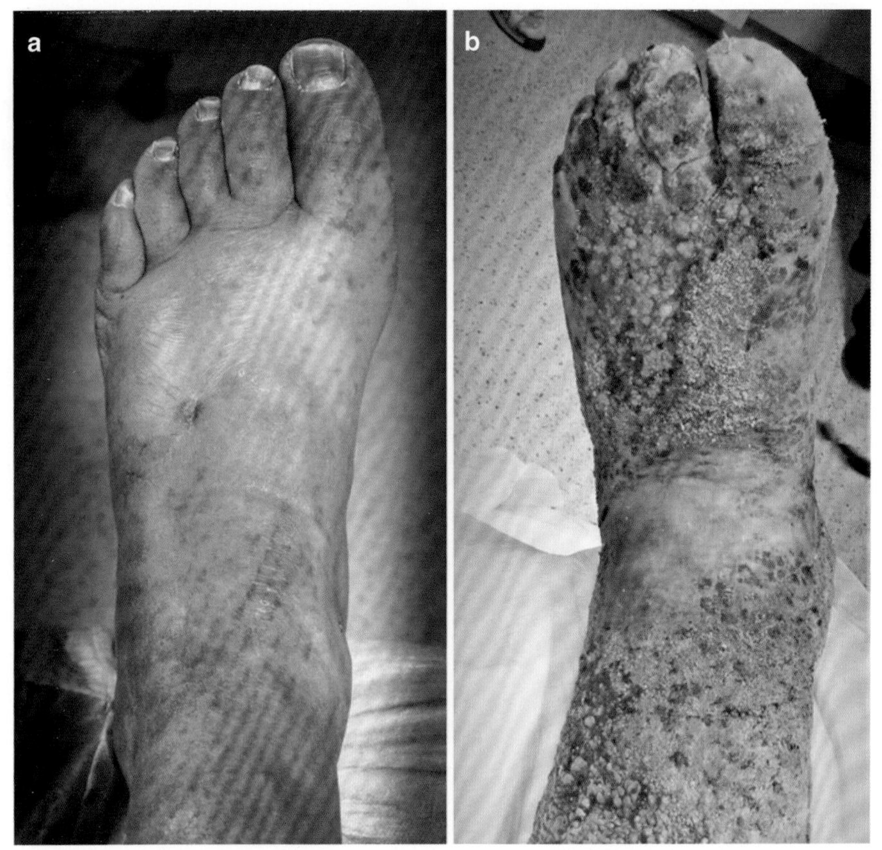

图 3.5 血管病变引起的两个典型的形态改变：(a)慢性血管神经性足。(b)慢性淋巴水肿伴溃疡。

正常的。

- 如果循环障碍是最近发生的，汗毛和趾甲可能是正常的。

因此，通常明智的做法是使用其他临床检查方法，尽管有一些试验并没有得到普遍认可。

毛细血管再充盈时间(CRT) 皮肤被给予压力几秒钟以后会变得苍白。松开 3~4s 后皮肤颜色又恢复正常。在毛细血管供血受阻的病例，恢复所需要的时间会延长。这项试验在严重疾病的患者(休克)用于判断灌注状态。正常数值为儿童恢复时间<1s，成人<3s，老年人<4.5s[12]。

抬高足部测试灌注压 如果动脉血流正常，患者从卧位把腿抬高，动脉搏动保持正常。皮肤不会变得苍白。如果足部抬高超过 50cm，动脉搏动不可触及，皮肤变苍白提示存在血液循环障碍，可以使用多普勒协助寻找动脉。这个效应使用流体静压趾压测定更为精确[13,14]。这项检查有许多改良。在德国最著名的是 Ratschow 试验。这个试验是让腿先抬高再落下。当腿放下以后测量充盈时间。当腿被抬高的时候，脚要做运动，例如有节律的跖屈、背屈或旋转。当把腿放下来，测量弥散性变红的时间(达到 5s 是正常，>20s 为病理性缺血)，同时观察足背静脉的充盈时间(达到 20s 是正常，>60s 为病理性缺血)。如果患者伴随肌肉力量减弱的合并症，则无法进行这项试验[15]。

3.3.2.3 多普勒检查

患者半卧位，可以使用便携式多普勒在ADP和ATP的区域寻找动脉搏动的位置。探头角度最好在30°~45°，因为垂直放置后不能产生信号。至少要使用5mL的螯合剂以保证在这个狭窄的角度内使探头与皮肤良好地耦合。袖带在腓肠肌周围加压，直到声波消失，然后把袖带解开，直到再次听见声波，将在袖带上测得的血压记录下来，踝关节压力被认为是两侧动脉的最高值。

然后根据正常血压测量(RivaRocci)测量双侧上肢的血压，并用更高的收缩压计算商。一些指南推荐使用多普勒技术代替听诊器来测量双臂血压。各种计算方法也被发表[16,17]。踝肱指数是指用踝动脉压收缩压除以肱动脉收缩压。对于透析的患者，在有血管瘘一侧的上臂测量血压会导致错误的结果，并使血管瘘压力升高。在任何情况下都不要使用这侧上臂。

在描述声波时，区分了单相、双相和三相波。这些描述涉及在一个心动周期内计数的波峰的数目。心动周期第二阶段时心肌舒张。在这一阶段开始时，主动脉瓣关闭，血液流到心脏。如果没有血流限制，这个血流短暂的打断可以在外周被检测到，它就会把声波分成两部分(双相波)。如果声音不被分成两部分，听不到双重的嘶嘶声，仅仅是单一的声音，就表现为单相波形。收缩后的血流是典型的单相。带有描图功能的多普勒仪器可以在低流量阶段发现反流(三相波)。波形图可以用来计算搏动指数。对于有严重血管病变伴有中动脉硬化(Mönckeberg硬化)的病例，搏动指数更具指导意义[18]。

可能的错误来源：

- 螯合剂使用不充分容易导致不正确的结果。
- 在足背第1跖骨和第2跖骨之间的间隙中间经常可以获得良好的信号。这个信号不是来自足背动脉，而是来自足背动脉弓与足底深弓之间的连接动脉。这条动脉不能用来计算压力指数。但是，这条连接动脉非常重要，它决定着侧支血管的状态，术中必须对其加以保护。

3.3.3 影响创面愈合的其他因素

其他常见的影响创面愈合的因素可以在询问病史或体格检查中发现。偶尔需要进行必要的血液检验或皮肤活检。

- 皮肤疾病，如无汗症、类脂质渐进性坏死、过敏反应或细菌感染或真菌感染导致的皮炎或湿疹、皮肤自身免疫性疾病和皮肤肿瘤。
- 不同来源的水肿。
- 慢性静脉功能不全。
- 淋巴系统疾病(图3.5b)。
- 痛风与尿酸析出到关节、与关节相连的瘘管和软组织中。这些沉淀物形成一种类似牙膏的白色物质。
- 合并症，如需要进行肾脏替代治疗的终末期肾衰竭。终末期肾衰竭是导致足部病变的独立危险因素。这是一个有争议且需要讨论的话题[19-21]。

- 对患者全身状况产生不利影响的疾病,如贫血、肿瘤或完全失控的血糖。
- 药物,如细胞毒性化疗(如羟基脲)、放疗或免疫调节治疗,如风湿免疫性疾病的治疗[22]。

3.4 诱发因素:结构破坏的催化剂

降低适应能力和影响创面闭合的因素通常不足以引起溃疡,需要一些因素进一步催化结构破坏。这些诱发因素决定了 DFU 发生的足部区域的位置。由于在行走过程中的小压力反复作用于骨性隆起部位,就容易出现溃疡。皮肤出现胼胝提示该部位承受了超过生理水平的压力。如果没有骨性隆起受累,诱发因素就可能是意外的创伤、温度或化学损伤。意外创伤的一个典型案例就是患者在浴室滑倒。

3.4.1 足部检查

实际的检查步骤取决于检查者的个人经验和医疗机构的典型程序。足踝外科医生的重点在于通过从不同角度检查患者足部来决定重建手术,而糖尿病医生检查足部是为了寻找溃疡的原因。以下对检查可能采取的步骤做出阐述。

3.4.1.1 视诊

患者从候诊区走到诊室的过程中, 在患者没有意识到你在观察他时观察患者的步态,这个第一印象很重要。具体要点如下:

- 步伐是自信、快步、大踏步的,还是运动失调、缓慢和小步的?
- 整个步态周期是自然完成的,还是由于散步(双侧)或跛行(单侧)运动提前终止?
- 足部与行走方向上成什么角度(外展角)。换言之,在步态周期中,足部的典型运动是沿着足的纵轴进行,还是沿着涉及踇趾内侧的旋转轴进行(图 3.6)?

继续观察双侧赤足。为了不忽视任何细节,必须遵循一个固定的顺序。包括:

- 足和足趾的背侧。
- 边缘。
- 足跟的后面。
- 足趾尖。
- 足趾间的缝隙。
- 足底。

还要检查以下方面:

- 皮肤的纹理和皮肤的附属器(汗毛和趾甲)。
- 对称性。
- 胼胝的类型。
- 畸形。
- 病损。

让患者做足部旋转一圈的动作。以这种方式可以发现一些活动受限,如腓神经麻痹。

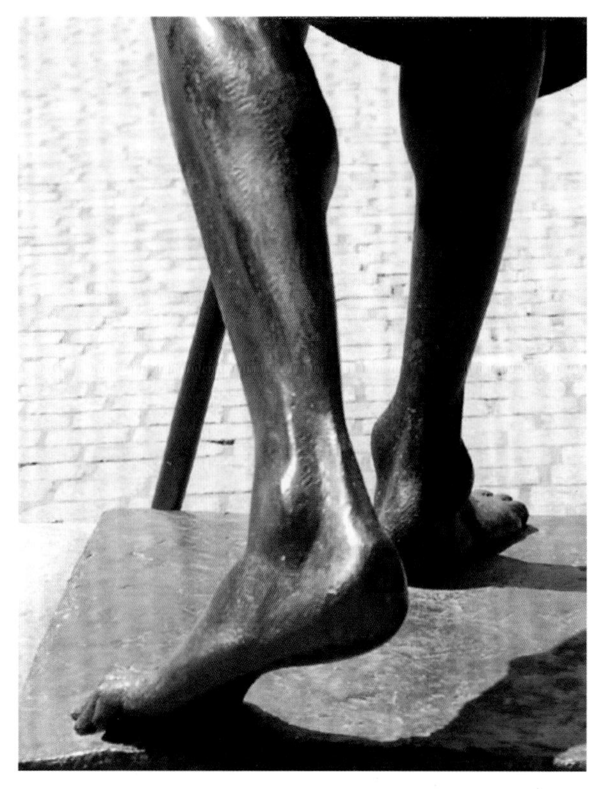

图 3.6 伴有大的外展角度的行走。(from ‘The Pilgrim from Speyer on the Path of St. James’ by Martin Mayer 1990 in front of the Cathedral of Speyer)

3.4.1.2 触诊

这个检查的目的是了解足的强度、活动度和总的健康状态,以及测试一些不需要激发的活动受限。告诉患者双足放松:

• 检查者把患者的右足跟放在右手上,把左足跟放在左手上。这样有利于评估踇趾的活动度。通过手的触诊可以了解皮温、肿胀和容易受压的区域。

• 然后使足趾被动运动。爪形趾畸形可以分为可逆或固定(不可矫正的)。在可逆病变,肌腱干预通常是有效的。在固定病变,首先要找到固定的原因。有经验的外科医生要综合 X 线表现来权衡操作。如果固定畸形不是由于关节僵直,那么可以通过干预软组织来治疗。

• 把手放到足跟,检查者设定足跟的位置。在大多数情况下,足跟以中立姿势与小腿下方对齐。这个位置非常重要,其在很大程度上决定着跗骨关节的活动度。对它们活动度的每一种考虑都要基于足跟是位于中立位置这一条件。检查者让足跟最大背屈和跖屈以发现运动是否受限(图 3.7)。如果足被动背屈受限,有时就要考虑增加一些力度。

• 重复使足跟内翻和外翻。当脚跟处于中立位置时,最大背屈大约 30°是正常的。不影响行走时,背屈 5°~10°是必需的。即使在正常足,运动范围可能受内翻足的限制,背屈则无法实现。

• 足跟外翻时,跗骨关节是放松的。这就允许了足外转和变扁平,这样可以更大限度地实现背屈。这种运动不像正常背屈那样发生在踝关节,而是发生在跗骨关节。因此,足部扁平可以代偿腓肠短三头肌。足部扁平化也延长了足底肌腱的距离,并可诱发功能性踇趾僵

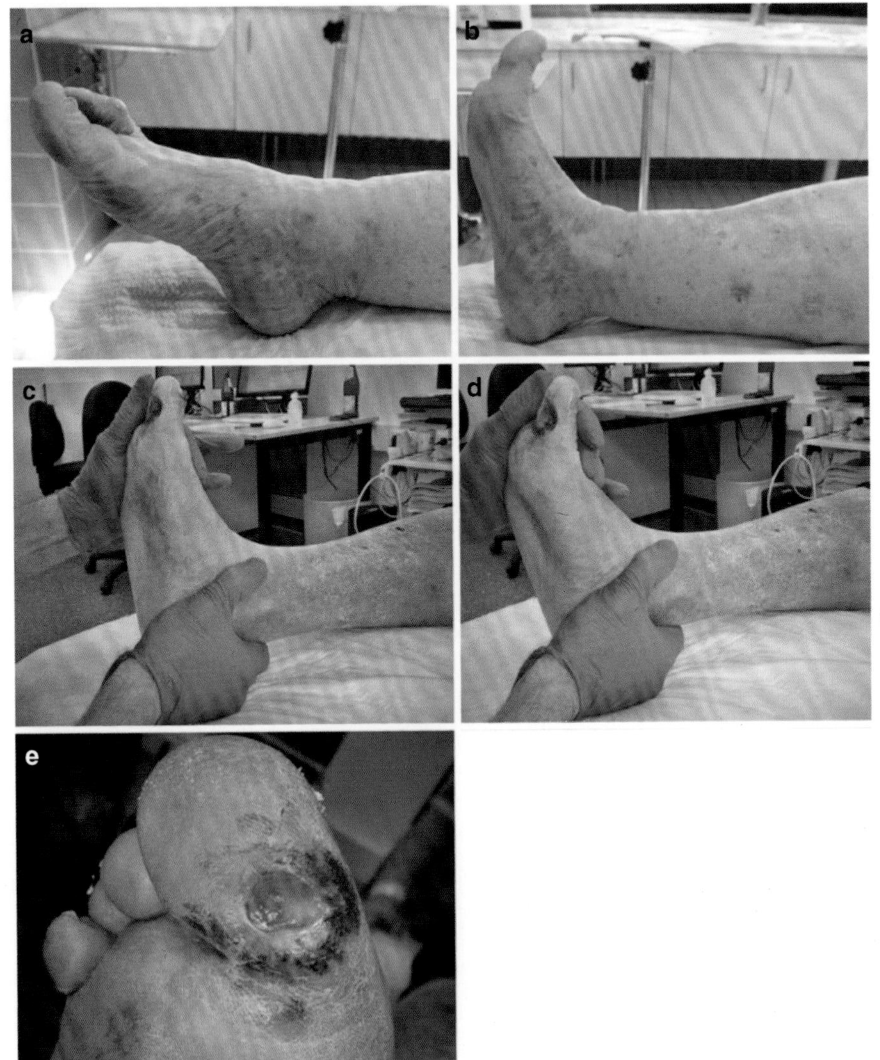

图 3.7 (a,b)足跖屈/背屈的活动范围。(c)由于足跟位置异常,前足轻度内旋,由于三头肌较短,足被跖屈,踇趾可被动背屈。(d)当足跟位置正常,足被迫轻微背屈来模拟步态周期。如果仅仅是足跟外翻,距下面变得有活动度,从而允许跗骨关节运动。整个足外展。这种代偿的后果就是可以行走,但是延长了 FHL 肌腱所覆盖的距离。由于功能性的踇趾僵直,踇趾不能够背屈。(e)由于功能性踇趾僵直而引起的溃疡。

直。用一只手将足跟外翻,另一只手掌使前足背屈,典型的无损伤步态(约 10°),同时试着将踇趾背屈到 30°。这个方法可以检测功能性踇趾僵直(图 3.7.d)。

• 由于患者通常不能立即放松肌肉,也可识别跟腱功能减弱。背屈肌和腓骨肌减弱(腓神经损伤,腓神经麻痹,足下垂)的检测是通过要求患者有意进行背屈而检查者去阻止这些运动而进行的。

• 如果足部不能充分背屈(高弓足),确定比目鱼肌和腓肠肌对这一限制的作用可能是有用的。膝盖弯曲时,足与胫骨的角度尽可能小。如果膝盖在这个位置时,不能恢复背屈,必须触诊跟腱。如果它处于最大张力,原因可能是腓肠肌和比目鱼肌缩短。如果不紧张,踝关节就变得僵硬。在这种情况下,关节也会退化和变大。

• 如果弯曲膝部可以恢复背屈,检查就要继续进行,膝部缓慢伸展,同时检查者继续用力保持足部最大背屈。通过伸展膝部,足部会自动跖屈。这就是所谓的 Silfverskjöld 试验,其表明只有当整个膝部完全伸展时,才能达到完全的跖屈,提示由于高弓足导致的腓肠肌变短。这种情况下,对腓肠肌进行干预就足够了(详见第 20 章,第 20.4.5 节)[23](图 3.8)。

• 在同时伴有扁平外翻足或高弓足的病例中,前足足底压力会增高,并相互加重。这种情况下,在溃疡发生之前,有经验的足踝外科医生可以实施一个延伸手术。单靠鞋袜不能够代偿,而且这种情况也很难减压。

• 在 MTH 的近端施压会使足底筋膜紧张(上推试验)(图 3.9)。

• 通过这种方式,足趾根据反向绞盘机制生理性延伸。为了评估足趾的强度和站立时能够承担的负荷,患者被要求下压足趾以对抗检查者的手(图 3.10)。

• 当检查者用一只手牢牢握住第 2~5 趾的序列,另一只手在足底和足背的方向移动第 1 趾序列,第 1 趾序列的过度运动可以被发现(图 3.11)。移动超过跖骨干厚度的一半时提示活动过度,可能会导致有害运动。

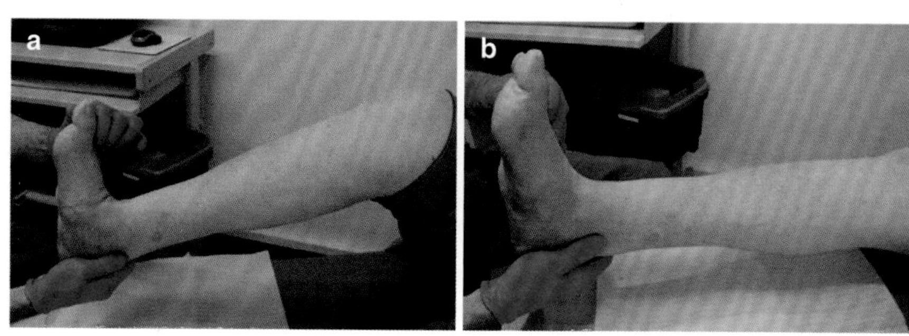

图 3.8 (a,b)Silfverskjöld 试验。

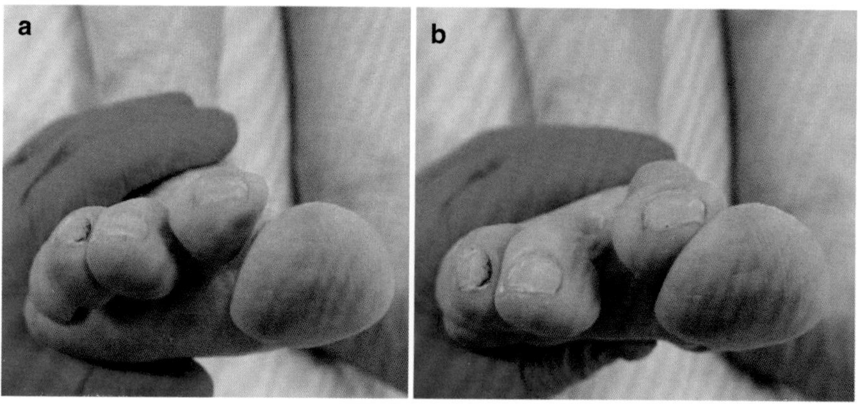

图 3.9 (a,b)上推试验。

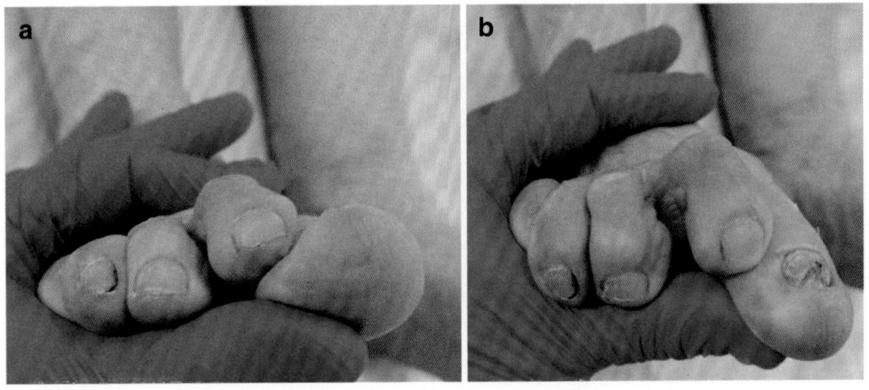

图 3.10　(a,b)足趾的屈曲强度。

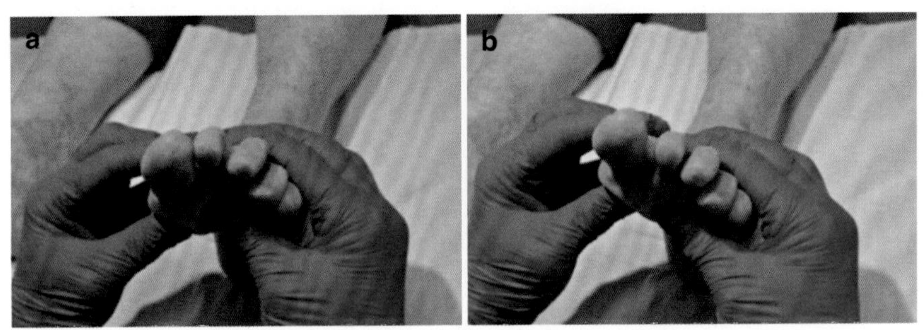

图 3.11　(a,b)测试第 1 趾序列的活动度。

注释:检查者必须用双手握住患者的双脚!

3.4.1.3 激发功能性畸形

下一步,仔细检查高负荷风险的区域。这一区域通常以胼胝或创面的形式出现。在这一检查阶段,是通过激发试验来发现足部功能性病变的。这些区域的病变不属于足生理性接触面。如果溃疡位于如下所描述的典型足底位置,但视诊时又没有发现,就有必要进行激发试验。

病变位于踇趾间关节的足底侧或足底内侧,踇外翻或踇僵硬可能是诱发因素。这可能是功能性的,在静息状态下不明显。由于站立时 FHL 肌腱紧张,踇趾就变得僵直。这时就要进行踇趾僵硬的功能性测试(详见第 3.4.1.2 章和图 3.7d)。

位于踇趾尖端或第 5 趾外侧或踇趾内侧病变,扭转或爪形可能是诱发因素。也可能是由于过窄的鞋给足前面或侧面带来了压力。然而,这些区域最重要、最常见的诱因是足底皮肤不能承重。为了选择恰当的治疗方式,必须明确区分。

请患者们坐下来,让他们有意识地将赤足的足趾压在地板上,然后尝试通过抬起足跟用跖骨模拟站立,让压力作用在前掌(图 3.12)。然后再坐下,重复几次。检查者必须观察患者的足在地上的位置,观察如果结构发生了改变,足是否有外展。通过这种方式,我们可以

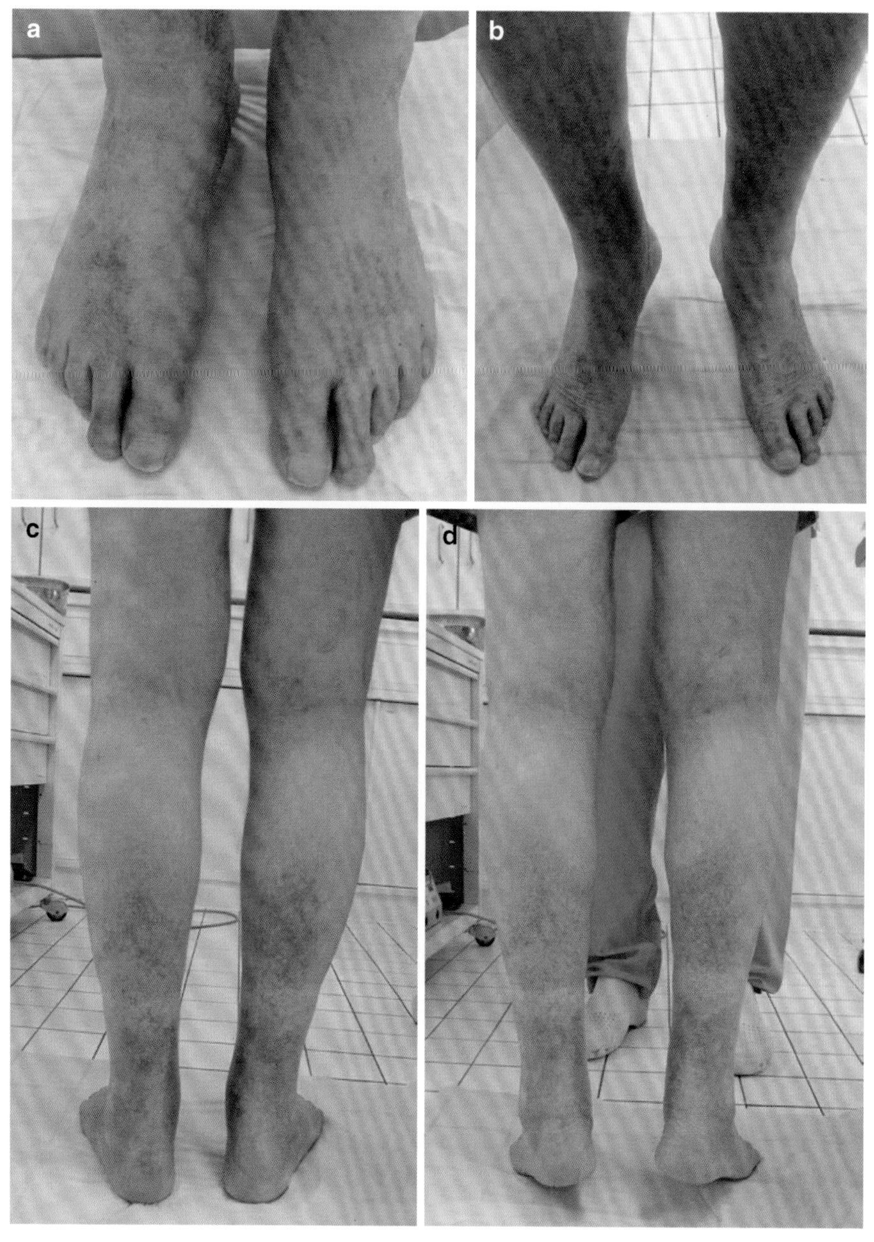

图 3.12 模拟当坐姿(a)和跖行位站立(c)以及用趾尖站立(b,d)时的步行压力,提示足底跖肌作用不足。

了解到足趾是否仍与地板接触,或者患者是否仅用跖骨头站立。

这些皮肤区域的病变通常只有通过激发才能发现,比如用趾尖站立或赤足使足趾成爪形("爪形试验")。一些患者无法将错误排列的足趾对齐。这种情况下,很重要的一点是观察患者注意力不集中时的足趾的位置。一种方式就是观察足趾第一次与地面接触时其位置的改变。如果这样还不能达到目的,可以通过一些方法来分散患者的注意力。如果还不明确,则须根据"爪形试验"来判断。在这种情况下,爪形试验的临床重要性依赖于检查者的主观判断和适当的经验。趾甲畸形可以证实所怀疑的趾尖病变。

3.4.1.4 爪形试验

在爪形试验中,要求患者尽可能地弯曲足趾。这展示了足部最大功能性伸展。偶尔会显示在甲床骨性突出部位的皮肤毛细血管充盈不良(图 3.13)。由于病理性运动和站立时的压力,会有胼胝和创面出现,趾甲也会有改变。趾甲的微损伤可以导致趾甲真菌感染。

注意:当激发试验、爪形试验阴性,没有畸形趾甲时,那么窄鞋就是造成足趾尖和足趾侧缘压力性溃疡的原因。

3.4.1.5 卡尔曼阻滞试验

在足底第 5 跖骨头病变联合高弓足的检测试验中出现了一个特殊的挑战。这种病变有时也合并小腿肌(腓肠肌和比目鱼肌)缩短。为了选择正确的治疗方法,判断高弓足是可变的还是固定的,以及判断小腿肌萎缩的程度是非常重要的。卡尔曼阻滞试验是一个有效的工具[24]。如果足跟内翻可以在与腿成一直线的位置(中立位或跟骨直肌的位置)通过足跟和前足外侧边的对角线支撑来矫正,再用一个合适的鞋垫就可以矫正畸形。这就可以部分恢复活动度并缓解前足外侧和第 1 跖骨头处的压力(图 3.14)[25]。如果通过这个试验内翻的足跟不能被纠正,则必须考虑小腿肌的延伸或后足手术(图 3.15)。

3.4.2 鞋的检查

鞋可以保护足免受外伤,并把压力从足转递到地面。建议没有保护性感觉的患者无论如何都要穿着鞋。基于这个原因,在糖尿病足门诊,检查患者穿的所有鞋子就是一项常规程序。检查中需要回答下列问题:

3.4.2.1 是否存在有害物

在鞋子里有不属于鞋的物品吗?在患者的鞋子里发现过很多意想不到的物品,从图钉到许多黏糊糊的橡皮糖(图 3.16)。

一些患者在他们的鞋中放入多层鞋垫以用来吸汗。这些多余的鞋垫不但不能矫形,反

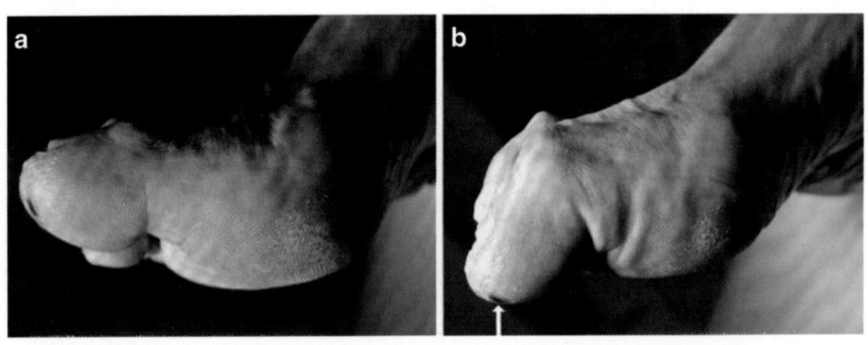

图 3.13 (a,b)过度屈曲的爪形试验,特别是在踇趾和足底趾尖处。

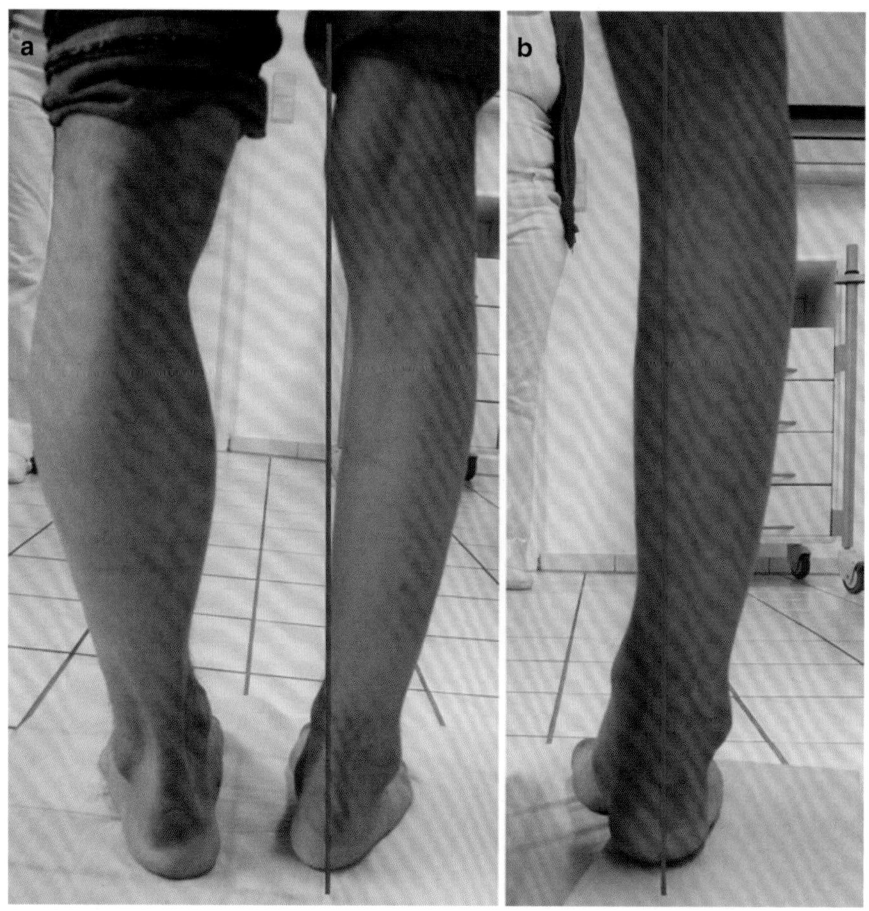

图 3.14 卡尔曼阻滞试验：外侧边缘(b)对角线抬高中和足跟的(a)内翻位倒置；这意味着通过补充相应的鞋垫也可以成功纠正位置。

而容易滑到前足部位。基于此，必须向患者讲清楚多余鞋垫出现的不良后果。

3.4.2.2 鞋的类型是否合适

这种鞋可以去代偿过度的压力吗？根据不同的症状，可以有不同保护功能的鞋，从非常软的鞋子到那种类似于假肢的鞋。保护功能不充分的鞋会导致足部出现过度角化、胼胝，在尚有保护性感觉的患者会感觉足部疼痛。过度的措施会导致保护性的鞋不利于穿，患者就又会去穿原来的鞋并产生所有不必要的后果。如果患者持续穿过度保护的鞋，那么足就会因为不使用和训练而失去它本来的保护机制。例如，坚硬的鞋底会导致足固有肌肉废用。因此，如果跖骨头关节可以活动，硬鞋底不应该常规使用，应在必要时才使用。相反，使用了不必要的保护性措施，一段时间后没有了这种措施，患者将无法行走。曾经过度的保护性措施此时就变成必需的。

3.4.2.3 鞋的尺寸是否合适

以下原因代表鞋可能过紧：

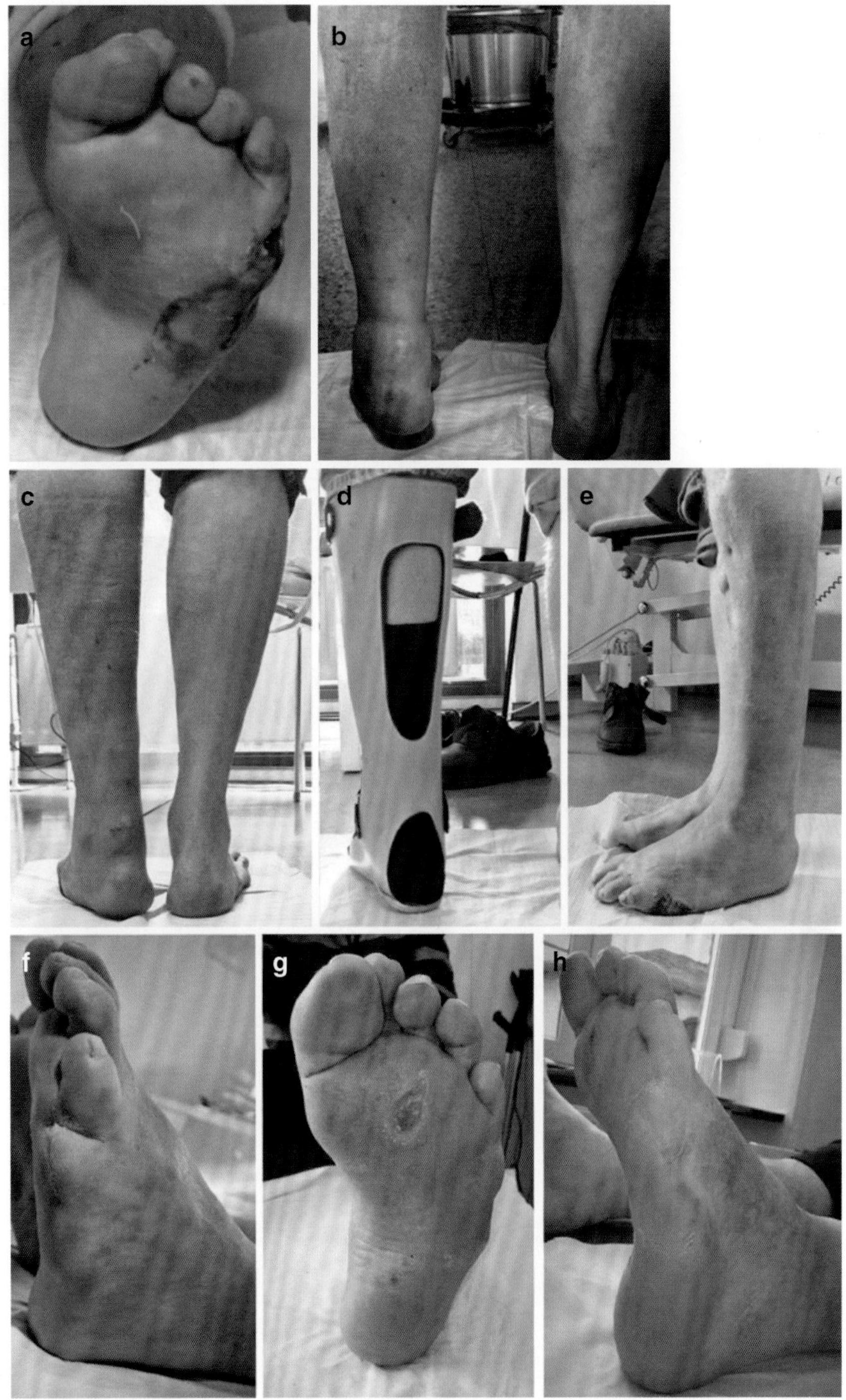

图 3.15　(a~f)高弓足合并足下垂及腓神经麻痹的病例,第 5 跖骨头足底外侧出现溃疡。治疗方法:经皮跟腱延长术,V~Y 皮瓣闭合创面,TCC 制动 5 周,然后穿带有改良的腓骨夹板及具有缓冲功能的矫正鞋。(g~h)50 个月后随访,无局部复发。

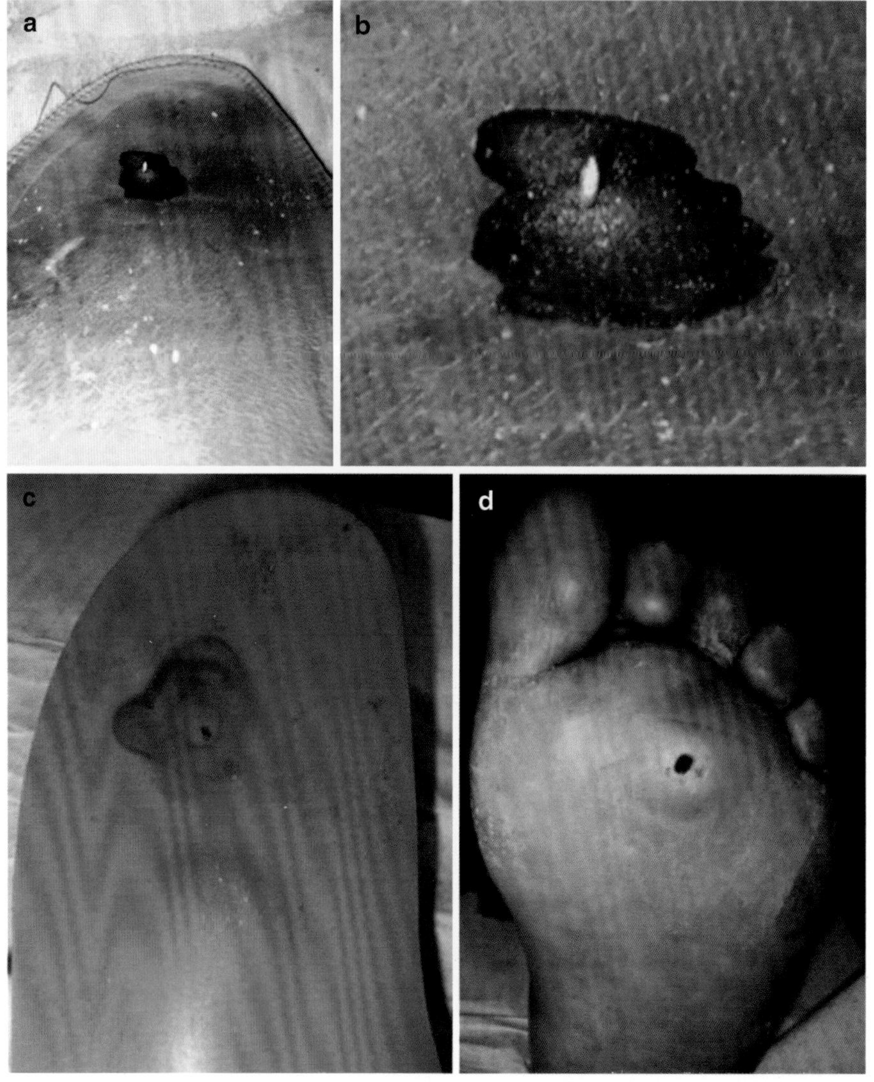

图 3.16 鞋中的发现:(a)垂直的钉子穿透鞋底(b)和鞋垫(c)进入脚底(d),处于足底不典型的部位。

(1)随着年龄增长,脚变长变宽。患者在青年时期穿着合适的鞋的尺寸随着年龄增长就变得越来越紧。由于神经病变,因为原型感知被恢复,患者不但不疼还感觉很舒服。

(2)站立时由于承重,脚就会变宽,鞋可能变得“太窄”了。由于足部固定,足弓就会向外,导致足底也可能变长。如果病变的足特别长,则鞋就变得“太短”。

(3)伴随年龄和腹围的增加,患者接触到脚并正确地穿好鞋就变得困难。所推荐的鞋的鞋面、鞋底和鞋跟应该宽,鞋头要软。如果鞋的系带不能充分跨越鞋子最宽的部分来系住鞋,那么这双鞋就太窄了(图 3.17)。

很难选择或制作鞋的原因可能是:

(1)鞋面不够陡以至于脚很难抓住鞋,从而从前面滑出来。

(2)脚比正常尺寸宽。宽度用一个字母表示。它达到一定宽度后就很难找到宽度合适又

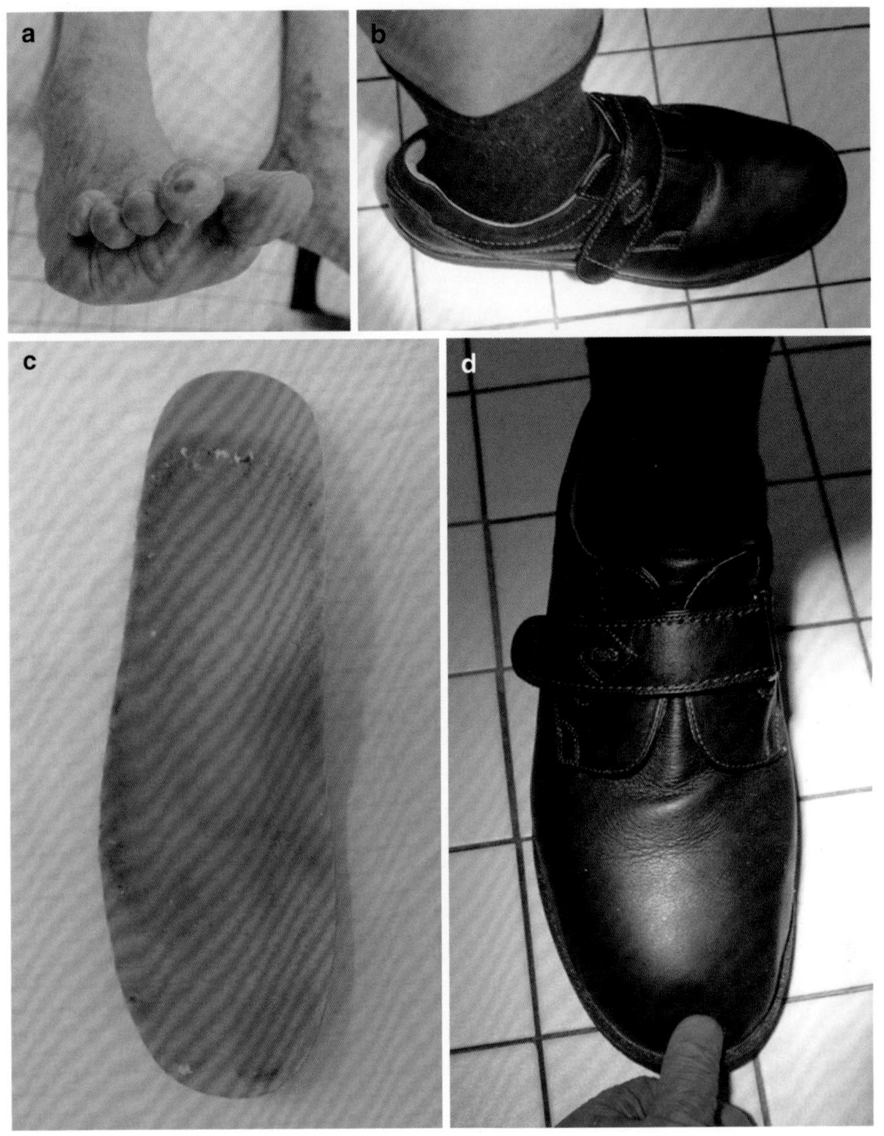

图 3.17　(a~d)患者走路时向前打滑的鞋。

不长的鞋。这时就需要定制鞋。

3.4.2.4 鞋是否完整

需要检查鞋的鞋面、鞋底、侧垫和衬里。用一个口腔科的小镜子去检查鞋尖内部的衬里。用带有摄像头和闪光灯的手机拍照来记录损坏,然后和患者开始交谈。图 3.16a 就是这样拍摄的。

如果磨损的程度并不等同于鞋的寿命,就要质疑患者为何持续穿这双鞋。

然后,取出鞋垫看其是否有损坏和材料的磨损程度,例如鞋垫是否还有充足的弹性。

最后,从鞋里面进行弯曲来检查衬里是否完整。必须确保没有缝线或不会从内部感觉到有其他的东西凸出来。

3.4.3 非特异性创伤

非特异性创伤是指鞋子里或地面上的锐利物体造成的切伤或穿透伤。基于这个原因，细致地检查鞋子是寻找非负重部位创伤原因的一个重要部分。此外，如果是外伤性撞击造成的伤害，也可能是患者穿着没有保护功能的鞋四处走动，撞到床腿、椅子腿或其他障碍物造成的。这会导致组织瘀伤，如果严重会导致坏死。与患者及家属讨论创伤潜在的原因，通过创面的位置，确定创面的原因或诱发因素。通过这种方式，潜在的、反复发生的原因可能被消除。例如，给轮椅或步行架和床腿上的螺钉装上软垫。

3.4.4 温度损伤

一般情况下，烫伤比冻伤更常见。患者并不清楚是如何被烫伤的。往往在几天以后，可以看见水疱或溃疡，很容易就归结为其他原因。在一些国家，冬天最常见的烫伤原因就是暖水袋导致烫伤。调查冬天烫伤原因的第一步就是询问："你有热水袋吗？"(图 3.18)。此外，所能想到的任何热源都有可能导致烫伤。在冬天可能是暖气片，在夏天是炙热的柏油路或度假时海滩上的热沙子。

在冻伤的病例中，患者的病因通常更清楚。比如，猎人在狩猎时在雪地里站得太久。

以下是热或冷导致损伤的典型特点：

- 损伤的面积与热源的接触区域有关，与承重与否无关。
- 多个足趾，有时是双足，会同时受累。
- 所有的创面都处于同一个阶段，提示它们为同时受伤。

起初创面看起来没有损害。组织被破坏的深部要大于压力性溃疡。早期这些组织看起来是粉红色并坚硬的，以至于在早期会低估深层组织的坏死。

3.4.5 化学损伤

化学物质可以损伤足部皮肤。其中包括水杨酸盐或其他用于去除胼胝的药膏或浴液。此外还包括具有腐蚀性的液体，如除草剂(图 3.19)。

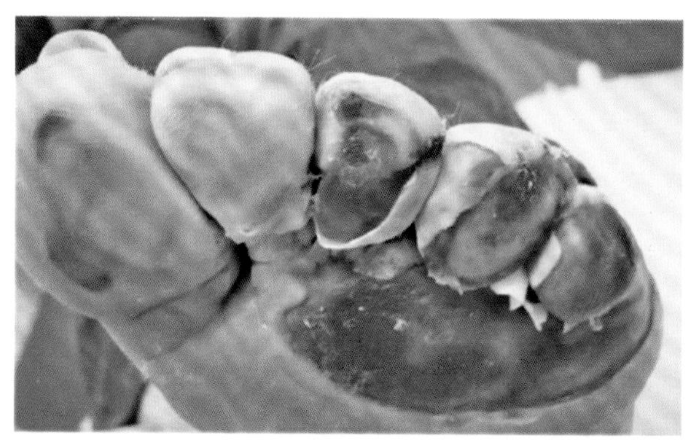

图 3.18 热水袋烫伤：多处受伤，与接触热水袋有关，与足的承重无关。

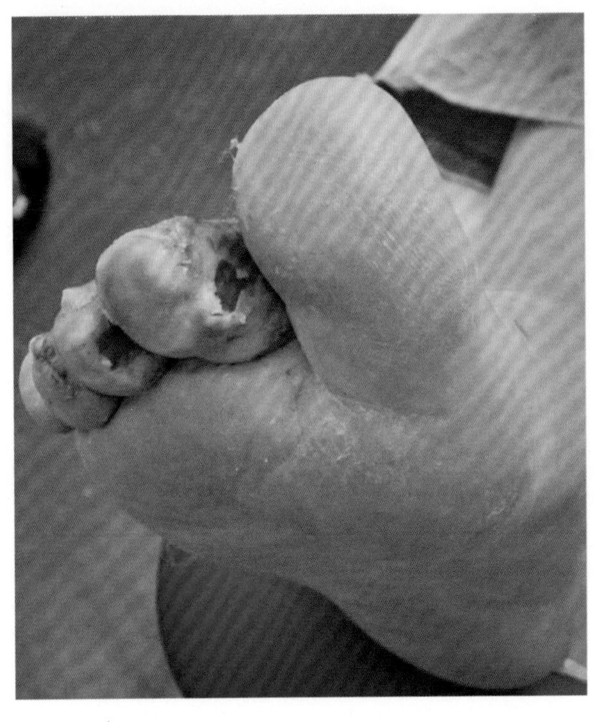

图 3.19 患者穿着凉鞋除草，不慎将乙酸（作为除草剂）倒在了足上，6 天后的表现。

3.5 推荐阅读

1. Kaj Klaue：The Foot；From Evaluation to Surgical Correction

Springer-Verlag Berlin Heidelberg，2015，ISBN 978-3-662-47696-3.

这本书以外科医生的视角介绍了足部疾病的检查、病理及外科处理。与内容相配合，有很多精选的图片。

2. Solomon Tesfaye，Andrew Boulton：Diabetic Neuropathy

Oxford Diabetes Library，1st Edition（2009），ISBN-13：9780199551064.

这本书总结了糖尿病神经病变各种临床表现的诊断与治疗方法。

（徐俊 译 许樟荣 校）

参考文献

1. Brand P, Yancey P. The gift of pain. Michigan: Zondervan; 1994.
2. Ali Z, Carroll M, Robertson KP, Fowler CJ. The extent of small fibre sensory neuropathy in diabetics with plantar foot ulceration. J Neurol Neurosurg Psychiatry. 1989;52(1):94–8.
3. Hoitsma E, Reulen JP, de Baets M, Drent M, Spaans F, Faber CG. Small fiber neuropathy: a common and important clinical disorder. J Neurol Sci. 2004;227(1):119–30. https://doi.org/10.1016/j.jns.2004.08.012.
4. Liniger C, Albeanu A, Bloise D, Assal JP. The tuning fork revisited. Diabet Med. 1990;7(10):859–64.
5. Meijer JW, Smit AJ, Lefrandt JD, van der Hoeven JH, Hoogenberg K, Links TP. Back to basics in diagnosing diabetic polyneuropathy with the tuning fork! Diabetes Care.

2005;28(9):2201–5.
6. Thivolet C, el Farkh J, Petiot A, Simonet C, Tourniaire J. Measuring vibration sensations with graduated tuning fork. Simple and reliable means to detect diabetic patients at risk of neuropathic foot ulceration. Diabetes Care. 1990;13(10):1077–80.
7. Mueller MJ. Identifying patients with diabetes mellitus who are at risk for lower-extremity complications: use of Semmes-Weinstein monofilaments. Phys Ther. 1996;76(1):68–71.
8. Chantelau EA. Nociception at the diabetic foot, an uncharted territory. World J Diabetes. 2015;6(3):391–402. https://doi.org/10.4239/wjd.v6.i3.391.
9. Young MJ, Boulton AJ, MacLeod AF, Williams DR, Sonksen PH. A multicentre study of the prevalence of diabetic peripheral neuropathy in the United Kingdom hospital clinic population. Diabetologia. 1993;36(2):150–4.
10. Yang Z, Chen R, Zhang Y, Huang Y, Hong T, Sun F, Ji L, Zhan S. Scoring systems to screen for diabetic peripheral neuropathy. Cochrane Database Syst Rev. 2014. Reviews (3). https://doi.org/10.1002/14651858.cd010974.
11. Tesfaye S, Boulton AJ, Dyck PJ, Freeman R, Horowitz M, Kempler P, Lauria G, et al. Diabetic neuropathies: update on definitions, diagnostic criteria, estimation of severity, and treatments. Diabetes Care. 2010;33(10):2285–93. https://doi.org/10.2337/dc10-1303.
12. Schriger DL, Baraff L. Defining normal capillary refill: variation with age, sex, and temperature. Ann Emerg Med. 1988;17(9):932–5.
13. Hiller B. The hydrostatic measurement of systolic toe blood pressure: a preliminary validation of the method. Vasa. 1998;27(4):229–32.
14. Jachertz G, Stappler T, Do DD, Mahler F. The pole-pressure test: an easy alternative in patients with ischemic legs and incompressible arteries. Vasa. 2000;29(1):59–61.
15. Lawall H, Huppert P, Rümenapf G, Deutschen Gesellschaft fur Angiologie und Gefassmedizin. Leitlinie Periphere arterielle Verschlusskrankheit (PAVK), Diagnostik, Therapie und Nachsorge. 2015:S3.
16. Diehm C, Kareem S, Diehm N, Jansen T, Lawall H. Does calculation of ankle brachial pressure index need revision? Vasa. 2005;34(2):123–6; discussion 127.
17. Schroder F, Diehm N, Kareem S, Ames M, Pira A, Zwettler U, Lawall H, Diehm C. A modified calculation of ankle-brachial pressure index is far more sensitive in the detection of peripheral arterial disease. J Vasc Surg. 2006;44(3):531–6. https://doi.org/10.1016/j.jvs.2006.05.016.
18. Janssen A. Pulsatility index is better than ankle-brachial doppler index for non-invasive detection of critical limb ischaemia in diabetes. Vasa. 2005;34(4):235–41.
19. Hurley L, Kelly L, Garrow AP, Glynn LG, McIntosh C, Alvarez-Iglesias A, Avalos G, Dinneen SF. A prospective study of risk factors for foot ulceration: the West of Ireland Diabetes Foot Study. QJM. 2013;106(2):1103–10. https://doi.org/10.1093/qjmed/hct182.
20. Margolis DJ, Hofstad O, Feldman HI. Association between renal failure and foot ulcer or lower-extremity amputation in patients with diabetes. Diabetes Care. 2008;31(7):1331–6. https://doi.org/10.2337/dc07-2244.
21. Ndip A, Lavery LA, Boulton AJ. Diabetic foot disease in people with advanced nephropathy and those on renal dialysis. Curr Diab Rep. 2010;10(4):283–90. https://doi.org/10.1007/s11892-010-0128-0.
22. Quattrone F, Dini V, Barbanera S, Zerbinati N, Romanelli M. Cutaneous ulcers associated with hydroxyurea therapy. J Tissue Viability. 2013;22(4):112–21. https://doi.org/10.1016/j.jtv.2013.08.002.
23. Jerosch J, Heisel J. Operative Therapie von Fuß und Sprunggelenk: Fußchirurgie in Klinik und Praxis 1. Aufl. Köln: Deutscher Ärzte-Verlag; 2008.
24. Coleman SS, Chesnut WJ. A simple test for hindfoot flexibility in the cavovarus foot. Clin Orthop Relat Res. 1977;123:60–2.
25. Stinus H. Neue Ansätze in der konservativen Versorgung des Hohlfußes. Paper presented at the Gesellschaft für Fusschirurgie - Association for Foot Surgery; 2013.

第 4 章 治疗途径：自身病变

糖尿病足的病因治疗是恢复患者降低的适应能力和预防危险因素。在本章，将目前对于降低适应性的最重要的条件，即神经病变和血管病变的诊疗概念进行阐述。由于感染也是一个重要的加重因素，所以在本章一并讨论。减少特殊的与局部因素密切相关危险因素的措施，已在前面的章节进行了描述。

4.1 概述

多发性神经病是最常见的导致 DFS 的独立危险因素[1]。此外，缺血和感染是导致截肢的主要因素[2,3]。

4.2 多发性神经病(PNP)

根据目前的知识水平，多发性神经病导致的保护性感觉缺失无法恢复。为了预防多发性神经病的糖尿病患者发生溃疡，治疗策略就是代偿保护性感觉缺失。通过减压(详见后面各章节，尤其在外部减压和内部减压的部分)、规范足部护理和改善生活方式来达到这个目的。一旦重复损伤和保护之间失去平衡，组织损伤就会接踵而至。所以治疗的焦点就应该是通过加强保护来恢复这种平衡。

许多糖尿病足患者不仅存在保护性感觉缺失(阴性体征/症状)，而且混合有其他形式的神经病变，就是所谓的阳性症状导致其就医[4]。虽然没有典型的诱因，却有各种不适感折磨着患者。例如，患者感到双足很凉，但是客观上它们是温暖的。对于远端对称的痛性多发性神经病应该遵循指南给予药物治疗[5]。

除了常见的对称糖尿病神经病变，单侧的痛性症状也会出现。糖尿病患者单侧疼痛或在已有的双侧疼痛的基础上单侧加重。这些症状通常是由于神经卡压引起的。当神经和肌肉在狭窄的空间受压，会导致先疼痛后麻木。在一些病例，通过给受压的神经减压就会很大程度地缓解疼痛[6]。有证据表明，对于神经病变自然病程以及随之导致的长期溃疡或溃疡复发的治疗仅仅来自少量、有限的研究[7,8]，这一建议存在争议[9]。

4.3 外周动脉疾病(PAD)

PAD 的严重程度一般根据临床表现(如 Fontaine 分级)分级。动脉血管重建的指征也是根据临床分类。在 Fontaine Ⅱ期(跛行)血管重建可以进行。在Ⅲ期(静息痛)和Ⅳ期(坏死),如果条件可以,必须进行血管重建。PAD 越严重,预后越差[10]。此外,在Ⅳ期进行血管重建的效果不如在Ⅱ期或Ⅲ期[11]。无可争议的是,糖尿病和 PAD 患者受益于动脉血管重建[12,13]。然而,糖尿病保护性感觉缺失的患者,通常就诊时 PAD 已经到了Ⅳ期。这是由于这些患者通常感觉不到跛行和静息痛。

提示:广泛使用的 Fontaine 分级不适用于 DFS。的确,它不能用来决定糖尿病或其他原因神经病变患者的血管重建指征。

糖尿病患者 PAD 的一个显著特征是他们腿部血管受损,缺血的主要表现在足部而不是腿部肌肉[14,15]。基于这个原因,没有跛行但出现"糖尿病"坏疽作为危及肢体严重缺血的临床症状很常见。为了改善这些患者的预后,专家们号召贯彻新的治疗策略:"一种新的对于神经缺血患者的诊断和分类的方法不仅是临床实践需要,也是科研的需要,而且非常需要 "[16]。目前的分类基于创面、缺血严重程度和足部感染(WIFi)[17]。DFS 患者适用于这个分类。缺血严重程度的评估不仅依靠疼痛等症状,而且需要进行血流动力学检测,如 ABI、收缩期踝动脉压、趾动脉压或经皮氧分压($TCPO_2$)。

因此,对于 DFS 患者,以下几点非常重要:

(1)是否意识到并存神经病变。

(2)仔细全面地评估血管状况。

(3)正确评估和解读检查结果对腿部和患者预后的影响。

在这种情况下,循序渐进的诊断和随访可能对于治疗大有帮助[18]。临床通过测量足部动脉血压而计算出踝肱动脉压指数(ABI)。这在第 3 章已经详细介绍。ABI<0.9 提示存在 PAD,≤0.4 提示严重 PAD 或严重下肢缺血[19]。通常,ABI 在糖尿病患者中并不适用,因为动脉中层钙化会使 ABI>1.4[20]。在正常范围内,ABI 也可以升高,因此正常的 ABI 并不排除 PAD 患者。这时就需要我们借助动脉脉搏波形或足趾压"足趾端试验"分析评估[21]。如果这些测试结果提示严重的缺血,就需要用影像学技术给予血管评估。进一步的评估包括彩色多普勒、增强磁共振(CE-MRI)、磁共振血管造影(MRA)或 CT 断层血管造影(CTA)或者数字血管减影(DSA)并及时给予干预。为了预防造影剂肾病,在血管干预前后均要给予充分的水化。如果患者有中到重度的肾功能不全、需要进行 DSA 或者 MRA 时,需要仔细地预先将这类检查可能发生的问题告诉患者及其家属[22,23]。还需要与放射学的专家进行讨论。这些病例可以用 CO_2 作为造影剂[24]。足部动脉成像对于制订治疗计划非常重要,尽管还没有形成实践标准。

如果治疗目标是治愈而不仅是缓解,那么保守的内科治疗对于糖尿病合并严重下肢缺血的患者几乎没有成功的希望。最好的做法是为血管重建做好准备,或对不能进行血管重建或血管重建不成功的溃疡患者给予内科保守治疗,使不利影响降到最低[25,26]。血管重建可以是腔内治疗、介入治疗或"杂交手术"(开放外科与腔内治疗结合)[27]。然而,手术适应证、外科选择的灵活性、进行血管重建的低阈值比选择什么样的血管重建方法或最佳操作技术更重要。换言之,不是每一位糖尿病合并 PAD 的患者都需要下肢动脉重建。许多糖尿病患者,特别是年龄较大的患者，存在多水平的血管狭窄或闭塞，首选行髂股动脉（骨盆，大腿）血管重建，只有当足部溃疡不能愈合时再行外周血管重建。对于轻到中度、仅仅有很小的皮肤损伤的 PAD 患者，可以采用保守的内科治疗并密切检测。这些同样适用于其他患者，甚至包括那些严重的 PAD 合并广泛损伤的患者，这些治疗可以缓解病情。为了达到理想的治疗结果，需要多学科进行交流，充分考虑医疗费用和患者治疗的相关风险。

对于有指征的 DFS 患者，根据血管分区（angiosomes）的概念达到最佳的血管重建是否是最佳方案尚不明确[28]。血管分区的概念认为下肢和足的每部分组织都由特定的下肢动脉供应。在溃疡区域，应该将负责这块区域的血管重建[29,30]（图 4.1a，b）。反对这一概念的一个论点是，虽然血管分区显示了血管的解剖分布，但是在糖尿病患者，具体如何供血还不清楚[31]。有研究显示，直接血管重建或间接血管重建后的溃疡愈合没有差异[32]，或当足背和胫后动脉都可以选择时，任选一条重建对于溃疡愈合没有差异[33]。

在血液供应不足的区域进行截肢就是可怕的"意大利香肠式"（译者注：即截肢平面逐步往上的多次截肢）的开始。

4.4 感染

除缺血外，感染是威胁组织的最重要因素。感染的诊断必须是临床诊断。有影响力的糖尿病足感染的分类有国际糖尿病足工作组的 PEDIS 分类和美国感染病学会（IDSA）的分类，严重程度分级的依据是局部的炎症表现，受累组织的广度、深度及是否存在全身感染。

在本书中，我们把感染分为以下 4 类：

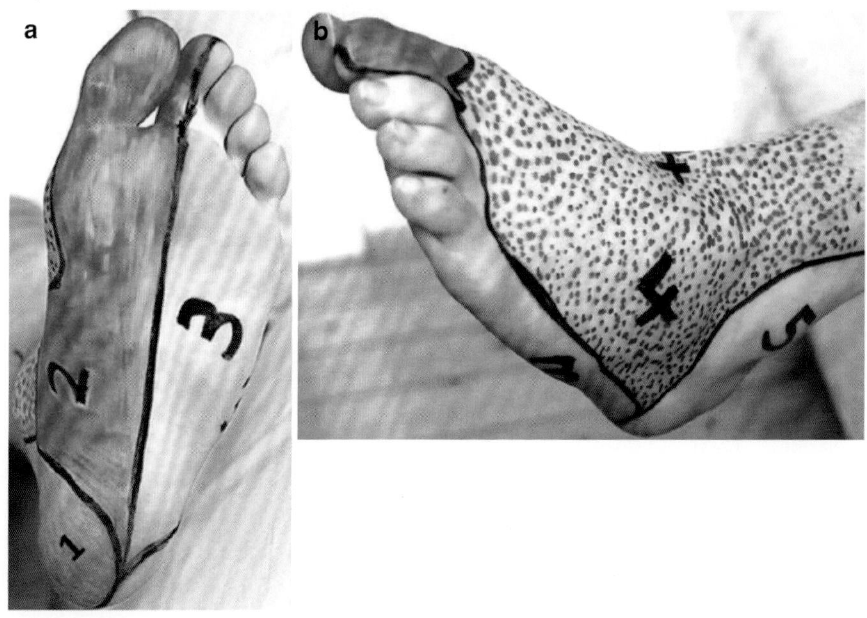

图 4.1 足部的动脉供应（a，b）。1（绿色）.胫后动脉（ATP）跟骨内侧支；2（红色）.ATP 的足底内侧支；3（无色）.ATP 的足底外侧支；4（蓝点）.足背动脉；5（黄色）.腓动脉。感谢 Rümenap 教授提供。

(1)轻度。

(2)中度。

(3)重度,威胁肢体。

(4)威胁生命。

对于发现骨折、组织积气、异物和骨髓炎,传统的X线片可以做出基本的判断。然而在早期,骨髓炎在X线片上显示不出来。此外,还应用了其他影像学技术(CT,MR)、不同的核素扫描方法(三相骨扫描,白细胞标记的骨扫描)和特殊的实验室指标(白细胞计数、C反应蛋白、降钙素原)及临床表现综合考虑,以利及早、正确地诊断。

对于没有感染的神经病变性足溃疡,抗生素对于创面愈合没有益处[34]。没有指征的预防性全身使用抗生素,不仅导致不必要的医疗花费,而且增加了耐药菌的出现。在不确定的病例中,足部受累部位减压会缓解炎症。

一旦出现临床感染指征,首先给予DFS的"经验性"抗生素治疗。在这种情况下,抗生素的选择要考虑到覆盖最有可能的细菌病原菌。因此,实验室要提供本地区常见细菌谱及耐药情况的年度统计数据。

一般来说,我们推荐组织标本、细针穿刺或在创面深部使用拭子取材,不能使用表浅的拭子取材。这些微生物的检查结果可以指导临床抗生素使用[35]。如果从流行病学的角度,可以进行表浅的拭子取材识别表面的多重耐药菌。通过取材,通常仅分离出一种菌,或最多两种菌。创面皮肤表面处获得的细菌一般不是创面中的真正致病菌。

抗微生物治疗的疗程取决于病原菌侵犯的深度和广度。如果仅仅是软组织感染,1~2周的疗程通常是充足的,如果单纯用抗生素来治疗感染骨(骨髓炎),需要一个长达数月的疗程[36]。

住院治疗的指征需要全面的评估。包括一般情况、感染程度、循环受累程度、必要的药物及监测、减压及患者意愿。住院治疗一般也是根据感染的严重程度,取决于个别病例[37]。下面的住院标准类似于科隆足部网(Cologne Foot Network)[38]的描述:

- 必须双足完全制动。
- 独立生活的患者必须完全制动(治疗依从性高,家庭护理有保障的患者除外)。
- 必须静脉应用抗生素,社区又无法进行。
- 对足部问题缺乏认识(Wagner 2b或病情恶化的病例)。
- 一侧大截肢,对侧病变又很严重。
- 门诊不能处理,合并多种并发症。

对于广泛的软组织坏死、合并有更深组织受累(如肌腱、筋膜、骨和关节)时,就需要行外科手术干预(腔室引流、广泛清创、小截肢)[39]。

4.5 及时 = 马上

如果不能及时地减压、抗感染(内科治疗,外科治疗)和血运重建,就可能出现快速的软组织破坏和截肢[39]。

(徐俊 译 许樟荣 校)

参考文献

1. Reiber GE, Vileikyte L, Boyko EJ, del Aguila M, Smith DG, Lavery LA, Boulton AJ. Causal pathways for incident lower-extremity ulcers in patients with diabetes from two settings. Diabetes Care. 1999;22(1):157–62.
2. Pecoraro RE, Reiber GE, Burgess EM. Pathways to diabetic limb amputation. Basis for prevention. Diabetes Care. 1990;13(5):513–21.
3. Prompers L, Schaper N, Apelqvist J, Edmonds M, Jude E, Mauricio D, Uccioli L, et al. Prediction of outcome in individuals with diabetic foot ulcers: focus on the differences between individuals with and without peripheral arterial disease. The EURODIALE Study. Diabetologia. 2008;51(5):747–55. https://doi.org/10.1007/s00125-008-0940-0.
4. Veves A, Manes C, Murray HJ, Young MJ, Boulton AJ. Painful neuropathy and foot ulceration in diabetic patients. Diabetes Care. 1993;16(8):1187–9.
5. Tesfaye S, Boulton AJ, Dickenson AH. Mechanisms and management of diabetic painful distal symmetrical polyneuropathy. Diabetes Care. 2013;36(9):2456–65. https://doi.org/10.2337/dc12-1964.
6. Siemionow M, Alghoul M, Molski M, Agaoglu G. Clinical outcome of peripheral nerve decompression in diabetic and nondiabetic peripheral neuropathy. Ann Plast Surg. 2006;57(4): 385–90. https://doi.org/10.1097/01.sap.0000221979.13847.30.
7. Aszmann O, Tassler PL, Dellon AL. Changing the natural history of diabetic neuropathy: incidence of ulcer/amputation in the contralateral limb of patients with a unilateral nerve decompression procedure. Ann Plast Surg. 2004;53(6):517–22.
8. Nickerson DS, Rader AJ. Low long-term risk of foot ulcer recurrence after nerve decompression in a diabetes neuropathy cohort. J Am Podiatr Med Assoc. 2013;103(5):380–6.
9. Cornblath DR, Vinik A, Feldman E, Freeman R, Boulton AJ. Surgical decompression for diabetic sensorimotor polyneuropathy. Diabetes Care. 2007;30(2):421–2. https://doi.org/10.2337/dc06-2324.
10. Morbach S, Furchert H, Groblinghoff U, Hoffmeier H, Kersten K, Klauke GT, Klemp U, et al. Long-term prognosis of diabetic foot patients and their limbs: amputation and death over the course of a decade. Diabetes Care. 2012;35(10):2021–7. https://doi.org/10.2337/dc12-0200.
11. Taylor SM, Cull DL, Kalbaugh CA, Senter HF, Langan EM III, Carsten CG 3rd, York JW, et al. Comparison of interventional outcomes according to preoperative indication: a single center analysis of 2,240 limb revascularizations. J Am Coll Surg. 2009;208(5):770–8.; ; discussion 778–780. https://doi.org/10.1016/j.jamcollsurg.2009.01.025.
12. Apelqvist J, Elgzyri T, Larsson J, Londahl M, Nyberg P, Thorne J. Factors related to outcome of neuroischemic/ischemic foot ulcer in diabetic patients. J Vasc Surg. 2011;53(6):1582–1588. e1582. https://doi.org/10.1016/j.jvs.2011.02.006.
13. Faglia E, Clerici G, Losa S, Tavano D, Caminiti M, Miramonti M, Somalvico F, Airoldi F. Limb revascularization feasibility in diabetic patients with critical limb ischemia: results from a cohort of 344 consecutive unselected diabetic patients evaluated in 2009. Diabetes Res Clin Pract. 2012;95(3):364–71. https://doi.org/10.1016/j.diabres.2011.10.033.
14. Faglia E. Characteristics of peripheral arterial disease and its relevance to the diabetic population. Int J Low Extrem Wounds. 2011;10(3):152–66. https://doi.org/10.1177/1534734611417352.
15. Jude EB, Oyibo SO, Chalmers N, Boulton AJ. Peripheral arterial disease in diabetic and nondiabetic patients: a comparison of severity and outcome. Diabetes Care. 2001;24(8):1433–7.
16. Apelqvist JA, Lepantalo MJ. The ulcerated leg: when to revascularize. Diabetes Metab Res Rev. 2012;28(Suppl 1):30–5. https://doi.org/10.1002/dmrr.2259.
17. Mills JL Sr, Conte MS, Armstrong DG, Pomposelli FB, Schanzer A, Sidawy AN, Andros G, Committee the Society for Vascular Surgery Lower Extremity Guidelines. The Society for Vascular Surgery Lower Extremity Threatened Limb Classification System: Risk stratification based on Wound, Ischemia, and foot Infection (WIfI). J Vasc Surg. 2013;59(1):220–34.e1–2. https://doi.org/10.1016/j.jvs.2013.08.003.
18. Bauer H, Germann G, Gries FA, Imig H, Morbach S, Riepe G, Rothe U, et al. Nationale VersorgungsLeitlinie Typ-2-Diabetes: Präventions- und Behandlungsstrategien für Fußkomplikationen (Langfassung). Accessed 2006.
19. Hirsch AT, Criqui MH, Treat-Jacobson D, Regensteiner JG, Creager MA, Olin JW, Krook SH, et al. Peripheral arterial disease detection, awareness, and treatment in primary care. JAMA. 2001;286(11):1317–24.
20. Emanuele MA, Buchanan BJ, Abraira C. Elevated leg systolic pressures and arterial calcifica-

tion in diabetic occlusive vascular disease. Diabetes Care. 1981;4(2):289–92.
21. Smith FC, Shearman CP, Simms MH, Gwynn BR. Falsely elevated ankle pressures in severe leg ischaemia: the pole test—an alternative approach. Eur J Vasc Surg. 1994;8(4):408–12.
22. Katzberg RW, Haller C. Contrast-induced nephrotoxicity: clinical landscape. Kidney Int Suppl. 2006;100:S3–7. https://doi.org/10.1038/sj.ki.5000366.
23. Thomsen HS. Nephrogenic systemic fibrosis: a serious late adverse reaction to gadodiamide. Eur Radiol. 2006;16(12):2619–21. https://doi.org/10.1007/s00330-006-0495-8.
24. Rolland Y, Duvauferrier R, Lucas A, Gourlay C, Morcet N, Rambeau M, Chaperon J. Lower limb angiography: a prospective study comparing carbon dioxide with iodinated contrast material in 30 patients. AJR Am J Roentgenol. 1998;171(2):333–7. https://doi.org/10.2214/ajr.171.2.9694446.
25. Bendermacher BL, Willigendael EM, Teijink JA, Prins MH. Medical management of peripheral arterial disease. J Thromb Haemost. 2005;3(8):1628–37. https://doi.org/10.1111/j.1538-7836.2005.01368.x.
26. Lumsden AB, Rice TW. Medical management of peripheral arterial disease: a therapeutic algorithm. J Endovasc Ther. 2006;13(Suppl 2):Ii19–29.
27. Rümenapf G, Dentz J, Nagel N, Morbach S. Neue Konzepte zur interdisziplinären Versorgung von Patienten mit neuroischämischem diabetischem Fußsyndrom (DFS). Gefässchirurgie. 2012;17(5):327–33. https://doi.org/10.1007/s00772-012-1017-4.
28. Neville RF, Attinger CE, Bulan EJ, Ducic I, Thomassen M, Sidawy AN. Revascularization of a specific angiosome for limb salvage: does the target artery matter? Ann Vasc Surg. 2009;23(3):367–73. https://doi.org/10.1016/j.avsg.2008.08.022.
29. Alexandrescu V, Hubermont G. The challenging topic of diabetic foot revascularization: does the angiosome-guided angioplasty may improve outcome. J Cardiovasc Surg. 2012;53(1):3–12.
30. Taylor GI, Pan WR. Angiosomes of the leg: anatomic study and clinical implications. Plast Reconstr Surg. 1998;102(3):599–616; discussion 617–598
31. Reekers JA, Lammer J. Diabetic foot and PAD: the endovascular approach. Diabetes Metab Res Rev. 2012;28(Suppl 1):36–9. https://doi.org/10.1002/dmrr.2258.
32. Varela C, Acin F, de Haro J, Bleda S, Esparza L, March JR. The role of foot collateral vessels on ulcer healing and limb salvage after successful endovascular and surgical distal procedures according to an angiosome model. Vasc Endovasc Surg. 2010;44(8):654–60. https://doi.org/10.1177/1538574410376601.
33. Bergamini TM, George SM Jr, Massey HT, Henke PK, Klamer TW, Lambert GE Jr, Banis JC Jr, Miller FB, Garrison RN, Richardson JD. Pedal or peroneal bypass: which is better when both are patent? J Vasc Surg. 1994;20(3):347–55; discussion 355–346.
34. Chantelau E, Tanudjaja T, Altenhofer F, Ersanli Z, Lacigova S, Metzger C. Antibiotic treatment for uncomplicated neuropathic forefoot ulcers in diabetes: a controlled trial. Diabet Med. 1996;13(2):156–9.
35. Mutluoglu M, Uzun G, Turhan V, Gorenek L, Ay H, Lipsky BA. How reliable are cultures of specimens from superficial swabs compared with those of deep tissue in patients with diabetic foot ulcers? J Diabetes Complicat. 2012;26(3):225–9. https://doi.org/10.1016/j.jdiacomp.2012.03.015.
36. Lipsky BA, Peters EJ, Berendt AR, Senneville E, Bakker K, Embil JM, Lavery LA, Urbancic-Rovan V, Jeffcoate WJ, Foot International Working Group on Diabetic. Specific guidelines for the treatment of diabetic foot infections 2011. Diabetes Metab Res Rev. 2012;28(Suppl 1):234–5. https://doi.org/10.1002/dmrr.2251.
37. Lipsky BA, Peters EJ, Senneville E, Berendt AR, Embil JM, Lavery LA, Urbancic-Rovan V, Jeffcoate WJ. Expert opinion on the management of infections in the diabetic foot. Diabetes Metab Res Rev. 2012;28(Suppl 1):163–78. https://doi.org/10.1002/dmrr.2248.
38. Hochlenert D. Qualitätsbericht Netzwerk Diabetischer Fuß Köln und Umgebung 2006; 2007.
39. Yan J, Liu Y, Zhou B, Sun M. Pre-hospital delay in patients with diabetic foot problems: influencing factors and subsequent quality of care. Diabet Med. 2013. https://doi.org/10.1111/dme.12388.

第 5 章 实体:糖尿病足溃疡系统

实体(entity)的每一部分细节将在后面的 12 章中通过方法、基本要点讨论和总结进行概述。因为踇趾病变占全部糖尿病足溃疡的 30%,所以有一个关于踇趾病变的独立总结。如果包括踇趾在内的几个足趾一起出现问题,也在踇趾这部分一起讨论。如果是除了踇趾的其他足趾的问题,则会在另外的部分进行讨论。

5.1 基于位置进行分类的原因

溃疡的位置容易确定,也很重要,因为溃疡的发生不是偶然的。事实上,简单地看一眼溃疡就可以有一个粗略的病因分类。

- 压力性溃疡
  - 位于骨突出的部位。
  - 由于不断地在这个区域施压,其周围有高度的角化组织。
- 外伤性溃疡
  - 不一定在承重的位置,位置比较随机,如在足背。
  - 在典型病例中,这些溃疡边缘没有过厚的角质。
  - 形状不规则。
- 静脉性溃疡位于踝部。
- 压疮(压力)性溃疡在足跟边缘的跟骨结节。
- 温度性溃疡有以下特点
  - 溃疡面积广泛。
  - 溃疡表面(烫伤或冻伤)与正常区域相通。严重程度取决于暴露时间和强度,所以溃疡既可以在承重区,也可以在非承重区。
  - 如果有多处溃疡,例如双足或好几个足趾,由于溃疡是同时发生的,故愈合周期相同。

在本书中,我们将糖尿病足溃疡的病因分为必须具备的先决条件和诱发因素。先决条件是导致足部溃疡可能发生的基础,诱发因素则决定足部薄弱的区域发生损害。先决条件不能被治愈,甚至大部分不能被改善。因此,糖尿病足患者的治疗主要涉及终身避免诱发因素。

对于诱发因素的系统认识非常有意义,因为它是临床导向分类最常见的原因,需要在日常生活中解决。

可以精确地把糖尿病足溃疡分成许多病理机械力学区域。在每一个区域只有一种或几种导致该区域出现溃疡的诱发因素。如果有好几处溃疡,就需要进行临床检查来区分不同的发病因素。而且,有可能在每一个位置定义一种特殊模式。例如,潜在PAD的概率可以进一步细化。这些以位置为基础的亚分类又相对同质。本书作者称之为实体(entity)。在这些实体概念的帮助下,就可以去制订标准化的测试和治疗方案。对于实体的认识有助于对预后的综合判断。从教育的观点来看,很容易理解看似无限可能的原因和结果的组合。希望它能引起更集中的讨论和进一步发展。

这种"实体"概念系统把位置与其原因相结合,可以使治疗标准化,并为预后提供更多信息。

5.2 材料和方法

为了对保险公司和糖尿病足网成员之间的合同进行质量控制,将12 473位糖尿病足患者的数据和照片收集到DFS登记[1]。对这些照片的分析采用多个步骤。登记中的10 037张照片是可用的。1424张照片由于溃疡位置不清晰而无法使用。有790张照片是包含下肢的,222例病例没有被随访,导致6个月后没有结果或最终没有结果,也不纳入研究。1424例病例不能确定位置,363例病例由于技术问题不能分析。37例病例由于创面进展太快而无法确定溃疡的起源。796例足溃疡的位置不能充分确定,228例足溃疡的位置可以被识别,但不属于我们预设的50个区域。腿部溃疡我们将在第18章进行讨论。

在10 037例可用的病例中,照片被分为下肢的50个区域。对于50个区域的每一个区域,基本危险因素和结果都是根据对DPS登记中的治疗分析而确定的。在足溃疡登记中,记录了疾病的每一种情况,并在初次就诊时对预后最重要的病变进行了拍照和记录。无论什么部位的溃疡,从溃疡出现到愈合的整个治疗过程结果都被记录。其他问题尽管与溃疡无关,也被记录下来。

第二步,类似形式的位置被分成22个实体。

5.3 实体的统计学信息

这22个实体用12章来介绍。为了直观理解,每个实体不同的特点以数字表示,并以条图表现它们的发生频率。为了使信息更容易理解,条图的数目通过合并类似的部分从22个减到16个。在每一章中,被讨论的部分表示为彩色条,其他部分表示为灰色条。

这些数字在图片旁边的表格中完整显示。为了便于快速辨认,把预后最差部分的数字用红色表示,预后较好的用绿色表示。颜色用来表示最极端的20%。这意味着在最极端的20%中分组的病例总数总是确定的,如果属于实体的病例完全适合这一组,则该数字是彩色的,例如在表5.1中,在足趾部位,骨损伤的数字在足趾部位没有标红,提示骨损伤不是最坏特征。但由于这部分总体发生率超过了总病例的20%,部分分类中没有处于最差的20%,所

表 5.1 不同区域溃疡的特点(中足包括 MTH)

	平均	足趾	中足	踝部	足跟
频率		57.8%	28.5%	4.3%	9.4%
骨受损	15.0%	14.9%	13.7%	9.8%	14.6%
PAD	41.7%	39.8%	36.5%	44.3%	52.7%
血管重建	9.5%	8.9%	7.7%	11.3%	12.2%
膝下截肢	7.9%	7.8%	7.5%	2.4%	2.5%
膝上截肢	1.9%	1.5%	1.6%	1.7%	3.4%
愈合时间平均天数	182	159	203	324	213
愈合时间中位时间	87	70	103	147	106
病程超过 180 天	27.8%	21.6%	32.4%	44.7%	34.6%
一年后复发	40.5%	38.5%	46.4%	31.4%	32.5%

以数字都没有颜色。

一个特殊的问题就是需要去解释病情活动期的时间。平均疗程大约是中位时间的 2 倍,这个时间以患者为中心,并有可能延长疗程时间。因为最上面的极端恶化不能被最下面极端好转的偏差所平衡。换句话说,在 0 天或者更短的时间内愈合是不可能的,但是疗程长达 4 年是有可能的。所以,我们列出了中位时间和病程超过 180 天的可能。我们从患者的期望考虑,如果病程超过了 6 个月也是一种损害,需要明确地识别。

本书中,作者不推荐把踝关节以下的截肢称为"小截肢"。这种表达是不恰当的,因为它对糖尿病患者的生活有着重要影响。它们表现各异,有些被患者视为残害。它们包括足部重要部分的功能丧失。最终,这些截肢通常是不必要的,但是越来越普遍。因此,我们决定不用这个词。

5.4 足趾、中足、足跟和踝部溃疡的比较

足趾、中足(包括跖骨头)、足跟和踝部溃疡的原因和结果不同(表 5.1)。

溃疡结痂(实体 22)从这个分析中被剔除,因为它们所在位置的这些溃疡已经被分析。因此,所分析的溃疡总量是 9461。最常见的糖尿病足溃疡(DFU)的部位是足趾。与其他区域主要发生的溃疡相比,这个区域花费的时间更少,但踝以下需要更多的截肢手术。出现在中足的溃疡复发最常见。在踝部的溃疡,有些发作更持久,跟骨的溃疡常与 PAD 和大截肢相关。这些差异与以前出版的结果一致[2-6]。

大样本量的分析能够发现不同部位溃疡的差异, 又可以在亚组分析中找到相同的特点。这样可以使人们认识到相近的不同部位的溃疡的差异,这在以前的分析中是不可能实现的。

5.5 踇趾概论

大约 60%的 DFS 其溃疡发生在足趾,其中大约一半发生在踇趾(图 5.1)。

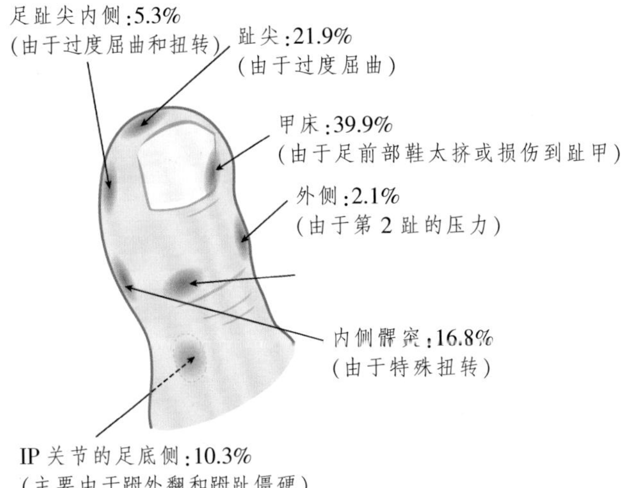

图 5.1 踇趾上的溃疡及其分布,整个踇趾上的一组溃疡所占百分比。

从生物力学的角度来看,前足主要的负荷是由踇趾和第2跖骨头承担[7]。由于重心以恒定的速度移动,踇趾活动度有限。压力重心下面或后面落在踩在地面上的腿部,这就使得腿部很难旋转。这种强迫运动增强了压力,并不断地重复。

第一跖骨在它的关节及跗骨处可以相对活动,也要依靠它周围肌肉的强度支撑。主要有3种机制来解释皮肤暴露于异常压力下的结果(详见第2章第2.7.4节)。IP关节的过度屈曲或背伸或整个足趾扭转可以使得踇趾部分出现溃疡。如果仅仅是过度屈曲,溃疡会在趾间出现。如果仅是扭转,关节内侧就成了受力点。总之,如果过度伸展是唯一的机制,IP关节的足底侧就容易出现损伤。

两种机制的组合将稍微改变这个位置。例如,过度屈曲和轻微转动会导致趾尖粗隆内侧压力增加(图5.2)。

损伤踇趾的高危因素可以通过生理性压力增高的角度来解释,在许多畸形的病例,生理性压力进一步增高,超过了组织耐受性而出现溃疡。同时,踇趾及其跖趾关节对于全足生物力学的稳定至关重要。因此,应该尽最大努力来避免这一部分截趾。

5.6 足不同部位对溃疡复发的作用

创面愈合后的高复发率是一个重要的挑战。已知的危险因素仅能够预测其中很小一部分,位置对复发的影响还没有被更深入地分析。在预防溃疡愈合后复发的观察中,1499例患者去世或失访。剩下的8538例患者溃疡愈合后1年的复发情况见图5.3。

复发率高的部位是那些增高的压力难于纠正的部位,这些压力异常必须通过外科手术才能纠正。外科干预就非常关键。持续穿治疗鞋是治疗的另一个关键点。

这就提示我们,一旦行走的患者压力高的部位出现溃疡,我们就应该高度关注。

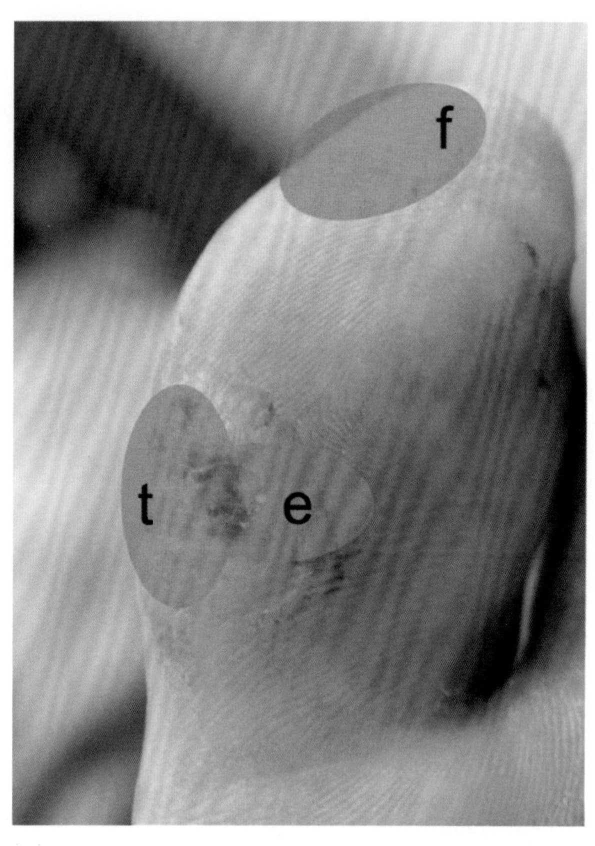

图 5.2 出现溃疡部位的决定因素。e.过度伸展(踇趾僵硬)。t.扭转。f.过度屈曲(爪形趾)。

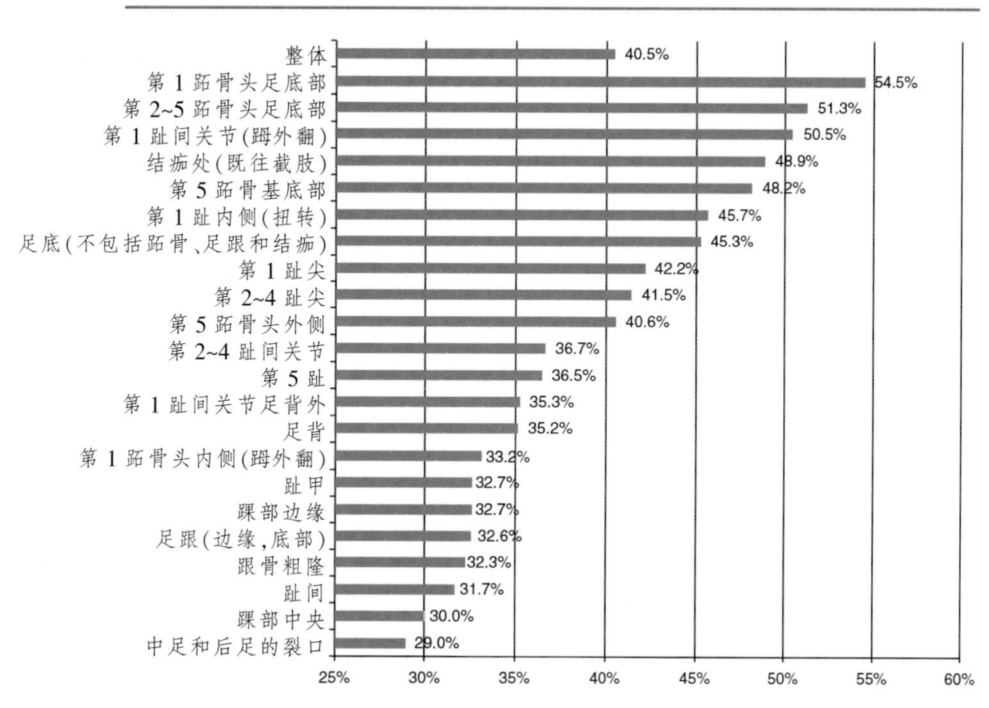

图 5.3 不同部位的复发率。

(徐俊 译 许樟荣 校)

参考文献

1. Risse A, Grafenkamp T, Hüppler M, Wimmer J, Birgel B. Wundtherapie bei diabetischem Fußsyndrom. Diabetologe. 2010;6(7):587–96. https://doi.org/10.1007/s11428-010-0613-8.
2. Apelqvist J, Castenfors J, Larsson J, Stenstrom A, Agardh CD. Wound classification is more important than site of ulceration in the outcome of diabetic foot ulcers. Diabet Med. 1989;6(6):526–30.
3. Apelqvist J, Larsson J, Agardh CD. The influence of external precipitating factors and peripheral neuropathy on the development and outcome of diabetic foot ulcers. J Diabet Complicat. 1990;4(1):21–5.
4. Dubsky M, Jirkovska A, Bem R, Fejtarova V, Skibova J, Schaper NC, Lipsky BA. Risk factors for recurrence of diabetic foot ulcers: prospective follow-up analysis of a Eurodiale subgroup. Int Wound J. 2012;10(5):555–61. https://doi.org/10.1111/j.1742-481X.2012.01022.x.
5. Pickwell KM, Siersma VD, Kars M, Holstein PE, Schaper NC, Consortium on behalf of the Eurodiale. Diabetic foot disease: impact of ulcer location on ulcer healing. Diabetes Metab Res Rev. 2013;29(5):377–83. https://doi.org/10.1002/dmrr.2400.
6. van Battum P, Schaper N, Prompers L, Apelqvist J, Jude E, Piaggesi A, Bakker K, et al. Differences in minor amputation rate in diabetic foot disease throughout Europe are in part explained by differences in disease severity at presentation. Diabet Med. 2011;28(2):199–205. https://doi.org/10.1111/j.1464-5491.2010.03192.x.
7. Debrunner HU, Jacob HAC. Biomechanik des Fußes. Bücherei des Orthopäden. Stuttgart: Enke; 1998.

第 6 章 趾尖(1~2)

足趾尖的溃疡是最常见的,内部和外部减压预防和治疗这些溃疡非常有效。

踇趾尖(1)承受着最强的屈曲和扭转,其他足趾尖的详细描述见下一章。踇趾尖的病变特点与 2~4 趾尖(2)不同。这里压力较小,扭转不那么重要。

小趾尖损伤有其自己的特点,所以它和它周围的部分作为实体 10 来描述。

6.1 概述

足趾尖溃疡(图 6.1 和图 6.2)以两种不同的方式发展:

• 一种是由于足趾远端过度屈曲。最常见的有榔头趾、爪样趾或槌状趾。它可能在静息状态下很明显,或通过一些激发试验来诊断。病变程度在爪形试验时常可以观察到(见图 3.14)。

• 由于鞋太小或太紧导致与鞋头接触而损伤。因此,向前走会限制足趾尖的活动(见图 3.16a~d)。有时这种病例见于坐轮椅的人,他们把轮椅往后退,而这时足是完全没有负荷的。

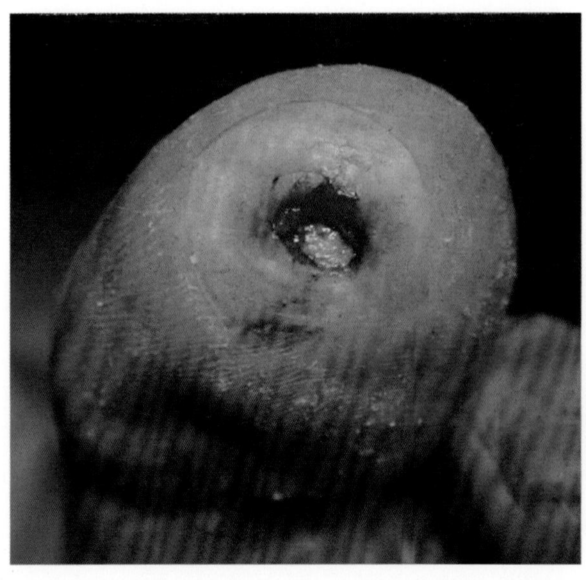

图 6.1 踇趾尖病变。

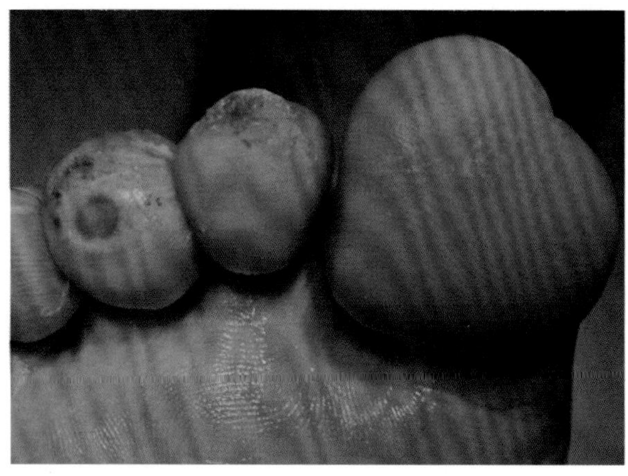

图 6.2 第 3 趾尖病变,它是最长的足趾。

6.2 病理生物力学和压力点

(1)趾尖粗隆的顶部是内在压力点。它几乎没有受到保护。足趾下的厚脂肪垫把骨与皮肤分开,但是在足趾尖仅有几毫米厚的软组织。此外,趾尖粗隆正好位于甲床下面(图 6.3),因此很容易通过经皮甲床损伤而受损。

(2)足趾另一个容易受到外在压力的结构是趾甲(图 6.4)。甲床本身就比较脆弱,且容易因为前面的压力而受损。长而厚的趾甲也会导致损伤:

- 趾甲暴露于更强的压力下。
- 趾甲容易从远端脱落。
- 趾甲下的溃疡可能会被长期忽视。

这些病例的外部压力点来自鞋垫。在鞋尖所致的损伤中,外部的压力来自鞋尖的材质。如果鞋尖的材质非常硬,就会导致严重的后果。正常鞋尖的材质应该是柔软的皮革。最好通过使用柔软的皮革和仔细的缝制来避免皮革的皱褶[1]。

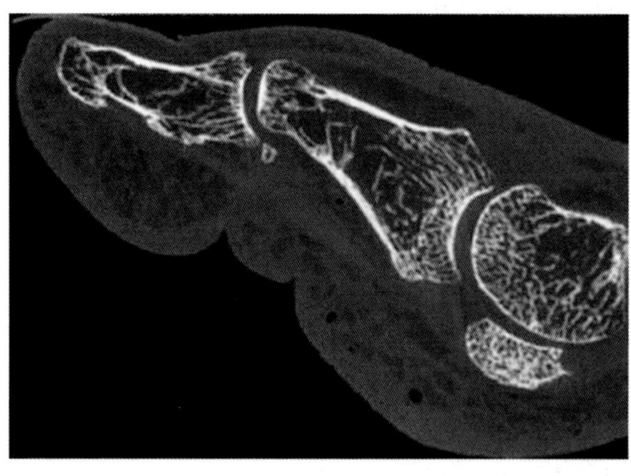

图 6.3 矢状位薄层 CT 示踇趾足底的软组织垫。

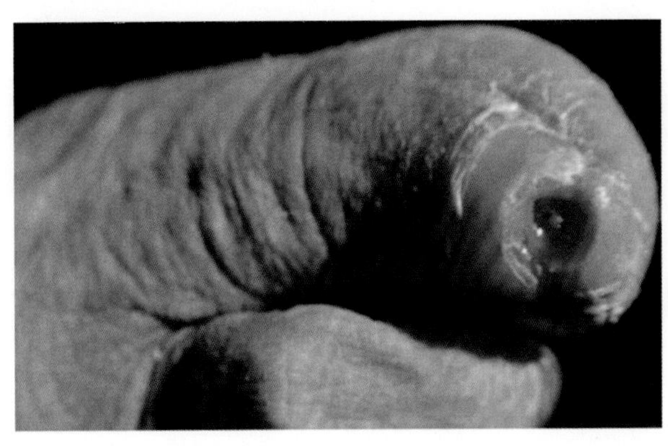

图 6.4 去除部分趾甲后暴露出甲下病变。

6.3 相关测试

如果在静息时有一些畸形无法看到，必须常规通过一些功能性试验来发现可能的畸形。其包括上推试验、爪形试验和抬起脚跟并站立的功能试验来发现畸形(详见第 3 章第 3.4.1.3 节)。

足趾损伤主要来自爪形足、胼胝和趾甲畸形。

此外,要用 Silfverskjöld 试验来检查跟腱功能。足趾问题偶尔会使用手术延长跟腱的方法,所以要有这个意识。

这些检查详见第 3 章。

6.4 统计学

由于第 2~4 趾的损伤与跗趾损伤的特点不同,故形成一个新的单独的实体(图 6.5)。此外,跗趾损伤根据甲床是否受损,其特点也有不同。

统计数字见图 6.5。从这些数据可以得出以下结论。

- 跗趾尖的病变,特别是甲床也受累时是常见的,高于平均水平,与 PAD、再血管化和踝以下截肢相关。有甲床受累的足趾尖病变侵及骨质的风险是无甲床受累的足趾尖病变的 2 倍。它们在解剖上很接近。在 PAD 的病例,一个特别长、厚的趾甲就需要在日常活动中进行修剪,因为这里的血液供应不充分。
- 位于第 2~4 趾尖的病变可以很快地缓解。但是,踝以下的截肢率在所有实体中是最高的。这就提示有许多截肢是不必要的,却往往作为首选方法,以便快速和彻底解决问题[2]。

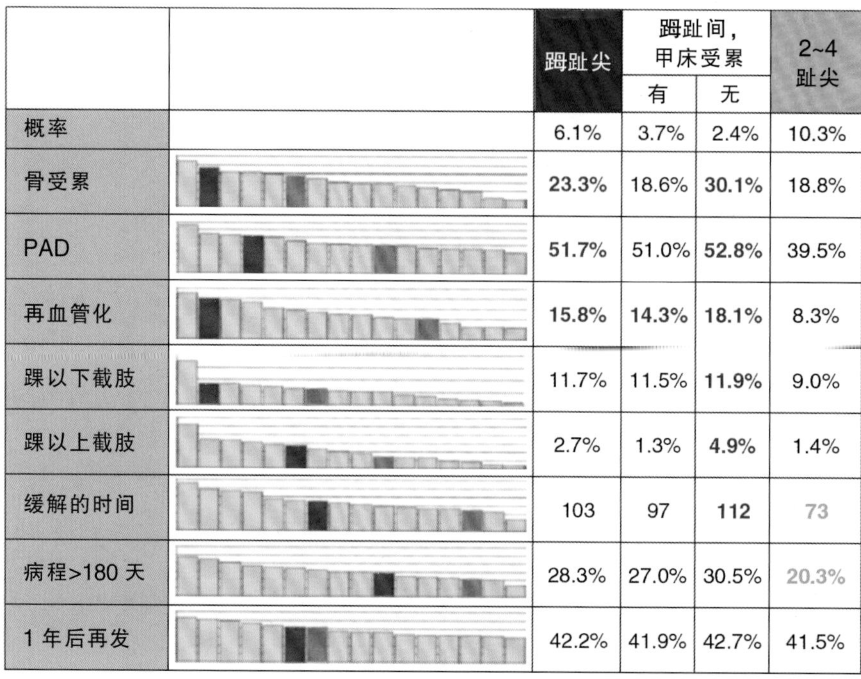

	踇趾尖	踇趾间，甲床受累		2~4 趾尖
		有	无	
概率	6.1%	3.7%	2.4%	10.3%
骨受累	23.3%	18.6%	30.1%	18.8%
PAD	51.7%	51.0%	52.8%	39.5%
再血管化	15.8%	14.3%	18.1%	8.3%
踝以下截肢	11.7%	11.5%	11.9%	9.0%
踝以上截肢	2.7%	1.3%	4.9%	1.4%
缓解的时间	103	97	112	73
病程>180 天	28.3%	27.0%	30.5%	20.3%
1 年后再发	42.2%	41.9%	42.7%	41.5%

图 6.5 足趾尖病变的基准图。踇趾尖用蓝色表示，第 2~4 趾用橙色表示，其他实体用灰色表示。它们均以柱形图的高度表示其概率大小。

6.5 外部减压原则

6.5.1 踇趾足底病变

足底病变是踇趾尖病变的触发因素，一些方法可以使用，且适合踇趾的其他病变。这些方法如下：

1.预防爪形足形成，从而避免足底病变。

- 用一个毛毡在趾间关节的屈曲部位作为垫片(毛毡要超越足趾的趾间关节)。通常对于治疗溃疡有效。
- 用矫形器作为垫片去伸展足趾的趾间关节，使其伸直。
- 鞋垫的“脊”使足趾抓地。这种鞋垫的使用是有争议的。由于它增加了后期的压力，所以在交付时不一定可以预见这些问题。它也可以降低鞋的耐受性。为了降低由于这种“脊”所带来损害的概率，需要在骨性突起与鞋垫的突起之间至少有 1cm 的安全距离(图 6.6)。

2.允许鞋和踇趾尖之间有一定的距离来降低压力的持续时间和强度。

- 摇椅样(译者注：即两头翘起)鞋底。
- 硬鞋底。
- 鞋尖不要抬高(减少足趾活动)，鞋跟不要抬高(减少跟骨活动)。
- 鞋的前部要宽大而不硬，能够为畸形提供空间。

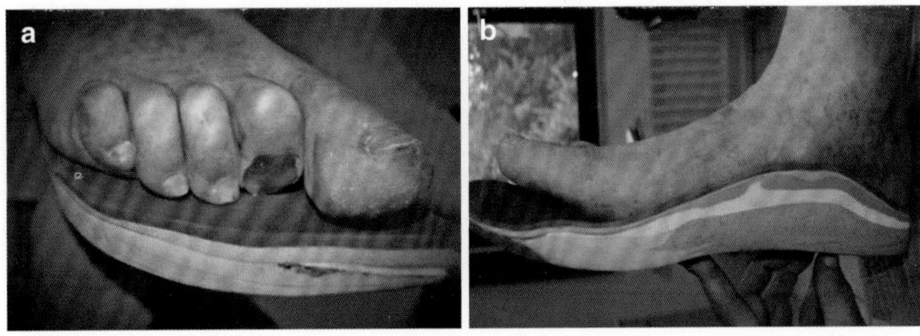

图 6.6　从内侧观察同一个鞋垫,第 2 趾(爪形)尖(a)及其背侧(b)的损伤,可能是由于鞋垫的“脊”造成。

- 鞋的蹖趾近端和前足处抬高从而增加足趾尖与地面间的距离。

3.鞋需要轻微的旋后/后转来增加鞋底外侧边缘的负荷。

- 支持内弓。

当爪形很明显时,在每一次距离增加后,蹖趾尖部的有效减压或许很难实现。

6.5.2 第 2~4 趾足底病变

第 2~4 足趾趾尖腹侧病变的外部固定比较容易实现:

- 一个毛毡被放置在足趾趾间关节的屈曲部位并超过足趾,使得足尖与鞋底有一定的距离。这种毛毡可以用胶带固定(图 6.7)。
- 有资质的足病师可以制作矫形器,这种矫形器由两种硅胶复合物构成并延展到远端足底,从而在足趾尖与鞋底之间创造了一定的距离(图 6.8)。这种矫形器可以维持足趾伸直。

6.5.3 与鞋前部鞋尖(容纳足趾的部位)接触导致的创伤

如果上面的病变被排除,那么一定是足趾尖与鞋的前部内层相接触而导致的损伤。其他措施也是有用的:

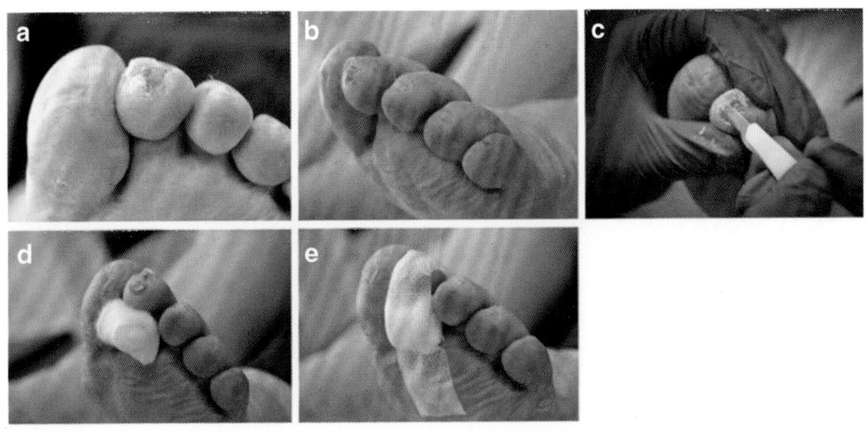

图 6.7　(a,b)第 2 趾尖病变。(c)清创治疗。(d,e)在屈曲部位固定毛毡。

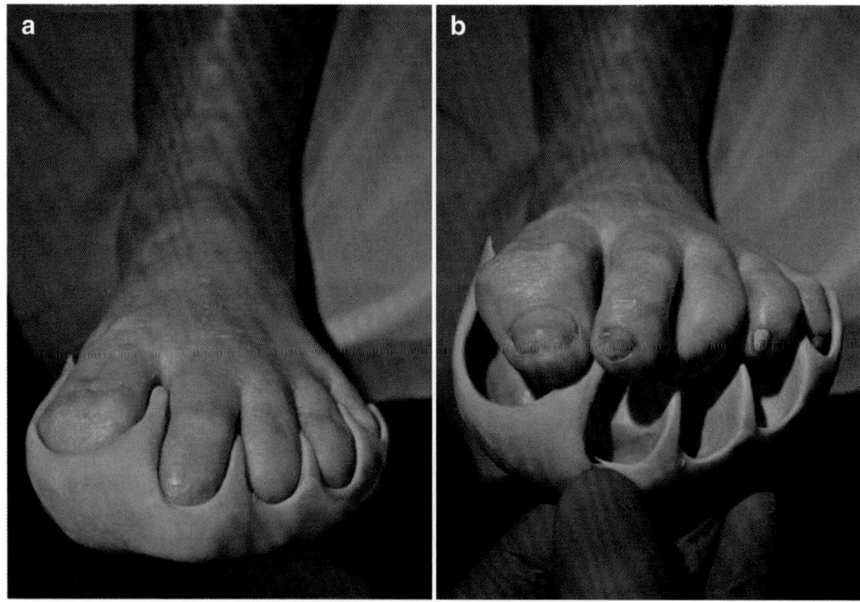

图 6.8 (a,b)矫形器。

1.避免足趾与鞋尖接触

- 创造一些空间,比如增加鞋的长度(大约等于患者踇趾厚度的一半)。

2.穿无接触风险的鞋

- 没有鞋头的鞋。

3.预防足在鞋里向前滑动

- 设计当系好以后能够预防足向前滑动的鞋。
- 鞋带或鞋扣应该方便使用。
- 培训患者穿这种鞋并且适当系好鞋带或鞋扣。
- 鞋的纵轴应该比踝部要高,这样就可以把足包紧,从而预防足向前滑动。

6.6 内部减压原则

内部减压的外科手法可以有效地永久纠正足趾病变:

• 长屈肌腱切开术对于所有足趾都是有效的(图 6.9)。这个方法已经被充分研究,容易操作,风险小,能够纠正足趾病变[3-9]。切断的方式推荐“官方程序”[6],使用一个针头就可以完成(详见第 20 章第 20.4.1 节)。一定要整体考虑,要考虑患者 PAD 的适应证。因为溃疡的愈合需要更多的血液供应。

• 在僵硬的关节囊导致部分固定的情况下,关节囊可以被打开,这个操作称为“关节囊切除”或“关节囊松解”(详见第 20 章第 20.4.3 节)。

• 如果足趾远端骨质受累,那么任何坏死的骨都要切除(详见第 20 章第 20.5.1.1 节)。切除骨质以后它的边缘要在创面中。踇长屈肌(FHL)或趾长屈肌(FDL)切断和坏死骨切除

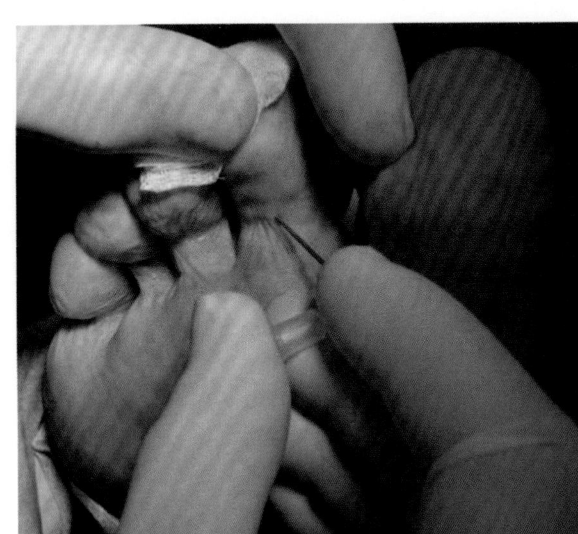

图 6.9　图示右足第 2 趾趾长屈肌切断术。

在一次手术中同时完成。经过短期的减压和抗生素治疗,切除部位的感染迹象可以预期清除,创面可以在二次干预中闭合。

如果累及骨质,愈合的时间是无骨质创面的 4 倍。对于 Wagner 1 级或 2 级创面,进行了踇趾的操作,平均愈合时间是 13 天,Wagner 3 级的创面,平均需要 49 天[4]。所以干预要尽可能地在早期进行。

6.7 总结

- 足趾尖病变很常见。它们主要是由于足底病变,其次为足趾与鞋的接触所致。
- 踇趾病变(包括趾甲)是糖尿病足最危险的病变之一。这些病例通常需要治疗 PAD。
- 踇趾对于完整的步态非常重要,如果可能,尽量避免踇趾截肢。
- 减压容易做到,这样就会减少很多不必要的截肢。踇长屈肌切断术是非常有好处的。它可以加快创面闭合,避免截肢和预防复发。
- 一旦诊断为糖尿病足溃疡,就要去检查鞋子以发现是否存在问题。同时要检查鞋系带或系扣的地方,尽管它们通常不是主要原因。在常规检查中,首先要判断是否存在足趾病变。如果存在,就可以抓住机会做趾长屈肌或踇长屈肌切断术,这样患者会获益。

6.8 病例汇报

一例退休的老年男性患者,69 岁,独居,患 2 型糖尿病 15 年,有多发性神经病但是没有 PAD。其他并发症:肥胖,2 年内右足踇趾尖出现过 3 次溃疡。目前病变是得克萨斯大学分级 3B,伴有趾尖粗隆骨炎(图 6.10)。

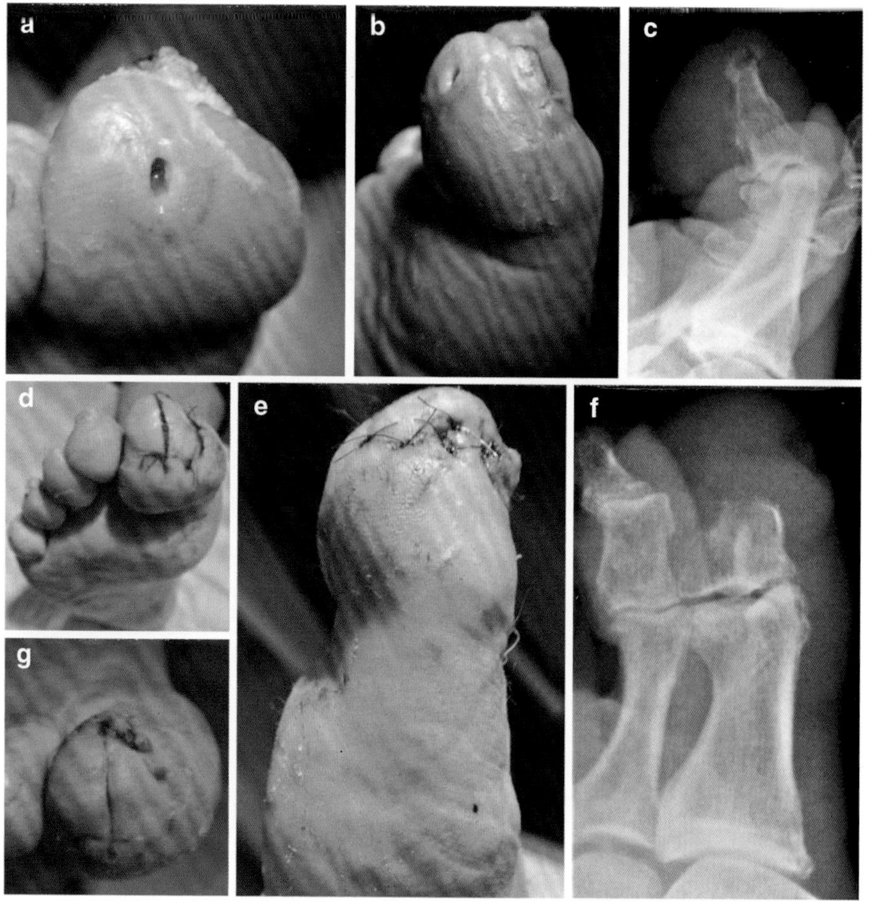

图 6.10 (a~k)踇长屈肌切断术,同时切除趾骨粗隆,适应性缝合,在感染体征都消失以后做二次愈合。抗生素根据药敏结果进行调整,在门诊局部麻醉下进行手术。减压装置是治疗鞋,图示 0~27 天和 8 个月以后(I)的情况。(待续)

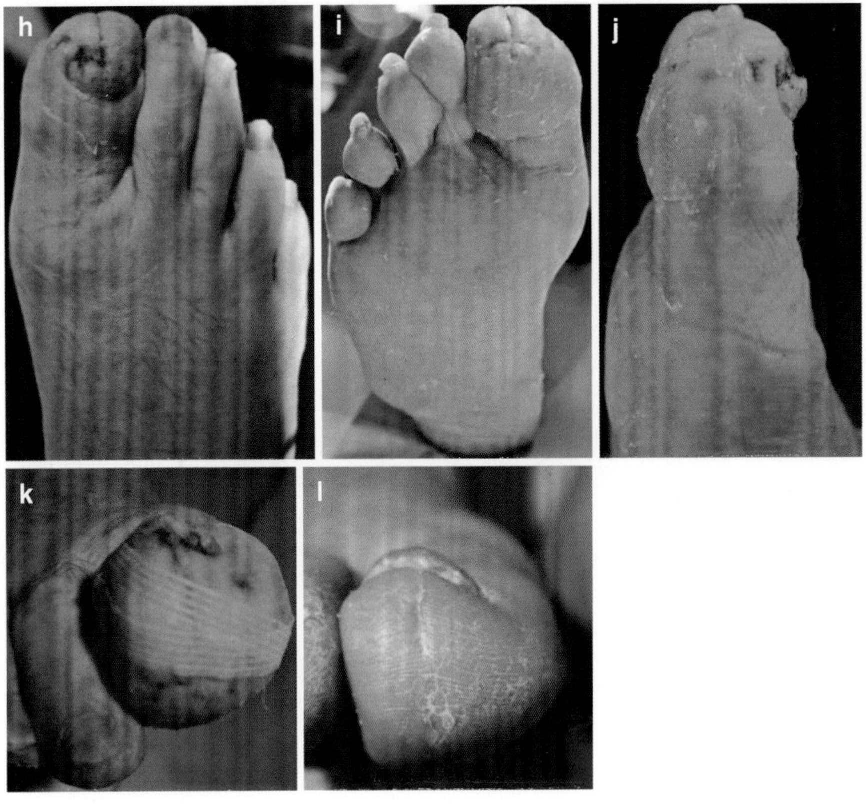

图 6.10(续)

(徐俊 译 许樟荣 校)

参考文献

1. Tovey FI. The manufacture of diabetic footwear. Diabet Med. 1984;1(1):69–71.
2. Ince P, Abbas ZG, Lutale JK, Basit A, Ali SM, Chohan F, Morbach S, Mollenberg J, Game FL, Jeffcoate WJ. Use of the SINBAD classification system and score in comparing outcome of foot ulcer management on three continents. Diabetes Care. 2008;31(5):964–7.
3. Kearney TP, Hunt NA, Lavery LA. Safety and effectiveness of flexor tenotomies to heal toe ulcers in persons with diabetes. Diabetes Res Clin Pract. 2010;89(3):224–6. https://doi.org/10.1016/j.diabres.2010.05.025.
4. Engels G, Stinus H, Hochlenert D, Klein A. Concept of plantarization for toe correction in diabetic foot syndrome. Oper Orthop Traumatol. 2016;28(5):323–34. https://doi.org/10.1007/s00064-016-0453-9.
5. Laborde JM. Neuropathic toe ulcers treated with toe flexor tenotomies. Foot Ankle Int. 2007;28(11):1160–4. https://doi.org/10.3113/FAI.2007.1160.
6. Lountzis N, Parenti J, Cush G, Urik M, Miller OF III. Percutaneous flexor tenotomy—office procedure for diabetic toe ulcerations. Wounds. 2007;19(3):64–8.
7. Pollard JP, Morrison PJ. Flexor tenotomy in the treatment of curly toes. Proc R Soc Med. 1975;68(8):480–1.
8. Tamir E, McLaren AM, Gadgil A, Daniels TR. Outpatient percutaneous flexor tenotomies for management of diabetic claw toe deformities with ulcers: a preliminary report. Can J Surg. 2008;51(1):41–4.
9. van Netten JJ, Bril A, van Baal JG. The effect of flexor tenotomy on healing and prevention of neuropathic diabetic foot ulcers on the distal end of the toe. J Foot Ankle Res. 2013;6(1):3. https://doi.org/10.1186/1757-1146-6-3.

第 7 章 踇趾扭转(3)

位于踇趾内侧的溃疡(图 7.1)几乎都是由于足趾内侧的跖化。尽管严格来说是内侧,但是它一般不与鞋的上方接触,这些地方常会由于压力导致溃疡,足趾会向鞋底的内侧扭动。这个病变基于几方面的病理生物力学过程,这些过程需要用不同的方法来治疗。

7.1 病理生物力学和压力点

踇趾内侧有 3 个骨性突起,因此可能成为内在的溃疡点:

第 1 个 踇趾远端内侧基底部。

第 2 个 踇趾近节趾骨内侧髁(图 7.1b)。在趾间关节区域,有两个相邻的属于两个趾

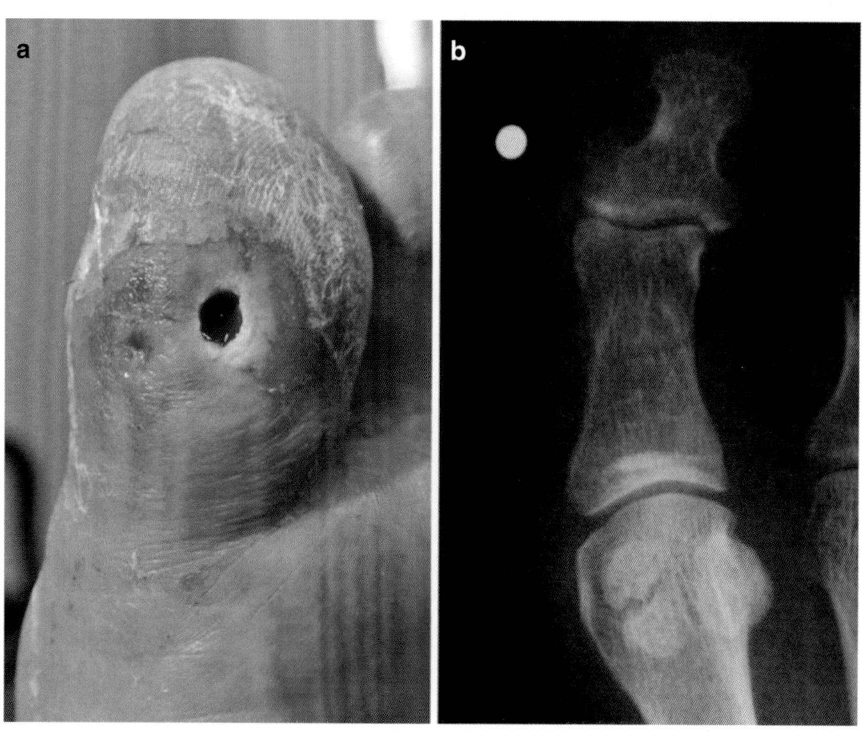

图 7.1 (a)4 个损伤中 3 个位于踇趾内侧的趾间关节上。(b)用一个白点标注溃疡。溃疡是由于踇趾远节趾骨基底部压力增大所致。有一个额外的发现是患者存在一个天生分裂的籽骨。

骨的内侧突起。它们在做手术时常在一起,很明显就是这个原因。

第 3 个　趾尖粗隆内侧边缘(图 7.2)。这个部位几乎没有软组织保护。

在健康人中,这些突起部位不承重,因此不受软组织的充分保护。一旦出现病变,它们就会承担过度的压力。为了对抗这些压力,就会出现足趾扭动(图 7.3)。扭动会伴随着或多或少的足趾爪形变或趾间关节过度伸展。如果这种爪形持续,病变就会在趾尖粗隆内侧的上面出现。如果趾间关节过度伸展存在,病变就常会在趾间关节的下面出现。

几个病理生物力学现象作用于这个位置。一些引起扭转,一些导致肌腱过度拉伸。此外,足部过度外展会加重内侧边缘负荷。

1.为什么踇趾被允许做扭转运动?

• 第 1 跖趾关节的骨结构是一种椭圆关节,由于仅仅通过韧带发挥作用,所以关节运动的范围有限。这些韧带可以被过度拉伸以允许这个椭圆关节的扭转运动。

• 踇外翻畸形很常见,这就增加了跖趾关节韧带的拉伸。这个畸形本身也与踇趾扭转异位有关。

• 第 1 跖跗关节通常活动度较大,也就是说,它的韧带不是很紧。它们会使整个第 1 趾的方向(详见第 2 章第 2.5.2.3 节)做扭转运动,使得内侧面轻微地转向足底位置(图 2.17 和

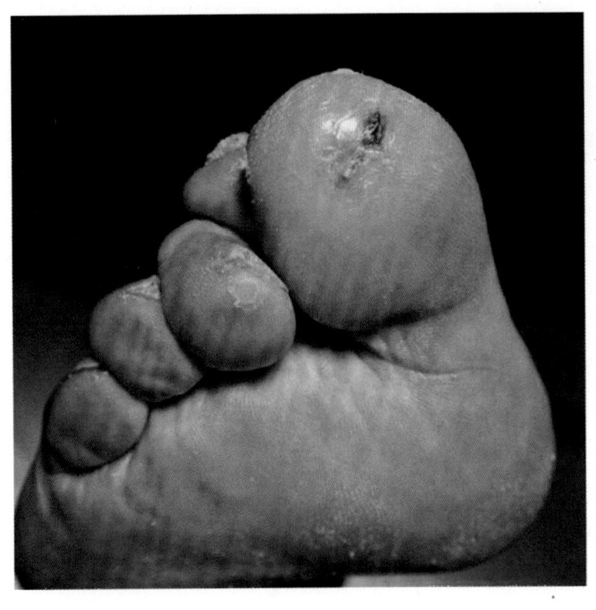

图 7.2　踇趾尖内侧溃疡。

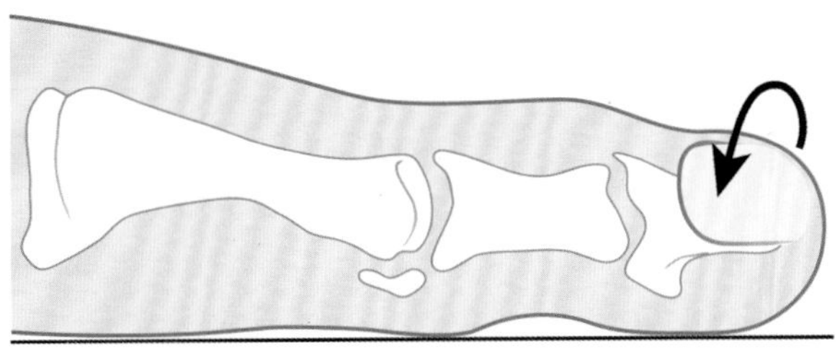

图 7.3　由于扭转导致踇趾内侧出现病变。

图 2.18)。它也会导致第 1 跖骨外展,这个常容易看到。

• 在内侧柱(胫后肌腱不足或破裂)不稳定的病例,内侧弓变平。在这个旋前的位置前足会轻微扭转。这种扭转运动就会使踇趾扭转,使得足趾内侧更容易接触足底位置。

• 在一些病例中,踇外展肌腱不仅附着在趾骨的近端,也附着在趾骨的远端。与第 1 跖骨头内侧异位一道,肌腱也会异位到足底侧并导致扭转运动和踇趾向足底弯曲(图 7.4)。

2.什么导致肌腱看起来变短了?

• 事实上,糖尿病可以使肌腱变短,可以使胶原纤维分子发生改变。肌肉缩短也可能由于其他未知的机制作用于肌腱。

• 踇趾足底侧肌腱覆盖的距离变长。

• 内侧足弓变扁平,舟骨压力增加(足弓下的突起)和踇长屈肌张力增加(图 7.5)。

• 压力驱动内侧弓基石分离,但足底筋膜的张力去阻碍这个运动。这段距离也必须由

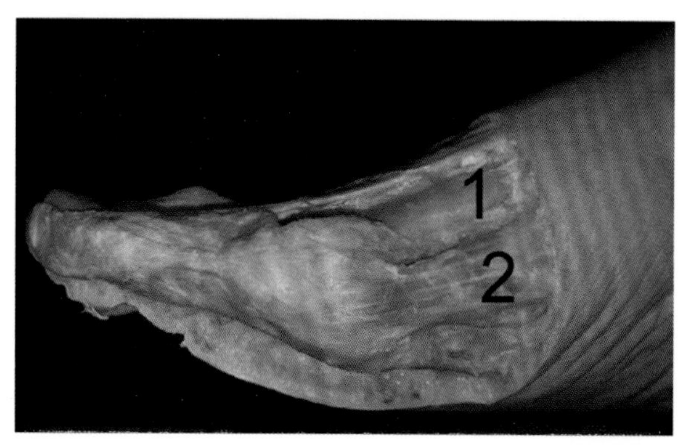

图 7.4 踇外展肌腱(2)固定于第 1 跖骨(1)的足底侧和跖骨头的足背侧。因此这个肌肉不仅可以外旋踇趾,而且主要作用是加强第 1 跖趾关节的跖屈。在踇外翻的病例,这种跖屈的作用被加强且足趾被额外扭转。

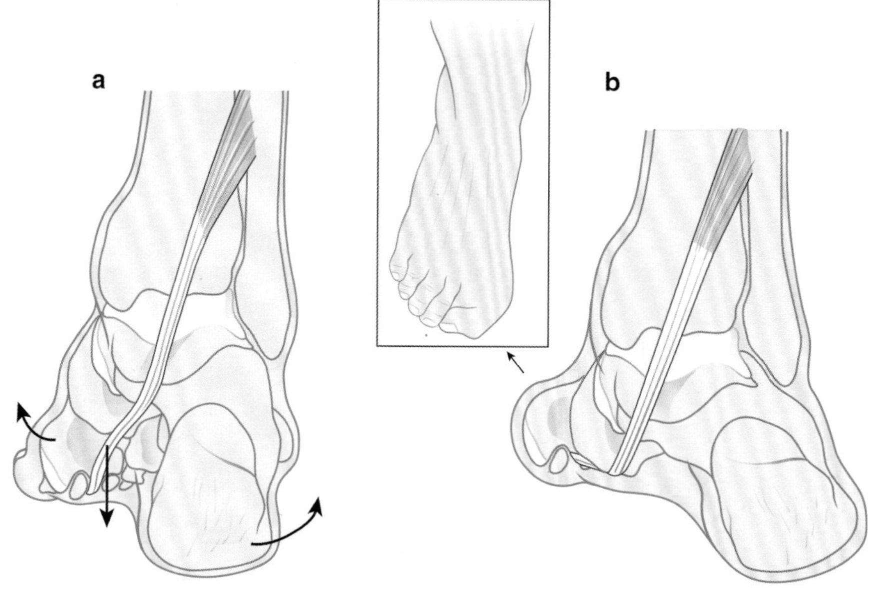

图 7.5 踇长屈肌走行的示意图。肌腱收缩增加导致内侧柱变扁,由于扭转导致了踇趾畸形。

踇长屈肌覆盖。同类效应,由于所谓的“绞盘机制”(详见第 2 章第 2.5.4.3 节)使足底筋膜变紧,也增加了最后站姿踇长屈肌的牵拉。

3.这个张力如何扭转踇趾?

所谓的“弓弦”效应(图 7.6)生动地解释了张力如何使踇长屈肌弯向内侧弓,反之亦然。内侧足弓的骨相当于弓,踇长屈肌的位置不仅相邻跖骨,而且更邻近外侧,相当于弦。踇外翻畸形不需要。与真正的弓相对比,肌腱不适应弓的两端,但是一直持续,形成了足趾远端屈肌腱。当弓给予压力,肌腱增加收缩导致踇趾非生理性屈曲。由于地面不会让步,这种自发的扭转是唯一可行的应对这种强弯曲的方式。

踇长屈肌倾斜位于足趾远端足底处。牵拉不仅使踇趾屈曲,而且使踇趾扭转,进一步使踇趾内收(图 7.7)。

4.踇趾内侧病变也可以由外展足引起。外展足在站立的时候用踇趾内侧的部位而不用远端趾骨中部。在许多扁平足,足是外展的(“向外放置”),然后足角就变宽。这是为什么扁平足的人足跟是外翻的,后足和中足的关节因此不被锁定,足就会像摇椅一样屈曲过度而不能工作。在向前行走时,人体为了使这个不稳定的足平稳,那么就会习惯性地把足外展,甚至超过了扁平足本身所需要的程度。

7.2 检查

一般来说,踇趾扭转是一种功能性畸形。在足部静止时,只能是怀疑。因此需要激发试验(详见第 3 章第 3.4.1 节),如上推试验、爪形试验、站立的功能试验和抬脚跟试验,对于本部分的诊断是非常重要的。在做这些试验的时候,患者自己不会充分做这些运动,所以就不能发现病变。为了使患者不灰心、能够正确地理解这些机制和治疗,需要专门告诉患者如何做、什么时候改变位置、分几步完成。在一些病例,测试需要持续 5 分钟,直到行走的过程中

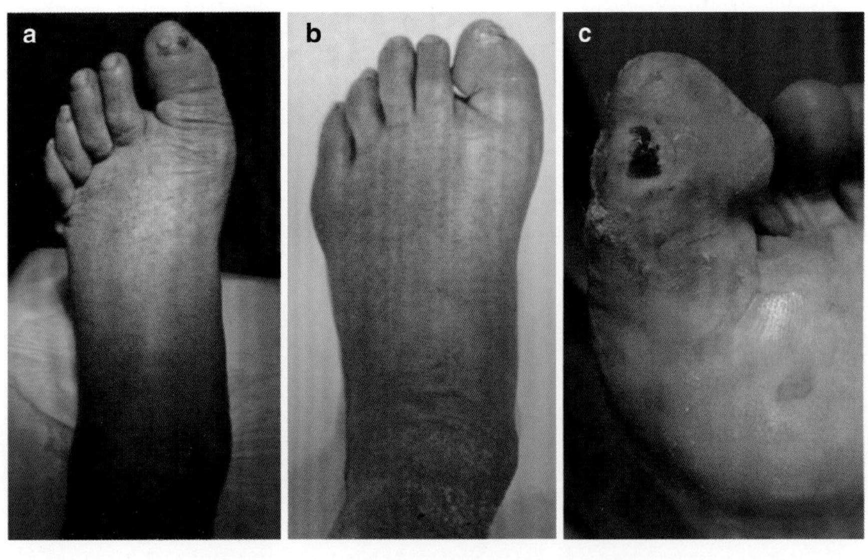

图 7.6　(a~c)负荷下弓弦效应的临床表现。

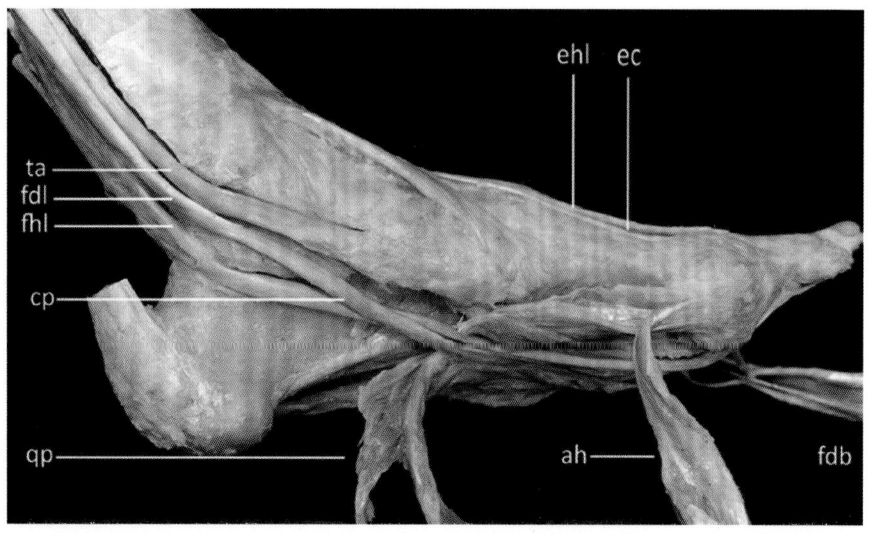

图 7.7 足内侧肌腱的走行解剖图。ta 代表胫骨前肌腱，ehl 代表踇长伸肌腱，ec 代表第 1 跖趾关节关节囊的伸肌，fdl 代表趾长屈肌腱，fhl 代表踇长屈肌腱，cp 代表足底交叉（趾长屈肌与踇长屈肌在此交叉），qp 代表跖方肌，ah 代表踇外展肌，fdb 代表趾短屈肌腱（qp、ah 和 fdb 在近端被分离）。

一些运动反映出不好的动作。

踇趾内侧病变主要是由于踇趾扭转，除非被试验排除。

非常有必要观察患者行走，可以评估由平足引起的角度和功能受损。

此外，可以进行小腿短三头肌的测试，可能包括 Silfverskjöld 测试（详见第 3 章第 3.4.1 节），以发现跟腱功能不良。其可以导致前足负荷过重或加重扁平足。

7.3 统计学

图 7.8 的数据显示这些病变是单纯神经病变的结果。骨受累极少。所以在这种情况下极少截肢，但溃疡复发很常见。

7.4 外部减压原则

什么时候进行外部减压操作应牢记在心。如何使用毛毡见前两条原则（图 7.9）。

1.对压力点及周围减压

- 在压力高的区域下把鞋垫变薄、变软。在使用毛毡给创面减压时，在伤口边缘之外准备一个 3mm 的凹槽。这个凹槽不得为圆形，也不得作为单一措施使用，而应始终与支架结合使用（详见第 19 章第 19.2.2 节和第 19.2.3 节）。
- 增加对踇趾远端的支持。如果在步态中踇趾远端没有向足底屈曲（比如做完屈肌腱

		踻趾内侧	踻趾髁突	踻趾内侧顶端
概率		6.1%	4.6%	1.4%
骨受累		9.7%	8.9%	12.2%
PAD		35.4%	33.6%	41.2%
血运重建		8.7%	7.6%	12.1%
踝以下截肢		5%	4.4%	6.8%
踝以上截肢		1.3%	1%	2%
缓解时间		93	88	99
病程>180 天		30%	28.8%	33.8%
一年复发		45.7%	46.1%	44.4%

图 7.8 踻趾内侧病变(橙色)基准图,以柱形图的高度表示足所有实体内侧病变的概率。

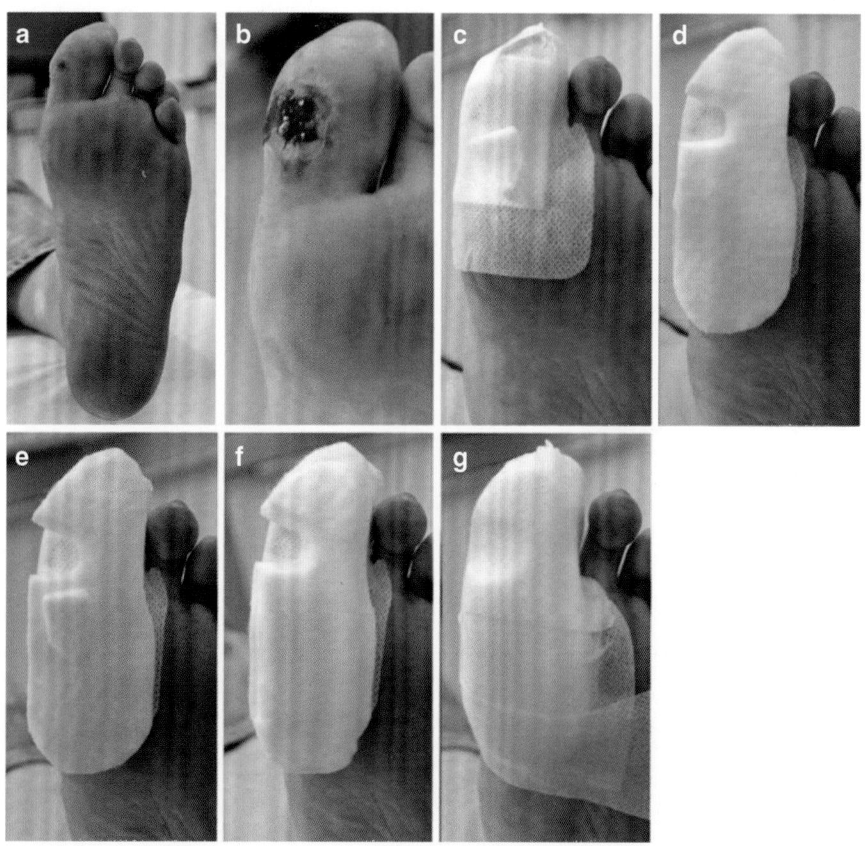

图 7.9 (a~g)把垫子放在踻趾的趾间关节。内在压力点通常在内侧髁,这个地方就要少放 2~4 层毛毡。

切断术以后),这一条就可以忽略。

2.升高第1跖趾关节。升高第1跖趾关节就会增加踇趾下面的空间。这种垫子的缺点是会增加前足扭转来平衡中足与后足。当后足和中足在步态中外翻时,那么前足的这种扭转就已经存在,但是前足的内侧就会增加对地面的压力来纠正这种扭转。前足通过增加旋后来对抗中足和后足,这样压力进一步升高并达到第1跖趾关节和第5跖趾关节,有可能发展为夏科足。

3.降低肌肉或肌腱过度的前负荷:

- 鞋的前端变低。
- 对于马蹄内翻足("跟腱缩短")的病例需要抬高后跟。必须小心操作,因为它会降低前足并增加足趾的压力。使用摇椅样鞋底可以同时解决前足和足跟的问题。

4.升高足内弓。中度支持足内弓可以把压力转移到足的外侧缘,但是要考虑到所带来的额外压力。在解剖上,内弓本身没有承重功能,这就有可能在舟骨处出现溃疡。因此,设计良好的软鞋垫就应该被放置在舟骨下面。

5.用摇椅样鞋底,并且它的最高点作用于跖趾关节的下方,从而降低这个区域长时间的高压力。最高点越向远端,踇趾的减压效果越好,但这样就很难行走。所以需要找到一个折中的方法。在外翻足的病例中,摇椅样鞋底的轴的方向要与运动方向一致(图19.27)。

6.使用摇椅样鞋底来避免鞋底在站立的时候弯曲,或许额外加硬的鞋底可以预防跖趾关节的背侧拉伸。这是对很多实体有效的措施,但是对患者是一个挑战,因为他必须适应用硬鞋底走路。

7.5 内部减压原则

为了精确地检查哪种机制产生了过度负荷,需要请患者站立或行走来进行仔细检查。趾间关节内侧压力点的去除可以永久性地解决问题。近端趾骨头内髁切除术可以解决这个问题(图7.10)。因为这个操作涉及关节和骨,所以比跟腱手术有更高的感染风险(详见第20章第20.5.1.4节和图20.19)。

踇长屈肌切断术可以预防因为降低扭转而出现的足底病变(详见第20章第20.4.1节)。首先通过踇长屈肌切断术去扭转,这个方法操作快捷,风险很低。如果已经充分减低了受累部位的压力,则不必再进行第二步。如果不能充分行外部减压,就需要去除内在压力点。在踇外翻的病例中,畸形矫正以后,创面会很快愈合。有时这是减少长期负荷的唯一的有效方法。

7.6 总结

- 踇趾内侧的损伤主要由于踇趾的扭转。为了不错过引起溃疡的真正原因,必须进行检查,包括一些激发试验。

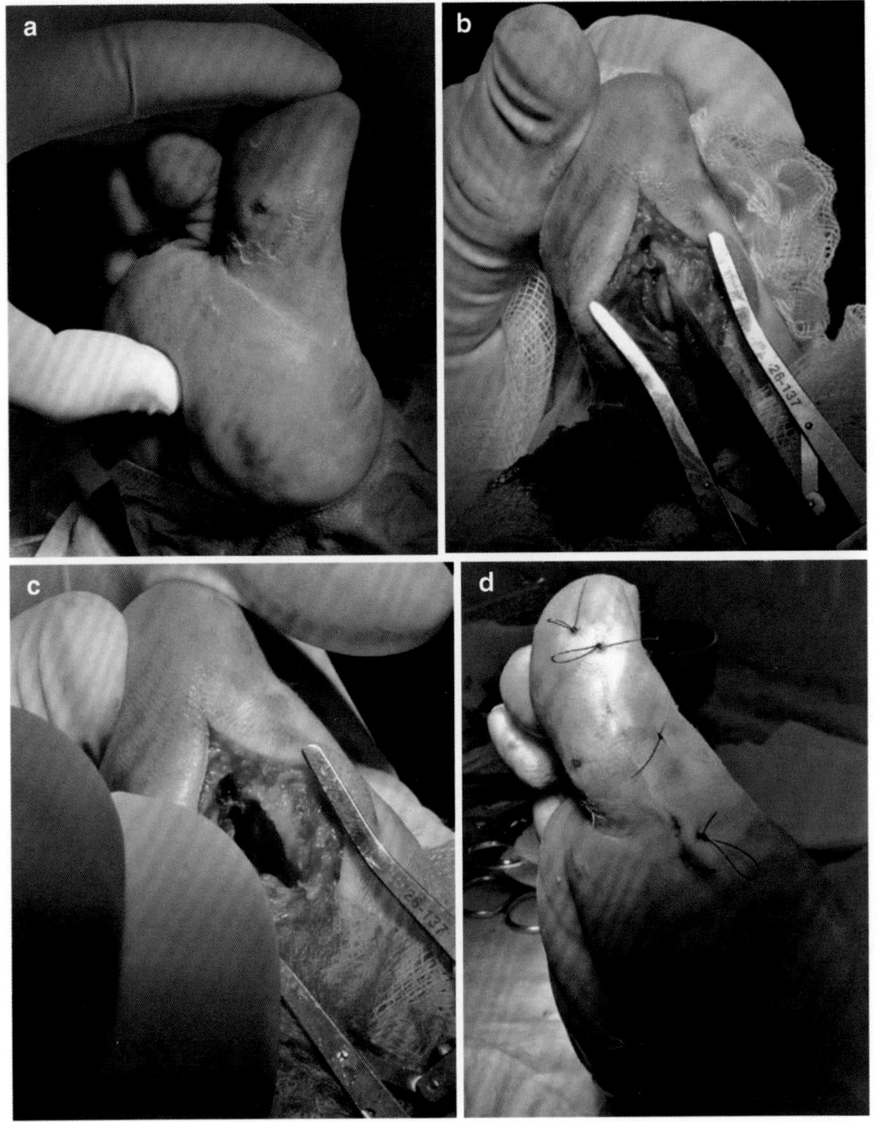

图 7.10　(a~d)踇趾近节趾骨头部髁突切除术,术前、术中和术后。

- PAD 治疗的必要性较小。它是一种更为先天性的神经病变。
- 这些损伤会持续存在并易于复发。因此,应该考虑早期外科手术纠正。
- 在进行内部减压前必须给予详细检查。长屈肌切断术、骨性突起去除和矫正踇外翻畸形是有效的内部减压方法。

(徐俊 译　许樟荣 校)

第 8 章 踻外翻(第 1 跖趾关节内侧,4)

第 1 跖骨头的内侧是一个骨性突起,这个区域容易发展为压力性溃疡(图 8.1)。在踻外翻畸形的时候,骨性突起就特别明显和容易受损。

8.1 病理生物力学和压力点

在踻外翻病例中,第 1 跖骨逐渐向内翻的位置偏离,跖骨头在前足的内侧突起(详见第 2 章第 2.5.5 节)。其他情况下,延长的关节需要额外的空间。突出的跖骨头会导致压力增加并产生溃疡。

通常这处的溃疡较深,并不暴露出骨质,就像一个囊被打开。通常这是一个假囊,并不会接触到跖趾关节。有时也会有一个真囊存在,但是不会与关节相连[1]。

内部压力点位于内翻姿势的第 1 跖骨头。外部的压力点通常是鞋。

8.2 统计学

图 8.2 中的数字没有表达到达极值的趋势。

8.3 外部减压原则

垫片和足够宽的鞋是降低这个部位负压最好的方法(图 8.3)。

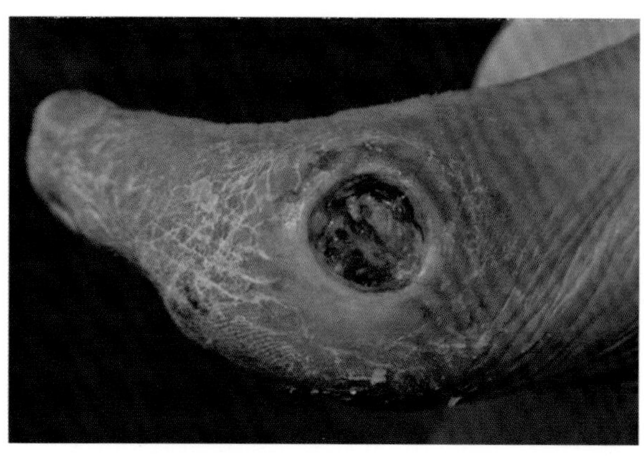

图 8.1 第 1 跖趾关节上的溃疡。

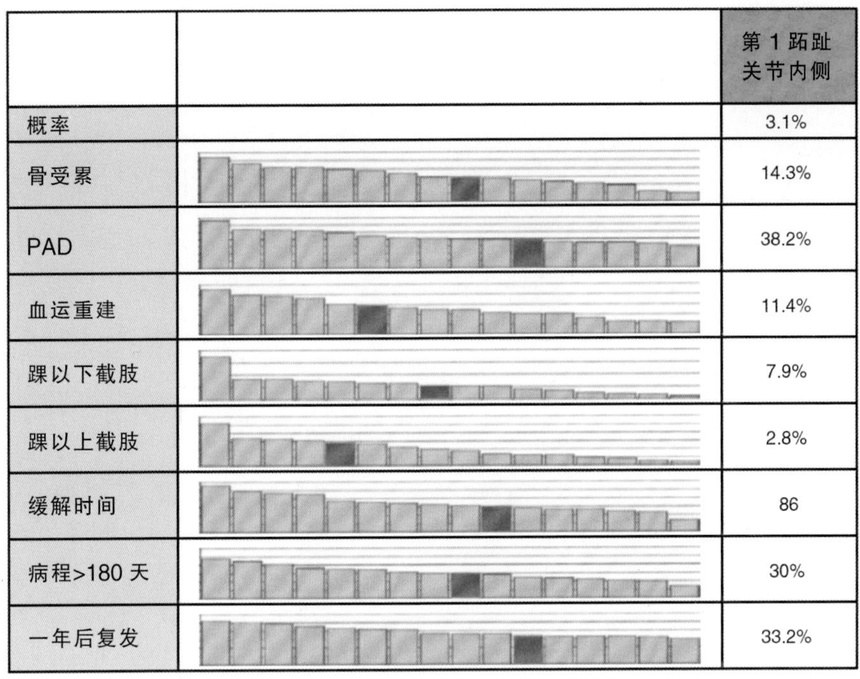

图 8.2 第 1 跖趾关节内侧病变(橙色)的基准图,柱形图表示各部分的概率,并以降序表示。

在创面闭合后,必须有足够宽的鞋以避免复发。

8.4 内部减压原则

有许多外科手术可以纠正踇外翻。这些手术通常有以下特点:

(1)手术的目的是再建立一个跖趾关节下籽骨复合体的位置。这就消除了弓弦效应,因为该效应的存在会维持踇外翻畸形。

(2)这个手术涉及骨、肌腱和植入异体材料。

(3)术后必须用支具固定整个足趾。为了有效地减轻神经病变患者的痛苦,任何接触压力的可能都要排除。

(4)强化物理治疗后护理非常重要。

(5)由于纠正畸形需要植入异体,所以开始这项操作前,溃疡应该是闭合的。

为了降低再发溃疡的风险,矫形操作必须在创面闭合之后。有时,明显的畸形不进行手术就不可能实现创面愈合。在这种情况,可以实施"外侧释放"[2]。这可以看作踇外翻矫形手术的一部分,但也可以分开来做。踇内收肌的横头肌腱被切断并插在第 1 跖趾关节籽骨外侧(图 8.4)(详见第 20 章第 20.4.4 节)。而且,突出的跖骨内侧和一个假囊可以被去除。为了将这种局部重新定位的骨保持在这个位置数周,可以临时用克氏针或硬胶带敷料。在创面闭合以后,要进行评估,是否需要再做一次手术来纠正畸形。这是治疗有神经病变的糖尿病足溃疡患者的策略。

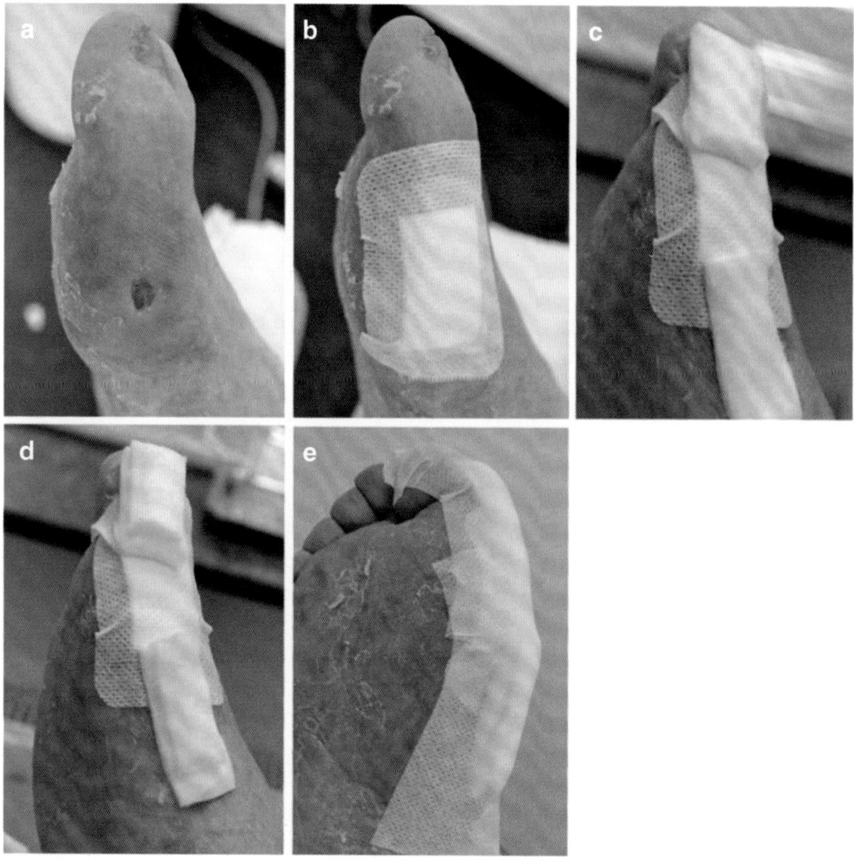

图 8.3 垫片缓解第 1 跖趾关节处的溃疡。(a,b)清创和覆盖溃疡。(c,d)近端双层折叠,远端溃疡处放置垫片。(e)放置垫片。

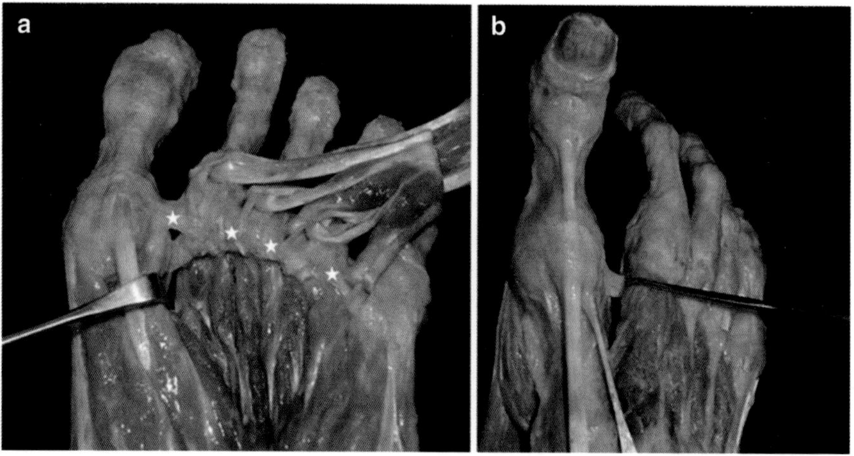

图 8.4 踇内收肌横头肌腱的插入(黄色)。(a)足底观,跖深横韧带(*)。(b)足背观,跖深横韧带被去除。

最好的手术主要取决于患者的年龄和运动量以及是否能够接受手术。在许多踇外翻手术病例中,就像糖尿病足的其他手术一样,少即是多。

8.5 总结

- 假囊通常要在不会影响到关节和骨的情况下打开。
- 通过外部固定溃疡的治疗通常是成功的。
- 复发是常见问题。在缓解期,应该和患者讨论外科纠正踇外翻畸形的可能性。

(徐俊 译　许樟荣 校)

参考文献

1. Schweitzer ME, Maheshwari S, Shabshin N. Hallux valgus and hallux rigidus: MRI findings. Clin Imaging. 1999;23(6):397–402.
2. Hromadka R, Bartak V, Bek J, Popelka S Jr, Bednarova J, Popelka S. Lateral release in hallux valgus deformity: from anatomic study to surgical tip. J Foot Ankle Surg. 2013;52(3):298–302. https://doi.org/10.1053/j.jfas.2013.01.003.

第 9 章
跗趾：足底趾间关节(5)

健康足的跗趾的趾间关节(IP)弯曲很少受到压力(例如，赤足攀爬)。如果这个区域处于压力之下，由于缺乏抵御压力的能力，从而很容易出现溃疡(图 9.1)。

9.1 病理生物力学和压力点

这个区域的基底部发生了病理生物力学的改变：

(1)趾间关节的病理性压力升高继发于第 1 跖趾关节僵硬(跗外翻或僵硬)。跖趾关节的僵直可能是由于关节病或由于跖骨底部抬高而限制了运动(第 2 章第 2.7.4.3 节和图9.2)。

(2)在长屈肌走行方向上的附属籽骨也是一个可能的压力点(图 9.3)。

由于跖趾关节活动受限(跗外翻或僵直)，跗趾不能背屈(被动向足背伸张)，而这种背屈是行走时所需要的。由于在站立后跗趾需要背屈，至少必须是跗趾远端，趾间关节需要适应这种运动。生理情况下，这个关节不会超过中央位置而发生背屈。高压作用于趾间关节的足底。生理情况下骨性突起会保护性地藏在远端趾骨的脂肪垫下。关节的这些部分就变成了承重部位，就会形成内部压力点，从而出现过度角化、溃疡前病变或溃疡。溃疡主要位于近节趾骨头内侧髁(图 2.57)，但是也可以发生在关节的其他部位。当僵硬的跗趾不能作为溃疡的唯一原因时，就非常有必要检查附属的籽骨。

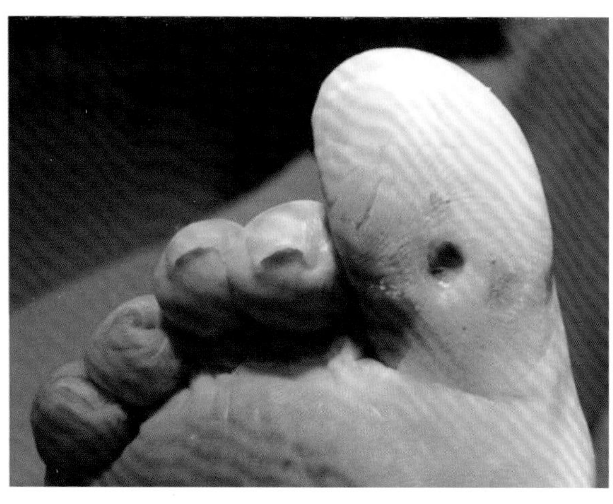

图 9.1　趾间关节足底处溃疡。

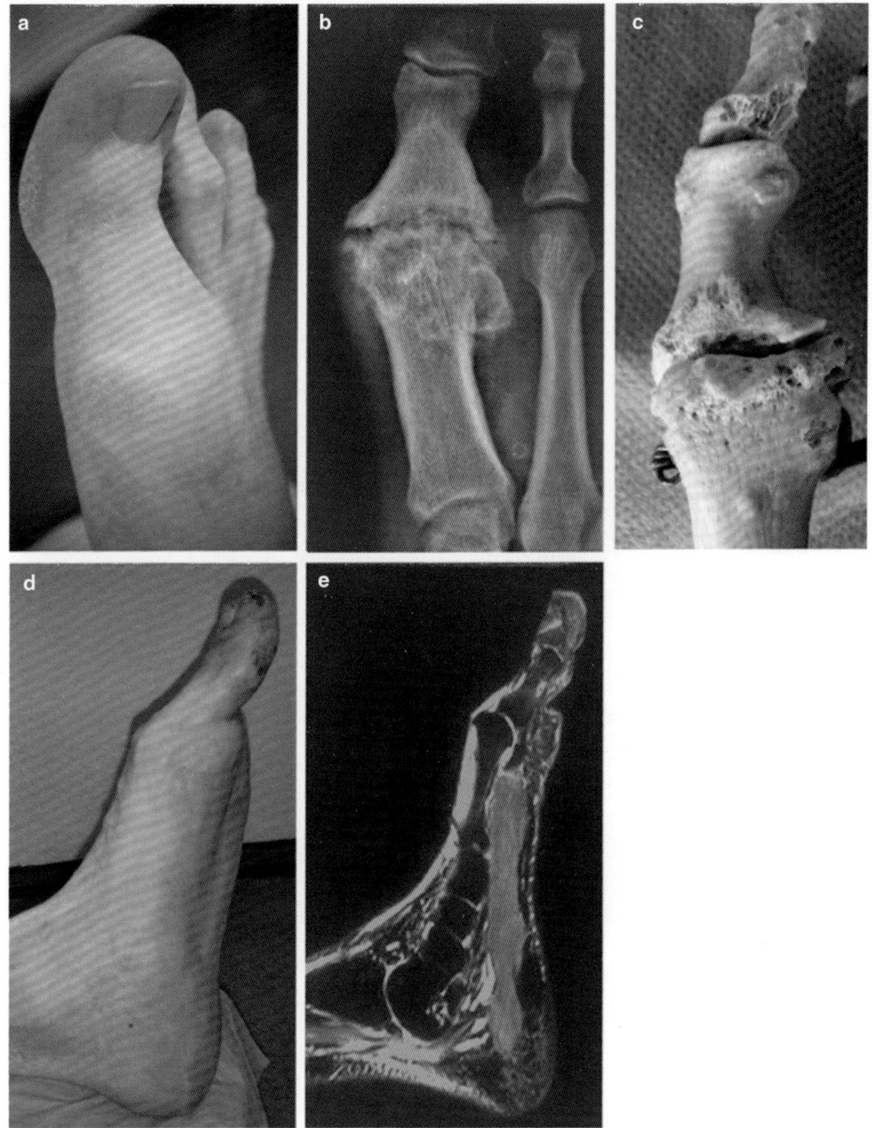

图 9.2　(a~c)关节炎导致踇僵直的临床表现，放射学表现和解剖示意图。(By kind permission of Prof. Dr. rer. nat. Jürgen Koebke, Centre for Anatomy, University of Cologne.)(d,e)由于跖骨翘起而导致功能受损。

内部压力点：

(1)近节趾骨头，可以作为跖骨的延伸，内侧髁尤为突出。

(2)在长屈肌走行上，附属的籽骨也可能变为一个压力点。

9.2 检查

已经形成的畸形通常很容易检查出来。关节炎性的跖趾关节常有骨赘暴露，体格检查时在关节处的皮肤下可以看见突起。如果怀疑功能不良，就要做功能试验。这些试验就是让

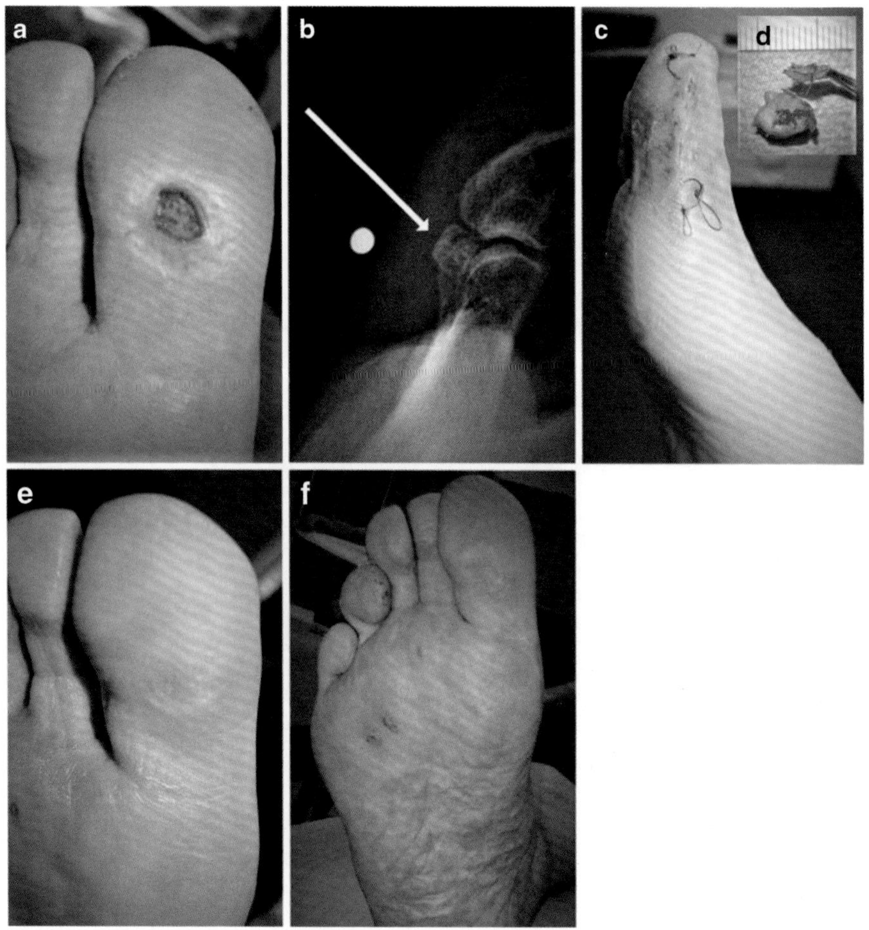

图 9.3 附属籽骨。(a)初始照片。(b)放射学,病变用白点表示,籽骨用箭头表示。(c)术后照片。(d)切除附属籽骨。(e)术后 6 周。(f)术后 2 年,期间做了第 4、5 趾长屈肌切断术。

关节被动运动。

如果关节炎不是运动受限的原因,带来的挑战可能是屈肌腱导致的。这也称为“功能性踇外翻”。可以通过做上推试验和功能性试验检查(详见第 3 章第 3.4.1.3 节和图 3.7d),试图让踇趾在跖行位(踇趾与下肢呈大约 90°角)做背屈。

在行走时更容易观察患者,当患者要落脚站立时会去寻找一种扭转运动,这时僵硬的踇趾特别容易观察到。关节和远节趾骨在地面上承受最大的压力。如果要进一步演示这个步态循环,就是扭转使脚的角度加宽,引起足跟向内,皮肤上的剪切力就非常具有破坏性。

同样,要检查跟腱功能,因为跟腱功能不全也会导致前足负荷进一步加重(详见第 3 章第 3.4.1.3 节)。对于评估最小的足跟弹性来说,这个检查结果至关重要(详见第 19 章,第 19.7 节)。宽的足跟有利于前足的外部减压,但是在马蹄内翻足的病例,会导致前足压力更高。

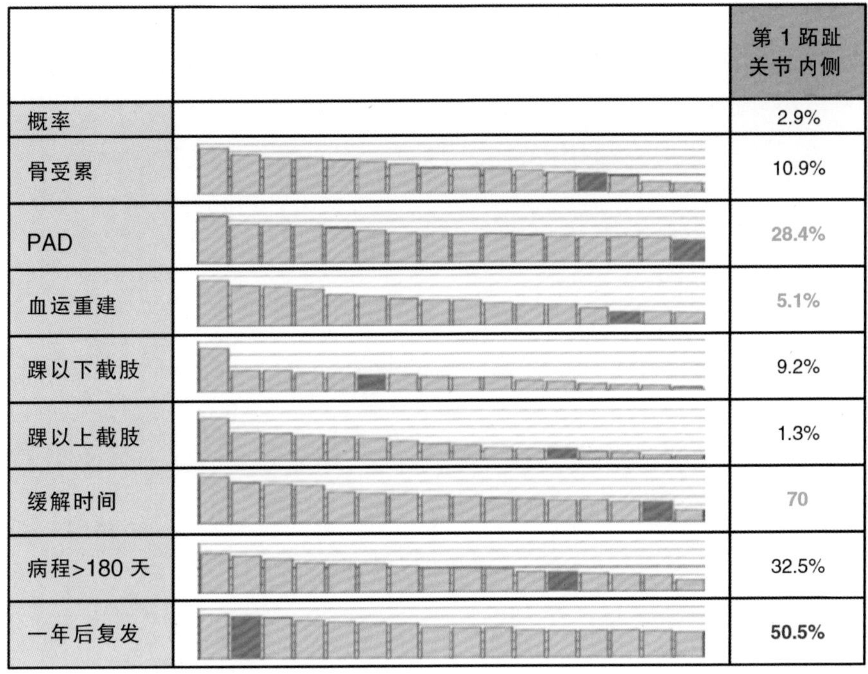

图 9.4 踇趾第 1 趾间关节处病变(橙色)的基准图，所有部位发生概率按降序排列。

9.3 统计学

数据如图 9.4 所示。骨和 PAD 在这部分比其他实体更罕见。中位愈合时间是所有实体中最低的，这提示该部位病变的严重性不高。通过对比，复发率非常高，可能的原因是保守的预防性治疗通常很困难，又不考虑外科手术。由于踝关节以下截肢比例较高，所以对这个部分进行干预很有意义。

9.4 外部减压原则

最重要的对鞋的改造是使鞋底加硬和使用摇椅样外底。下面的措施是有帮助的：

1.降低压力点及周围的压力

• 在高压力的区域，让减压材料变薄、变软。在溃疡的病例中，把毛毡放置在溃疡边缘外 3mm 处的皮肤上，就可以精确地达到减压的目的。

• 在踇趾趾间关节溃疡的病例，在踇趾的远端增加支持。可以把自粘毛毡放置在踇趾下来达到这个目的。

2.可以通过使用摇椅样鞋来减少该区域的压力及作用的时间。如果摇椅样鞋的顶端可以位于关节的附近，比如本例中位于第 1 跖骨头的下面，就可以最大限度地达到减压目的。但是这就使行走变得很困难。如果顶点只是靠近跖骨头，走路就会舒服但减压效果减弱。摇椅样鞋还可以部分预防跖趾关节背屈，原理为它将弯曲力转换为力矩。摇椅样鞋必须符合足的外展角和其他标准(详见第 19 章)。

3.可以通过消除鞋底弯曲和增强鞋底硬度增加在最终站姿时的摇椅样外底效应。这就使跖趾和趾间关节不必被动背屈。要有信心，患者一定能逐渐适应穿这种硬底鞋走路。在一些极端的例子，鞋底应该足够硬来预防任何弯曲。

4.避免鞋跟从鞋跟帽上滑出，因为一旦滑出，就抵消了鞋在前脚的益处。就和杠杆作用一样，足跟轻微打滑就会使蹞趾降低，然后增加趾间关节下压力。可以把摇椅样鞋底优化并让鞋升高到踝以上来处理这种情况。

5.允许蹞趾保持在最小可能的背屈。这是通过降低鞋尖的高度来实现的。

6.足的纵轴变扁。只有在踝部的背屈不受限制的情况下，足跟可以设计得足够扁，这是一种罕见的情况，必须找到折中的方法。

7.前脚适度的后旋可以通过抬高鞋的球区(支持第 1 跖骨头的底部和足内弓)来实现。

使用毛毡减压与蹞趾内侧溃疡的内侧髁减压类似。对于正位于中心的溃疡，隐窝也可在中央(图 9.5)。

9.5 内部减压原则

• 外科手术试图去消除内部压力点或使僵直的 MTP 关节活动。

• 如果关节可以充分活动，那么内侧髁就被识别为内在的压力点。近节趾骨头的内侧髁切除术将是有效的(详见第 20 章第 20.5.1.4 节和图 7.11a~b)。

• 在一些病例，切除蹞长屈肌腱走行上的籽骨是有效的。如果还有其他方案且这个籽骨没有感染的话，这个附属的籽骨不必切除。

• 蹞僵直的手术根据 Vanore 有专门的分类。根据维持行走的能力和疼痛的程度决定着它的 4 个分期[1]。有神经病变的患者，主要考虑预期长期行走的能力和如何减压。最常用的

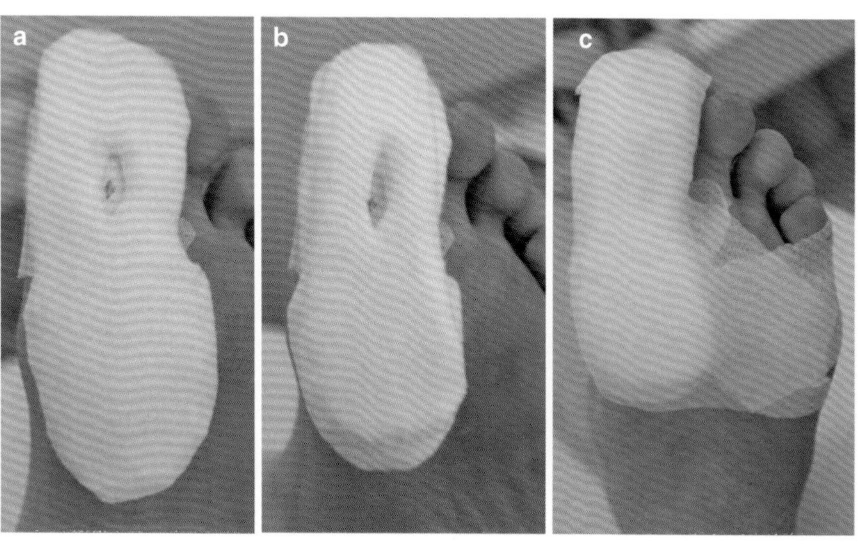

图 9.5 (a~c)蹞趾趾间关节足底区溃疡的毛毡减压。

术式就是 Valenti 手术(详见第 20 章第 20.5.2.3 节)。对于 Vanorexic 分期 2 期和 3 期(早期或晚期的关节破坏伴有疼痛)的没有神经病变的患者，可以做改良的关节切除成形术。一个三角被切除，包括破坏的关节表面和部分相邻的两块骨，留出一个开口向着足背大约 45°角的空隙。关节的足底面和足骨复合物一起被保留，关节是可以活动的(图 9.6)。

• 在延迟愈合或经常复发的溃疡，外科探查这个位置可能是有用的。因为有研究提示纤维组织会像籽骨一样产生压力，但是没有骨化，所以在放射学检查中看不到。

9.6 总结

• 通常临床检查就会很容易发现主要的始动因素：䠀外翻或䠀趾僵硬。如果不确定，应该包括常规做放射学检查来寻找附属的籽骨。

• 摇椅样鞋底和硬的鞋底对于减压是非常重要的。

• 外科减压也是可行的，最好的方法是必须单独评估。

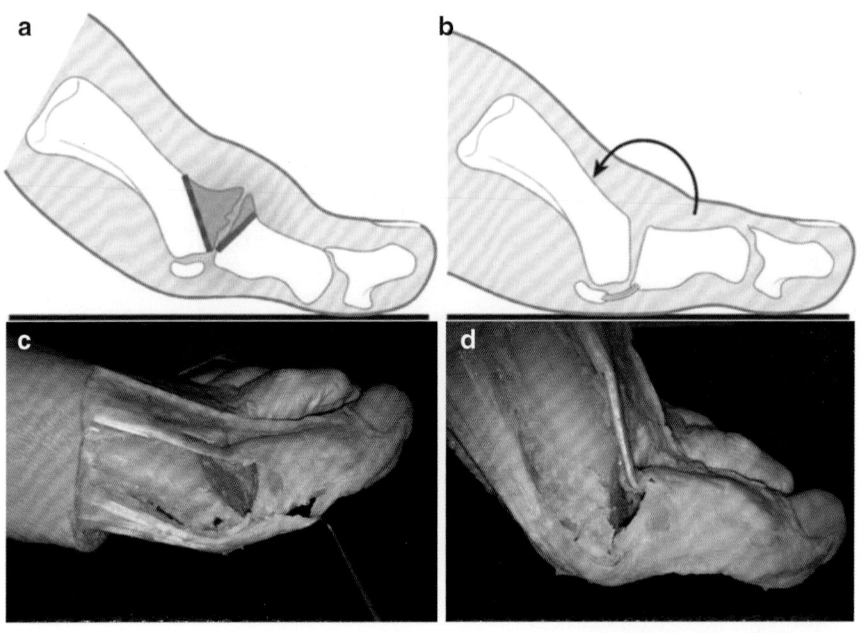

图 9.6　(a,b)根据 Valenti 术式手术。(c,d)解剖学示意图。(c)背屈位。

(徐俊 译　许樟荣 校)

参考文献

1. Wolfring A. Operative Verfahren beim Hallux rigidus. Implantationsarthroplastik im metaanalytischen Vergleich zur Resektionsarthroplastik und Arthrodese; 2006.

第 10 章 甲床病变(6)

压力是导致趾甲及其甲床受损的主要因素。低估、隐匿和重复的创伤会导致趾甲畸形,细菌或真菌也会引起趾甲感染。皮肤对于压力的代偿就是表层增厚。当趾甲增厚(趾甲真菌感染)则与鞋接触后的压力增加或起到杠杆作用,而甲床仅仅能限制伸展。因此,与周围组织相比,甲床的反映和保护能力较弱,可能会有压力过大的早期体征,这时就需要采取保护措施。

10.1 概述

甲床损伤的主要分类:

• 嵌甲。有时来自足底的慢性压力作用于趾甲,只是没有趾甲内生。趾甲会被推进甲床的边缘,反之亦然(见图 10.4)。

• 肥大的趾甲伴结构改变,例如,趾甲真菌感染,或银屑病甲下表现伴溃疡。在这种情况下,趾甲病理性角化,导致趾甲从甲床分离(图 10.8)。这种慢性损伤常由远端趾骨的过度屈曲所致。

• 趾甲创伤导致甲床受损(图 10.1)。急性典型的创伤主要在趾甲前面。但是,有时也会损坏整个甲床,有时仅是趾甲根部。

10.2 剪趾甲的方法:正确地剪趾甲

正确地剪趾甲是让趾甲比足趾短 1mm(图 10.2)。至于剪成直的还是圆的无所谓,按照

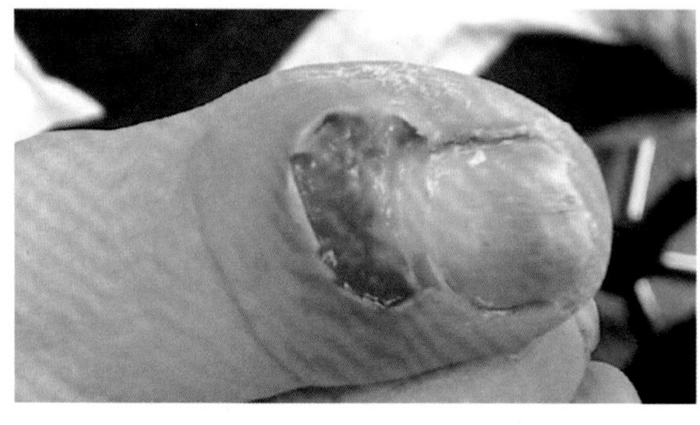

图 10.1 受损的趾甲。

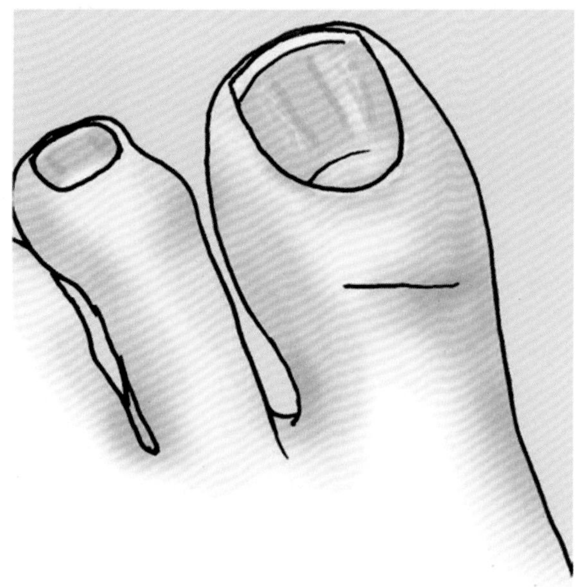

图 10.2　正确地剪趾甲。

足趾尖的形状修剪就好。在任何情况下,趾甲边缘都不应短到趾甲褶(甲沟),不再被趾甲的边缘占据,这样趾甲生长就不会长入甲沟。

10.3 内生趾甲

如果趾甲皱褶不再向远端生长就会向内生长。由于来自旁边的压力,趾甲褶皱变厚。在趾甲最后的部分变得很难剪,且容易形成刺。内生的刺引发炎症反应、肿胀、进一步撕裂、可能感染、肉芽组织增生和有时会疼痛(图 10.3)。肿胀和疼痛就会限制行走、护理的可能性,

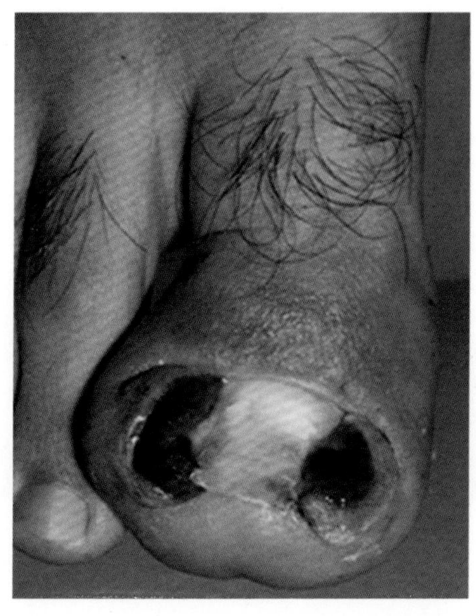

图 10.3　踇趾内侧和外侧的嵌甲。

直到最后患者寻求帮助。

踇趾内侧趾甲折叠会因为鞋或鞋的压力、远端趾骨的屈曲和扭转而受到损害。如果偏离方向的足趾尖端软组织压向趾甲,增厚的趾甲也可以变成拱形。

但是外侧趾甲折叠也会被破坏,当整个踇趾的趾甲受到内侧压力时向外侧移位。外侧趾甲折叠会受到相邻的第 2 趾的限制,所以压力来自移位的趾甲和第 2 趾。如果第 2 趾与踇趾的方向不平行,踇趾的外侧趾甲会更受挤压,但是足趾间是有空隙的(图 10.4)。也有一些内生趾甲是由于运动引起的。所以 FHL 切断术是有效的缓解和避免复发的措施。

10.4 统计学

图 10.5 显示了以下特点:

- 90%的甲床问题在踇趾。
- 骨质受累、PAD、血运重建、截肢和复发相对罕见。
- 中位愈合时间是其他部分的一半。

10.5 外部减压原则

- 足够大和长的鞋对于预防非常重要(详见第 19 章,图 19.26)。它们应该有一个直的内侧缘,没有硬的鞋尖。来自内侧缘或外侧缘的长期压力甚至会导致趾甲折叠。

> 记住:趾甲和甲床总是比鞋最软的部分更软。

- 趾甲需要护理以避免损伤:
  - 不要让趾甲长得太长。
  - 毫不犹豫地磨平增厚的趾甲。
  - 进行足部护理。

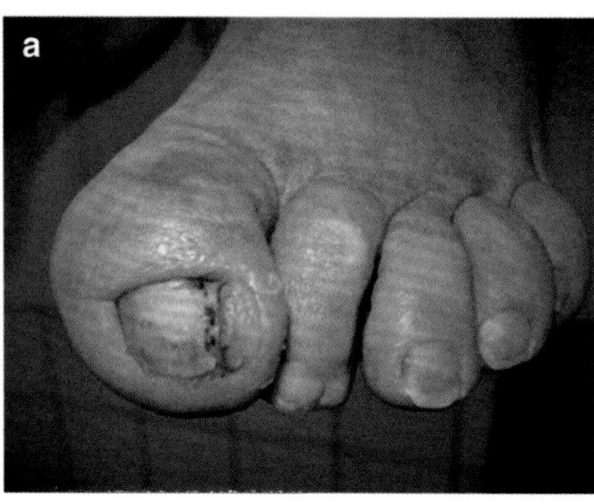

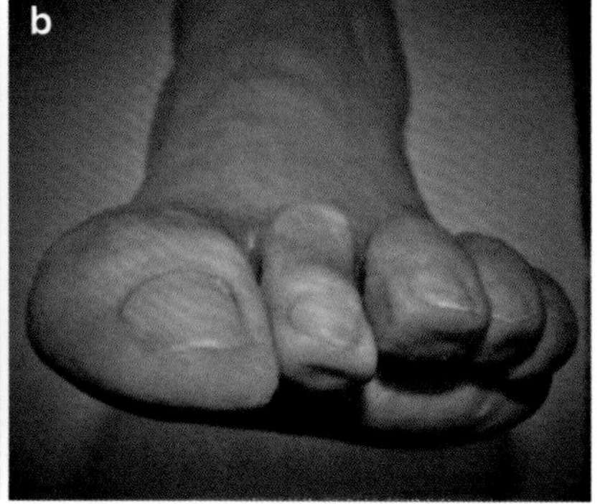

图 10.4 (a)位置偏离的踇趾趾甲(踇趾远端趾骨过度屈曲和扭转)横压在第 2 趾的位置,踇趾外侧褶皱,并引起损伤。(b)FHL 切断术后 2 年。

		趾甲合计	第 1 趾甲内生	第 1 趾甲外伤	第 1 趾甲结构问题	第 2~4 趾甲
概率		12.1%	5.5%	1.7%	3.8%	1%
骨受累		5.2%	3.2%	6.3%	7.5%	5.6%
PAD		34.9%	29.2%	37.5%	39.8%	42.4%
血运重建		5%	4.4%	4.6%	4.6%	10.3%
踝以下截肢		2.8%	1.7%	3.4%	3.8%	3.7%
踝以上截肢		0.8%	0.3%	0%	1.8%	1.8%
缓解时间		42	41	39	43	54
病程>180 天		13.7%	10.6%	16.2%	16.2%	17.1%
一年后复发		32.7%	29%	37.6%	35.7%	34%

图 10.5　趾甲真菌感染(橙色)的基准图。

10.6 内部减压原则

• ***不要拔甲***　这是经常做但没有必要的操作。拔甲会损伤甲床，在较好的病例中，会结痂愈合。这样问题并没有被解决。趾甲会更加畸形地长出来，又会导致拔甲。在合并有 PAD 的病例中，后果非常严重，极端的病例会导致整条腿截肢。在日常护理中，PAD 并不总是被轻易排除，即使它被认为是显而易见的。

• ***嵌甲的填塞术***　趾甲折叠部分的远端被弄成斜面，使得趾甲没有边缘或刺嵌入组织。材料被放置在趾甲的边缘以下，这样可以使生理性压力分布到折叠的趾甲的更大表面。这种填塞术使折叠的趾甲免于损伤皮肤(图 10.6a)。

• ***崩甲术***　有好几种卡子，这种方法也是许多国家的足病师培训内容。其基本原则就是用卡子把趾甲的边缘抬起来，反过来由它在中央的趾甲支持(图 10.6b)。

• ***趾甲楔形部分切除***　趾甲要尽可能短，刺的部分要切除。这会立即缓解激惹的甲床。为了预防趾甲的再次损伤，也要采取其他足部护理措施，因为趾甲还会长出来。

• ***甲根部分切除***　这包括楔形切除褶皱的趾甲、趾甲边缘和一些相应的基质。这种手术在一些国家很流行，称为“艾默特成形术”，由 Baudens 开发(1804—1857)[1]。通过去除这部分趾甲剩余的根部从而避免趾甲再生。如果不这么做，就会导致复发(图 10.7)。

• ***苯酚处理***　先把趾甲的边缘包括甲跟切除，然后将浸泡在苯酚溶液中的拭子放置在已经去除甲根的部位一段时间。溶液接触到的组织会坏死，并被重要的相邻组织排斥。与单

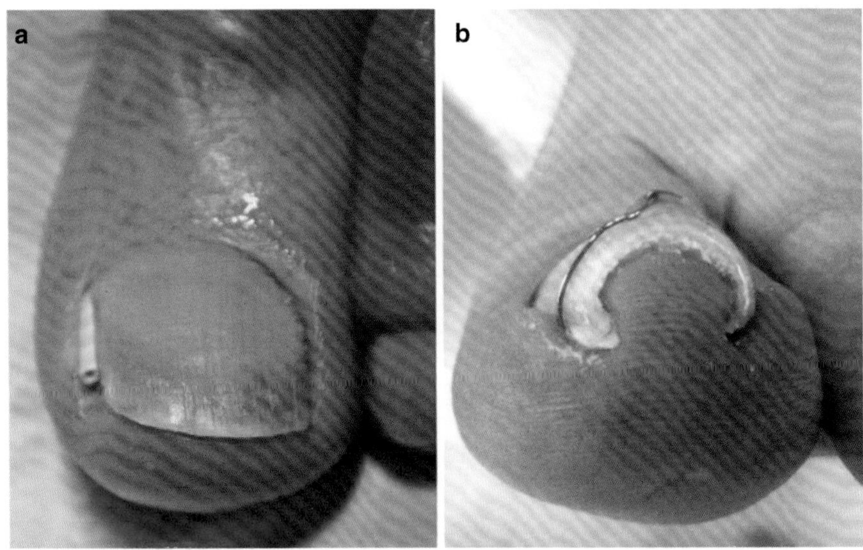

图 10.6 通过足病师的治疗压力降低:(a)趾甲褶皱的保护(保护甲沟)。(b)崩甲术。

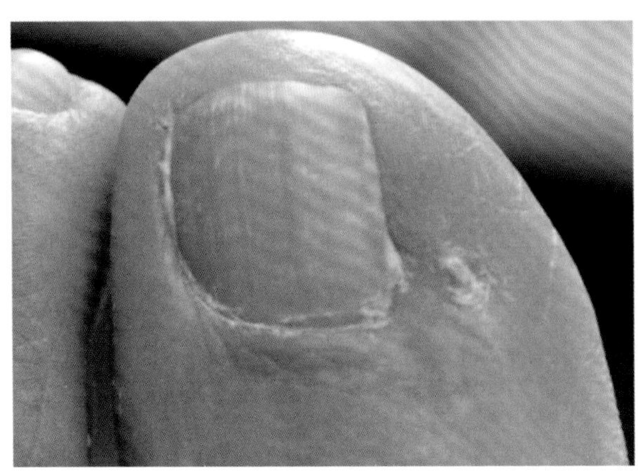

图 10.7 趾甲部分根部切除后的病理性生长。

纯手术切除相比,其复发很少见,疼痛消失得更早,患者能够更快地重返工作岗位[2]。所有的干预都应该在无血管的区域和在局部阻滞麻醉下操作。

- **趾长屈肌切断术** 可以考虑邻近足趾横位趾长屈肌切断术。
- **踇长屈肌切断术** 踇趾 FHL 切断术能够缓解由于踇趾扭转和过度屈曲引起的足底病变导致的远端内侧褶皱损伤(图 10.4)。

10.7 趾甲真菌感染的治疗

许多 DFS 患者也患有趾甲真菌感染(图 10.8)[3]。这是真菌感染的特点,尽管患者的许多趾甲受累,但有时会有至少一个幸免。在全身系统疾病中,如银屑病,相比而言,就是所有趾甲都会受累。治疗的指征是有争议的。一方面有可能彻底根除真菌从而减少真菌繁殖和真

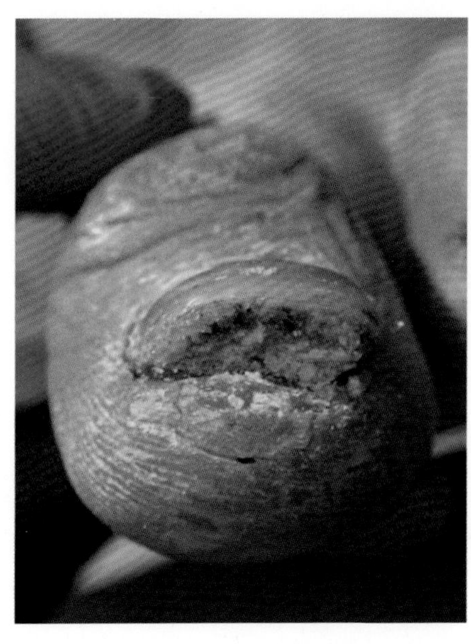

图 10.8　左侧踇趾的趾甲真菌感染和异常弯曲。

菌孢子。另一方面，由于很容易复发，所以治疗必须维持足够长的时间才能最终成功。在 DFS 患者中，这通常就很难实现。一些抗真菌药物有肝毒性，所以就要权衡利弊，有时不能保证充足的疗程[4]。一些年轻的患者觉得外表很难看或继发其他的感染，那就要试图根除真菌。下面的指导可能有所帮助[5]。

10.7.1 总体考虑

• 病情告知。患者必须理解治疗至少需要几个月，治疗之后，感染常会复发。为了避免复发，就需要耐心、坚持。

• 如果患者计划全身治疗或复发，需要做微生物检测及药物敏感试验。取一部分受累的趾甲到实验室。一般来讲，不需要特殊的运输器具。

• 如果超过了两个趾甲或一个趾甲的根部受累，就需要全身的治疗。

10.7.2 第 1 阶段(大约 2 周)

在第 1 阶段，去除受累的趾甲基质。用包含 40%的尿素的抗真菌软膏，涂在受累的趾甲上，每天 1 次，连续 2 周，就会软化病变的趾甲，并容易磨损趾甲。为了保持软膏在趾甲上，趾甲上要覆盖一层不透水的石膏。趾甲没有病变的部分仍然坚硬并保留在原位，通常有清晰的边缘。甲床仍然有皮肤覆盖，通常不会出现创面。

10.7.3 第 2 阶段(2 周到 1 年)

在第 2 阶段，要避免新长出来的趾甲再感染。

• 局部使用抗真菌的膏剂或喷剂。

• 鞋和纺织品，比如袜子都要消毒，这对于真菌孢子有效。

• 用消毒剂去擦洗接触过真菌的洗衣机、毛巾、抹布等数周。60°C 的水可以充分地杀灭真菌及其孢子。

- 如果有必要,全身抗真菌治疗。

10.7.4 第 3 阶段(终身)

第 3 阶段的目的就是避免再感染。孢子到处都有,接触到它们是不可避免的,但是预防的目的是避免它们聚集在一起。

- 避免鞋或有些袜子给趾甲带来压力。
- 保持双足每天干燥,尤其是足趾之间。
- 在宾馆的房间或公共浴室穿着鞋。

10.8 总结

- 90%的趾甲病变在踇趾。
- 趾甲病变与其他部分相比,危险度和严重性较小。
- 对神经病变患者进行拔甲几乎不能解决问题。拔甲最极端的严重损害包括大截肢,特别是合并有 PAD 时。可以选择其他方法来降低这些风险。
- 来自鞋的压力是诱发趾甲病变的主要因素。为了预防和治疗,鞋袜不能对足趾产生压力。
- 除了趾甲手术,肌腱切断术也可以被用来纠正偏离位置的足趾,从而避免给甲床施压。

(徐俊 译 许樟荣 校)

参考文献

1. Waldeck M. Unguis incarnatus: Die Emmert-Plastik und ihre Alternativen. ChirurgenMagazin. 2012;10(4):42–6.
2. Scholz N. Konservative Behandlung eingewachsener Zehennägel mit Nagel-Korrekturspangen. Dtsch Arztebl. 2000;97(22):A1532.
3. Papini M, Cicoletti M, Fabrizi V, Landucci P. Skin and nail mycoses in patients with diabetic foot. G Ital Dermatol Venereol. 2013;148(6):603–8.
4. Borgers M, Degreef H, Cauwenbergh G. Fungal infections of the skin: infection process and antimycotic therapy. Curr Drug Targets. 2005;6(8):849–62.
5. Tietz HJ. Nagelpilz ist heilbar. Der Hausarzt. 2012;(16).

第 11 章
趾间关节足背部(7~8)

趾间关节足背病变一般和畸形的足趾有关。第 5 趾和它周围的部分作为实体 10,因为它们有相同的生物力学背景。

踇趾(7)的足背病变和第 2~4 趾(8)的足背病变生物力学背景不同,故处理方法也不同。

在这个实体中,硬的趾帽可能带来负面影响,这部分微创手术替代截趾的有用性尤为明显。

11.1 病理生物力学和压力点

在第 2~4 趾通常使近节趾间关节受累(图 11.1)。在近节趾间关节水平,近节趾骨头的足背部分构成了足趾的背侧。很少累及远节趾间关节(DIP),除非是足趾过长或槌状趾畸形。

在踇趾足背处,内在的压力点由近节趾骨的内侧髁构成(图 11.2)。这个实体为了展示足趾,关节经常长期屈曲,导致足趾畸形。即使没有外在压力,在内在压力点处皮肤的灌注减少。只有伸展以后灌注才能恢复。

在同时合并有踇外翻的病例,骨甚至不在同一个矢状面。踇长屈肌收缩,插入踇趾远节趾骨,有以下结果:

- 增加爪形("之"字畸形)。

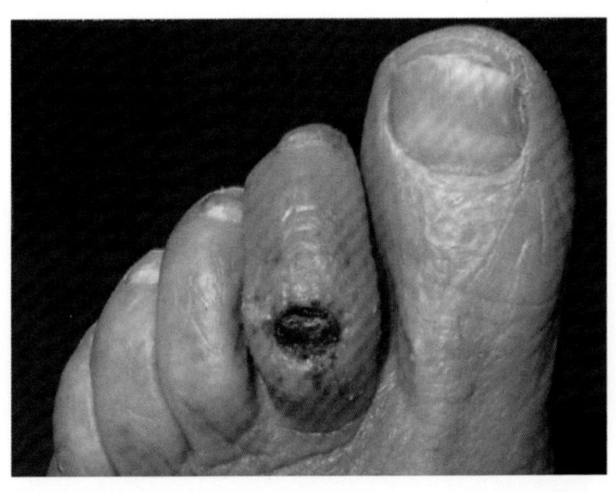

图 11.1　爪形的第 2 趾的近节趾间关节病变。

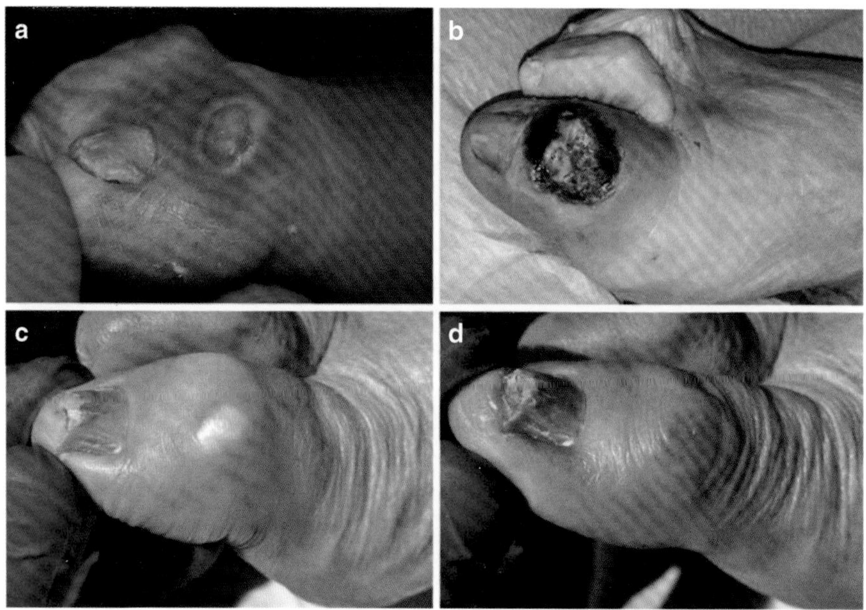

图 11.2 (a)浅表溃疡。(b)如果有效的治疗被耽误，会丧失大量的组织。(c)由于踇趾屈曲，背侧皮肤缺血。(d)伸展后再灌注。

- 踇趾的背部旋转向内侧形成足的远端内侧边缘。

外部压力点：

外部压力点通常来自鞋帮的远端。鞋头部的任何一处硬化都会进一步增加受伤的风险。

11.2 统计学

图 11.3 中有一些显著的特点：

- 第 2~4 趾足背病变的发生率比踇趾足背病变高 6 倍。
- 第 2~4 趾足背病变的骨接触比踇趾足背病变更常见。
- 第 2~4 趾足背病变的平均缓解时间比踇趾足背病变更快。
- 踇趾截趾很少见，但第 2~4 趾经常做截趾，是踇趾的 2 倍。
- 尽管有好的预后和其他的治疗方案(见下文)，但第 2~4 趾经常被截趾。

11.3 外部减压原则

外部减压的细节详见第 19 章。下面的要点也被用来给爪形足趾过度屈曲的 PIP 关节背部减压：

- 用 15~20mm 的毛毡垫在该足趾足背部的相邻部位(图 11.4)。
- 在踇趾足背部相邻的部位放置毛毡减压。
- 鞋的远端要有足够的空间，靠近足趾的鞋面不能坚硬。

		第 1~4 趾间关节足背处	第 2~4 趾间关节足背处	踇趾间关节足背处
概率		7.6%	6.5%	1%
骨受累		**19.8**	**20.6%**	14.5%
PAD		44.8	44.5%	46.6%
血运重建		10.6	10.5%	10.6%
踝以下截肢		**11.5**	**12.3%**	5.8%
踝以上截肢		2	2.1%	1.9%
缓解时间		79	77	84
病程>180 天		24.4%	23.5%	30.6%
一年后复发		36.5	36.7%	35.3%

图 11.3　趾间关节病变(橙色)的基准图,所有实体的概率以降序排列。

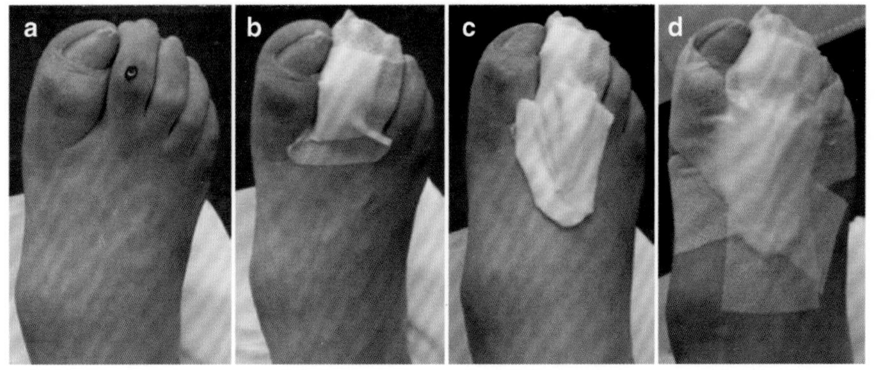

图 11.4　(a~d)远端垫片去保护第 2 趾近节趾间关节上面的皮肤。

11.4 第 2~4 趾内部减压原则

减压手术技术详见第 20 章内部减压。

• 如果 DIP 是屈曲的,长屈肌腱切断术相对少做。因为这对近节趾间关节没有直接作用,仅可以使足趾轻微降低。

• 使创面变小:长短屈肌腱联合切断就伴随着伸肌腱延长从而缓解爪形,形成背屈的足趾(详见第 20 章第 20.4.3 节)。随着对皮肤的牵拉力减弱,创面面积马上减小。手术通道非常小，而且整个干预仅限于软组织。与截趾后的缺点相比，这些溃疡会很快愈合而且并发症更少。这项操作非常适合于伴有 PAD 的患者，在仔细考虑了所有的风险和获益后，其甚至可能作为截趾风险较小的替代方法。

• 由于关节囊萎缩导致足趾屈曲，但影像学没有显示骨质受累的病例，可以用柳叶刀，经过同一皮肤入口行足底近节趾间关节囊切除术。

• 在骨受累的病例（关节僵硬），就更需要侵袭性的干预，比如近节趾间关节切除联合软组织切除（详见第 20 章第 20.5.1.2 节）可能比较合适。

• 总之，如果截趾不可避免，截趾的线路应该穿过其中一根足趾，保留跖趾关节及其韧带，这对于相邻的足趾非常重要（跖横深韧带，图 2.8c"在推进的右足"和图 2.51"爪形趾"）。如果可以保留足趾的一部分，这时就要放置一个分趾器来避免相邻足趾的偏离。

11.5 蹈趾内部减压原则

采用哪种手术取决于跖趾关节和趾间关节的屈曲程度。

• 在屈曲关节的病例，可以切断踇长屈肌腱并延长伸肌腱。通过这种方法，两个关节都可以伸直足趾。创面边缘的牵拉马上停止，创面表面减小，创面通常会很快闭合（详见第 20 章第 20.4.3 节）。

• 在有趾间关节畸形的病例，受累关节切除成形术伴伸肌腱延长是必要的（详见第 20 章第 20.5.1.2 节）。

• 在关节暴露或有骨炎的病例，在远节趾骨被截趾前，可以先考虑有限地切除感染骨和保留软组织（详见第 20 章第 20.5.1 节和第 20.1.2 节）。经过这个有限的截趾，创面愈合要比截趾快，足趾可能会有一点儿短，但是比截趾少很多副作用，而且足趾还能保留残余的功能。

11.6 总结

• 骨受累很常见，但这并不是截趾的指征！

• 肌腱干预和足或足趾相邻部位用放置垫片的方法去支持，容易实施且患者易于接受。

• 作为远节趾骨截趾的其他方法，切除感染骨但软组织应该得以保留。

• 无论创面的预防还是治疗，需要特别关注鞋前部足趾区域。如果鞋内有与足的皮肤相接触的坚硬材料，必须去掉。

（徐俊 译　许樟荣 校）

第 12 章 趾间病变(9)

趾间关节(IP 关节)使得足趾生理性变长。足趾相互受压,相邻的足趾可以施加压力给予趾关节。这种通过压力作用压迫足趾,会出现过度角化和溃疡(图 12.1)。如果两个足趾都受累,称为"接吻溃疡"。

12.1 病理生物力学和压力点

这个部位溃疡主要是由于这些关节的软组织糖基化而限制了关节的活动所致。即使在没有因为穿了不合适的鞋导致外部压力的情况下,趾间就存在过度增加的压力[1]。然而,过紧的鞋扮演着重要作用,可以进一步增加压力并引发溃疡。

趾间关节的内部压力在近节趾关节经常大于远节趾关节。

12.2 统计学

图 12.2 中的数据与其他实体相似,唯一显著的特点是创面闭合后一年的复发很罕见。

12.3 外部减压原则

• 避免任何对前足的限制。好多鞋在前足部分对脚有压迫,包括一些在家里穿的轻便的鞋,如拖鞋、凉鞋或"芭蕾舞鞋"。凉鞋一般在 MTP 关节的部位有一根横向的带子固定在足

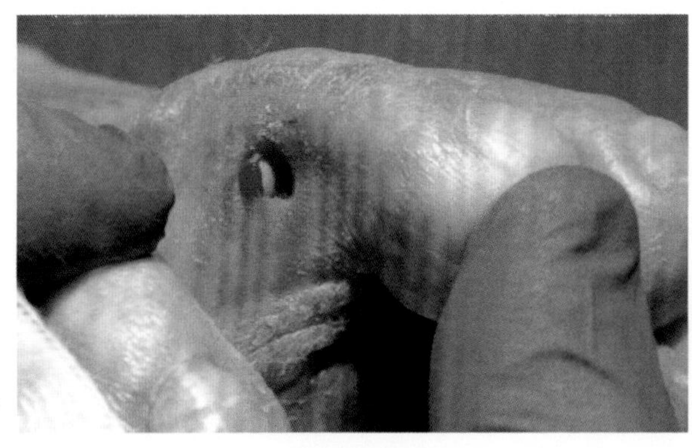

图 12.1 第 2 趾内侧近节趾间关节(PIP)处的趾间溃疡。

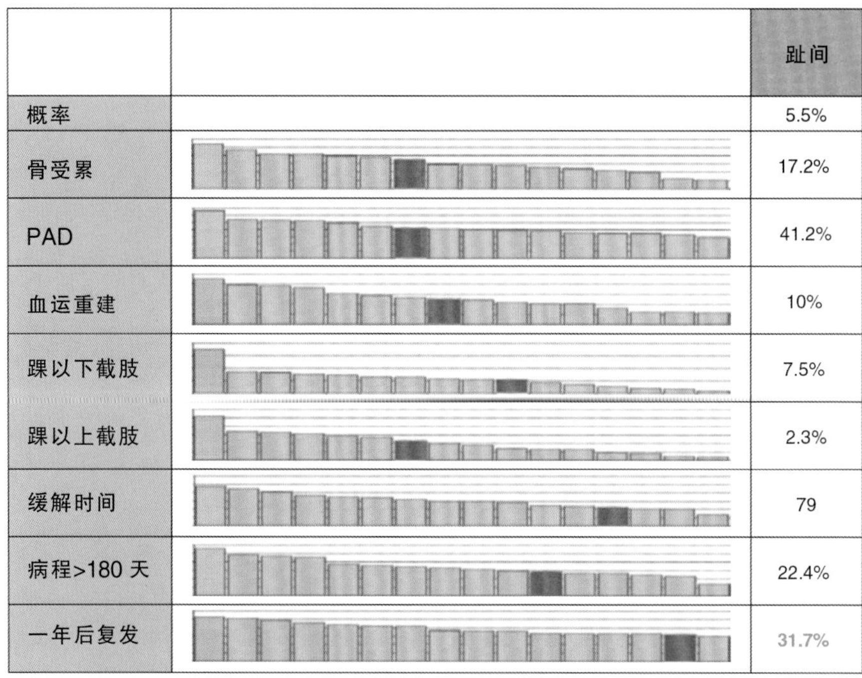

图 12.2　足趾间病变(橙色)的基准图，所有部分的概率以降序排列。

上。患者喜欢这种轻便的鞋，但是低估了它们所带来的压力。“人字拖”，它有一根带子通过踇趾与第 2 趾趾间，是非常危险的(图 12.3)。

- 在足趾的远端应该放置毛毡以分开足趾，如果需要，每个足趾都可以放(图 12.4)。
- 在足趾的趾间关节下面与鞋垫之间可以放置毛毡，以考虑轻微增加它们之间的空间。

12.4 内部减压原则

- 趾间关节切除：在关节暴露且血运充足的情况下非常有用。在第 2~4 趾，用一个小莱

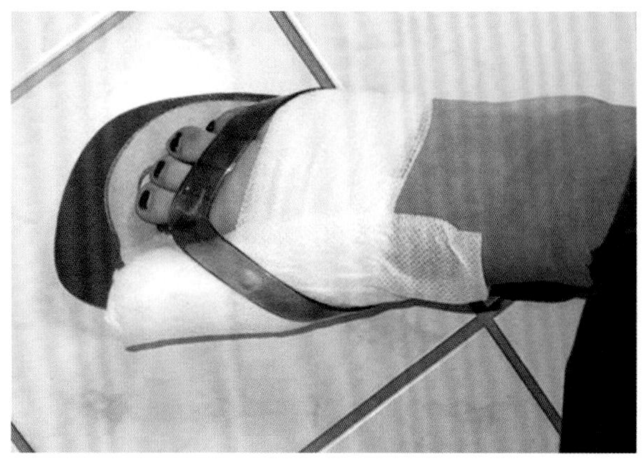

图 12.3　被低估了的危险的鞋。

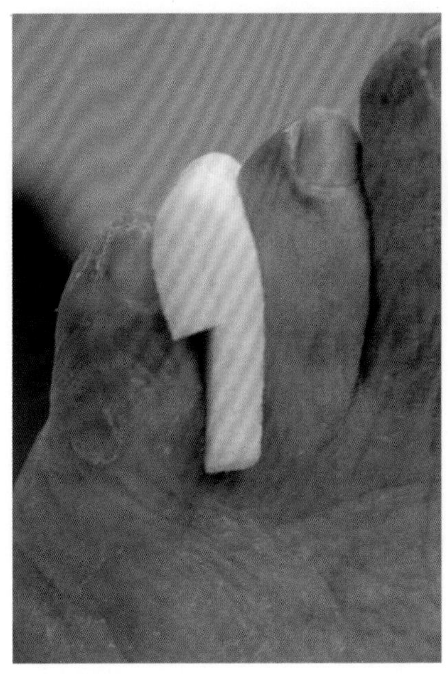

图 12.4　敷料足趾间保持间隔。

尔钳很容易实施。这个手术可以在有经验的门诊进行。术后要在足趾填塞敷料(详见第 20 章第 20.5.1.2 节)和固定创面区域。

12.5 总结

- 足趾间的溃疡与其他部位相比不容易复发。
- 在开放关节的病例,通过现存的创面切除关节通常是可行的。在这些病例,不需要每一例都进行截趾。

(徐俊　译　许樟荣　校)

参考文献

1. Zimny S, Schatz H, Pfohl M. The role of limited joint mobility in diabetic patients with an at-risk foot. Diabetes Care. 2004;27(4):942–6.

第 13 章 足的外侧(10~12)

在前足和中足的外侧有 5 个骨性突起。它们中有 3 个相互离得很近,位于第 5 趾处。第 5 趾的病变没有显示出独特的病理生物力学、风险和治疗。所以第 5 趾被认为属于实体 10。

在第 5 跖骨的外侧病变可以在跖趾关节(11)或第 5 跖骨的基底部(12)。这两个部分的治疗方法完全不同。

13.1 病理生物力学和压力点

1.第 5 趾的外侧轮廓显示出 3 个天然的突起、趾尖和 2 个趾间关节。

它们所承受的压力有两方面机制:

(1)近节趾间关节过度屈曲形成爪形,跖趾关节过度背屈,这类似于第 2~4 趾,一起构成了多关节畸形。

(2)外侧面向足底扭转是典型的足部表现。这个扭转可能是有两个过度活动的关节:①在第 5 趾序列的过度活动,通过小关节表面到达跗跖关节。这种跗跖关节的屈曲也会产生裁缝踇囊炎(小趾踇囊炎)。②第 5 跖趾关节过度松弛会使第 5 趾活动范围增大并扭转。这个扭转如果不被跖方肌纠正,就可以通过长屈肌腱斜推,最后扭转足趾。而跖方肌由于足固有肌的不足而力量减弱(详见第 2 章)。

2.第 5 跖趾关节外侧的突出主要由第 5 跖骨头构成(图 13.2)。

3.在第 5 跖骨的基底部,有个明显的骨性突起,第 5 跖骨粗隆,这里有重要的腓骨短肌肌腱插入(图 13.3 和图 13.4)。这个粗隆明显高于周围,患者由于神经病变或其他情况导致软组织减少时更为明显。这是常见的受压点。鞋的这个部分,比如上面的接缝和坚硬的足跟

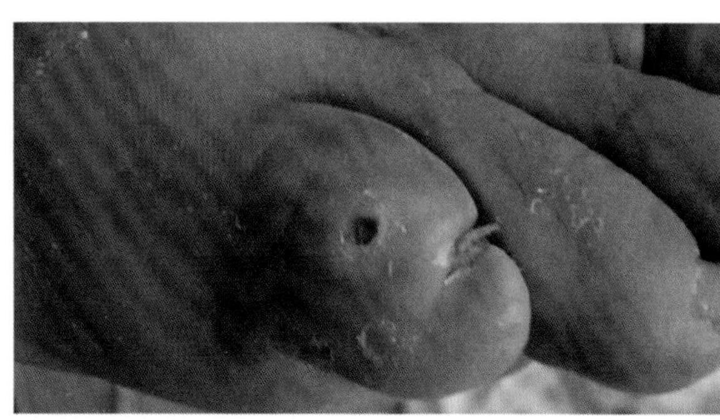

图 13.1 位于小趾外侧表面的溃疡,预后良好。

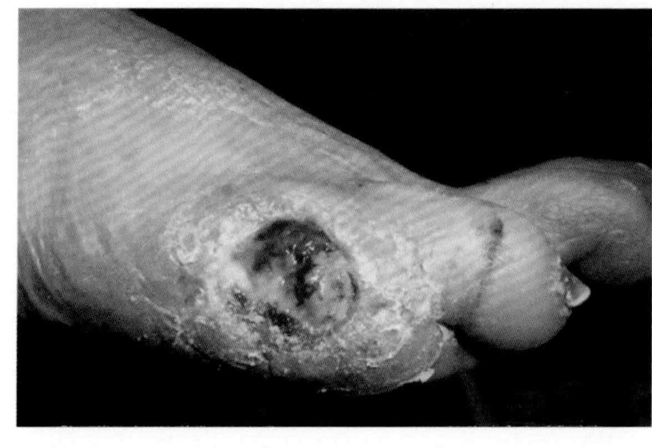

图 13.2　伴有 PAD 的患者，创面位于第 5 跖骨头，很容易探及关节。

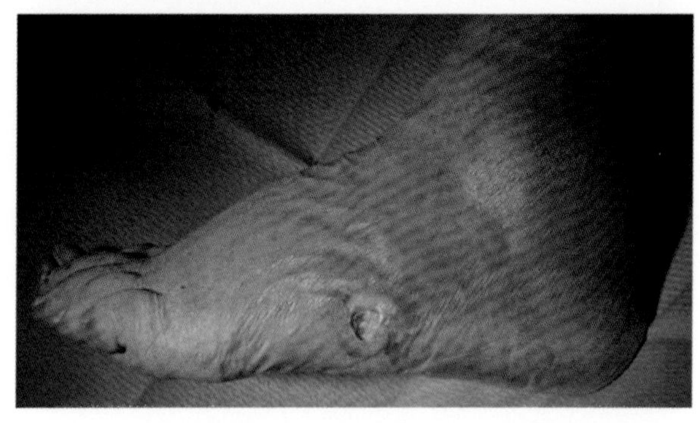

图 13.3　位于第 5 跖骨基底部粗隆，腓骨短肌腱插入处的病变。

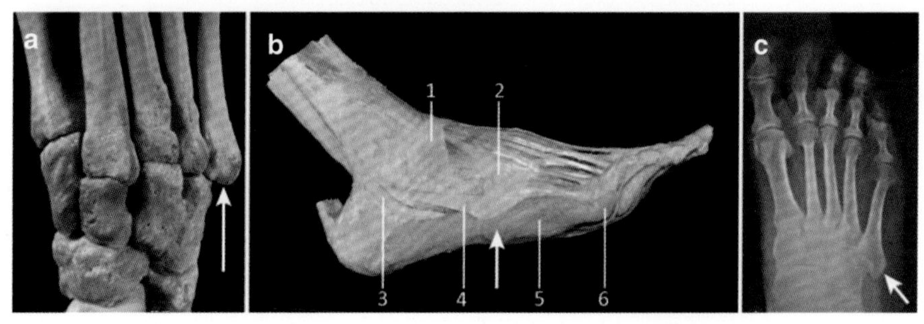

图 13.4　第 5 跖骨基底部突出的解释：(a)骨骼。(b)解剖学标本。(c)放射学检查：1.伸肌下支持带；2.腓骨短肌腱；3.腓骨三头肌腱；4.腓骨长肌腱；5.第 5 跖骨的骨性部分；6.小趾外展肌；箭头：第 5 跖骨头。

末端就是一个外部压力点。腓骨短肌腱对于维持整个足的稳定和平衡至关重要，它可以抵抗足后仰。腓骨短肌腱功能丧失会导致永久性的足外垂，进而使整个足外部压力增大。这就是跖骨粗隆不必被切除的原因。

13.2 统计学

从图 13.5 中的数据有以下特点:

• 相邻骨结构受累不成比例地升高。

• 第 5 趾的溃疡愈合相对快。但膝下的截肢占第 5 趾所有病例的 10.5%(足部所有部位的平均截肢率为 7.9%)。作者的观点是这种分歧提示我们的治疗还需要不断地改进和提高。

• 在没有 PAD 的病例,足外侧压力趋向于在第 5 趾产生溃疡。

• 在有神经及血管病变的病例中,跖骨外侧比第 5 趾更容易受累。这些病例需要血运重建的比例是足趾病变的 2 倍,而且治疗时间更长。这与我们的期望不同,周围组织越多,循环问题就越严重。可能的原因就是在大关节和第 5 跖骨基底大的粗隆处皮肤的循环。它们承受的压力比第 5 趾上面的压力更大。

• 第 5 跖骨表面的溃疡与大截肢相关,高于平均,特别是第 5 跖骨基底部的病变。它们愈合所需要的时间也更长。

13.3 外部减压原则

其目的是限制鞋的近端到脚外侧。考虑使用:

• 通过在创面边缘区域放置垫片来缓冲减压。

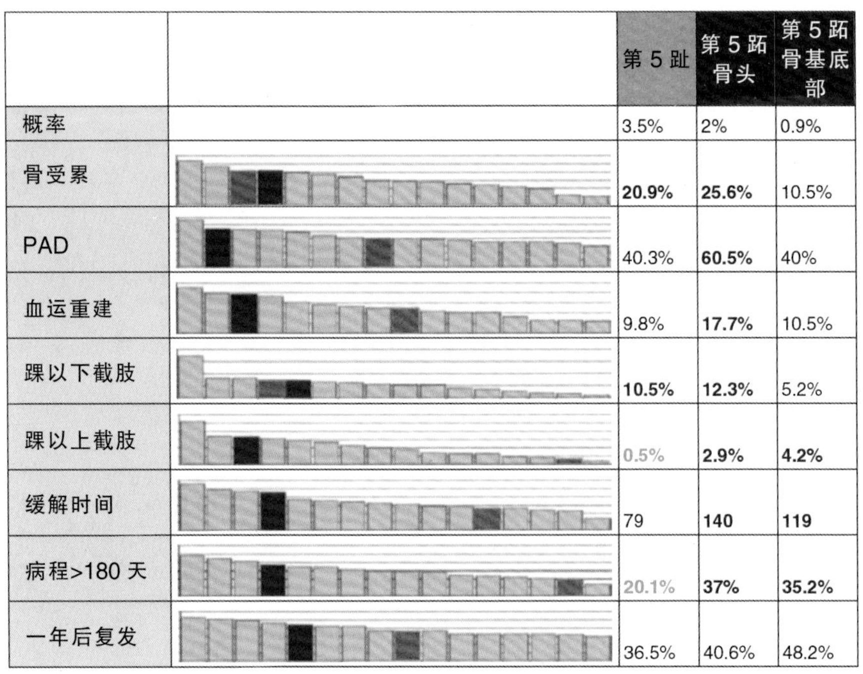

	第 5 趾	第 5 跖骨头	第 5 跖骨基底部
概率	3.5%	2%	0.9%
骨受累	20.9%	25.6%	10.5%
PAD	40.3%	60.5%	40%
血运重建	9.8%	17.7%	10.5%
踝以下截肢	10.5%	12.3%	5.2%
踝以上截肢	0.5%	2.9%	4.2%
缓解时间	79	140	119
病程>180 天	20.1%	37%	35.2%
一年后复发	36.5%	40.6%	48.2%

图 13.5 足外侧病变的基准图。在条图中,第 5 趾病变用橙色表示,第 5 跖骨的两处病变用蓝色表示,其他部位用灰色表示,所有部分的发生概率用降序排列。

• 充足的鞋的宽度。

13.4 内部减压原则

• 如果关节表面暴露,用小莱尔钳切除第 5 趾间关节。这会消除骨髓炎并同时消除压力点(详见第 20 章第 20.5.1.2 节)。

• 在第 5 趾近节趾间关节上面表浅的创面,切断 FDL 肌腱就可以充分减少扭转和降低第 5 趾外侧的压力(详见第 20 章第 20.4.1 节)。

• 如果关节内部表面暴露,为了去除坏死的骨,可以行 MTP 关节切除术(图 13.6)(详见第 20 章第 20.5.1.3 节)。

• 在纠正了内部压力点,同时去除了病变骨质及受累的软组织,留置引流管后,可以尝试一级愈合。为了达到这个目的,血液供应必须充足,抗生素必须有针对性地使用,并密切随访。

• 第 5 跖骨基底部粗隆的病例,组织薄层大多被去除。腓骨短肌腱插在这里,它的功能非常重要,如果没有它,足就会扭转并且导致外侧压力更大。

• 在小趾踇囊炎的病例,类似于踇趾踇外翻,在创面闭合以后,必须通过外科手术进行纠正,否则创面容易复发。

• 第 5 跖骨头足底或足底与足外侧交接的病例,可以进行其他手术,详见第 14 章。在罕见的病例中,如严格位于收缩的脚外侧病变,并伴有跟腱功能不良,可以通过延长跟腱而获益(详见第 3 章第 3.4.1.5 节和第 20 章第 20.4.5 节)。

• 腓骨短肌腱功能丧失导致永久性旋后/反转。被动地通过胫骨前肌腱的转化或分割来替代腓骨短肌腱可以解决这个问题(详见第 20 章第 20.4.6 节)。

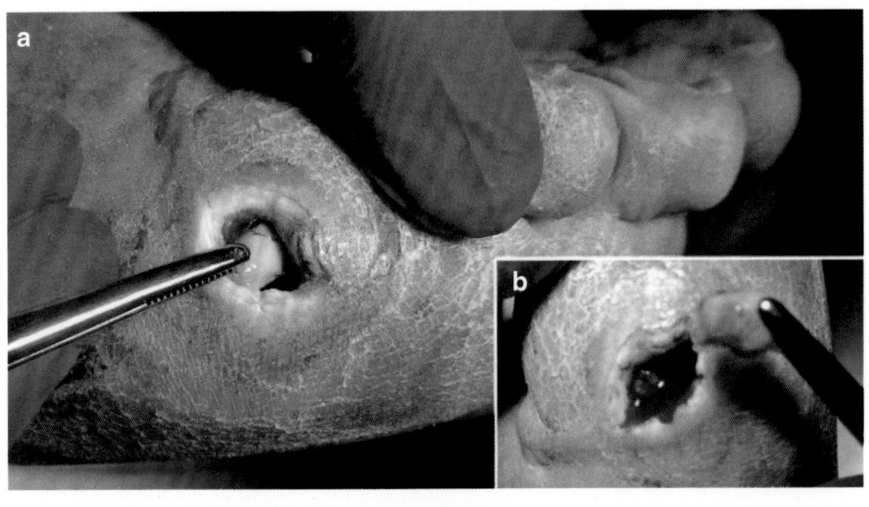

图 13.6　(a,b)去除第 5 跖趾关节的软骨。

13.5 总结

• 在有明显血管病变的病例,第5跖趾关节外侧病变要比第5趾病变更常见。仅有神经病变的病例,则第5趾处病变更常见。

• 在足部软组织垫减少的病例,容易出现第5跖骨基底部粗隆处病变。它们与PAD相关,并且截肢风险高。

• 治疗主要集中在外部减压。

• 对于肌腱的手术或许对第5趾有好处。

• 在第5跖骨,外科手术的目的主要是切除受累的骨和清创,而内部减压的手术较少实施。

• 有经验的外科医生可以通过肌腱的转移或延长来纠正屈曲不良。

(徐俊 译 许樟荣 校)

第 14 章 足底跖骨头(13~14)

本章讨论足底第 1 跖骨头(13)和第 2~5 跖骨头(14)。这些病变主要来自神经性糖尿病足(图 14.1)。它们的确显示了糖尿病足的主要特点:

1.足底皮下脂肪垫萎缩。

2.足部肌肉功能不平衡导致足趾畸形,行走时增加了足底压力。

3.减压鞋垫和摇椅样鞋底是良好的减压鞋。

4.胼胝下出血,形成溃疡是典型的表现。

从生物力学的角度看,尽管压力内侧跖骨头(第 1 跖骨),中间跖骨头(第 2~4 跖骨)和外侧跖骨头(第 5 跖骨)的应力有很多相似之处,但也存在不同。在本章中,全面介绍了第 1 跖骨头的生物力学现象及其治疗,对于其他的跖骨头,仅描述其特点。

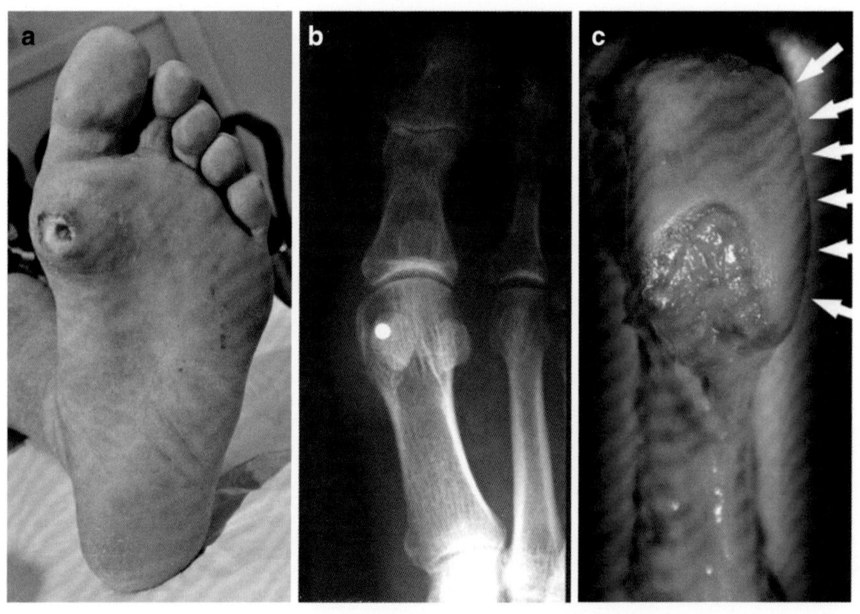

图 14.1 (a)内侧籽骨下溃疡。(b)X 线片,白点指示为足底内侧籽骨近侧病变位置。(c)第 2~5 跖骨头的足底构造,箭头所示为外侧髁突。

14.1 压力点

内部压力点:

- 当应力在第 1 跖骨头下时,压力点通常在籽骨的内侧,很少情况下在外侧。
- 当应力在第 2~5 跖骨头下时,压力点通常在跖骨头外侧,较少情况下在跖骨头内侧髁。

第 1 跖骨头 在健康的人中,内侧和外侧的籽骨是蹞长屈肌腱的支架。蹞短屈肌的两个肌腱头附着在籽骨和足底第 1 跖趾关节足底层的近节趾骨上。足底层被横向纤维束(跖深横韧带)牢固地连在一起。随着年龄的增长,足开始变宽,蹞外翻的病例更加突出,第 1 跖骨头向内移动,籽骨留在原处不动。通过跖深横韧带的拉力,足底层仍然牢固地与周围足底层连接在一起(图 14.1b,也可见图 2.8c、图 2.22a 和图 2.22d)。跖骨就会从本来的骨槽面脱位。结果就是内侧籽骨可能会位于第 1 跖骨头的正下方,从而形成了一个显著的突出。第 1 跖骨在方向上的频繁向内下方旋转,加大了对于内侧籽骨的压力。因此发生病变的地方通常不会在跖骨头的正下方,而是轻微向内的位置。

第 2~5 跖骨头 每个跖骨头有两个髁突,其中一个常在外侧,并有明显的尖。它在足底表面的方向并且保护屈肌腱,而屈肌腱与髁突相连从中间直达足趾(图 14.1c)。髁突延伸就会形成尖。在站立时,髁突的尖就是内部压力点。如果比目鱼肌和腓肠肌的缩短导致跟腱受损,这时的压力就会增加。然后抬起足跟几厘米后,跖趾关节背屈,外侧髁突表面成为接近地面最近的部分(见第 20 章“内部减压”图 20.21)。

14.2 检查

爪形趾畸形促进跖骨头下产生高压力。在静息态就可以发现,不需要进行激发试验。但是有些试验是有必要的,同时决定最合适的治疗方法。详细试验见第 3 章第 3.2.1.2 节和图 3.7d。

检查蹞趾跖屈的能力和 FHL 肌腱的完整性:检查蹞趾跖屈能力(图 14.2)。足底层有可能退化,近节趾骨跖屈减弱(详见下文)。进一步发展后,第 1 跖骨头处出现溃疡,并侵蚀从

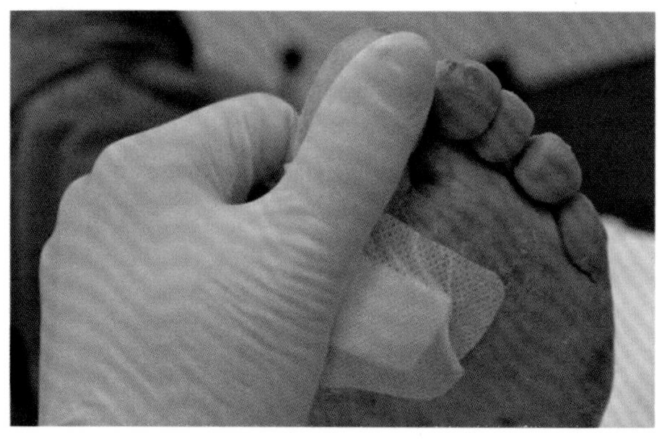

图 14.2 检查蹞趾跖屈的强度。

两个籽骨之间通过的跗长屈肌腱。在这种情况下,远端的趾骨不能屈曲。如果跗趾屈肌腱的力量被减弱,通过将负荷移到足趾的方法,如使用“阳台趾”(“toe balcony”),就不能达到跖骨头减压的目的。跟腱功能不全应该被排除（详见第 3 章第 3.4.1.2 节“触诊”)。Silfverskjöld 试验可以用来区分跟腱功能不全的原因。肌腱过度拉伸可能会导致:

- 前足负荷过重,因为它们接触压力更早,时间更长。
- 平足加重。
- 足跟内旋,导致前足旋后,第 5 跖骨头负荷增加,这也增加了足弓的压力。

卡尔曼阻滞试验(详见第 3 章第 3.4.1.5 节“卡尔曼阻滞试验”)用在第 5 跖骨头病变的病例和第 1 跖骨头的某些压力征的检查中或反之。如果足跟内旋,这个试验会将内旋纠正,足部唯一的外侧支持的对角线就会减少压力。

当患者行走时,我们进行观察并可以评估足角度的宽度及由平足导致的功能受损。

14.3 统计学

图 14.3 有以下特点:

- 创面闭合后一年的复发率高于其他部分,是所有部分中复发率最高的。
- 这些病变多为单纯的神经性溃疡。
- 很少导致足跟以上的截肢。
- 然而足趾常被截趾。

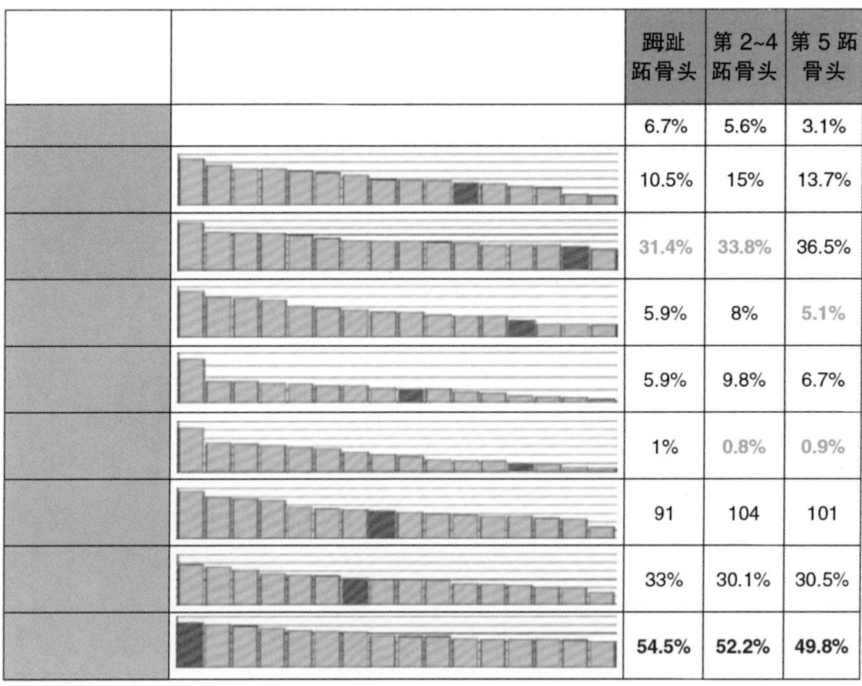

图 14.3　跖骨头病变的基准图。在条形图中,跖骨头下溃疡用橙色表示,其他部分用灰色表示。所有部分发生概率以降序排列。

14.4 常见的生物力学方式

1.在多发性神经病的病例中，由于脂肪垫变薄，骨突起和跖骨头的外侧髁突成了相应的压力点[1]。多发性神经病与脂肪垫萎缩的确切联系还没有被充分的理解。

2.爪形趾导致跖骨头下的压力增大有以下方式：

(1)明显的爪形足通常与关节囊的足底部分减弱有关。足底层首先变弱，甚至会破裂。脂肪垫结构向远方移位，跖骨头在行走过程中失去了缓冲保护，从而容易形成溃疡(详见第2章第2.5.4.2节，图2.22和图2.43)。

(2)爪形足偶尔会拉低跖骨头并与它们在一起，因为它们置于跖骨头的上面。跖骨头关节被过度拉伸，在横轴方向，偏移的足趾把骨间组织向足背部拉动。骨间组织又会背屈并把近端趾骨推向跖骨头背侧。由于跖骨头降低，趾长屈肌(FDL)和趾短屈肌(FDB)肌腱在负荷下被极度绷紧。与跖趾关节过度拉伸相伴，足趾会在趾间关节过度屈曲。这就形成了“之”字畸形或“爪形足”。由于足趾的这个位置，趾长伸肌(EDL)和趾短伸肌(EDB)肌腱先“变长”，长时间后萎缩，这是适应了足趾的爪形位置(详见第2章第2.7.3.1节“跖趾关节的关键位置”部分，图2.51和图2.52)。

(3)爪形足对承重无作用，跖骨头会成为足部最远端的承重区域。

3.在“短跟腱”的病例中，跖骨头髁突作为内在压力点，在步态循环中，跖骨头的压力会作用得更早。因此，压力就会被很小的区域承担，而且最大的压力作用时间就会更长。所有的跖骨头和足底外侧部分承担负荷的时间减少，只有一些跖骨头承担负荷的时间延长。

4.在行走时，脓肿有时在远端发生，并沿该方向扩展。溃疡会延伸到两个跖骨头之间或者两个足趾之间。它们也会向内侧延伸(图14.4)。这些继发病变常不会暴露于压力，一旦分泌物被清除，它们也会很快闭合。

5.第1跖骨头的内侧皱褶会导致在行走过程中，皮肤与鞋的剪切力增加(图14.5)。这种皱褶不会向深部扩展，通过优化的鞋袜就会被改善。

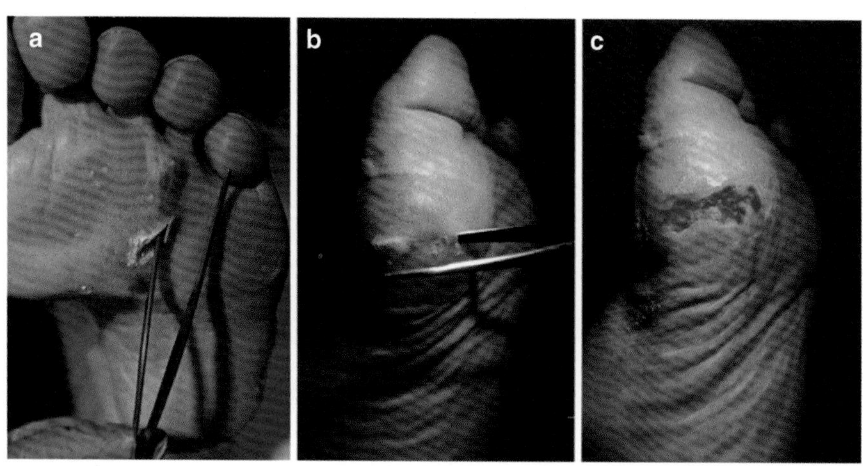

图 14.4 (a)溃疡伴有远端分泌物。(b,c)分泌物也可能来自足内侧。

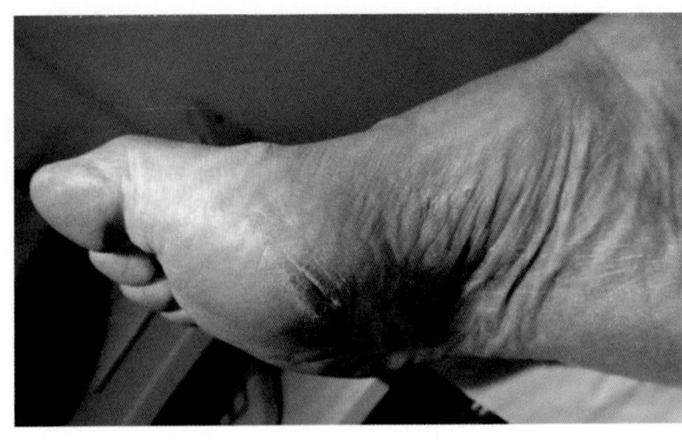

图 14.5　剪切力作用于跖骨头内侧折叠部位，导致过度皮肤角化并出现皮下出血。

14.5 第 1 跖骨头

14.5.1 特殊的生物力学模式

• 踇长屈肌腱(FHL)从典型的内侧籽骨下的溃疡位置旁通过，这种溃疡可以直接到达肌腱附近，或许也有可能发生在溃疡的早期，这就会导致肌腱受损直到断裂(图 14.6)。爪形足常足底层退化，可以防止近端趾骨跖屈。在足趾跖屈减弱的病例中，胼胝形成则提示该部位压力增加。在这些病例中，从功能的观点出发，第 1 序列止于第 1 跖骨头。对于压力增加部位的减压至关重要。

• 在高弓足的第 1 跖骨头比邻近的第 2 和第 3 跖骨头位置低。由于邻近趾骨不再承压，降低的第 1 跖骨头就会承担更大的压力。在直立时，当足部逐渐放到地面，降低的跖骨头会迫使足部旋后，这就会导致第 5 跖骨头的负荷增大。可能发生的病变是在第 5 跖骨头

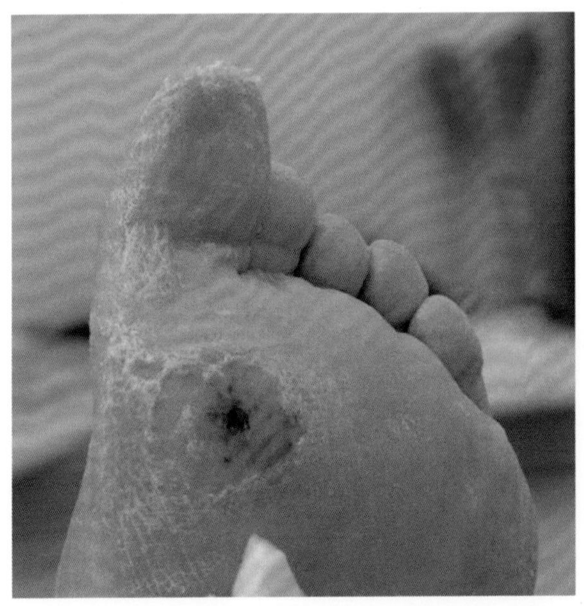

图 14.6　踇趾去除胼胝后暴露出足底病变。

或第 1 跖骨头或同时出现。第 1 跖骨头有更长的杠杆以及跖骨头的面积更大。因此,第 1 跖骨头出现病变没有第 5 跖骨头那么严重。

14.5.2 第1跖骨头的外部减压原则

详细技术见第 19 章“外部减压和制动”。

1.天生的脂肪垫消失可以通过外部补偿达到局部减压:

(1)软垫可以把骨突出部位皮肤表面上过度的压力推向邻近部位。如果没有溃疡,周围组织承担一些压力,可以经常使用软垫并能够成功减压。

(2)如果存在溃疡,就要避免创面及其周围的压力。如果同时给予支持措施,就可以保证减压(详见下文)。

2.向第 1 序列近端转移压力:

(1)形成一个垫或条向近端转移负荷。如果用毛毡放在足底减压时,要保证在距离创面边缘 3~5mm 以外承担负荷,而且不能使溃疡边缘受压。

(2)足内弓支持物是将内侧的负荷转移到外侧(详见下文)。

3.通过增加一个曲线形鞋底来转化在旋转运动中的压力。这个摇椅样鞋底必须有足够的高度与轴线(位于跖骨头的近端)、方向(延伸到足角度的宽度)和形状(形成一个平面,并根据患者的行走习惯来调整曲线)。

4.要避免站立时跖趾关节背屈,在较小的区域承担峰值负荷,可以通过给曲线形鞋底增加硬度来完成,这样将跖趾关节和足底表面制动并完全承重,可以有效地减压,但由于坚硬的鞋底导致足内肌肉不能相互作用而出现萎缩,所以只有在必要时使用。硬的鞋底必须让患者在逐步练习行走时穿着,一开始,患者常会感到不适,练习几天或几周后,最终就会克服困难。

5.如果跟腱(“短跟腱”)功能不全的,足跟脚后跟旋转抬高 10~20mm 就会降低前足的过度负荷。

6.如果卡尔曼阻滞试验阳性,足外侧边缘的对角线可以带来缓解。如果同时也有“短跟腱”,增加足跟高度就会有助于减少由于第 1 跖骨头降低所带来的畸形。

7.在跖骨头下面用支持性垫子转移压力到第 2 跖骨。

8.通过增加踇趾的参与性,在最后站立时把负荷向远端推移。要以在踇趾下放置支持垫能够达到这个目的。为了评估这个措施的强度和未来的有效性,需要测试跖屈的效能(详见图 3.9b)。

9.总之,应该是让足部适应而不是纠正足部。而且,通过轻微的外旋可以更明显的支持足内弓从而有效地降低第 1 跖骨头的负荷。

在活动期间,这些减压物品可以塑形后放在鞋底下面。它们也可以整合成为治疗性鞋的鞋垫,但这些鞋底必须是坚硬的,成曲线形的,并允许鞋垫能够放置其中。TCC 可以完美的发挥它们的作用,起到足踝的制动作用,可以有效地避免压力峰值。

减压物品可以有特点的结合。可以在足底用毛毡减轻第 1 跖骨头的压力,然后其他物品可以用来抬高足内弓,以加强支持,并通过在踇趾放置支持物再次将压力分散到第 2 和

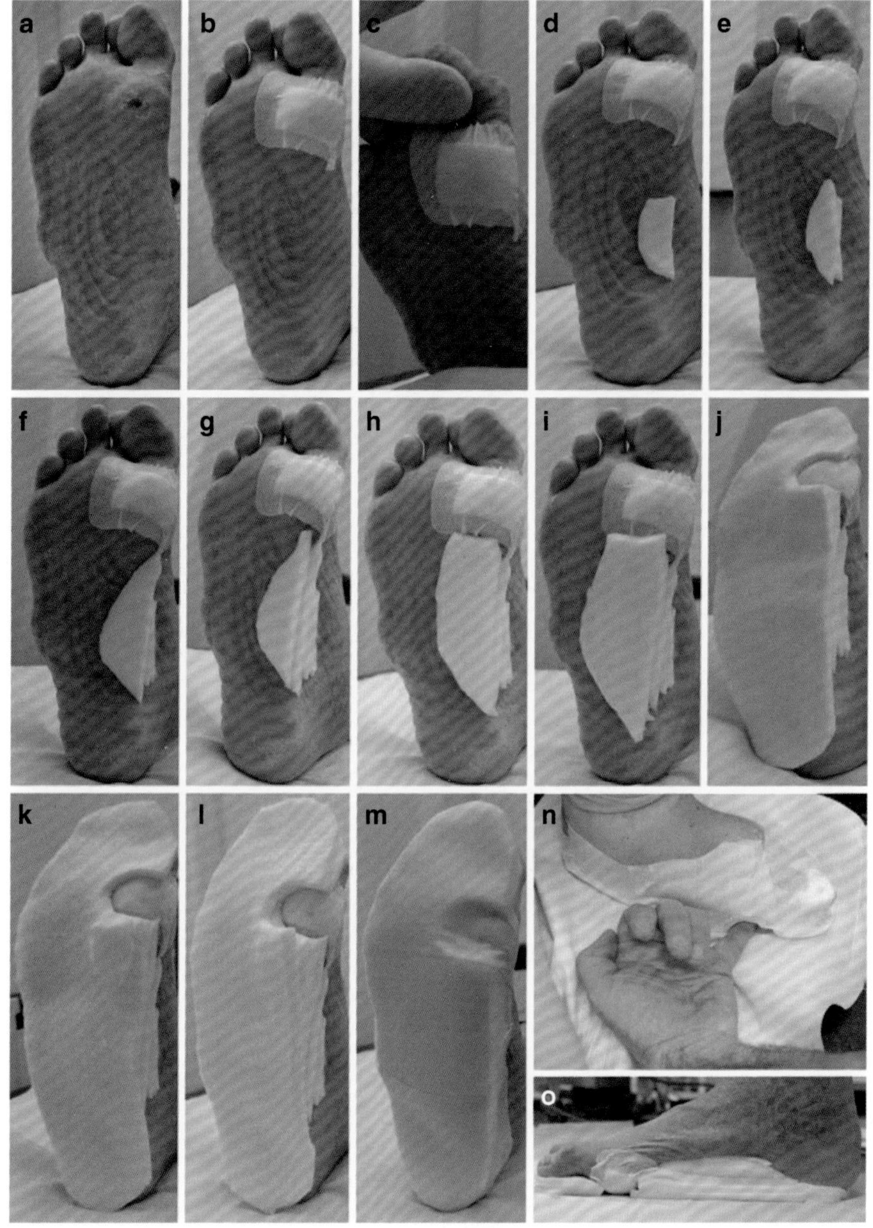

图 14.7　(a~o)第 1 跖骨头减压：敷料覆盖溃疡，测试蹬趾的强度后给予减压。(n,o)结果可以在压力下进行测试。

第 3 跖骨头(图 14.7)。

14.5.3 第 1 跖骨头的内部减压原则

详细技术见第 20 章"内部减压"。

- 蹬趾伸肌增长(常见的为蹬长伸肌腱和蹬短伸肌腱，EHL 和 EHB)联合长屈肌腱切断术(蹬长屈肌腱和 FHL，详见第 20.4.1 节)。

• 切除内侧籽骨。籽骨位于关节囊内,关节形成了足底层。必须将这个关节打开并切除籽骨,这样出现并发症的风险会更高一些(图 14.8,图 14.9 和图 14.10)。

• 如果第 1 序列屈曲,则根据 Jones 手术操作(Jones 手术详见第 20 章第 20.4.4 节)。

14.6 第 2 到第 4 跖骨头

14.6.1 特殊的生物力学模式

• 第 2 跖骨的基底部通过关节(关节活动受限)与 3 个楔形骨牢固相连。相反,第 1 跖骨仅仅与内侧楔骨紧密连接并通过肌肉来维持位置,因此它的高度多变。如果第 1 跖骨的这些肌肉力量消失,则与它邻近第 2 跖骨就必须要承担整个负荷,而出现跖骨痛的主要原因就是神经敏感。丧失敏感性后,过度的负荷就会导致溃疡。必要的话,曲线形足底与坚硬的鞋底相结合并互相支持,就可以有助于解决这个问题。

• 伴随着肌肉强度的下降,第 5 跖骨也可以降低负荷,导致第 4 跖骨负荷的增加。

• 第 2 跖骨(有时是第 3 跖骨)或许是最长的跖骨,这就意味着足趾的这个结构是最远的跖趾关节。在站立后,跖骨头是最突出的而且暴露最高的压力。如果敏感性保持不变会引起跖骨痛,而敏感性下降会导致出现溃疡。在这种情况下,增加摇椅样鞋底的硬度可能非常有用。

• 第 2 或第 3 跖骨头可能比它相邻的部位降低。这就会增加压力(图 14.11)。

14.6.2 第 2 到第 4 跖骨头的外部减压

对于第 1 跖骨头的 5 项技术有局部减压、加强支持、曲线形鞋底、坚硬的鞋底和如果跟腱功能不良(“短跟腱”),则抬高足跟。这些技术也可以用于第 2~4 跖骨头。技术细节详见第 19 章。其他有用的措施如下。

• 通过使用支持物将压力移向邻近的跖骨头。常常是联合使用,在跖骨区域给予加强支持,支持邻近的跖骨头和在跖骨头需要减压的部位挖空减压垫(图 14.12)。

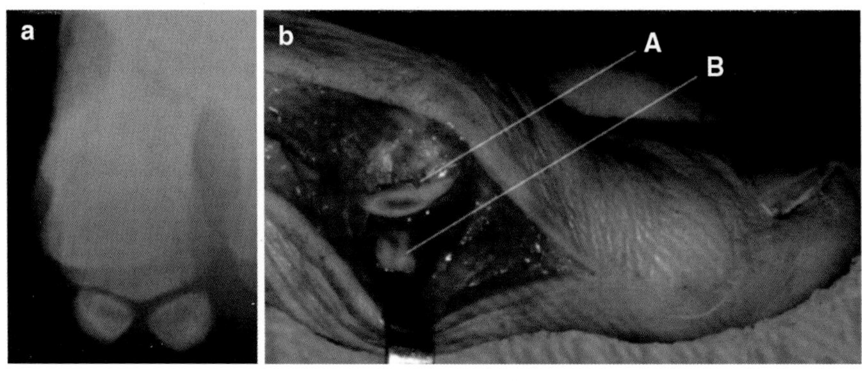

图 14.8 (a)第 1 跖骨头关节的横断面 X 线片的表现。(b)外科表现(尸体)A 表示第 1 跖骨头,B 表示内侧籽骨。

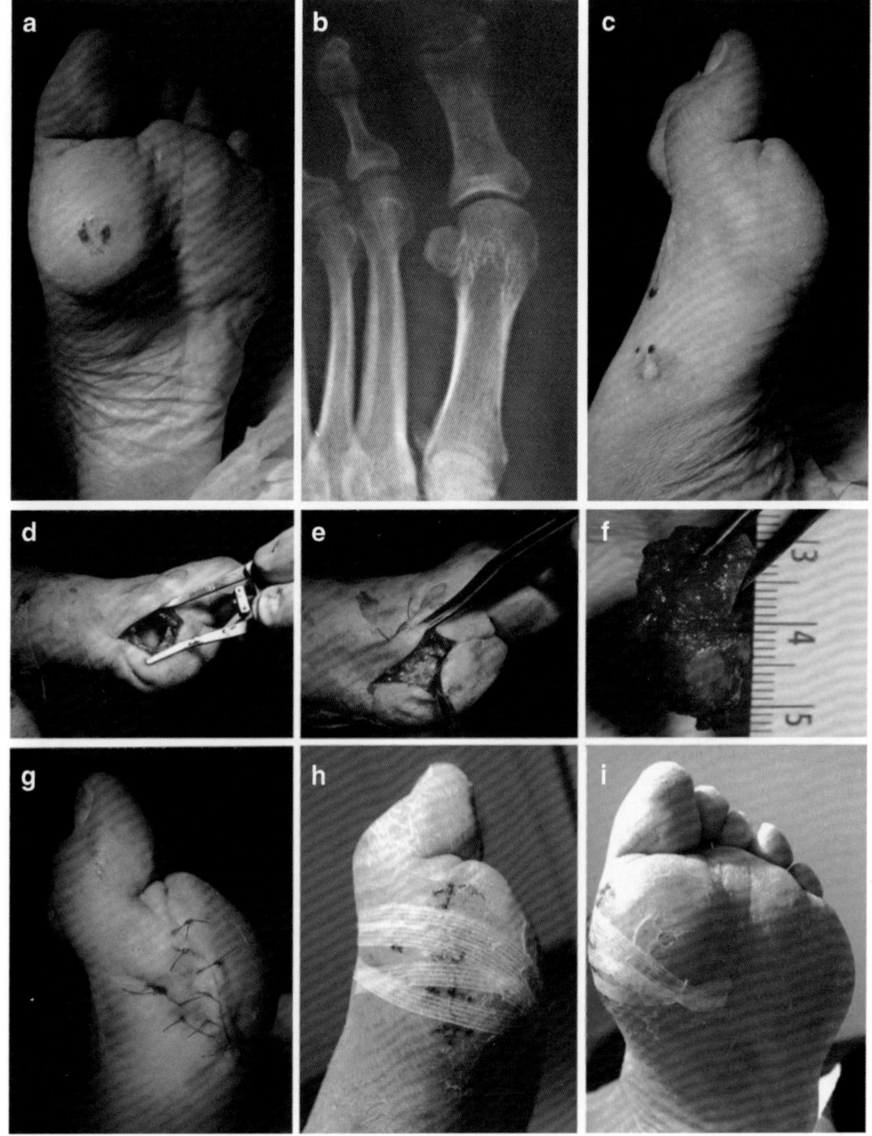

图 14.9　(a)切除内侧籽骨后的足部 X 线片。(b,c)术前发现。(d~g)术中情况。(h,i)术后 11 天的表现。

- 第 2 跖骨头:为了支持足内弓轻微外旋。
- 第 4 跖骨头:为了支持外侧边缘,轻微内旋。如果考虑降低第 1 跖骨头是有效的(卡尔曼阻滞试验阳性),可以使用外侧边缘对角线支持。

第 2 跖骨头典型的联合减压:加强支持,将第 1 和第 3 跖骨头的压力移向第 5 跖骨头和第 5 跖骨,同时在踇趾下放支持物(图 14.13)。

14.6.3 第 2 到第 4 跖骨头的内部减压原则

外科操作对于第 2 到第 4 跖骨头的效果各异,都会增加跖骨头的抵抗力,因此可以合并。为了将负荷从溃疡处移向远端,以下措施是有用的。

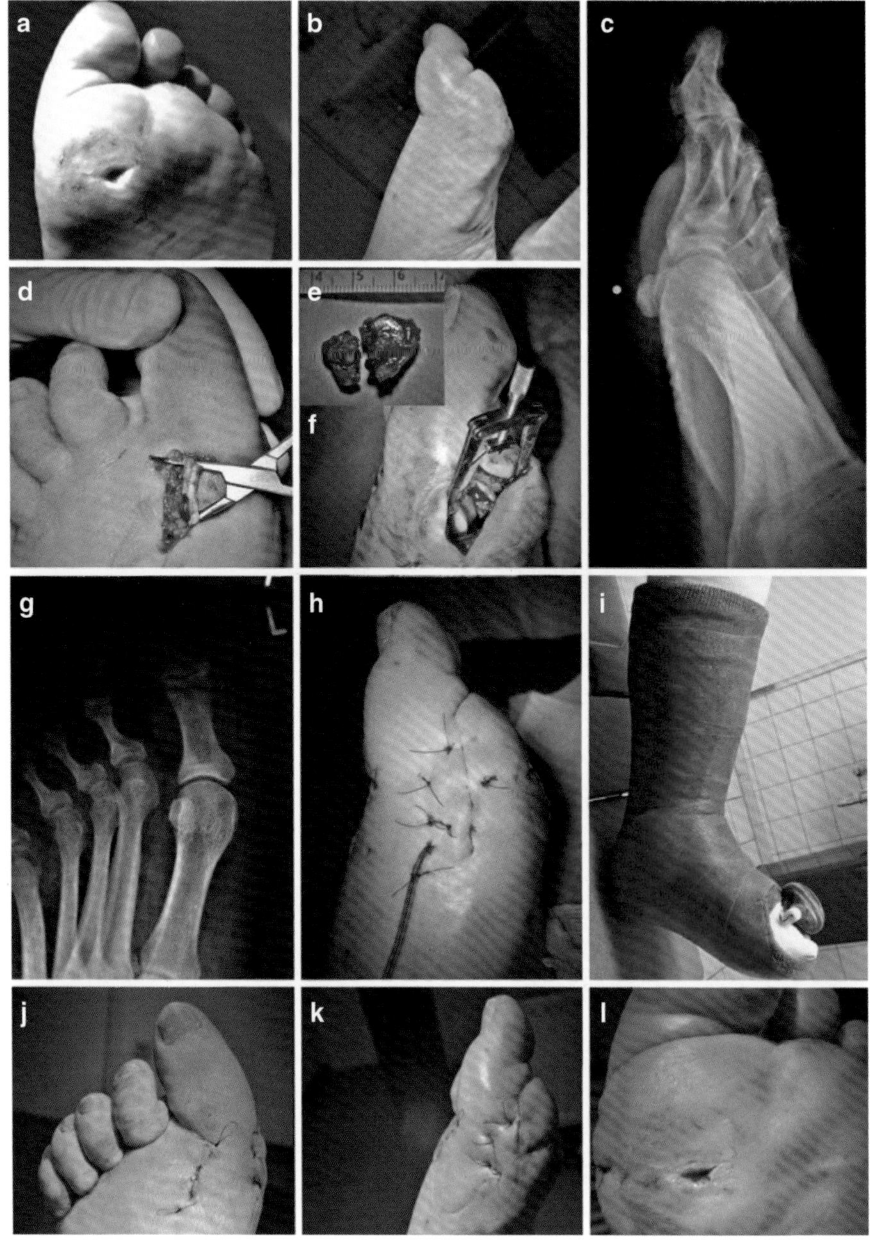

图 14.10 内侧籽骨处的溃疡。(a,b)临床表现。(c)X 线片,溃疡用小白点指示。(d~f)踇长伸肌腱(EHL)延长和骨切除。(g)术后表现。(h)术后 X 线片。(i)使用 TCC 减压。(j~l)术后 2 天。

• 趾长屈肌腱(FDL)肌腱切断术联合趾长伸肌腱(EDL)延长术来降低爪形足畸形(详见第 20 章第 20.4.1~20.4.3 节)。在足趾序列的方向,已经移位到远端的软组织垫可以部分回到跖骨头下。由于足趾脱位,跖骨头没有压力,升高几毫米后压力就会缓解,这是一个风险较低却有很好效果的方法。跖骨头的背侧移位(将足背打开,切除楔形骨)可以将内在压力点向近端移动几毫米并抬高(详见第 20 章第 20.5.2.1 节)。

• 跖骨头切除终止该位置的压力。这个方法在生物力学上没有好处,转移性压力可能会

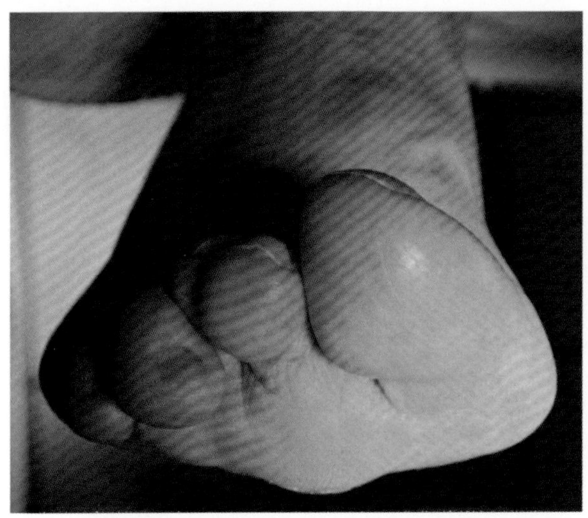

图 14.11　第 2 跖骨头比邻近的序列低。

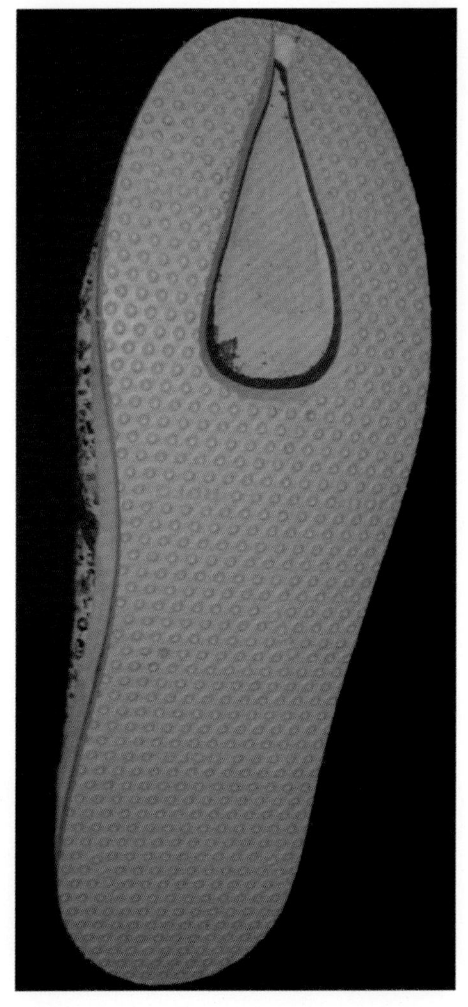

图 14.12　挖空鞋底给跖骨头减压。

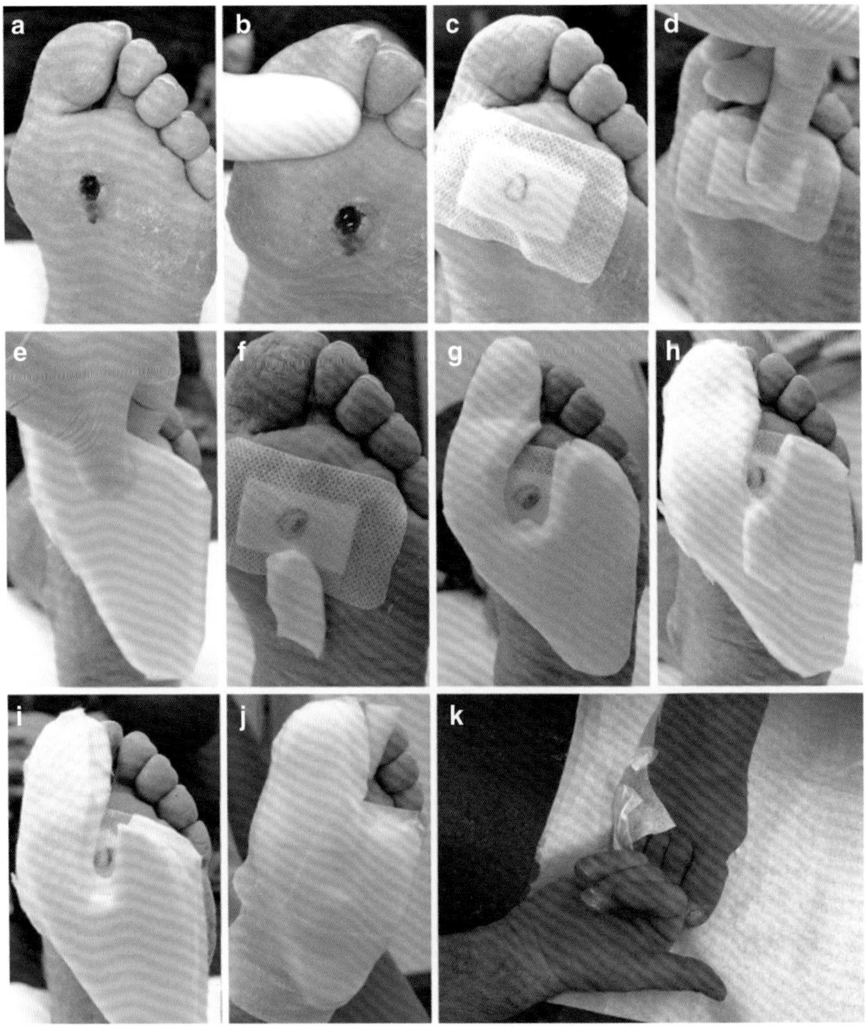

图 14.13 (a~k)第 2 跖骨头下病变的减压。(b)计划接受更大压力区域的适应性测试及给予创面敷料。(f~i)需要被增加减压的部位给予四层敷料，其他部位 2 层，每层 5mm 厚。

出现在邻近的跖骨头或被切除的跖骨的近端。因此，不应该做这项手术(详见第 20 章第 20.5.1.3 节)。

• 跟腱延长(ATL)主要改变负重时间，使压力作用的时间更晚和更短(详见第 20 章第 20.4.5 节)。

详细技术见第 20 章“内部减压”部分。

14.7 第 5 跖骨头

14.7.1 特殊的生物力学模式

高弓足会诱导旋外从而压力落在第 5 跖骨头(见第 2 章 “高弓足”)。

这可能是由于第 1 跖骨头降低,导致足部旋外从而把前足的负荷落在第 5 跖骨头。第 1 跖骨头比第 5 跖骨头有更长的杠杆和表面积,所以更多的病变发生在第 5 跖骨头。高弓足引起第 5 跖骨头病变的另一个原因就是后足的倒转。由于治疗方法不同,所以必须要区分这两个原因。检查方法详见第 3 章第 3.4.1.5 节“卡尔曼阻滞试验”。

14.7.2 第 5 跖骨头外部减压原则

前 5 项用于第 1 跖骨头的技术(局部减压、加强支持、摇椅样鞋底、坚硬的鞋底和在“短跟腱”中多旋转后跟)也适用于第 5 跖骨头。

另外,在足外侧给予支持物使其轻度内旋,用于第 5 跖骨头的近端并可以抬高第 5 跖骨头一点。

典型的第 5 跖骨头的联合减压包括加强支持,重新分布第 4 跖骨头的负荷和在足的外侧给予支持(图 14.14)。

由于第 1 跖骨头位置变低(卡尔曼阻滞试验阳性),如果第 1 和第 5 跖骨头的负荷都增加, 需要联合外侧边缘对角线支持和加强支持第 5 跖骨头和将第 5 跖骨头下垫子挖空,从而降低第 5 跖骨头(图 14.15)。

详细技术见第 19 章“外部减压和制动”。

14.7.3 第 5 跖骨头内部减压的原则

对于第 2~4 跖骨头的技术(通过联合肌腱切断,楔形骨切除,切除坏死的跖骨头和延长跟腱达到足趾局部增强)也对第 5 跖骨头有效。其他方法包括:

- 外侧髁突切除:将足起步和落步站立的内在压力点给予切除(详见第 20 章第 20.5.2.2 节“第 5 跖骨头髁突切除术”)。
- 如果小趾踇外翻,行 Chevron(Austin)截骨术是有帮助的,可以使外侧偏离的第 5 跖骨向中间的跖骨靠近。
- 第 5 跖骨头如果发生“短跟腱”,则可以延长跟腱(ATL)。在进行对角线外缘抬高前,要排除卡尔曼阻滞试验阳性。

14.8 总结

- 跖骨头下的足底病变很常见,多为单纯的神经病变,罕见有需要血管干预。
- 跖骨头的病变在足部所有的部分中复发率最高。
- 许多外科手术可以永久改善症状,但却很少使用。由于高的复发率最终还是需要通过外科减压,所以对于活动量较多的患者应该尽快通过外科减压来治疗。
- 肌腱切断可以使足趾增强,并可以门诊经皮完成,这对于跖骨头的减压非常有效。

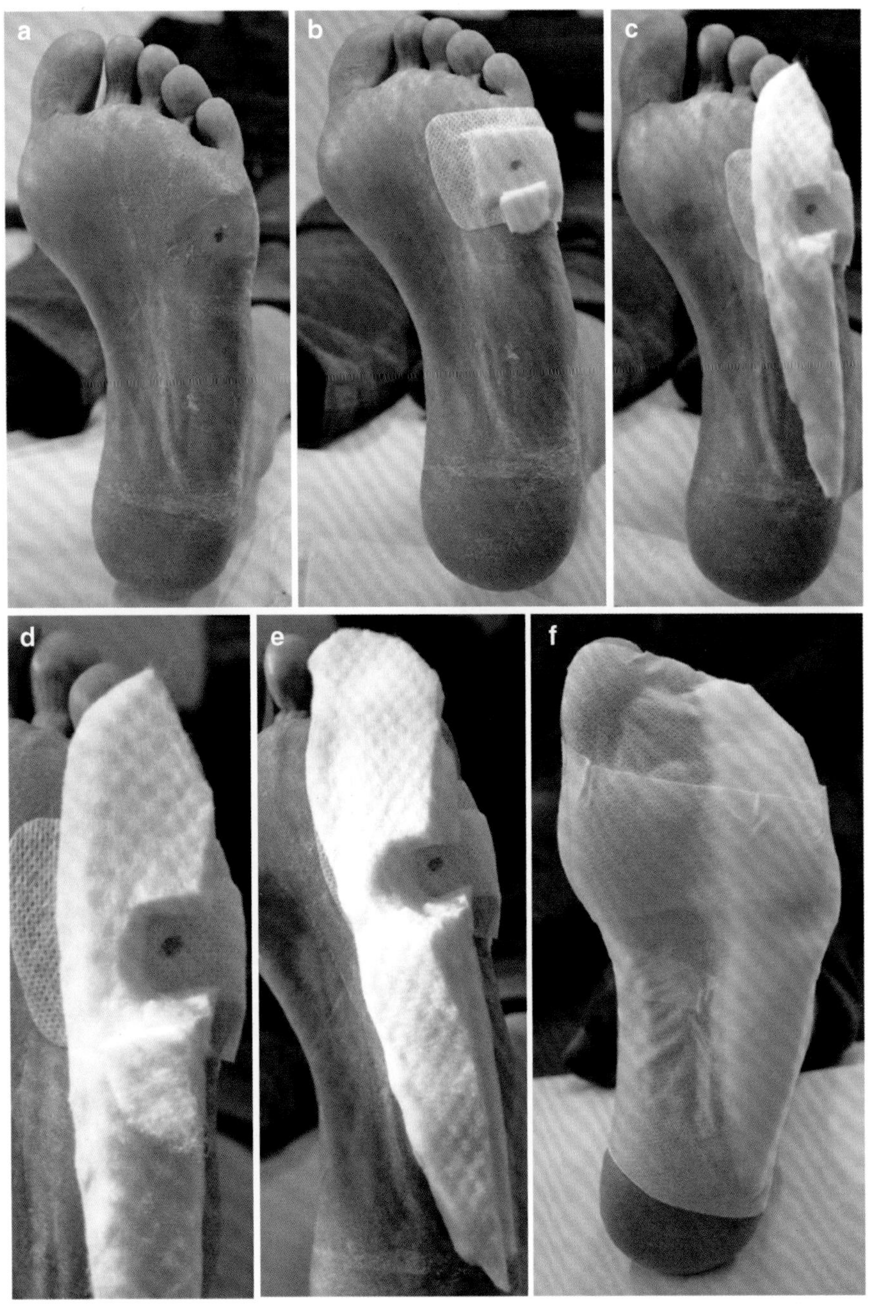

图 14.14 (a~f)第 5 跖骨头下病变的减压。

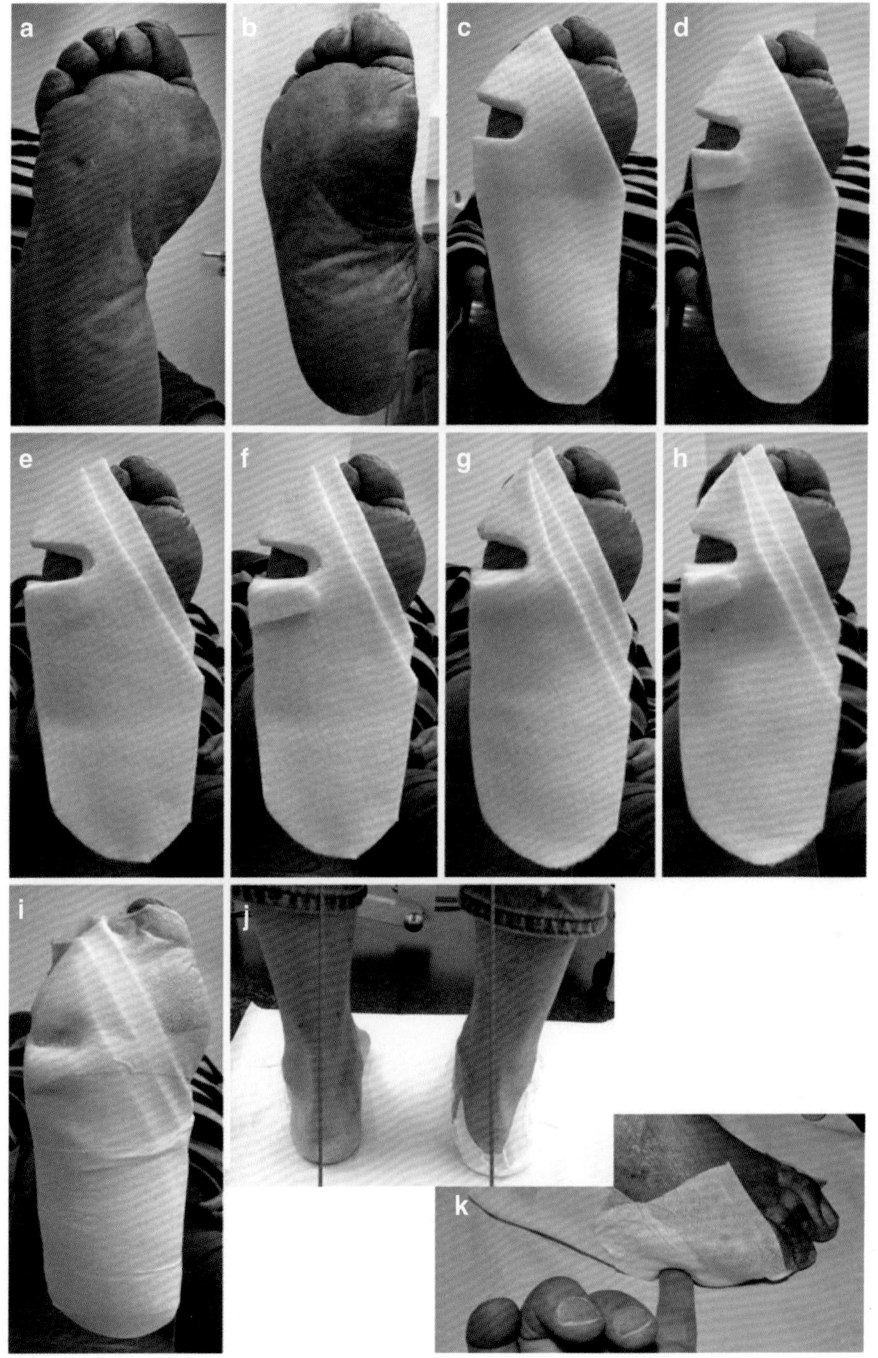

图 14.15　(a)第 5 跖骨头处刚愈合的表浅溃疡区域。(b)第 1 跖骨头显示过量负荷的标志。(c)在第 1 和第 5 跖骨头挖空以后的支持敷料。(d)第 5 跖骨头额外给予敷料增强支持,而第 1 跖骨头仍然挖空。(e~h)另外两层敷料增强支持第 5 跖骨头,而第 1 跖骨头下面挖空的区域更宽,这样就做到了第 2 和第 3 跖骨头下的挖空。导致前足内旋。(i)全足被固定。(j)由于外侧边缘对角线支持导致足跟外翻。(k)测试减压的有效性。

(徐俊 译　许樟荣 校)

参考文献

1. Brash PD, Foster J, Vennart W, Anthony P, Tooke JE. Magnetic resonance imaging techniques demonstrate soft tissue damage in the diabetic foot. Diabet Med. 1999;16(1):55–61.

第 15 章 踝部(15~16)

主要位于踝突起中央位置的溃疡(15)(图 15.1),与周围区域的溃疡相比有着显著不同的特征(16)(图 15.2)。重要的外周动脉疾病会使得踝突出部位更加脆弱,从而成为这种损伤的主因。

15.1 病理生物力学和压力点

由于外部支撑点的存在,外踝突起部位就会变成内在的压力点,外部支撑点,如鞋子,

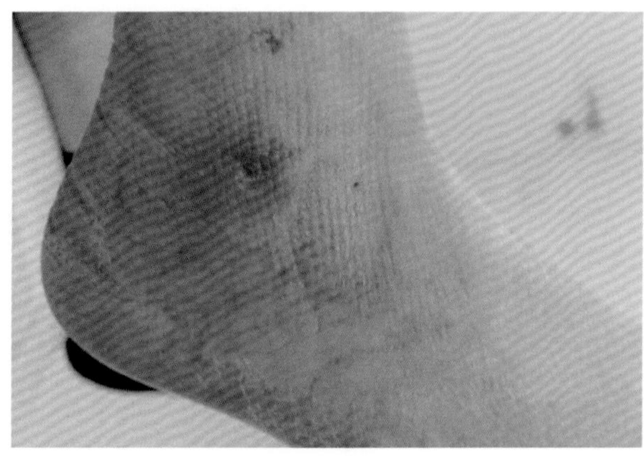

图 15.1 外踝的溃疡。

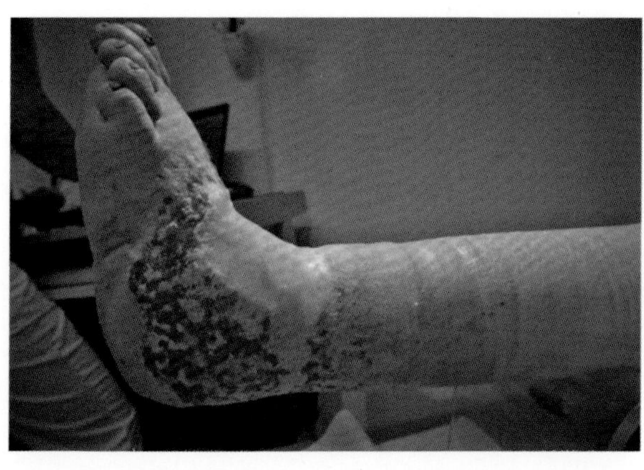

图 15.2 外踝周围区域的溃疡。

加压治疗绷带和需要卧床的人的床。如果发生创伤事件则有可能是代步器、轮椅或周围环境障碍物所致。踝部皮肤经常是萎缩的,有时是由于局部血流灌注受干扰所致。

踝部溃疡(包括不是发生在突起部位的,也不是起源于该部位),与小腿溃疡有相同的鉴别诊断谱。在这些病例中,通常认为加压治疗是治疗的基石。临床让压力在踝关节周围区域均匀分布是非常困难的,压迫绷带在足跟、跟腱、胫前肌腱和踝关节之间形成的空间,如同一顶“帐篷”,若无更多材料去填充这个空间,压力就无法到达所需要的皮肤,反而使骨突出部位的皮肤承受压力过大。

15.2 操作测试

一份详细的既往病史(创伤,已知外周动脉疾病或静脉功能不全)和对动静脉血流灌注情况的探查,能够为下一步诊疗提供依据。

应仔细观察步态,以确定患者有无运动失调和寻找创伤原因。

15.3 统计

图 15.3 中的数据显示了一些明显的特征:

• 正好在踝关节处的溃疡,更容易侵犯骨质、常更需要血运重建,也与踝上截肢率高有关。

		踝中央	外踝中央	内踝中央	踝周围区域	外踝周围区域	内踝周围区域
概率		1.9%	1%	0.8%	2.1%	0.6%	1.4%
骨受累		14.1%	15%	12.9%	6%	7.3%	5.4%
PAD		49.4%	51.4%	47%	39.8%	41.1%	39.1%
血运重建		**14.5%**	**14.9%**	**14.1%**	8.3%	8.9%	8.1%
踝以下截肢		3.6%	1.8%	5.8%	1.3%	0%	2%
踝以上截肢		**3.1%**	**4.7%**	1.1%	0.4%	0%	0.6%
缓解时间		**141**	**132**	**212**	**168**	**189**	**186**
病程>180 天		**40.8%**	29.2%	**55.7%**	**47.9%**	**50%**	**46.9%**
一年后复发		30%	31.6%	27.8%	32.7%	31.2%	33.3%

图 15.3 踝部溃疡的基准数据。在条形图中,踝周围区域溃疡以橙色表示,踝顶部溃疡以蓝色表示,其他部位以灰色表示。它们按递减顺序排列。

注意：尤其是在外踝突起部的溃疡，有明显下肢严重缺血和截肢的风险！

- 踝关节区域内的溃疡很少侵犯骨质，且截肢率远低于平均值。
- 所有类型的溃疡均需很长时间才能愈合。
- 与其他部位相比，踝部所有类型的溃疡均不容易再生。

15.4 保守治疗的原则

压迫疗法是治疗静脉功能不全(静脉曲张)和其他水肿诱发疾病的关键，但在合并外周动脉疾病时却存在潜在危害。相比于其他部位的溃疡，要更明确踝部溃疡发病的不同病理类型。判断错误不仅会导致治疗无效，还会造成进一步的伤害。采取保护性措施，在某种程度上能让加压治疗得以实施(也包括应用于合并有外周动脉疾病的患者)。

- 许多国家首选“短弹力绷带”(short stretch bandages，SSB)的相对非弹力绷带进行加压治疗。这种绷带可用于不同体积的腿部，比长筒袜更有优势。因为它们是间断加压，且主要在肌肉收缩期间加压，比弹性绷带更能有效的缓解充血。相比之下，弹性更强的“长拉伸绷带”，更容易使用，但因持续加压会导致血液流动受限、疗效差甚至受到损伤。而医用压力袜，很难在踝区域使用。
- 外踝垫(图 15.4)对 Bisgaard 的侧面或 Bisgaard(踝周围)区域(踝、跟腱和足跟之间略微凹陷的区域)的皮肤加压，有助于均匀分散压力。这些垫子能吸收部分压力、达到保护踝突出部位的目的，避免了压力无限制传导到踝关节的顶部。
- 对胫骨前肌腱的保护(见第 19 章，图 19.15)可以防止过度加压治疗造成的损伤，可用于肌腱特别突出的患者。
- 对创伤性冲击的保护(图 15.5)，例如，使用带有斜边和中央凹槽，两层厚度为 5mm 的毛毡。

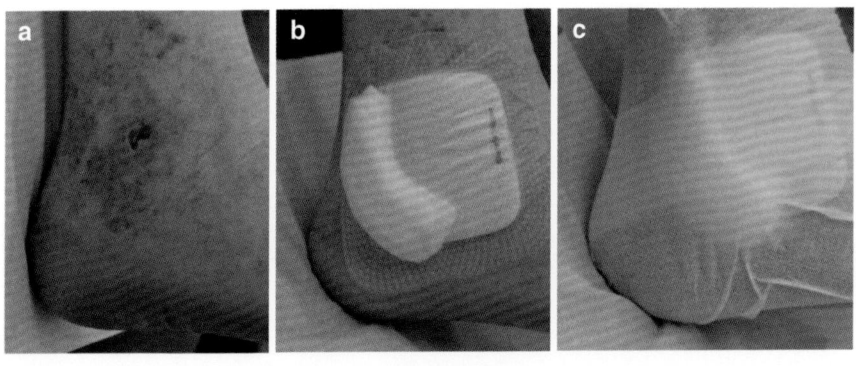

图 15.4　外踝垫，两层各 5mm。

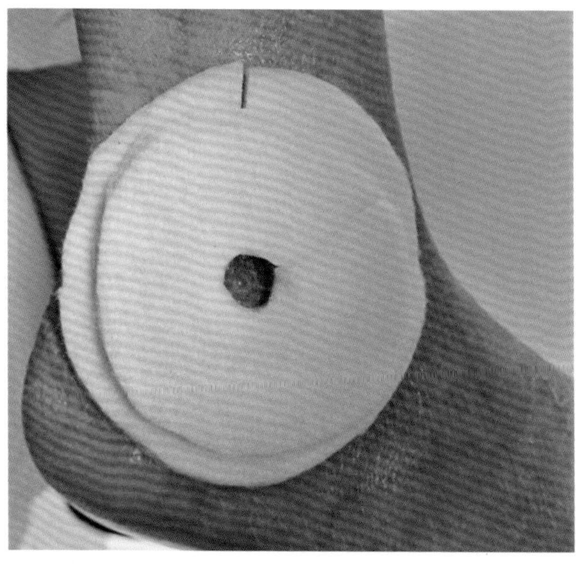

图 15.5 多层防冲击保护。

15.5 外科治疗

内踝与外踝的突起由于其复杂的生理功能，均不能切除。

严重静脉功能不全的患者，可采用静脉曲张手术、支静脉结扎或硬化疗法等方法治疗[1]。还应该记住，这些患者余生中常会需要用静脉来做动脉旁路手术。

整形外科手术，在踝周围区域用断层皮肤移植（网状植皮）；同时用腓肠肌神经皮瓣或局部转移皮瓣等覆盖踝突起部[2,3]。术前阶段需要血管成像和必要的血运重建[4]。

15.6 总结

• 如果溃疡位于踝部，静脉功能不全是其主要致病因素。相比之下，踝突部溃疡的致病因素以周围动脉疾病较为常见。

• 在加压治疗时，必须注意有外周动脉疾病的可能，以及加压会对踝部造成的压力。这种情况下必须对踝部进行保护，例如，使用弧状外踝垫，不仅能保护踝关节突出部位，还能将压力分散到踝关节和跟腱之间的外踝区域。

• 压疮是创伤或持续压力所致，认真观察并采取保护措施以避免发生。

• 相比其他部位，踝部损伤的再生能力差、愈合时间长。

• 踝突起部合并有外周动脉疾病的溃疡，与踝上截肢有关，且截肢率远高于平均水平。

（王雷 李春睿 译 王爱萍 许樟荣 校）

参考文献

1. van Gent W, Wittens C. Influence of perforating vein surgery in patients with venous ulceration. Phlebology. 2015;30(2):127–32. https://doi.org/10.1177/0268355513517685.
2. Blume PA, Donegan R, Schmidt BM. The role of plastic surgery for soft tissue coverage of the diabetic foot and ankle. Clin Podiatr Med Surg. 2014;31(1):127–50. https://doi.org/10.1016/j.cpm.2013.09.006.
3. Schirmer S, Ritter RG, Fansa H. Vascular surgery, microsurgery and supramicrosurgery for treatment of chronic diabetic foot ulcers to prevent amputations. PLoS One. 2013;8(9):e74704. https://doi.org/10.1371/journal.pone.0074704.
4. Ignatiadis II, Tsiampa VA, Papalois AE. A systematic approach to the failed plastic surgical reconstruction of the diabetic foot. Diabet Foot Ankle. 2011;2. https://doi.org/10.3402/dfa.v2i0.6435.

第 16 章 足跟(17~18)

足跟病变可发生于跟骨不同部位,包括:

- 跟骨粗隆(17)。
- 跟骨底部(18)。
- 两者之间的过渡区(18)。

这些区域有 3 种不同类型的溃疡,本章将分别进行讨论。站立时,跟骨粗隆受压、皮肤与支撑物接触(图 16.1)。

跟骨底部、无汗毛与有汗毛皮肤过渡区,溃疡下方均无骨性突起,统计学特性相同,所以它们作为实体分组在一起(18)阐述。

跟骨损伤很重要,因为其可能由其他严重疾病所致,而且外科治疗可能性小。

16.1 病理生物力学和压力点

跟骨结构良好,能耐受承重时的巨大压力[1-3]。跟骨脂肪垫约 2cm 厚,能满足日常生活中

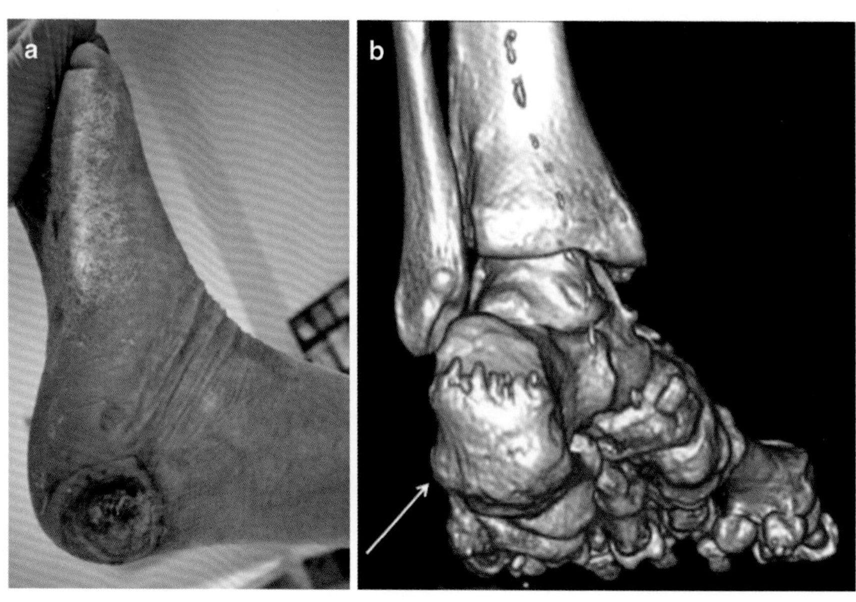

图 16.1 (a,b)三维 CT 重建中跟骨粗隆的临床表现和跟骨结节的外侧骨性突出(箭头)。

可能出现的所有抗压要求。由于小腿三条主要动脉均向跟骨动脉丛供血,足跟血供得到保证。只有在明显创伤或血流灌注受阻或两者兼有的情况下,跟骨结构才能受到严重损伤。

识别不同形式的损伤。

• 跟骨粗隆外侧突属于内在压力点,也是褥疮的好发部位。跟腱附着区域的跟骨有几处骨性隆起。如果将跟骨粗隆置于床垫上并支撑腿部,腿部重量带来的压力会阻碍皮肤微循环,并导致局部组织坏死[4,5],患者的自主活动常会因此受限制。像这种严重的情况,尤其发生在手术期间时间长和手术后的患者以及由于全身条件差而无法活动的患者。人在仰卧位时,足部休息位背屈和轻度外展;由于压力、摩擦和剪切力,跟骨粗隆外侧隆起皮肤就会发生褥疮(图 16.1)。

• 无汗毛与有汗毛皮肤过渡区是常见皲裂部位(图 16.2)。足跟皲裂是指在脂肪(脂肪垫)边缘处形成裂隙。该部位的脂肪垫由于反复承重并与不承重交替,而变得过度角质化和缺乏弹性,每一步脂肪垫都会变得平而宽,然后恢复到原状。因为它是非压缩性的,在有垂直压力时足跟脂肪垫的直径就会加宽。一旦出现第一个裂纹,就会产生一个薄弱点,所有进一步的运动都能使裂口的宽窄变换而阻止其闭合,从而形成皲裂。

• 一种特殊的情况是足底脂肪垫极度脆弱(见第 2 章,图 2.39)。足跟有脂肪垫才可能承重。重大创伤,或外周动脉疾病的患者,有一点小损伤都可能破坏脂肪垫的这种保护。如果再合并感染,脂肪垫中组织丢失会更严重。足部隔膜血供丰富、而其中间的脂肪沉积导致供血不良,也会促进这种组织丢失。

• 跟腱牵引将足跟压力转移到中足和前足,且能限制足跟负重的时间和强度。跟腱功能丧失可能导致仰趾足,例如,跟腱断裂后(图 16.3)。足跟底部有溃疡的情况下,必须排除这种功能丧失的可能性。

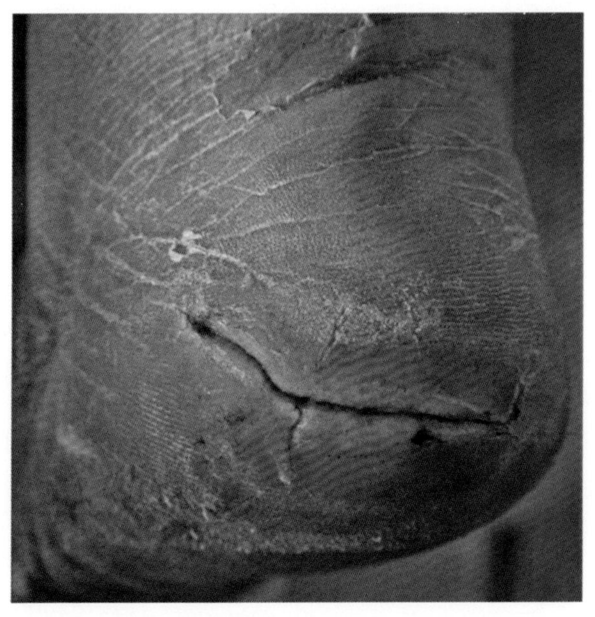

图 16.2　足跟皲裂。

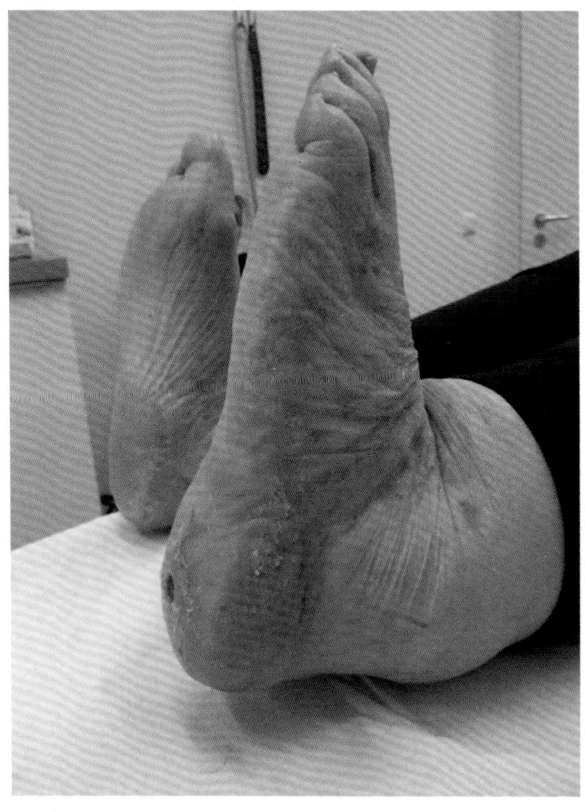

图 16.3 跟腱断裂后的足跟溃疡，足部跖屈并使前足向足底方向运动(！)。

16.2 操作测试

有足跟溃疡的患者，需要掌握其详细的既往史以及对动脉血流灌注情况进行精确评估；如果不是长期卧床，必须评估其步态生物力学[6]。

16.3 统计

图 16.4 中体现的特点。

- 因覆盖软组织较薄，跟骨结节处溃疡常累及骨骼。
- 足跟溃疡，更需要血管重建、常与踝关节以上大的截肢有关，其所需要愈合时间也会更长。跟骨结节处溃疡比其他部位溃疡更醒目；相比之下，边缘部位溃疡则不那么明显。
- 与其他溃疡相比，足跟溃疡再生的可能性更低。

注意：足跟边缘皲裂与外周动脉疾病关联性较低，预后较好。然而，合并严重外周动脉疾病的患者，皲裂可能会变得非常有害，这一点让专业治疗人员都感到惊讶。这种危险可能表现为一个无反应的局灶性坏死裂缝[7]。在治疗过程中，即使只有 1mm 的坏死裂缝，也应该视为紧急警告标志。

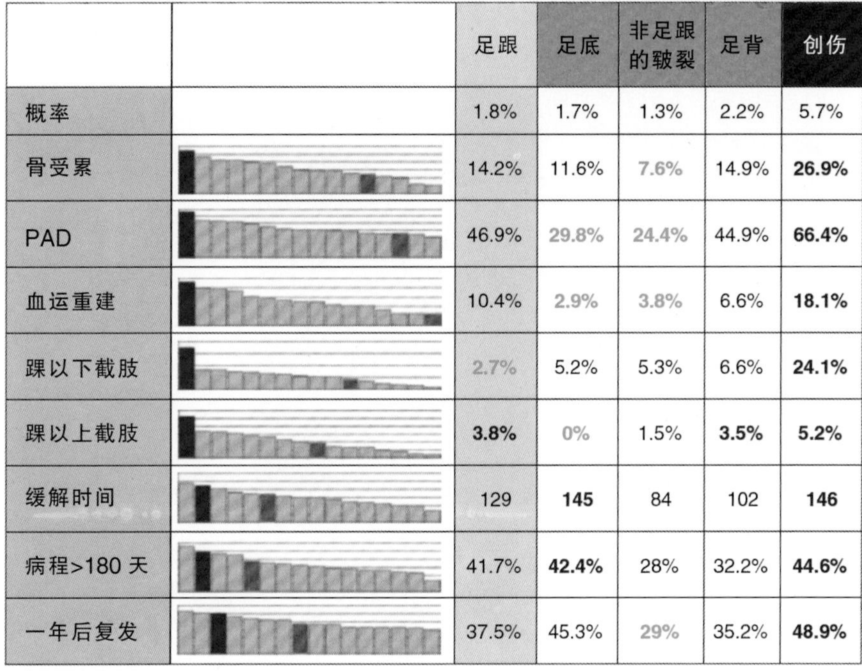

		足跟	足底	非足跟的皲裂	足背	创伤
概率		1.8%	1.7%	1.3%	2.2%	5.7%
骨受累		14.2%	11.6%	7.6%	14.9%	**26.9%**
PAD		46.9%	29.8%	24.4%	44.9%	**66.4%**
血运重建		10.4%	2.9%	3.8%	6.6%	**18.1%**
踝以下截肢		2.7%	5.2%	5.3%	6.6%	**24.1%**
踝以上截肢		**3.8%**	0%	1.5%	**3.5%**	**5.2%**
缓解时间		129	**145**	84	102	**146**
病程>180 天		41.7%	**42.4%**	28%	32.2%	**44.6%**
一年后复发		37.5%	45.3%	29%	35.2%	**48.9%**

图 16.4　所有实体(灰色)按高度递减等级的足跟损伤基准图。

16.4 外部减压原则

针对褥疮性溃疡[8-10],以下措施可能是有效的。

- 患者卧床或坐在椅子上时,采用设备给足跟减压。
- 使用“床石膏”等略带弹性石膏材料制成的夹板(图 16.5)(详见第 19 章第 4.1 节)。
- 环状护垫。但因为它们会把下肢压力转移到护垫部位,可能导致压力过大并引起组织坏死,所以也要小心使用。
- 所谓“皮毛鞋”,对足跟的保护和压力的再分布并不充分。
- 类似辅具,其柔软性增加了足跟接触表面,有益于高危骨骼突出部位的保护,但效果不如那些将重力转到小腿的辅具。当溃疡已经形成时,这类设备反而有害,因为它们将重力转移到溃疡边缘和相邻皮肤上,影响组织修复。

为了避免皲裂,可采用以下措施。

- 保持弹性。
  - 削除皲裂边缘的过度角化组织;
  - 涂抹润肤霜或特殊泡沫。
- 足跟处使用胶带敷料。
- 一个简单且普遍成功处理皲裂的方法是用丙烯酸酯密封,可与胶带结合使用(图 16.6)。

如果足底脂肪垫溃疡,以下措施可能有帮助:

- 足跟整体减压。只有 TCC、步行器或延伸至小腿定制矫形器等综合设施能够完成。

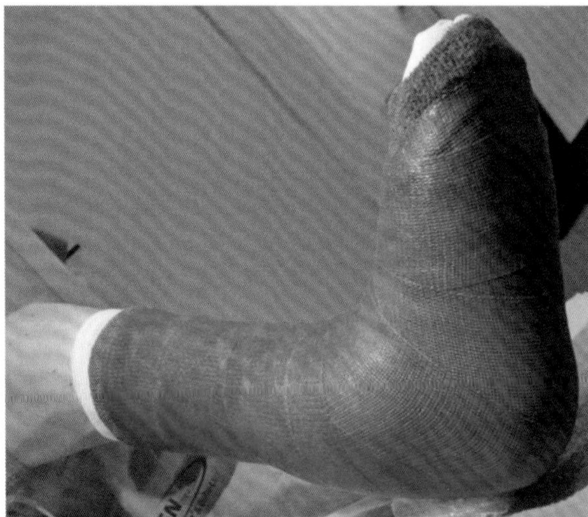

图 16.5　床上石膏。

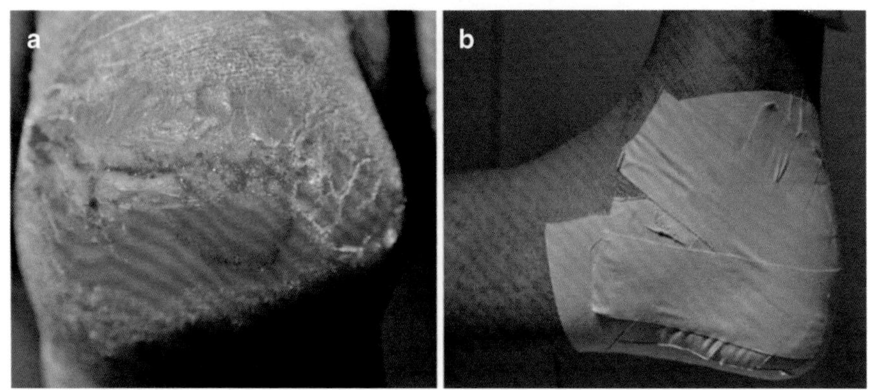

图 16.6　(a)图 16.2 的皲裂使用丙烯酸酯密封剂。(b)胶带敷料。

• 足部缓冲，毛毡或使用后跟减压鞋。但应该记住，这种支撑设备边缘压力很高，通常会导致新溃疡的形成。

• 更多的足跟弹簧：如果足跟位置略高，则负荷就会转移到中足和前足。

• 如果仰趾足是溃疡的原因，患者活动时应该用矫形器支撑胫骨踝突。

16.5 外科治疗原则

• 目前还无作者熟悉并推荐使用的内部减压标准手术过程。

• 足跟脂肪垫区域内的创伤，需要进行细致的探查和评估。这将在下一章中进行详细介绍。

• 有些溃疡无法愈合。例如，深入脂肪垫内部的溃疡或边缘形成瘢痕组织的慢性溃疡。在这些情况下，切除溃疡和整形重建手术可能有用。需要注意的是，像断层皮肤移植(Split-skin transplants，网状植皮)并不适用于承重区域。

16.6 总结

足跟处的压力性溃疡。
- 发生在卧床或手术后的患者。通常可以避免,例如,使用减压装置用以预防。
- 采用外部减压处理。在许多情况下,尽管开始有严重的损伤,仍可实现伤口闭合。

皲裂。
- 是常见的。
- 有严重外周动脉疾病的情况下可导致高位截肢。
- 行皮肤护理治疗,深层皲裂可用丙烯酸酯密封剂或胶布条封闭。

足跟脂肪垫区域病变。
- 由于感染可导致大量组织损失。
- 通常需要血管重建,截肢率高于平均水平。
- 用整个小腿减压。步行器,TCC 或定制矫形器可以达到目的。
- 如果预期伤口不能愈合,则需要考虑整形重建手术。

16.7 病例报道

一位 62 岁男性,患 2 型糖尿病 14 年,一个右足跟内侧缘皲裂,严重的外周动脉疾病和感染形成了一个危及肢体的溃疡。在住院治疗期间,经过血管重建、反复清创与足底内侧皮瓣修复手术后,最终伤口愈合(图 16.7)。

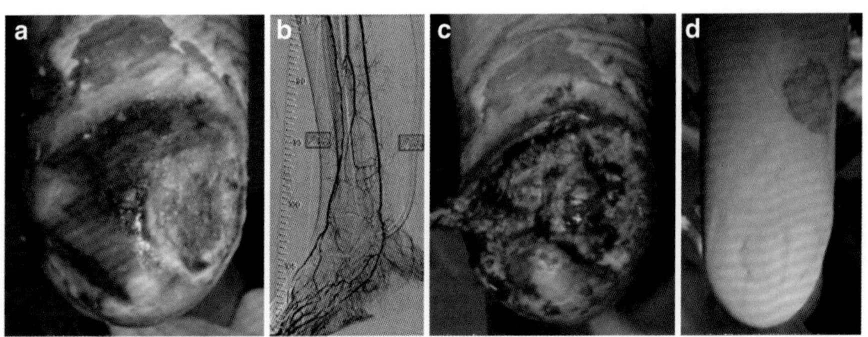

图 16.7　(a)足底,跟骨感染的溃疡。(b)血管造影显示局部灌注完全丧失清创术后。(c)外科清创之后。(d)整形重建术后(足底内侧皮瓣)。

(王雷　李春睿　译　王爱萍　校)

参考文献

1. Cichowitz A, Pan WR, Ashton M. The heel: anatomy, blood supply, and the pathophysiology of pressure ulcers. Ann Plast Surg. 2009;62(4):423–9. https://doi.org/10.1097/SAP.0b013e3181851b55.
2. Gefen A. The biomechanics of heel ulcers. J Tissue Viability. 2010;19(4):124–31. https://doi.org/10.1016/j.jtv.2010.06.003.
3. Sopher R, Nixon J, McGinnis E, Gefen A. The influence of foot posture, support stiffness, heel pad loading and tissue mechanical properties on biomechanical factors associated with a risk of heel ulceration. J Mech Behav Biomed Mater. 2011;4(4):572–82. https://doi.org/10.1016/j.jmbbm.2011.01.004.
4. Masaki N, Sugama J, Okuwa M, Inagaki M, Matsuo J, Nakatani T, Sanada H. Heel blood flow during loading and off-loading in bedridden older adults with low and normal ankle-brachial pressure index: a quasi-experimental study. Biol Res Nurs. 2013;15(3):285–91. https://doi.org/10.1177/1099800412437929.
5. Wong VK, Stotts NA, Hopf HW, Froelicher ES, Dowling GA. How heel oxygenation changes under pressure. Wound Repair Regen. 2007;15(6):786–94. https://doi.org/10.1111/j.1524-475X.2007.00309.x.
6. Treiman GS, Oderich GS, Ashrafi A, Schneider PA. Management of ischemic heel ulceration and gangrene: an evaluation of factors associated with successful healing. J Vasc Surg. 2000;31(6):1110–8.
7. Salcido R, Lee A, Ahn C. Heel pressure ulcers: purple heel and deep tissue injury. Adv Skin Wound Care. 2011;24(8):374–80.; quiz 372–381. https://doi.org/10.1097/01.ASW.0000403250.85131.b9.
8. Chipchase SY, Treece KA, Pound N, Game FL, Jeffcoate WJ. Heel ulcers don't heal in diabetes. Or do they? Diabet Med. 2005;22(9):1258–62. https://doi.org/10.1111/j.1464-5491.2005.01665.x.
9. Gilcreast DM, Warren JB, Yoder LH, Clark JJ, Wilson JA, Mays MZ. Research comparing three heel ulcer-prevention devices. J Wound Ostomy Continence Nurs. 2005;32(2):112–20.
10. Junkin J, Gray M. Are pressure redistribution surfaces or heel protection devices effective for preventing heel pressure ulcers? J Wound Ostomy Continence Nurs. 2009;36(6):602–8. https://doi.org/10.1097/WON.0b013e3181be282f.

第 17 章 不典型部位(19~22)

本章节介绍的溃疡是前面章节没有介绍到的足底的(19)、足背的(20)、中前足无汗毛与有汗毛间过渡带(皲裂)的(21)和在陈旧瘢痕上的复发溃疡(22)。这些区域均无典型的内在压力点。

足跟底部脂肪垫区域和足跟周围区域病变属于特殊情况。这些溃疡有特别的临床特征,已经在第 16 章与其他足跟溃疡一起讨论过。

17.1 病理生物力学

正如前几章所述,与骨突起部位发生的溃疡不同,足底溃疡有两个主要病因:有害的外部因素,如创伤、热(见图 1.1a)、继发于夏科足(图 17.1)或截肢后形成的畸形。虽然骨突起很容易被识别,但确认诱发创伤的因素很难。有时候,需要与患者和患者家属进行多次沟通才能最终发现病因。第 21 章将会讨论夏科足的诊断和治疗。

位于足背部的溃疡(图 17.2)通常发生在肌腱上,继发于运动神经病变的肌肉萎缩使其变得非常明显,创伤和热灼伤也可能起到了作用。热灼伤的特点是溃疡不局限于表面明显

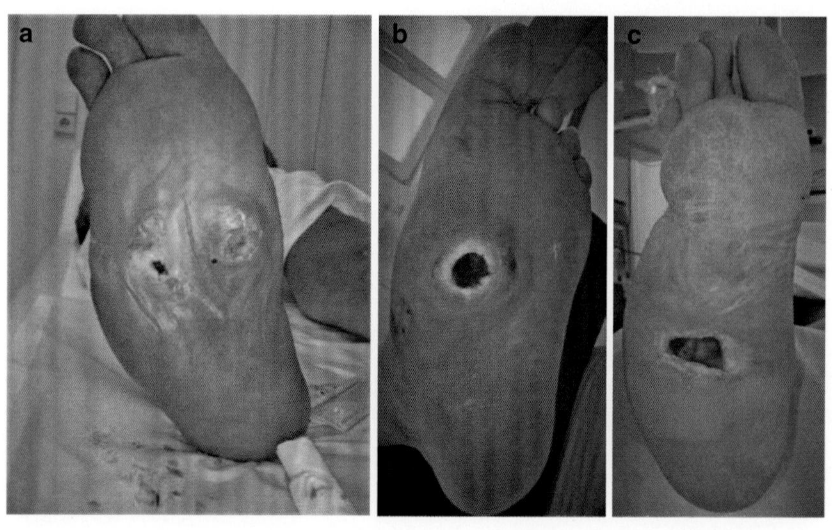

图 17.1 (a)夏科足导致的足底溃疡。(b)表面溃疡。(c)侵入骨髓的溃疡。

的区域,而是涉及热源波及的相关皮肤区域(见第 5 章第 5.1 节)。

皲裂已经在跟骨溃疡部分讨论。皲裂也可以发生在中足和前足(见图 17.3),一般位于角化过度的区域(介于无汗毛与有汗毛之间的皮肤)或患有霉菌病。介于无汗毛与有汗毛之间的皮肤过渡区域经常承受拉伸、摩擦和剪切力,这种情况严重时会发展为过度角化。这些区域可能覆盖了毛细血管,在充分清除过度角化的部分的治疗过程中就会引起出血。

在陈旧性瘢痕区域发生的溃疡,瘢痕营养不良区域的治疗最困难("瘢痕中的瘢痕伤口")(图 17.4)。

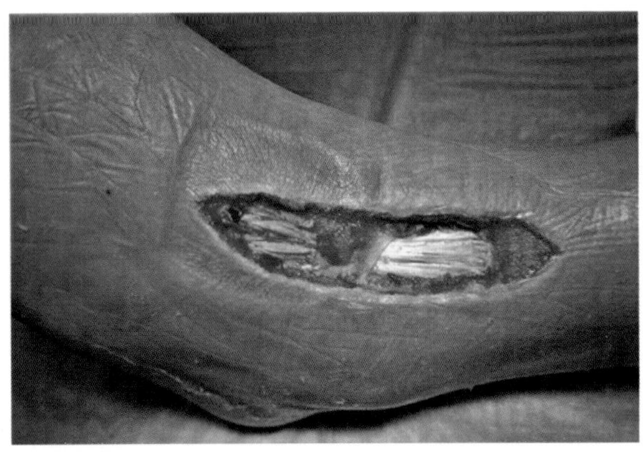

图 17.2 暴露出趾长伸肌腱的溃疡(EDL)。

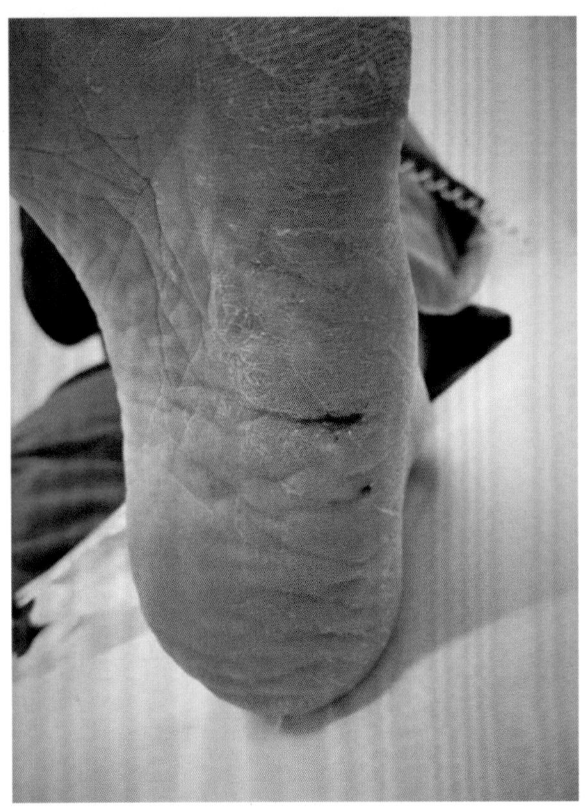

图 17.3 无汗症和皮肤过度角质化导致的皲裂。

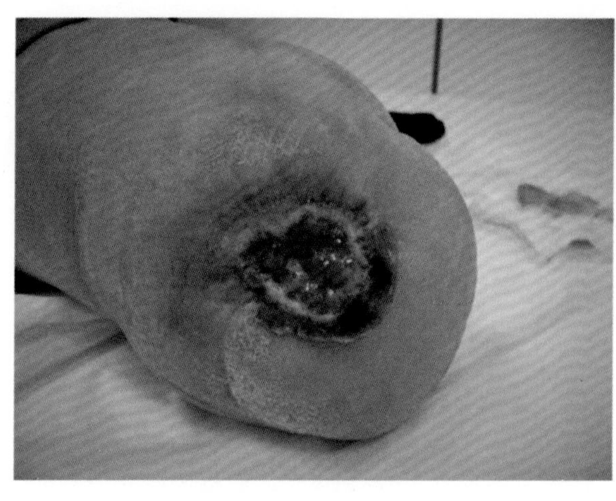

图 17.4　后足不典型截肢术后瘢痕周围区域的溃疡。

17.1.1 统计

图 17.5 所示的图形体现的特点。

- 足底溃疡需要较长时间才能够愈合。溃疡在足跟,常与外周动脉疾病和需要血管重建相关,且常导致截肢。溃疡在足底其他部位,则不常发生外周动脉疾病。
- 皲裂一般是表浅和良性的。
- 发生在瘢痕组织的复发性溃疡属于严重事件。相比于其他类型的糖尿病足溃疡,其

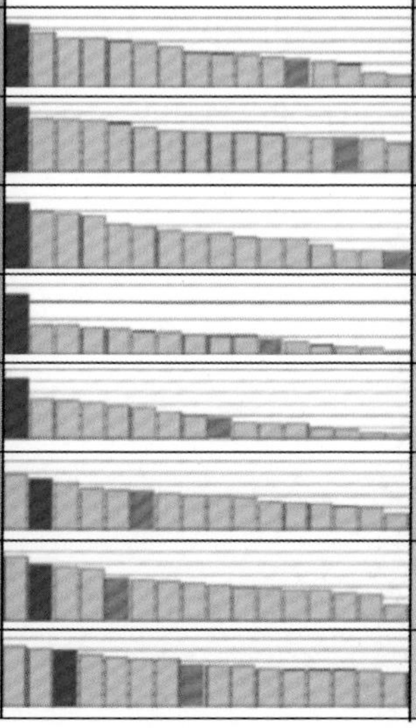

		足跟	足跟外足底区域	足跟外皲裂	足背	瘢痕
概率		1.8%	1.7%	1.3%	2.2%	5.7%
骨受累		14.2%	11.6%	7.6%	14.9%	**26.9%**
PAD		46.9%	29.8%	24.4%	44.9%	**66.4%**
血运重建		10.4%	2.9%	3.8%	6.6%	**18.1%**
踝以下截肢		2.7%	5.2%	5.3%	6.6%	**24.1%**
踝以上截肢		**3.8%**	0%	1.5%	**3.5%**	**5.2%**
缓解时间		129	**145**	84	102	**146**
病程>180 天		41.7%	**42.4%**	28%	32.2%	**44.6%**
一年后复发		37.5%	45.3%	29%	35.2%	**48.9%**

图 17.5　在条形图中,瘢痕组织内溃疡以蓝色表示,本章讲述到的其他 3 种溃疡以橙色表示,除此之外的其他溃疡均以灰色表示。足跟底部溃疡的数据被添加入表格中(有完全不同的特征),具体讨论在第 16 章中。

溃疡更深、更严重和更持久。

17.2 外部减压原则

- 与处理跖骨头溃疡相似，远离足跟的足底溃疡可通过远端用填充物减压。
- 远端用填充物，也可用于足背部病变的减压。

17.3 内部减压原则

• 在足背部，溃疡经常在突起的肌腱上发生发展。肌腱容易暴露，且严重感染灶可能沿着肌腱扩散。如果肌腱受累，给予该肌腱连接的关节制动是必须的。借助适当设备，制动就能限制肌腱腔的活动并预防感染的扩散。外科清创术除去破坏了的肌纤维，有时候也导致肌腱的丢失。

• 外伤后，小的污染异物可能仍遗留在伤口内。因此，用细探针探查伤口深度很重要。必须评估组织创伤破坏的范围和细菌污染的情况。如果溃疡已经到达深间隙，且有大量污染或创伤，则外科手术切除是必须的。其他溃疡，若组织丢失较少且动脉血供丰富，可以给予足部完全减压和抗生素，并观察 1~2 周。

• 如果陈旧瘢痕处形成肉芽组织或上皮化缓慢或无法形成，那么可以确定这种情况不能再拖延。对这种溃疡应当清除瘢痕，并考虑尽快通过整形重建手术并关闭伤口。

17.4 总结

- 脓肿和深部感染的管腔，需要外科治疗。
- 瘢痕处发生的复发性溃疡，容易变深且影响大部分萎缩的组织，后果严重。

(李盖 李春睿 译 王爱萍 校)

第 18 章 过渡到小腿

本章节讨论糖尿病患者小腿溃疡的处理。相比于无糖尿病的人群,糖尿病患者的合并症比例高,常会有更复杂的疾病过程。许多患者同时会有小腿溃疡和足溃疡。因此,在许多国家,小腿溃疡治疗也是糖尿病足门诊工作的一部分。

18.1 统计资料

图 18.1 显示了小腿溃疡的特点。骨骼受累通常伴发于足溃疡。这些数据显示:

- 在每 100 例小腿溃疡的病例中,有 8 例会同时有明显的足溃疡。
- 病变后期可以累及骨组织。
- 小腿背侧溃疡更常见是褥疮,常与足跟溃疡有关。它们往往累及跟腱愈合、需要的时间更长(图 18.2)。
- 小腿外侧(及踝突起部)溃疡的大截肢率最高。
- 相比于小腿内侧溃疡,小腿外侧溃疡更可能会带来危险。

18.2 病理生理学和背景

对发生在小腿的溃疡,需要仔细分析潜在疾病。

	整个小腿	小腿后侧	小腿内侧	小腿外侧	小腿背侧
概率	7.8 / 100 足部病变	4.7%	1.3%	1.1%	0.7%
骨受累	4.5%	3.5%	3.7%	5.3%	10.9%
PAD	34.3%	30%	43.1%	33.9%	46.5%
血运重建	3.2%	1.9%	5.3%	3.5%	8.2%
踝以下截肢	1.6%	1.6%	0.7%	1.7%	2.7%
踝以上截肢	1.5%	0.8%	1.5%	**4.4%**	1.3%
缓解时间	94	76	112	**142**	**177.5**
病程>180 天	30.8%	23%	**38.8%**	**45%**	**48.1%**
一年后复发	31.7%	31.6%	33.3%	27.7%	36.5%

图 18.1 小腿溃疡的基准数据。

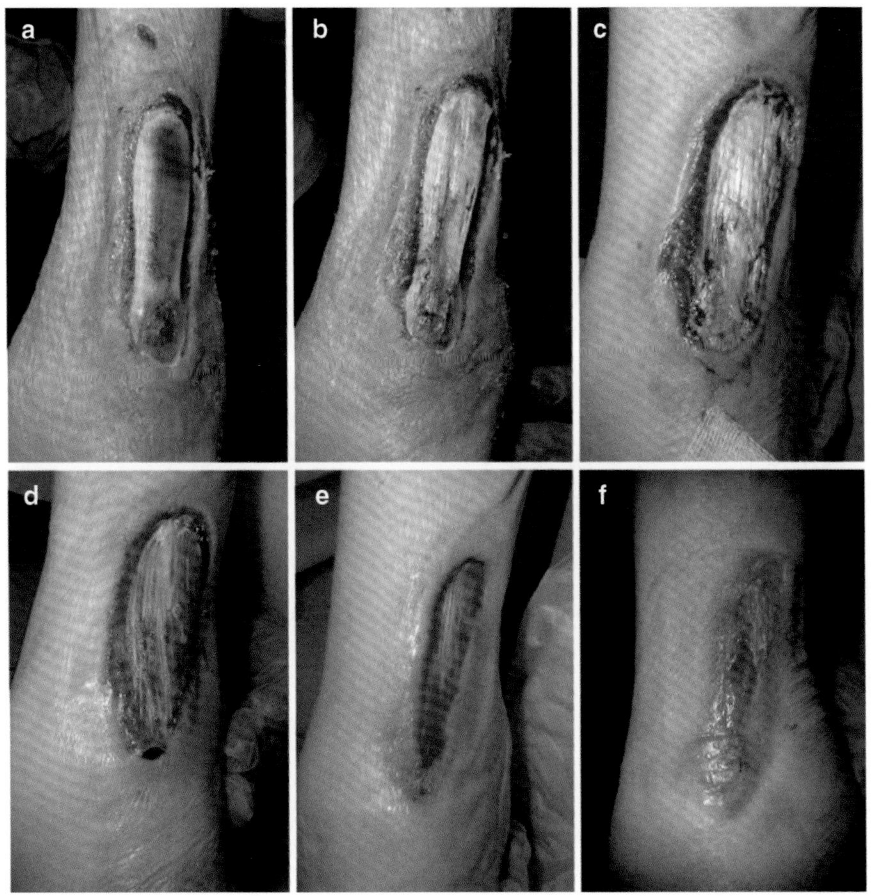

图 18.2 (a~f)小腿背侧的褥疮累及跟腱，保守治疗包括肌腱切除，疗程 5 个月。

- 心源性、肾源性或肝源性水肿。
- 慢性静脉功能不全，存在禁忌证或应用不当的加压治疗。
- 外周动脉疾病。
- 压力(压疮)问题。
- 挤压导致的外伤。
- 表皮损伤(例如，瘙痒症导致的抓伤)。
- 罕见病因。
  - 自身免疫(白细胞增生性小血管炎，结节性多动脉炎等)；
  - 细胞间物质沉积疾病(淀粉样变性，血管钙化)；
  - 某些类型的贫血(镰状细胞性贫血，地中海贫血)；
  - 病因未明的皮肤病变(脓皮病，类脂质渐进性坏死)；
  - 肿瘤(鳞状细胞癌，皮肤淋巴细胞瘤，黑色素瘤)；
  - 药物导致的皮肤病变(羟基脲，香豆素类抗凝剂)。

18.3 与患者沟通

与患者沟通非常重要，因为提供的治疗与一些根深蒂固的观念往往存在冲突。而且，患者的态度和日常生活方式也对治疗是否成功有很大的影响。讨论的内容包括：

行走和躺下是有帮助的，坐下或站着可能没有帮助　坐位的时候，即使抬高双腿，肌肉泵的作用也并不活跃，如果让腿低于心脏，其不同的高度决定了下肢的液体潴留。双腿抬高的坐姿甚至可能阻碍腹股沟水平的静脉血和淋巴液回流。因此，讨论正确的休息体位可能是有用的。仰卧位躺在沙发上，将下肢放在枕头等物品上，略高于身体平面，有利于病情恢复。坐在轮椅上，将腿抬高放在椅子上并不能有效预防水肿。

定期服用利尿剂　患者每天都可能找出许多导致其无法准确按时服用利尿剂的原因。一个可能的解决方法是可以推迟服药，但不能不吃。

限制液体的摄入　推荐每日最小液体摄入量的影响因素较多，需要由临床医生根据整体健康情况、临床需求和药物来评估。即使是普通人群，都应该接受这种评估。使用利尿剂的患者，在利尿后再快速扩容是不合理的。

限制盐的摄入　随着年龄增加，人对盐的感知能力通常会下降，对盐的需求可能会增加。这个问题在高血压和水肿的发展和治疗中很重要。

压迫导致的疼痛　通过机械方法（如压迫疗法）去除腿部肿胀可能会导致严重疼痛，尤其是在可能有炎症的伤口区域。疼痛可能非常严重，需要阿片类药镇痛。疼痛治疗需要依据指南（例如，WHO 方案）进行，尤其是肾功能不全的患者。总之，同时应用多种不同的措施治疗水肿可能更好一些，每一项措施可能都不必应用太大的强度，这样就不至于引起疼痛等问题。在患者的眼中，相比于服用有副作用的止痛药，移除加压设施的效果更为明显。必须有耐心地讨论这个问题，使得患者相信加压治疗是有用的，除非该治疗发生了难以耐受和解决的副作用。

健康信念　患者通常对伤口形成的原因和方式有自己清晰的看法。因此，他们有时采取奇怪的实践策略，相信它们会抵消这些原因。了解这些想法并与患者讨论这些是非常有益的。

18.4 治疗的特殊方面

18.4.1 控制水肿

水肿几乎总是导致或至少部分导致小腿创面延迟闭合。消除水肿是治疗措施之一，具体包括：

- 内科疾病（例如，心衰）治疗。
- 多层绷带加压、弹力袜或氧化锌绷带加压。
- 手工或机械辅助淋巴引流。

- 抬高患肢。
- 行为方式改变，例如，减少液体的摄入、盐的摄入以及提高药物依从性。

这些基本治疗措施如果执行不当将会彻底阻止创面愈合。合并外周动脉疾病的患者，适度加压多半只是一种可能，或者只有改善后血供才能考虑加压治疗[1]。

在这种情况下，需要多学科会诊来仔细评估外周动脉疾病的严重程度和加压治疗可能带来的风险。即使在这样困难情况下，轻度加压、反复评估、多学科会诊可以找到个体化的适合患者的治疗方案，加上训练有素的人员，仍然可以获得良好预后[2]。可采用短的弹力绷带，不需要特别牵拉，可以产生大约20mmHg压力。如果溃疡周围有水肿，找到一种轻微加压的方法也很重要。由于溃疡周围皮肤和溃疡基底部肉芽组织明显不同，上皮化可能很难达到[3]。

然而，合并外周动脉疾病并非是加压治疗的绝对禁忌证。

18.4.2 控制渗出

有超级吸附作用的强吸收性敷料垫，可吸收液体且在受压时其中的水分也不会渗出。在皮肤和加压绷带之间可以用这种敷料垫。这些液体中含有自我溶解酶，将其吸收后可以保护创面中未受损的组织以及创面附近的皮肤。

18.4.3 控制炎症

创面边缘完整皮肤的保护：创面内分泌物的自溶酶能够导致炎症扩散，并扩大创面。因此将渗出液从创面周围健康皮肤上吸收并去除就很重要。抗生素使用不能太过频繁。如果仅仅只有感染不能被排除，应该尽量避免用抗生素。必须牢记并非所有炎症都是因为感染所致，过度使用抗生素会带来多重耐药的风险。局部应用皮质类固醇，不论是单独用药还是联合抗生素使用，通常都是有效的。

炎症控制良好的指征是疼痛得到明显缓解。

18.4.4 静脉血流问题的侵入性治疗

为促进患者创面闭合、减少复发，可考虑用侵入性的方法去部分纠正静脉血流的缺陷[4]。

18.5 总结

糖尿病患者小腿创面治疗的特殊方面。

- 位于小腿外侧的创面(包括外踝)与大截肢率升高有关。
- 加压疗法，即使因为合并外周动脉疾病而采用的低压力，也是一种治疗措施。
- 考虑额外的侵入性治疗措施去纠正静脉功能不全。
- 注意与患者加强沟通交流，因为一些治疗措施，如加压治疗和药物依从性等，可能会遇到患者似乎理解但实际上既抵抗也不执行。

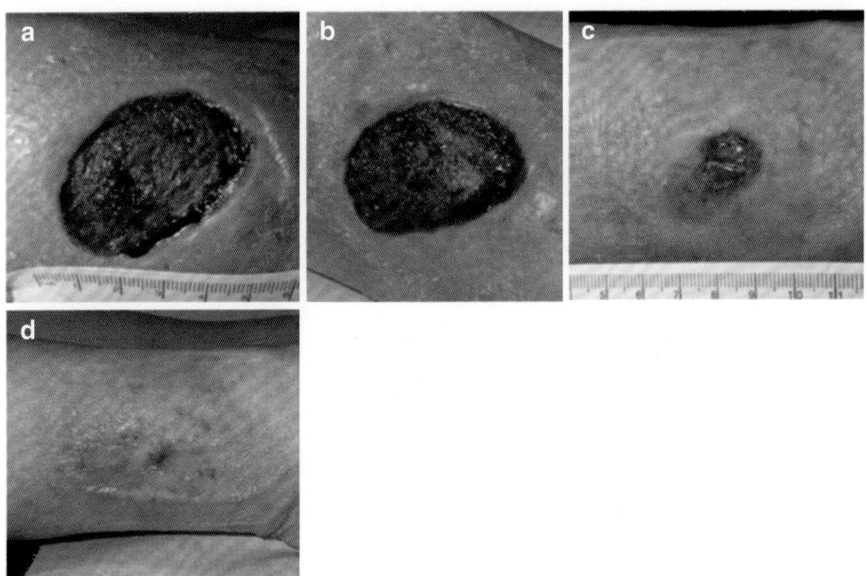

图 18.3 (a~d)即使伴有外周动脉疾病，进行加压治疗也可以减轻伤口水肿，促进上皮修复。

18.6 病例报道

伴有外周动脉疾病的患者进行加压治疗。一位 74 岁女性，患有 2 型糖尿病 22 年，使用胰岛素治疗，小腿-足背动脉旁路手术 3 年后堵塞，通过经皮腔内血管成形术(PTA)再次开通阻塞的动脉。受影响的小腿外侧发生了一个溃疡，创面伴有水肿，持续不闭合。治疗措施中包括用几条短弹力绷带反向应用进行中等强度加压，持续 4.5 个月后创面愈合(图 18.3)。

(李盖 李春睿 译 王爱萍 校)

参考文献

1. Apelqvist J, Larsson J, Agardh CD. The importance of peripheral pulses, peripheral oedema and local pain for the outcome of diabetic foot ulcers. Diabet Med. 1990;7(7):590–4.
2. Wu SC, Crews RT, Najafi B, Slone-Rivera N, Minder JL, Andersen CA. Safety and efficacy of mild compression (18-25 mm Hg) therapy in patients with diabetes and lower extremity edema. J Diabetes Sci Technol. 2012;6(3):641–7.
3. Armstrong DG, Nguyen HC. Improvement in healing with aggressive edema reduction after debridement of foot infection in persons with diabetes. Arch Surg. 2000;135(12):1405–9.
4. Armstrong DG. Addition of surgical correction to compression therapy reduced recurrences in chronic venous leg ulceration. ACP J Club. 2007;147(3):73.

第 19 章 外部减压及制动

压力再分配是预防或治疗糖尿病足溃疡的最重要措施。有效的压力再分配意味着可以为特定区域减压而无须大幅度限制患者行走的步数。这允许患者保持活动并继续按照其所习惯的生活方式生活。保留的活动能力还可以让患者保持对糖尿病和整体健康生活方式的控制。

压力再分配可将部分压力分配给那些正常情况下负荷较小的足部区域。使用单一手段通常不可行,因此可能需要通过组合的方法来达到目的。

此方法的重点应放在减压而不是关节制动上。关节制动可能非常有效地达到减压的目的,但可能会降低患者的活动能力,并可能导致患者出现日益虚弱的情况。

本章重点介绍不需要手术的方法。如果需要手术,则应停止非手术方案。

19.1 概述

限制行走步数或减少每步行走施加的压力,可以减小足部在该区域上的机械应力。

第一种方法易于制订,但难以施行。如果治疗糖尿病足综合征的主要目标是争取保持活动性,那这似乎是矛盾的。活动性是影响患者独立和生活质量的关键因素。限制几个星期或几个月的活动可能会影响这一首要目标,甚至使患者余生中无法再实现这一目标。因此,限制行走步数只能在短期内应用。

对于 DFS 患者来说,尽可能减少损伤的生活,意味着在保持足部完整性的情况下重新开始步行。为了避免压力负荷过重,可以将压力重新分配到足部能承受足够压力的部位来减少每一步所带来的机械应力。因此,重要的是找到、阐述和教导压力再分配技术,因为它们是绝大多数 DFS 患者预防和治疗该病的措施。

减压应旨在尽可能多地将压力重新分配到足部能承受足够压力的部位,而不是阻止患者行走。

足部的关节制动有助于重新分配压力且可能非常有效。然而,使用制动装置会受到若干不良影响的限制。例如,患者不太能够接受也很少使用刚性的、减弱其力量的鞋具,因此可能效果较差。刚性鞋也可能导致肌肉废用,这些肌肉会变弱并萎缩,可能会导致进一步的损伤。因此,对于必要的减压和制定的个性化计划至关重要。描述这种方法的箴言是:“不多不少,刚刚合适”。

本章重点介绍手术以外的技术,对于手术的讲解将在下一章中阐述。与关于描述各个实体的章节相反,本章的重点仅涵盖了几个特定的实体。在描述各个实体的章节中,除了对技术的描述,其重点在于对各个实体的具体说明。

19.2 内部与外部减压

使用措施自动减轻足的一部分压力意味着该压力被转移到足的其他部分。因此,在不限制患者活动性的情况下,减压等同于压力重新分配。足的其他部位负荷过重的缺点,应该通过使用几种不同程序的组合来加以限制。

改变内部压力点被称为"内部减压或外部减压"。相比之下,"外部减压"优化了从皮肤表面到周围环境的压力传递。

• 通过手术提供外部减压,旨在永久降低内部压力点的影响。其效果与患者的行为无关。

• 通过使用装置提供外部减压,或者可以直接应用于皮肤表面。它们可以单独定制或预制,有时可以个体化修正。然而,它们的功效取决于患者是否可以持续使用。

• 在急性治疗期间,减压必须比后续二级预防更严格。

19.2.1 持续使用

患者很难不间断地使用一种外部减压措施,如果可以取下减压装置或者可以中断使用,他们可能那么做。从理论上讲,最大程度的减压是卧床休息,在轮椅上或腿部处于牵引状态,足部无任何负荷的状态。但是,如果没有这样的装置,足部可能每天都会有几次是在全负荷情况下受压,例如,在上厕所时和其他错误地被认为是不光彩的事情时,最有效的方法是使用全接触支具(TCC),因为它可以在住院和门诊中作为减压和制动的技术,并且必须在床上穿着。不可拆卸版 TCCs 被认为是外部减压的金标准[1–3]。

在预防的情况下,很少有患者在使用防护鞋后丢弃所有正常的鞋。这些鞋通常是患者打算以后再穿。因此,患者在生活中很难不间断地自愿使用保护措施。例如,职业安全措施只能通过监督和惩罚来实施。此外,DFS 患者应该随时穿戴保护工具,甚至是在睡觉或洗澡时。极少数人能够始终如一地将其付诸于实践。

考虑到患者可能不穿处方鞋的次数,以及对疾病的治疗过程感知的另一个困难是个体相对较低的复发率。每年出现 3 次复发的患者被认为有极高的复发率。尽管有大量机会患上新的溃疡。1 年内的 100 天中,有 99 天并无活动性足溃疡。

鉴于这些不确定的因素,我们呼吁加强对心理和行为因素的新干预措施的研究[4]。然而,如果风险可以接受,则可以更多地考虑实现内部减压的手术方法。

19.2.2 软垫

在坚固的突出部分和坚硬的支撑区域之间的软垫,通过所涉及的相邻区域来对直接接触部分进行减压,这是足底软组织保护骨性隆起的方法。软垫紧贴足底,扩大了接触面积,减少原本骨性隆起产生的压力。如果没有这样的鞋垫，则只有不到50%的鞋底直接与地面接触。鞋垫可以显著扩大这部分区域，使外露的部分所受的压力降低。

骨性隆起的压力导致的足底损伤完全改变了病情 骨性隆起部分插入了损伤部位。软垫可以使损伤部位中的骨性隆起更多地下沉到软衬垫中，从而增加了拉伸压力和对损伤部位周边的压力。换言之，足底压疮的软垫使用边缘作为支撑来保护溃疡底的骨隆起部位，使它增加了边缘扩散区的压力。作为一种单一措施，溃疡的软填充不是一种有用的方法。

19.2.3 远距离减压垫

相比之下，将压力重新分配到远离溃疡区域的措施，在压力性溃疡的治疗中非常有用。这种压力再分配更需要一组经过斟酌的方法，并将相对坚固的材料（支撑）与由软材料制成的凹槽或插入件相结合。需要一个支架来确定哪个部分承载并重新分配压力，从而防止压力转移到易受伤的区域。由于重量不能消除但只能重新分配，因此选择鞋底足够的抗性部位是至关重要的。这种转移不应该是偶然的，但是坚固的材料应该精确压力分散的位置。

19.2.4 非圆形足底缺口装置作为唯一的治疗手段

另一种经常作为足底溃疡减压的单一治疗措施，但通常有副作用的是圆形足底凹陷装置。在这种情况下，骨性隆起下沉为伤口边缘处带来的压力，并且可能无法防止其尖端接触支撑区域。此外，间质液被挤向凹槽，形成“窗口水肿”（见图 19.4）。足底圆形凹陷的第三个缺点是在走路期间向前滑动时，可能与凹陷的远侧边界接触从而受损。为了避免这个缺点，远端边缘可逐渐变细，使凹口的形状类似于水滴形。

19.3 关节制动

足部关节制动是一个与纯粹减压不同的概念。制动的重点是防止关节移动，从而防止可能涉及关节骨骼的杠杆作用。例如，没有加强件与鞋垫组合的软鞋可以为跖骨头减压，但不会制动跖趾关节。另一方面，使用硬鞋底制动跖趾关节也可以达到减压的效果。

制动通常比仅仅减压更具侵入性。例如，一双结实的鞋可能很重且会妨碍运动。此外，使用该鞋可减少内肌群运动并加剧其萎缩。如果除了压力的重新分配之外还需要考虑关节的制动，则必须对每个患者进行风险评估。使用鞋类对患者进行过度保护不仅毫无意义，浪费经济资源，而且会影响鞋的使用，从而影响鞋的功效。而且，它会导致未使用的肌肉萎缩。因此，过度保护在许多情况下可能是有害的。

19.4 全接触支具(TCC)的制作

不可拆卸版的全接触支具(TCC)被认为是糖尿病足制动和外部减压治疗的金标准[5]。它可以使关节制动，具有坚硬的模制鞋底，并且支具侧壁承受了很大一部分压力[6]。

制作全接触支具的技术差异很大。其大部分的共同特征是：

- 在易受伤的骨性隆起部位进行垫料填充。

- TCC 的末端腓骨头下方几厘米处。
- 使用几种材料,其中一种材料变得非常坚硬并且用夹板固定在鞋底。
- 曲面形鞋底是绑在泡沫下的或 TCC,使穿戴者便于行走。

其主要的差异在于 TCC 是否:

- 可以被患者拆下并再次使用(可拆卸 TCC)。为此,通常创建插槽,将 TCC 分成两段("双壳 TCC")。
- 只能由治疗团队打开和关闭。这些 TCC 经常使用石膏绷带封闭,石膏绷带必须用锯子打开(不可拆卸 TCC)。
- 是不可拆卸的,但允许接触溃疡区域以更换敷料(窗式 TCC)。窗口可以位于 TCC 的承重或非承重区域中。由科隆网络公司开发的 TCC 提供通过腹侧窗口进入,但不可拆卸,已被命名为腹侧窗口不可拆卸 TCC(VW-TCC)(图 19.2)。
- 计划使用一次后就扔掉。这些 TCC 通常不能由患者打开(传统 TCC 或标准 TCC)。
- 在鞋底只有足趾区域(开放)或完整的鞋头(闭合)。

除此之外,所谓的"即时 TCC(i-TCC)"在文献中有描述,其中预制矫形器用扎带[7]或用石膏绷带[1,8,9]封闭。并且不应该由患者拆卸。

计划多次使用的 TCC,需要设计耐用,可以使用数月或数年,而单次使用则轻薄。在可重复使用的模型的构造中,将衬垫放置在皮肤更易受损的部分上,打开支具后将其拆卸并在支具的内表面上留下凹陷。这样就提供了进一步的保护以免受损伤。

鞋头的作用是防止异物进入及受到伤害。如果无法做到,可以检查足趾并监测缺血的警告标志。鞋头本身可能产生压力并导致溃疡。在避免患者肢体受压的技术中,通常优选开放式的鞋头,并且在可拆卸 TCC 中,通常认为鞋头的优点更占优势。

在许多国家,开始使用全接触支具(TCC)治疗之前,必须获得知情同意书。这种支具限制了患者的活动。患者还必须了解行走和驾驶时应采取的安全预防措施。TCC 内的损伤和使用 TCC 引起跌倒等风险必须为患者所知。信息应以结构化的方式提供,最好包含书面文献,其中包含患者做出自由决定的所有必要要素。

对于专门的糖尿病足诊所,使用制作支具技术是非常有用的。然后,诊所可以立即使用黄金标准,并在特殊情况下改用其余技术,这可能是解剖学原因,例如,马蹄足畸形或截肢后的畸形。支具也随着治疗的必要性有一些变化,例如,矫正位置或纳入制动器外部。

在制作过程中,必须掌握以下技能:

- 制作正确的缓冲垫和误差可能带来的后果。
- 巧妙地应用支具材料,通过操纵轴的方向以创建一系列平滑层。
- 使用绷带"8"字形制动足踝,类似于用绷带包扎扭伤后支撑足踝。
- 注意随访每个位置的支具厚度。根据足和下肢塑型支具。
- 定义最佳切割线以打开支具。
- 使用锯和剪刀打开支具。
- 遮盖边缘和修补瑕疵。

以下建议应有助于学习该技术:

- 如果可能，参加课程学习该技术。
- 尽可能使用弹性绷带或使用“棉毛靴”预先练习这些技术(图 21.10)。
- 选择某天申请第一次使用的支具和购买必要的材料。
- 学习前几日与导师一起在“模特”上进行为期数小时的强化技术练习。

这些技术中大多数所必要的工具，包括：

- 一把剪刀，用来剪下未硬化的制作材料(最便宜就可以)。
- 一把剪刀，用来剪裁软垫和胶带(剪刀必须锋利，最便宜就可以)。
- 小支架，支撑腿的上半部分。
- 喷雾瓶以打湿支具。
- 标记可追踪的切割线。
- 摆锯。
- 用于剪切支具的小剪刀和大剪刀。

由于技术和偏好，所使用的材料差别很大。以下是一些作者偏爱的技术：

- 5mm 厚的自粘毛毡，给易受伤的部位放上软垫以施保护。
- 2cm 厚的开孔泡沫材料，用于缓冲鞋头的冲击。
- 用胶带固定软垫并遮盖不平坦的部分。
- 管状毛巾绷带，是 TCC 的内表面。
- 扁平玻璃纤维支具材料，长 12.5cm，以加强鞋底。
- 7.5cm 长的聚酯制成的石膏绷带应用于足部。
- 10cm 长的聚酯制成的石膏绷带应用于小腿。
- 在打湿支具后，使用 10cm 宽的收缩膜以分散湿度，以增强各层的附着力并使表面平滑，否则表面会比较粗糙。
- 钩环扣(Velcro)，其中一个应该是自粘的。
- 不同尺码的摇椅样鞋底。

应用 TCC 的步骤(图 19.1)：

1.首先，在足趾之间放置敷布以确保鞋头有足够的最小宽度。

2.然后将衬垫放置在踝骨、胫骨前嵴、胫骨前肌腱及其向足部的过渡处。

3.两层衬垫放置在溃疡区域上方，应以更严格的方式减压。如果 TCC 用于治疗没有溃疡的夏科足，则可以省略该步骤(图 19.1a)。

4.从足趾部位开始，敷一层或两层棉絮。在脚趾上，一层一层地叠放五层棉絮。该措施同样旨在能够确保鞋头的最小空间(图 19.1b)。

5.再将管状毛巾绷带套于棉绒层外。这种柔软的毛圈布材料代表 TCC 的内衬。腿部和管状毛巾绷带之间的所有部件随后将被移除，并且需要确保腿部和支具材料之间有足够的距离。

6.在管状毛巾绷带上加上其他垫子，这些垫子将在关键部件中提供柔软的内表面。在鞋头区域，通过使用 2cm 厚的开孔泡沫来实现。在其他部位，如踝骨、胫骨、跟骨和鞋底，是通过 5mm 的毛毡实现的(图 19.1c)。如果打算制动夏科足，则在鞋底垫上一层毛毡；如果打算

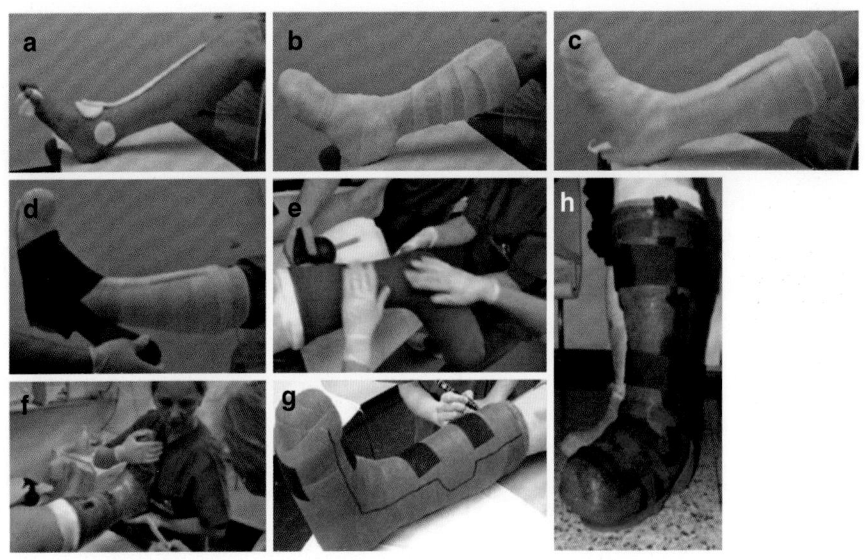

图 19.1　TCC 应用。(a)棉绒下放置垫片,两者作为衬垫都会在后来被移除。(b)放置棉绒。(c)放置管状毛巾绷带。(d)第一根绷带“8 字”形缠绕于脚跟。(e)打湿支具。(f)TCC 塑形。(g)标记切割线。(h)TCC 闭合。

重新分配溃疡部位的压力,则在鞋底垫上三层垫子,其中两层要有缺口。这些切口完全对应于预先在溃疡区域上联合的衬垫。

7.缓冲材料通过在轻微张力下施加的胶带固定。这对于平衡但不平坦的区域也很有用。预先用毛毡填充较大的间隙。这个步骤是很重要的,因为支具材料的内层将膨胀并进入这些间隙中。之后,这将导致支具内表面凹凸不平。

8.为了保护治疗师,应使用手套和防护服。鞋底由扁平玻璃纤维支具材料切割而成,最初用 7.5cm 的石膏绷带固定在足部上。该绷带用来缠绕脚后跟,方式是“8 字”形缠绕且多层包扎(图 19.1d)。

9.第二绷带的初始部分用于形成五层垫片,一层叠在另一层上以形成圆顶作为鞋头。这种绷带旨在形成前足掌的支具。

10.根据身高、体重和患者可能行走的距离,使用另外 4~8 个绷带。

11.向 TCC 喷水,使其完全浸透(图 19.1e)。

12.使用自粘性尼龙搭扣。

13.收缩膜(通常用于包装)紧紧缠绕在 TCC 周围。

14.TCC 塑形,特别是在足底区域和跟腱与踝骨之间(图 19.1f)。

15.大约 10 分钟后,TCC 足够坚固以保持其形状。如果不压缩,约 20 分钟后,患者就可以坐轮椅了。

16.要通过摆锯切割,TCC 必须是无弹性和硬化的。在理想情况下,它仅在第二天后才能被切割打开。有时由于硬化问题,可能难以切开。

17.切割线的绘制方式使得前壳略小于后壳,患者能够轻松地穿脱后壳(图 19.1g)。然后用锯切割刚性材料,用剪刀剪软部件,两个壳体的边缘用专用的软垫遮盖(图 19.1h)。

在使用石膏绷带时,患者不得移动足踝。如果发生移动,出现的皱褶必须抹平。如果患者无法牢固地握住腿,助手必须帮助其将足保持在固定位置。

每次打开 TCC 时,必须检查内表面是否有突出边缘和缓冲材料在应力下收缩,因此先前覆盖的不均匀部分会随着时间的推移而暴露。在每次随诊期间,必须检查 TCC,不仅要检查新的边缘,还要确保能与小腿进行精确的匹配。

根据已发表的研究,患者穿着可以打开和移除的助行器(RCW),仅用于制作步骤的一小部分[10]。这与伤口闭合延迟有关,因此本研究的作者推荐使用不可拆卸的 TCC 或助行器。在本书作者看来,这种行为与医疗保健专业人员和患者的沟通密切相关。诸如这样说:“您应该在白天和晚上,在床上、洗澡或淋浴时穿这个 TCC”,这就很容易理解。诸如“在看电视的时候可以脱下 TCC”,这样的说法就可以让患者做出选择。从力学的角度来看,这可能不是错误的,但会破坏指令的明确性,应该避免。患者很难想象破坏性的“小错误”会带来什么样的后果。因此,各个团队成员应该努力避免模糊的沟通。

指南推荐使用齐膝高、不可拆卸的减压装置[11]。出于实用原因,该装置还必须能够进行创面护理。一种可能的解决办法是每次更换敷料时重新制造 TCC。但是,如果患者不能在每次更换敷料的时候来到足病门诊,可以让社区护士但其必须能够接触到创面,所以患者不应该自己取下该装置。另一种可能的解决方法是使用扎带或类似方法进行封闭。可以理解的是,有些患者不接受这种有严格限制的措施。

一些人更喜欢在压力区域进行开窗,但在作者看来,这样做的效果不佳。嵌体可以倾斜并施加压力。窗户的边缘也可施加压力,并且渗液较其他情况渗出的更快。

一个可能的适用方法是将前壳分成两半而做成的不可拆卸的双壳 TCC(图 19.2),可以移除远端半部并且可以将足从 TCC 中拉出 10~15cm,更换敷料,并检查皮肤和 TCC 的完整性。由于衬垫经常被重新加工,因此它不会失去压力再分配特性。对于完全萎缩的腓肠肌,这种技术是不可行的。在胫骨的区域中,前面的近端需要比平时更多的衬垫,因为它会受到更大的压力。如果需要方便接近足跟,切口线要在比平时略大的背侧平面上运行。在这种情况下,背壳变得更纤细,就必须增加其强度。该技术由科隆网络公司开发,被称为“腹侧窗口,不可拆卸 TCC”或“VW-TCC”。

TCC 或助行器可将腿部拉长 3~4cm。因此,一般来说需要抬高对侧鞋的鞋底。通常,即使患者仅在初始阶段高度依赖拐杖等助力器,也必须提供它们。

19.4.1 卧床支具

柔性支具材料可与刚性 L 形夹板结合使用,以做成更轻的支具。它可以用来在卧床时为足跟减压。经常使用的术语是“卧床支具”和“柔性支具”。剪刀即可剪切材料,这样就不需要特殊的锯。这类支具通常省略鞋头部分的制作。软垫和垫片用于保护溃疡区域、踝部和足跟。稍后移除衬垫并在支具的内表面会因此留下凹陷。管状毛巾绷带和支具之间的垫子要使用柔软的材料,如毛毡覆盖坚硬的鞋底并保护踝部(图 19.3 和图 19.4)。

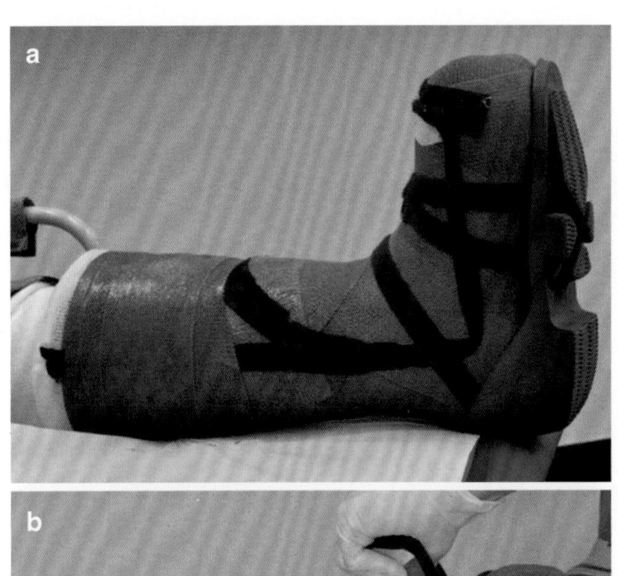

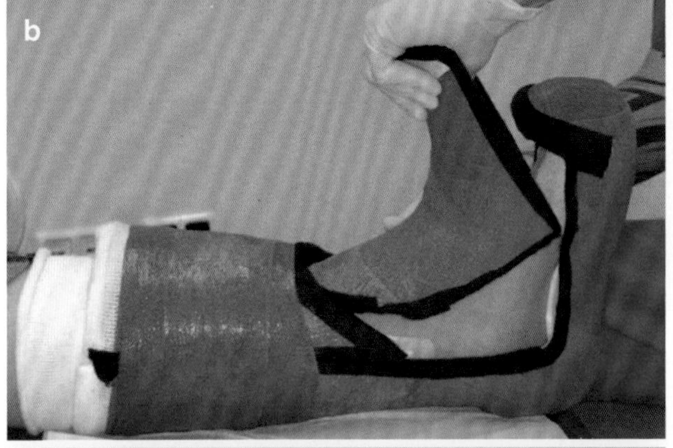

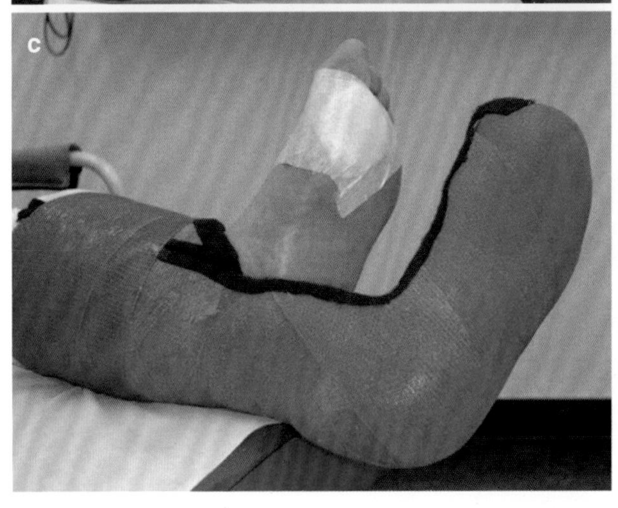

图 19.2　(a)腹侧开窗,不可拆卸 TCC(VW-TCC)。(b)前壳的远端部分可拆卸。(c)能与足底或足跟溃疡接触。

19.5 垫料内联合远距离衬垫减压治疗

单独缓冲敷料的优势在于提供与患者行为无关的减压功能。它可以日夜不间断与足部黏附,并且其致足部增加的高度有限,因此通常不需要在对侧足部进行高度修正,即可保持

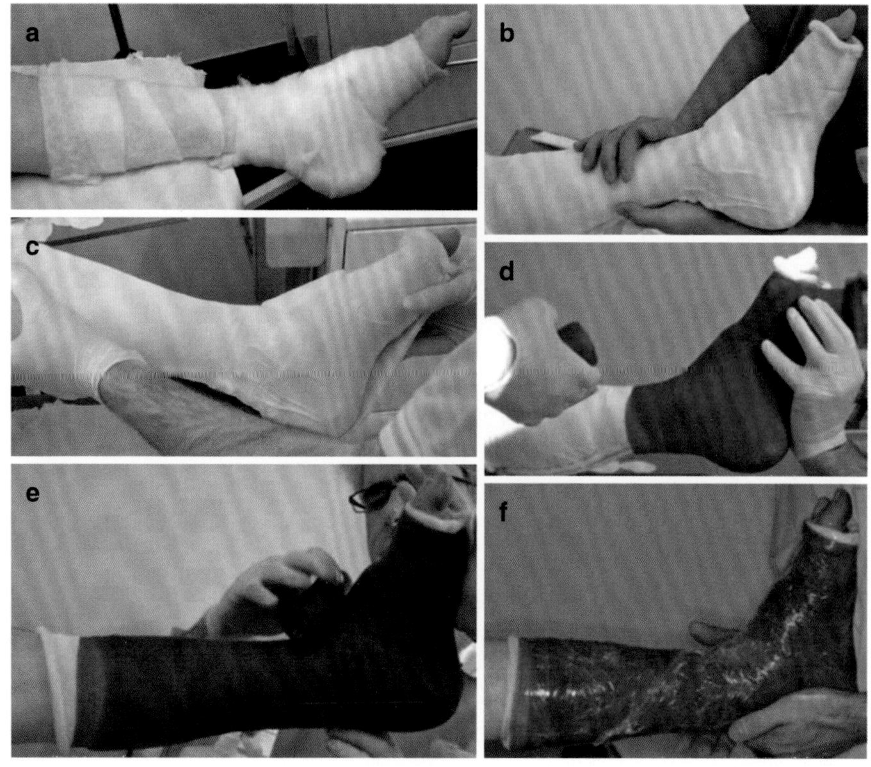

图 19.3 制造卧床支具。(a)足后跟和踝部放置垫片。(b)带有保护性嵌体的管状毛巾绷带。(c)使用由刚性支具材料制成的夹板。(d,e)使用柔性材料。(f)打湿和成形。

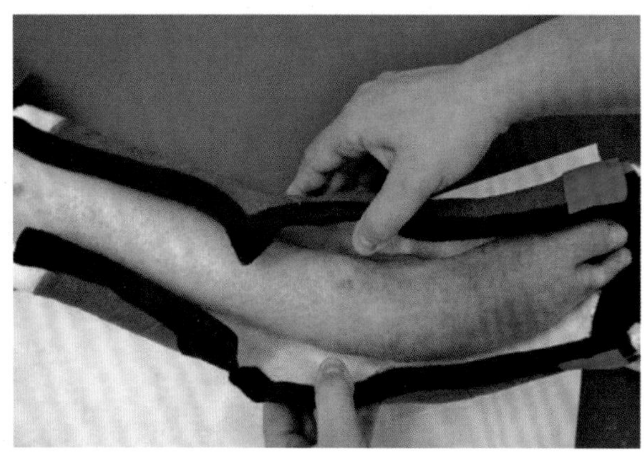

图 19.4 为一个有足跟和足外侧缘复发性溃疡的患者定制卧床支具。

行走的稳定性。但是,在应用这种垫料时,应考虑一些基本规则:

1.使用了衬垫的远距离减压垫会将压力重新分配至距离溃疡稍远的足部区域,这些区域可以承受更多压力。仅选该区域中最合适的位置,用毛毡等材料进行协同负重。

2.适应性:足部不是刚性踩踏面,而是适应性的接触面。在鞋底上开孔是为了减轻足底隆起部位的压力,即足底隆起部位嵌入开口,开口的周边也为足底隆起部位提供支撑。这可能带来几个不利影响:①走路期间延长并增加该区域的压力;②覆盖足底隆起部位的软组织被拉伸，因此变得更薄并且抵抗力变得更小；③它在边缘产生压力峰值。凹陷越大，这些破坏性的影响越大，突出部分越深。为避免这种情况，凹陷处应保持较小，并且凹槽的边缘应在合适的位置加强，以补偿凹陷处缺失的支撑。通常，不应该将凹陷作为唯一的功能原则，但应该在适当的位置提供足够的支持。

3.另一方面，足部的适应性会为患者带来获益，有针对性的脚掌内旋或外转有助于减压。因此，足部外边缘的抬高导致足部更大的内旋以及负荷从高处朝向内边缘分布。内侧弓的支撑则正好相反。

4.减压区水肿：一个简单的圆形垫子可以在负重区域填充溃疡，但会促进圆形镂空减压垫中组织水肿的发生，这导致了溃疡愈合的环境恶化。因此，应该支撑引起骨性隆起，而不是使用圆形垫子(图 19.5)。

使用缓冲材料可能存在许多缺陷。需要对所有相关人员进行教育，但这是值得的。

19.5.1 远距离衬垫技术

一些技术通常用于通过远距离衬垫来为隆突部位减压。它们可以在一起使用以实现足够的减压而不会使另一个区域压力过大。概念是相同的，无论是用于鞋垫还是整合到垫料中。

1.反中心支撑：在这种情况下，放置一个水滴形状或横向形状的垫料紧邻跖骨头。跖骨的灵活性越差，需要的支撑范围就越大，范围从几厘米到鞋底的整个宽度。在使用几小时后，毛毡产生的高度从 10mm 左右缩小到 3~5mm(图 19.6)。这个方法可抬高跖骨头并为其减压。

2.足趾阳台：抬高能够负重的足趾，从而能够更好地承受体重(图 19.7)。在爪形足趾的情况下这种方法不可行，因为它们不能承受重量。当这种方法能为踇趾提供支持时，这种措施通常特别有效。

3.外侧缘抬高：通过在这些骨骼下面放置 5~10mm 的毛毡，该垫可轻度抬高第 4 和第 5 跖骨(图 19.8)。另见第 14 章，关于第 4 或第 5 个跖骨头的处理教程(图 14.16a~f)。

4.外边缘的对角线抬高：该技术通过降低第 1 序列而减少第 5 跖骨的负荷。前足内旋、

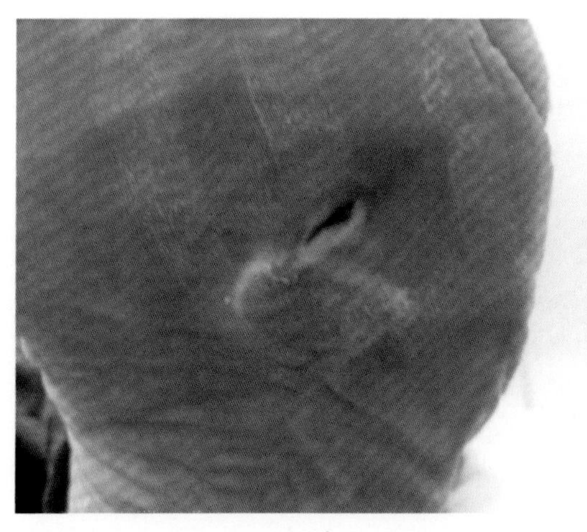

图 19.5　使用足底垫片的风险：(1)圆形垫片的减压区水肿。(2)垫片的移位。

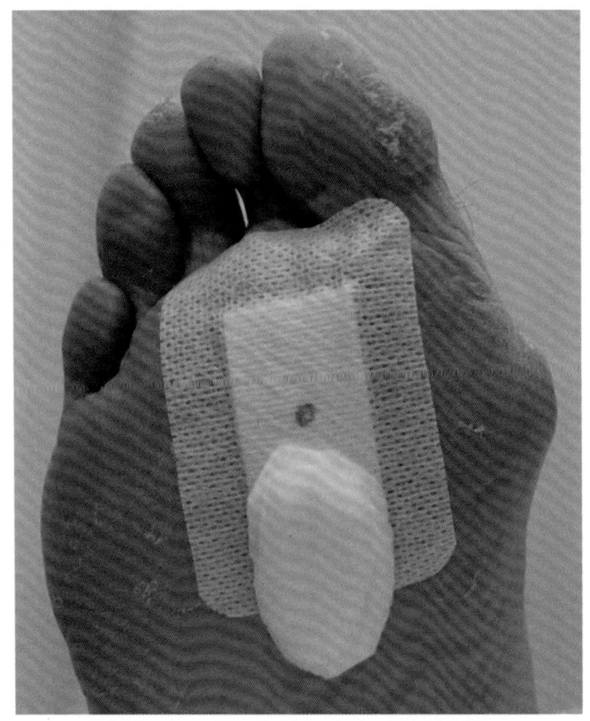

图 19.6 反中心支撑。

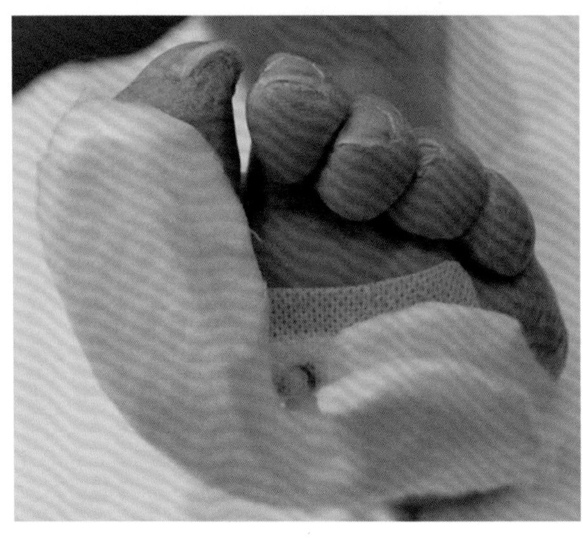

图 19.7 在大足趾下方的“足趾阳台”。

足底腱板松弛而使足部变得不那么僵硬。为了测试足部对这种方法的反应,可采用 Coleman Bloc 测试。当观察到第 1 和第 5 跖骨头出现同时压力过大的迹象时,此法尤为建议考虑(第 14 章,图 14.15a–1 中有详细的步骤说明)(图 19.9)。

5. 内侧足弓支撑:内侧足弓垫覆盖 20mm 或更大的毛毡,以抬高内侧柱(第 14 章图 14.7a~n 中有相关的教程)(图 19.10)。这在涉及第 1 序列和第 2 序列(1,3,5 和 13)的若干情况中是有用的。

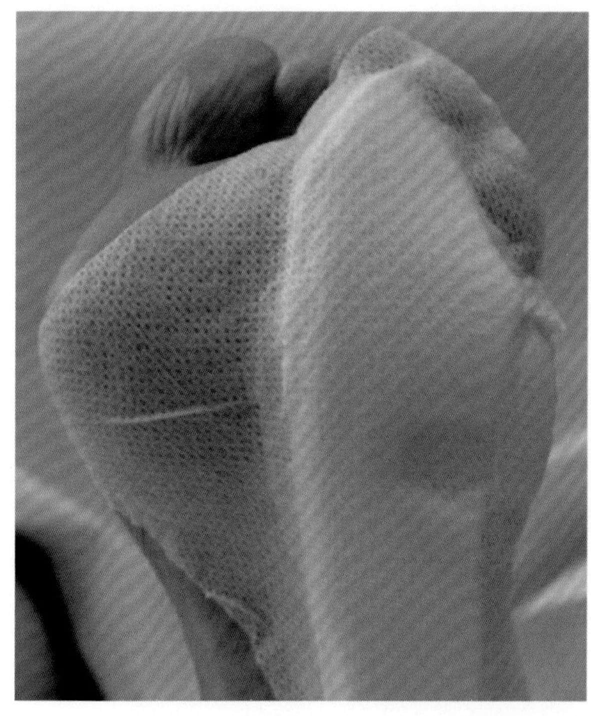

图 19.8　如果是第 5 跖骨头下面的溃疡，则应用外侧缘抬高联合反中心支撑。

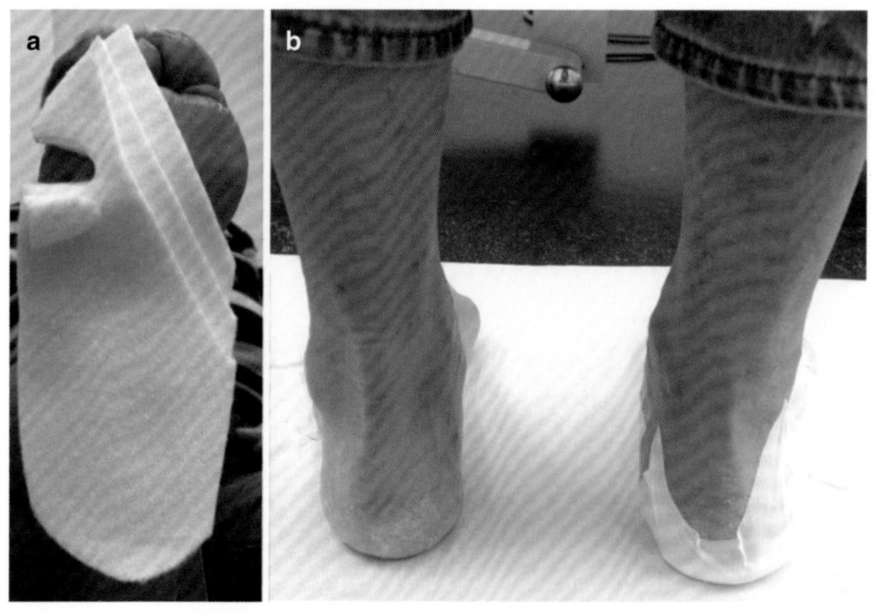

图 19.9　(a)外侧缘对角线抬高。对第 1 跖骨头和第 5 跖骨头的减压。(b)足跟外翻和前足内旋。

6.内外侧缘衬垫：可以放置衬垫以确保足内侧缘和外侧缘的溃疡与鞋内衬之间保持距离。衬垫由相对柔软的毛毡制成，厚度应为 5~10mm，使用时可收缩至 3~5mm。这些垫子可以提供一个(图 19.11)或最好是两个支撑点(图 19.12)。衬垫用于保护第 1 或第 5 跖骨头关节的隆起处或第 5 跖骨基部的骨性隆起以及它们在第 4、10、11、12、19 章和第 20 章中描述

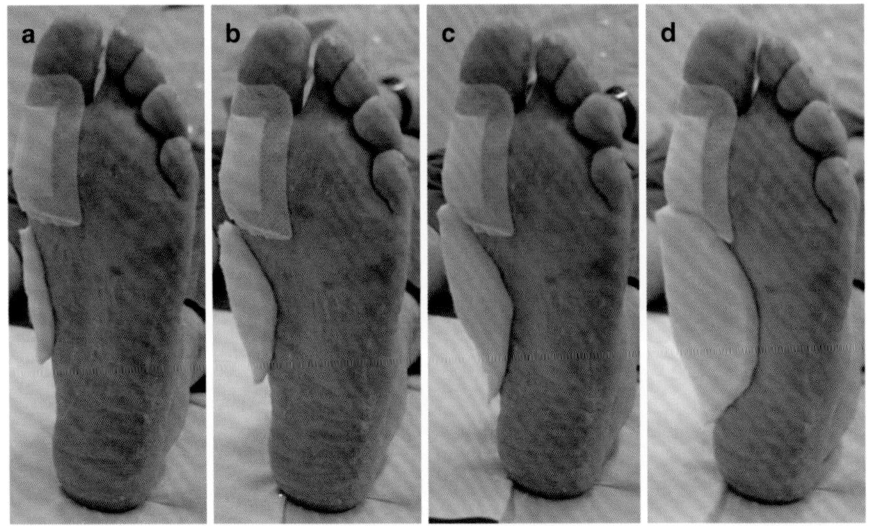

图 19.10 (a~d)内侧足弓支撑。

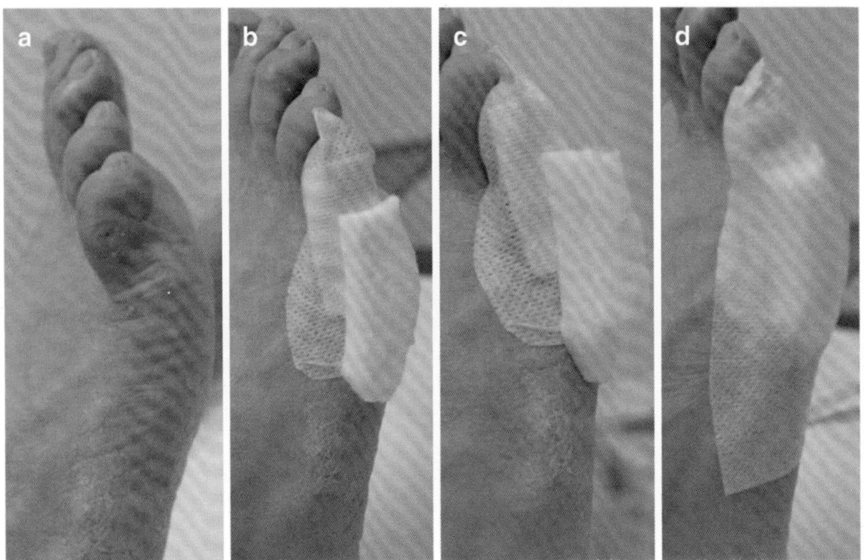

图 19.11 (a~d)通过一点支撑保护第 5 足趾外侧缘。

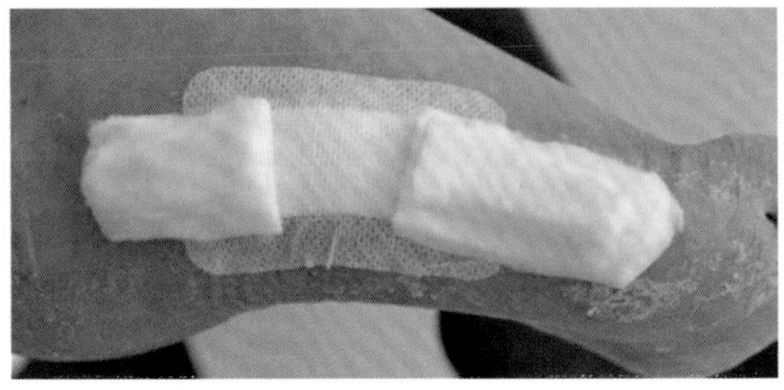

图 19.12 在第 5 跖骨基底部的提供两点支撑的垫片。

的非承重区域中的隆起部分。衬垫也可用于少见病变中(图 19.13)。

7.屈曲褶皱衬垫:将其置于爪状足趾的足底部位,使其伸直并抬高足趾,以保护足趾尖端。为此,剪切宽 15~20mm、长 50~100mm 和厚 25mm 的毡条,卷起并放入爪形趾部的弯曲屈曲中。爪尖的尖端不应接触地面(图 19.14)。这种衬垫可用于保护足趾尖端的损伤(见实体第 1 和第 2 章节)。

8.足背衬垫:用于保护足趾间关节的背面。为了形成安全距离,必须避免与鞋帮接触。使用 4 层或更多层 5mm 垫片,最后实际是 7~10mm(图 19.15)。患有神经病变和严重外周动脉疾病的患者不能穿紧得夹脚的鞋子。如患有神经病变的患者不使用足够宽的鞋子,衬垫会压迫软组织并导致其坏死。例如,将戴有软垫的足部穿进导致其溃疡的同一只鞋,这将是极其有害的。上述第 7 和第 8 章的实体都可从这种保护中获益。

9.用于跟腱和踝部之间的侧面衬垫:5~10mm 高的毛毡以这样的方式填充在该区域(跟骨-踝关节)。a)压力到达这些区域;b)避免了施加在踝关节顶部的高压(图 19.16)。该垫子

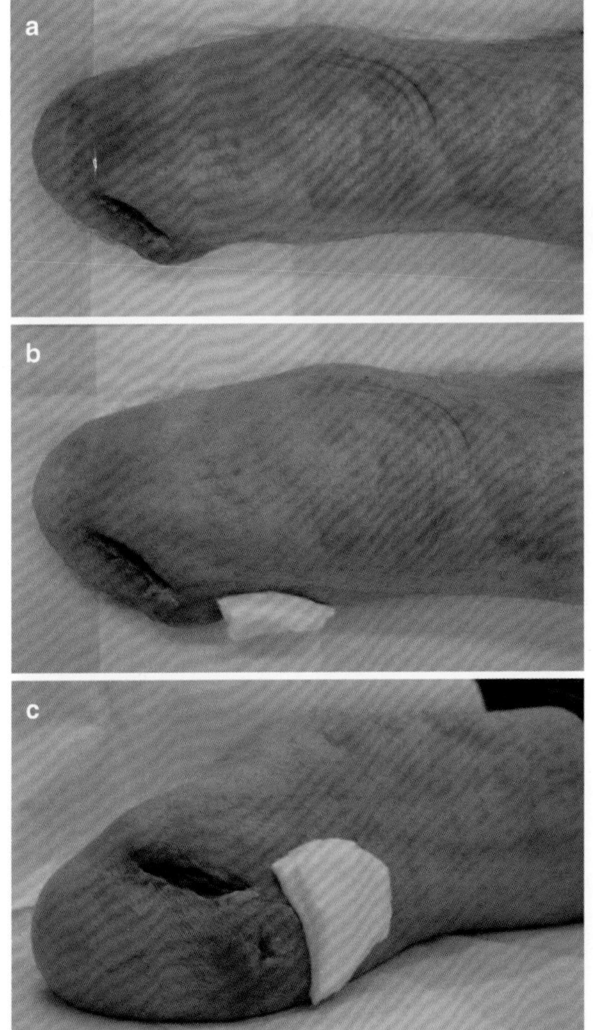

图 19.13　(a~c)持续使用垫片为假体残端的溃疡进行减压。

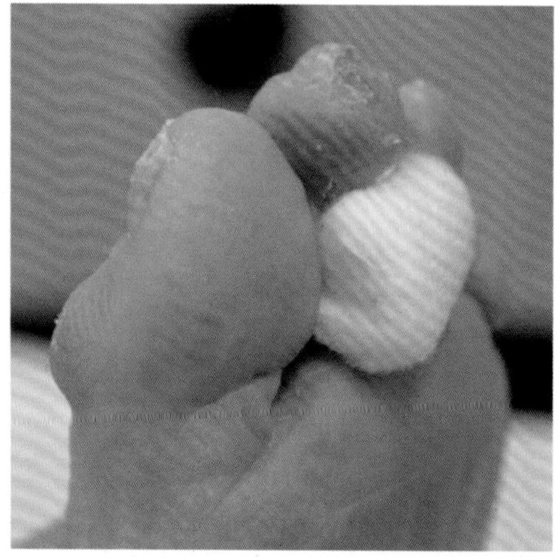

图 19.14 屈曲褶皱衬垫。

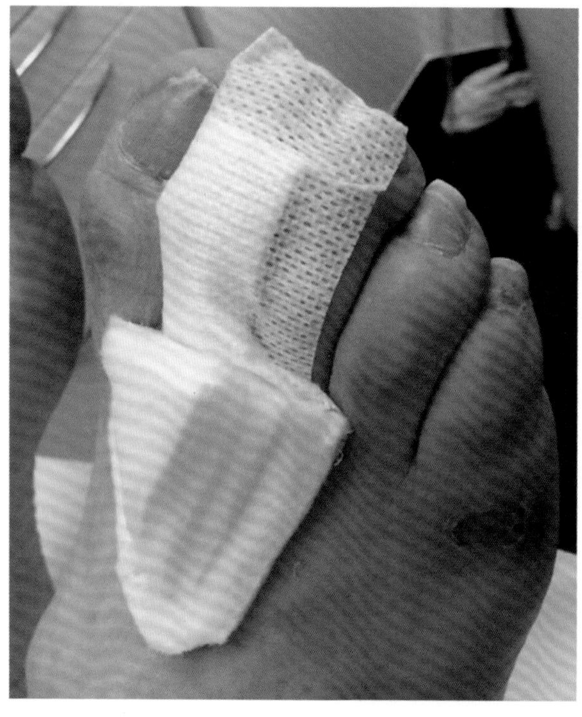

图 19.15 足背衬垫。

可用于治疗和预防该区域和踝部突起部的损伤(第 15 和第 16 章实体)。

10.保护胫骨前肌腱(图 19.17)避免了肌腱上方组织的损伤。在非常突出的肌腱和出现发红等警报信号的情况下,该方法的使用是必要的。

11.跟骨垫:跟骨结节(实体 17)可以使用带有中央窗的毛毡制成的圆形垫子进行保护(图 19.18)。尽管这远没有使用更复杂的设计有效,但可以为那些穿戴复杂装置且行动不便的患者提供少量的保护。

12.脚踝的保护:可以通过 10~15mm 高的毛毡圈保护踝关节骨性隆起部的溃疡(第 15

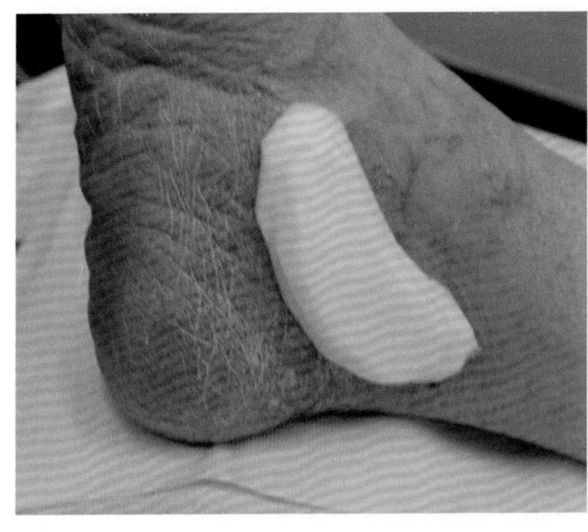

图 19.16 在跟腱和踝部之间的区域放置衬垫。

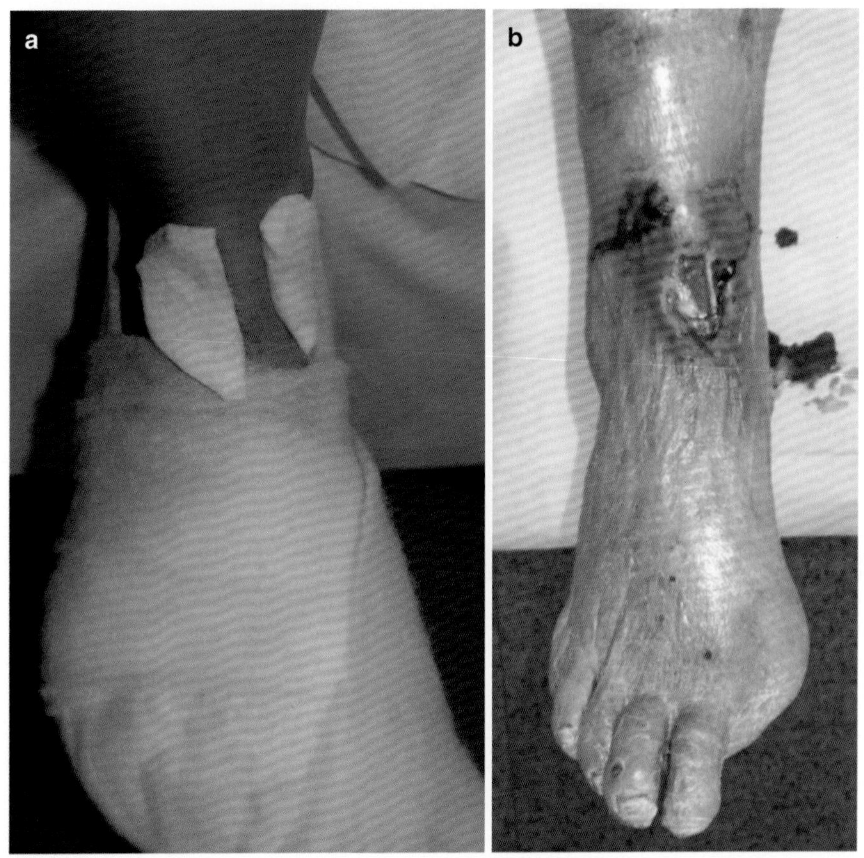

图 19.17 (a)用以保护胫骨前肌腱的垫片。(b)用于治疗水肿的弹性绷带引起的损伤。

章实体),使其免受碰撞的冲击(图 19.19)。

13.蹈趾髁垫:构成第一个趾间关节的骨骼内侧可能形成一个隆起的部分(第 3 章实体),这可以在由一个小但非常有效的软垫来减压(图 19.20)。

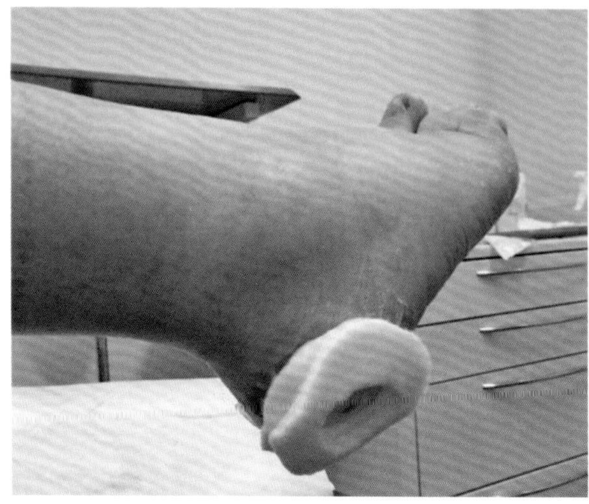

图 19.18 对跟骨结节的保护。

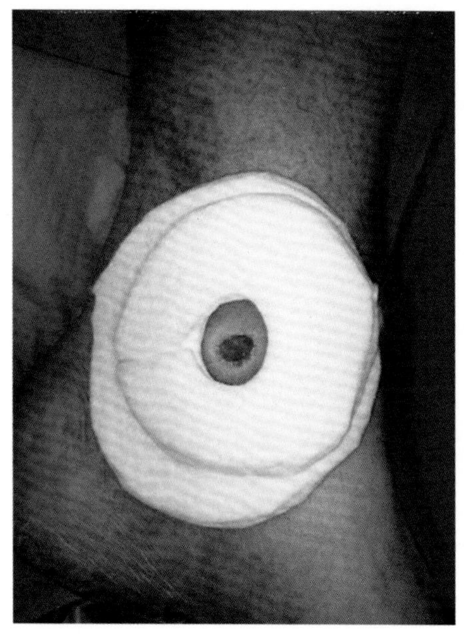

图 19.19 对足踝的保护。

19.5.2 衬垫的制备

在用黏合剂敷料覆盖溃疡以避免移位后,使用垫子并固定。保护毛毡黏合表面的塑料薄膜可以作为模板移交给患者。在家中,可以使用记号笔在毛毡上再现该模板的形状(图 19.21)。如果要实现从承重区域到相邻部分的平滑过渡,则承重区域的边缘要形成斜角。如果所使用的垫片不止一层,则面积较小的部分用于远离皮肤的层面,前提是这不会影响垫子的形状。鞋底外周的边缘不需要形成斜角。

在正确的位置创建切口并不是简单的。至少有两种方法可以实现正确的放置。在这种情况和其他的情况下,用口红标记很有用(图 19.22)。为此,如通常那样用敷料覆盖溃疡并在敷料上涂抹口红以标记。为了避免污染口红,可以用手术刀切掉一块口红再涂抹。然后将

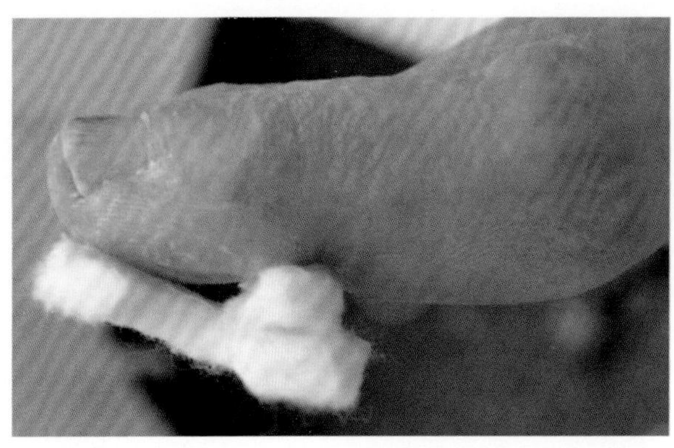

图 19.20 保护第 1 趾间关节的踇趾髁垫。

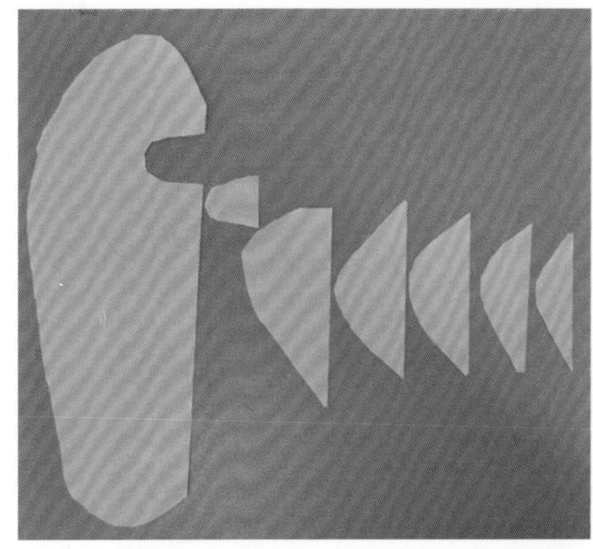

图 19.21 切割模式有助于正确的制作衬垫。可将这些模板交予患者并附上详细的描述。

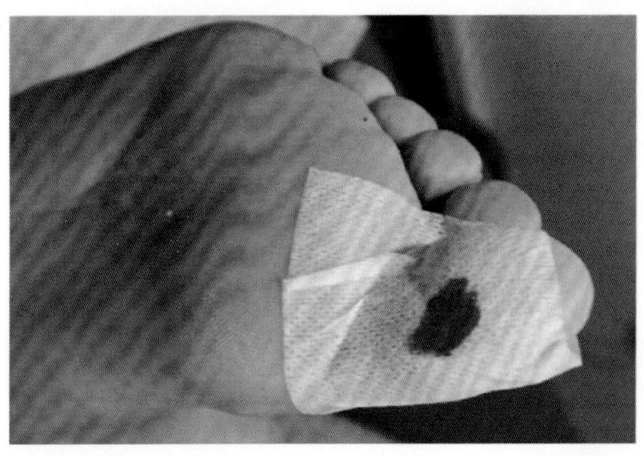

图 19.22 使用口红标记。

足放在减压装置中,并在鞋垫上标记减压区域。为了通过毛毡进行远距离减压,更快的方法可能是将左手食指的指甲放在要减压的区域上(若操作者是左利手,则是右手食指指甲)。然后将毛毡牢牢地固定在食指和拇指之间,恰好在要切除的区域中。毛毡可以旋转,直到其位置容易进行切割(图 19.23 和图 19.24)。

衬垫的效果取决于衬垫的性质,作用位置,足部灵活性和其他因素,如患者的体重。因此,有必要测试使用中的减压构筑物的有效性。除了昂贵的足底压力测试仪,通常用检查者的手指进行简单的测试就足够了。

19.6 矫正器的选择

选择基于便利性、有效性、可用性和价格。目的可能是尽可能多地为溃疡减压,或者可能是足关节制动,例如,夏科足。

减压装置对足底溃疡减压效果的证据依赖于足底压力敏感鞋垫的测量结果,目前有多

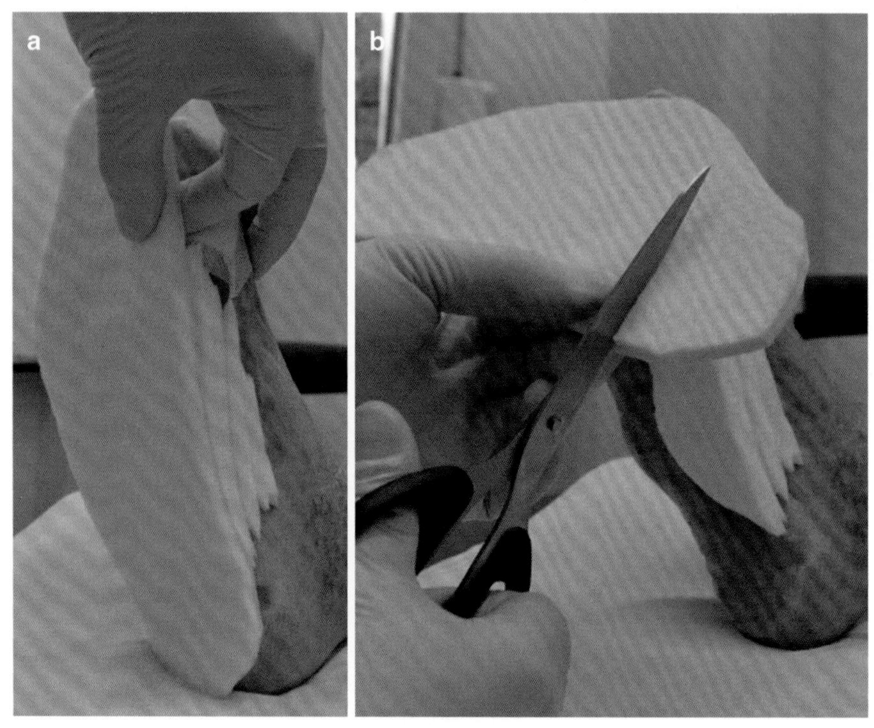

图 19.23 标记要剪切的区域并创建切口。

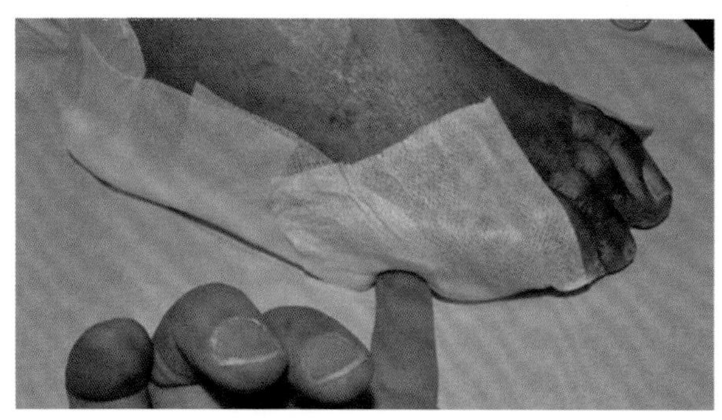

图 19.24 检测外侧缘对角线抬高对第 5 跖骨头减压的有效性。

种装置可供选择[12,13]。现成的鞋子已经被拿来与矫形鞋、半身鞋、治疗鞋、可拆卸凸轮助行器(RCW)、不可拆卸的行走器[例如,即时全接触支具(i-TCC)]和不可拆卸全接触支具(TCC)[14]进行比较。

针对于装置所能提供的减压程度的研究表明,足底压力峰值的降低与创面完全闭合的时间缩短相关,即减压效果越好,溃疡恢复得越好[15]。

可用性决定了患者是否可以使用该装置来应付日常生活。其中,重要的影响因素包括所须的可活动水平、跌倒的风险、装置的安装速度以及整体的易用性。装置的不间断使用取决于其可用性,只要它是可拆卸的。

已发表的研究还显示了使用设备的时间与达到缓解所须的时间的相关性。使用设备越少,溃疡闭合的时间越长[10]。

与可拆卸式 TCC 相比,由可拆卸式支具助行器提供的减压(以压力降低的百分比表示)仅略逊一筹[7]。因此,如果患者无法拆卸助行器,与不可拆卸 TCC 相比,溃疡修复的差异非常小[16,17]。

从实际的角度来看,TCC 的一个重要优点是 TCC 可以适应非常规情况。这些可能是畸形、截肢、肢体畸形、必要的位置矫正或者外制动器的整合。但是,应该对不太复杂的病例进行培训,并且应该确保在出现更复杂的病理情况之前具备完全掌握这些方法的能力。

19.6.1 装置种类

一些国家(地区)拥有经批准的装置注册表,提供了一长串的定义、适应证和说明书,但没有国际标准。在下面的章节中,描述了一些最常用的装置。

19.6.1.1 外科鞋或术后鞋

外科鞋或术后鞋必须是非常宽松的鞋子,它们可以容纳足部以及任何相关的绷带和垫片,也可以防止机械损坏和污垢。一般来说,它们缺少合适的鞋垫并且不会减压。这些鞋被认为最适合行动不便的人,当不需要与足底完全匹配时,敷料与绷带一起使用足以实现这一目标。重要的是告知患者,一旦活动增多,在未添加更合适的鞋垫之前,不要将这些装置当成鞋子(图 19.25)。

19.6.1.2 治疗鞋

除了适当增宽外,治疗鞋还尝试压力再分配。

用于糖尿病足的治疗鞋通常具有加强的鞋底和摇杆(即船型状支撑物)。它们的鞋垫应与鞋子配套提供并单独切割或由矫形师制作(图 19.26)。

部分鞋底鞋(半身鞋,楔形鞋),例如,前足减压鞋和后足减压鞋,已成为 20 世纪后期为神经病变的足底溃疡提供减压的标准装置。近年来,对于失去保护性触觉的患者来说,它们的使用频率变得越来越低。当患者行走时,应使用前足减压鞋,使受影响的足部始终放在健康足部的前方,这样就只能在短距离内进行小步前进。在这些鞋子的前缘经常看到磨损痕迹,表明人们试图正常行走并将健康的足放在患足的前面,所以在该处形成的压力最大而

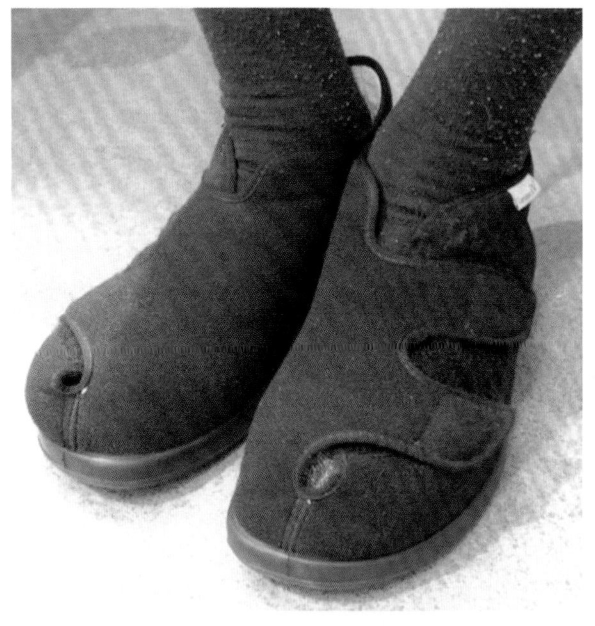

图 19.25 外科鞋示例。

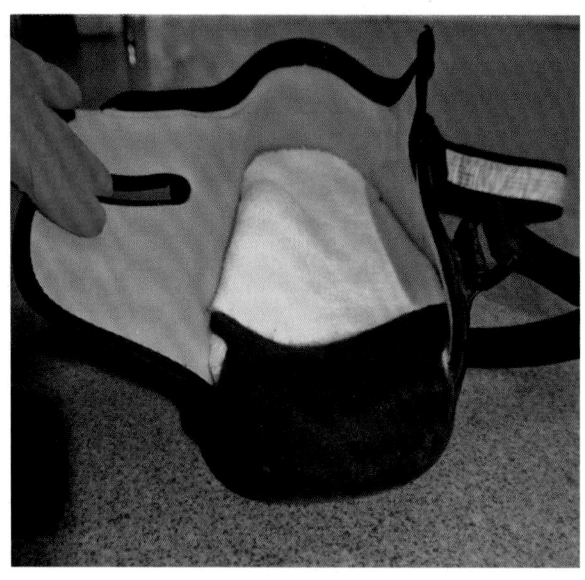

图 19.26 定制个体化治疗鞋示例。

并未达到减压的目的。此外，据报道，使用某些模型可以加剧急性夏科足的发展。后足减压鞋可导致与装置边缘接触的邻近区域中的溃疡增大。仅在特殊情况下，作者才使用这种鞋具。

19.6.1.3 助行器

助行器类似于全接触支具，但不需要医疗保健专业人员掌握支具技术的装置。因此，如果使用扎带或支具带对其进行制动，使其不可拆卸的话，它们也被称为即时全接触支具(iTCC)，如果不是，则可拆卸凸轮助行器(RCW)。为了适应小腿的形状，使用不同的方法将支具可移动的部分最小化并制动(图 19.27)。

19.7 保护性鞋具的组成部分

考虑到患有糖尿病足溃疡的患者所常见的复杂的临床情况,足病诊所与鞋具制造者或矫形师之间的信任关系至关重要。在不同的国家,专业教育和咨询方式各不相同。然而,这些咨询方式都尝试达到共同的期望目标,以便为患者提供个体化的最佳结果。

糖尿病足综合征患者的防护鞋可以根据需要将支撑元件与柔软材料结合在一起。鞋子在两个特定区域可固定在患者的脚上。在跖骨头近端,足变得更加纤细,形成一种类似足部的腰部形状,进而把鞋子牢牢固定在脚上。凉鞋上的绑带以及鞋带都可使用这个狭窄的部分。然而,鞋跟看起来类似于球体,可以用来支撑脚。利用这两种固定方法,可以使鞋子固定在足背,鞋底和鞋跟之间,必须避免对足趾施加压力,因此不得使用足趾来将鞋固定在适当位置。此外,鞋头在足趾区域必须是直的,不得横向推动。刚性材料不适合接触足趾,且这个区域的皮革制品必须特别柔软[18]。

满足足部需求的健康鞋具(图 19.28),必须符合以下标准:

- 鞋头的空间必须足够高、足够宽,也不能太高或太宽。在鞋子中,用于防止足向前滑动的部分不得对足趾形成限制,但应在足背处固定。

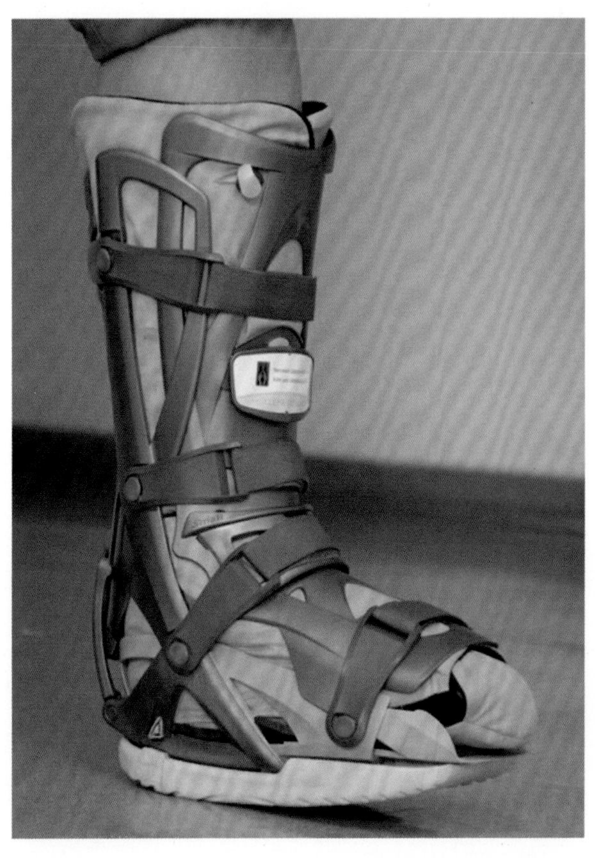

图 19.27　助行器示例。

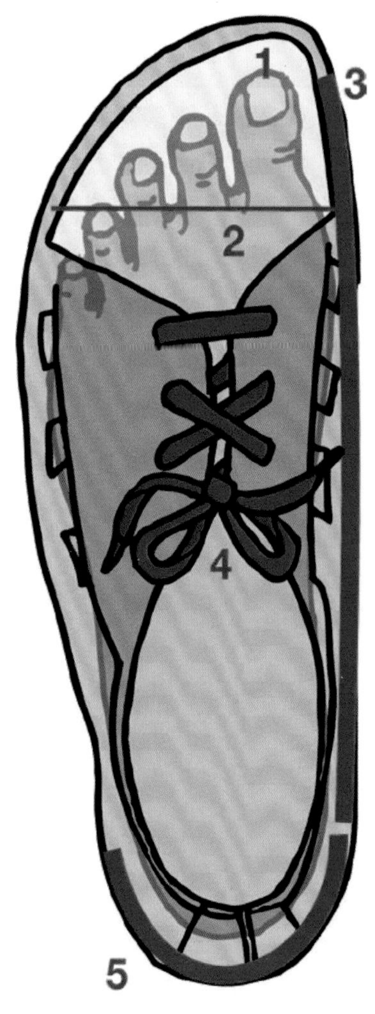

图 19.28 有利于足部健康的鞋具必须符合一定的标准。

• 如果最长的足趾和鞋头之间的空间与患者的拇指大小相同，则鞋的长度就足够了。鞋尖距足尖的最小公差约为患者拇指尺寸的一半或 10~12mm[图 19.28(1)]。

• 重要的是在跖骨头和足趾区域有足够的宽度。然而,宽度不应太大,且不应允许足部在鞋中横向移动[图 19.28(2)]。

• 鞋子的形状必须使踇趾直接向前,且不会横向进入侧面尖角处[图 19.28(3)]。鞋子的形状必须紧贴足的形状。适合于足底的解剖结构的鞋垫将压力均匀地分布到比平坦的表面更大的区域。

• 鞋子必须固定在足背、鞋跟和鞋底之间。通过在足背[图 19.28(4)]上使用系带或 Velcro 条来固定位置。

• 鞋跟应与鞋子紧密接触。

• 后跟帽应十分坚固且有柔软的衬垫[图 19.28(5)]。

• 后跟的弹簧最长应为 3.5cm。

• 鞋底应满足无阻碍的步行周期的要求。鞋跟和鞋底均应采用减震材料制成。

• 鞋面应完全由透气材料制成，以保持良好的内部通风。材料不得含有五氯苯酚(PCP)、铬-6、偶氮染料或甲醛。

在一些国家，专门为糖尿病患者制作可满足上述标准的简单鞋具，也可通过标准的方法提供预制成品，其宽度和长度均采用标准尺寸[19,20]。

根据患者足部的形状和功能性损伤制造出鞋楦，然后再根据其制作定制鞋。这样的鞋楦不仅仅是简单复制的足，而且应该能够做出在步态周期的每个阶段适应足的变化的鞋。这可以用句子“鞋必须宽大，而不是精确”来概括(科隆矫形鞋制造师 Peter Brümmer)。

所有类型的鞋子都可以配备弧形鞋底(“摇椅样鞋底”或“滚轮”)。这些鞋底在后足和中足下方比正常鞋底更厚，并且在鞋底必须减压的部分的远端逐渐变薄。弯曲的形状带来两个特征：首先，它避免了发生踩踏时跖趾关节的背屈，结果，较少的背屈就相当于局部制动，这有助于为跖骨头减压。其次，在弧形前面施加的压力一部分被转换成扭矩，该扭矩可为该结构减压。

加强鞋底硬度可以使鞋底变硬，只有在添加弯曲的“底部鞋底摇杆”时，才能在步态中跟随足部运动。该曲线的轴线朝向行走方向(外展角度)，而不是沿着鞋子的轴线(图19.29)，中央部分通常弯曲较少，这导致中足下方的鞋面是平坦的。这种特征对于安全来说是非常重要的。鞋底弯曲的部分的起始部位越远，姿势就越安全。此外，近端部分越弯曲，行走时足后跟离地的转换过程就越容易，并可以保持前进。矫形师应根据患者的行走和站立习惯调整鞋底弯曲部分的位置和深度。

后跟与脚掌的垂直距离记录是指鞋内脚后跟比脚掌高出的距离，鉴于小腿肌肉缩短的频率很高，几厘米高的距离通常很有用。如果这个距离变得太高(有时是某些患者的主动意愿)，则脚后跟可能不会保持在适当位置并且脚在鞋内易向前滑动。而足趾与跖骨头的垂直距离记录则是指鞋前方跖骨头下方抬高的距离。

关节制动帽是鞋从鞋跟到达覆盖踝关节的小腿的刚性部分。它只能在鞋柄达到足踝水平以上时使用，有助于避免足踝的活动，在需要制动的夏科足中经常需要会这么做。

鞋垫的标准和名称各不相同，最简单的形式是扁平的泡沫橡胶材料，在鞋跟区域比在鞋前部区域更坚固，而更精细的鞋垫可以由具有几层不同硬度的模制表面组成。鞋垫可以

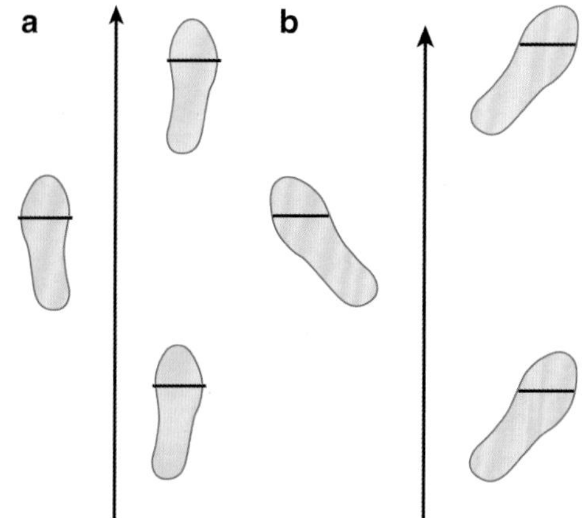

图 19.29　摇椅样底部的轴线位置。

是“现成的”，或者优选地用于更复杂的情况，为具有包括3D打印在内的越来越多的技术可以为患者提供。

任何类型的鞋垫都可以放在任何类型的鞋子中，但是有些组合并不适合。鞋垫可以精心制造并结合材料来支撑和减轻特定区域的足部压力，但只有当鞋底坚硬并且足部的位置和形状不会发生太大变化时才能起作用。加强的鞋底需要弧形摇杆，最终得到的是患者可能无法承受的坚硬或沉重的鞋，这不仅是设计问题，也因为步行可能变得更加困难。基于这些原因，所有患者可能不会经常使用效果非常好的减压鞋，因此有时候可能需要妥协，减压效果一般的减压鞋对于患者来说更容易接受，其中鞋垫不太复杂并且鞋底可能更柔软并且呈稍微弯曲状。由此产生的鞋子将具有更正常的机械性能以及重量和外观。如果经常穿着，尽管减压力度稍差一点，但最终的治疗结果可能会更有效。

19.8 总结

- DFS患者的生活应该尽可能避免被该疾病干扰，其中包括保持其继续活动。
- 预防和治疗绝大多数DFS的基础是压力再分配。
- 如果需要，压力再分配可联合关节制动使用。
- 必须避免过度保护。
- 不仅要研究和传授这些技术，还要创造更好的方法，并将减压标准与患者和医疗服务人员的个人需求和易用性结合起来。

（王弘妍 译　邓武权 校）

参考文献

1. Armstrong DG, Lavery LA, Wu S, Boulton AJ. Evaluation of removable and irremovable cast walkers in the healing of diabetic foot wounds: a randomized controlled trial. Diabetes Care. 2005;28(3):551–4.
2. Lavery LA, Higgins KR, La Fontaine J, Zamorano RG, Constantinides GP, Kim PJ. Randomised clinical trial to compare total contact casts, healing sandals and a shear-reducing removable boot to heal diabetic foot ulcers. Int Wound J. 2015;12(6):710–5. https://doi.org/10.1111/iwj.12213.
3. Wu SC, Jensen JL, Weber AK, Robinson DE, Armstrong DG. Use of pressure offloading devices in diabetic foot ulcers: do we practice what we preach? Diabetes Care. 2008;31(11):2118–9. https://doi.org/10.2337/dc08-0771.
4. NICE. Diabetic foot problems: prevention and management; 2 Research recommendations. 2015. https://www.nice.org.uk/guidance/ng19/chapter/2-Research-recommendations. Accessed 27 Mar 2018.
5. Burnett O. Total contact cast. Clin Podiatr Med Surg. 1987;4(2):471–9.
6. Begg L, McLaughlin P, Vicaretti M, Fletcher J, Burns J. Total contact cast wall load in patients with a plantar forefoot ulcer and diabetes. J Foot Ankle Res. 2016;9:2. https://doi.org/10.1186/s13047-015-0119-0.
7. Piaggesi A, Macchiarini S, Rizzo L, Palumbo F, Tedeschi A, Nobili LA, Leporati E, Scire V, Teobaldi I, Del Prato S. An off-the-shelf instant contact casting device for the management of diabetic foot ulcers: a randomized prospective trial versus traditional fiberglass cast. Diabetes Care. 2007;30(3):586–90. https://doi.org/10.2337/dc06-1750.

8. Armstrong DG, Short B, Espensen EH, Abu-Rumman PL, Nixon BP, Boulton AJ. Technique for fabrication of an "instant total-contact cast" for treatment of neuropathic diabetic foot ulcers. J Am Podiatr Med Assoc. 2002;92(7):405–8.
9. Katz IA, Harlan A, Miranda-Palma B, Prieto-Sanchez L, Armstrong DG, Bowker JH, Mizel MS, Boulton AJ. A randomized trial of two irremovable off-loading devices in the management of plantar neuropathic diabetic foot ulcers. Diabetes Care. 2005;28(3):555–9.
10. Armstrong DG, Lavery LA, Kimbriel HR, Nixon BP, Boulton AJ. Activity patterns of patients with diabetic foot ulceration: patients with active ulceration may not adhere to a standard pressure off-loading regimen. Diabetes Care. 2003;26(9):2595–7.
11. Bus SA, van Deursen RW, Armstrong DG, Lewis JE, Caravaggi CF, Cavanagh PR, Foot International Working Group on the Diabetic. Footwear and offloading interventions to prevent and heal foot ulcers and reduce plantar pressure in patients with diabetes: a systematic review. Diabetes Metab Res Rev. 2016;32(Suppl 1):99–118. https://doi.org/10.1002/dmrr.2702.
12. Koller A, Kersken J. Hilfsmittel beim Diabetischen Fußsyndrom. Total Contact Cast und Orthesen. Orthopädie-Technik. 2013;7:1–6.
13. Morbach S, Müller E, Reike H, Risse A, Rümenapf G, Spraul M. Diabetisches Fußsyndrom. Diabetologie und Stoffwechsel. 2009;4(S 02):S157–65. https://doi.org/10.1055/s-0029-1224580.
14. Bus SA, Valk GD, van Deursen RW, Armstrong DG, Caravaggi C, Hlavacek P, Bakker K, Cavanagh PR. The effectiveness of footwear and offloading interventions to prevent and heal foot ulcers and reduce plantar pressure in diabetes: a systematic review. Diabetes Metab Res Rev. 2008;24(Suppl 1):S162–80. https://doi.org/10.1002/dmrr.850.
15. Armstrong DG, Lavery LA, Bushman TR. Peak foot pressures influence the healing time of diabetic foot ulcers treated with total contact casts. J Rehabil Res Dev. 1998;35(1):1–5.
16. Gutekunst DJ, Hastings MK, Bohnert KL, Strube MJ, Sinacore DR. Removable cast walker boots yield greater forefoot off-loading than total contact casts. Clin Biomech (Bristol, Avon). 2011;26(6):649–54. https://doi.org/10.1016/j.clinbiomech.2011.03.010.
17. Waaijman R, Keukenkamp R, de Haart M, Polomski WP, Nollet F, Bus SA. Adherence to wearing prescription custom-made footwear in patients with diabetes at high risk for plantar foot ulceration. Diabetes Care. 2013;36(6):1613–8. https://doi.org/10.2337/dc12-1330.
18. Tovey FI. The manufacture of diabetic footwear. Diabet Med. 1984;1(1):69–71.
19. Busch K, Chantelau E. Effectiveness of a new brand of stock 'diabetic' shoes to protect against diabetic foot ulcer relapse. A prospective cohort study. Diabet Med. 2003;20(8):665–9.
20. Uccioli L, Faglia E, Monticone G, Favales F, Durola L, Aldeghi A, Quarantiello A, Calia P, Menzinger G. Manufactured shoes in the prevention of diabetic foot ulcers. Diabetes Care. 1995;18(10):1376–8.

第 20 章 内部减压

外科减压措施是通过手术的方式再分配压力或改变压力点位置，其中的一些措施还具有去除受损组织或闭合创面的作用。

这些技术是用来预防因过度压力引起的疼痛，然而，当使用这些技术治疗疼痛感降低的溃疡患者时，需要适当做出一些小的改变。一般而言，如果减压至关重要，那么这就意味着尽量降低手术技术的复杂程度并加强术后的护理。

所提出的这些方法是根据作者的个人经验选择的，其主要好处在于预防截肢、减少溃疡的复发及其缩短对患者和社会造成相关后果的远期康复时间。目前，很少使用简单但极为有效的方法。

本章介绍了基本概念和经过验证的手术步骤。在相关实体的章节中，这些步骤被提及并作了一般性的解释，以便了解它们对特定实体的适应证和潜在获益。本章对整个过程进行了描述，包括相关的实践方面。这对于首次使用这些技术或与其他替代措施比较时会有所帮助。

本章不包括旨在减轻足部压力的外科手术，如截肢技术。

20.1 概述

畸形会促进足溃疡的进展。获得性畸形很常见，因为明显的感觉神经病变通常与运动神经病变相关，而运动神经病变是获得性足畸形的主要原因。在极少数情况下，也可能存在先天性畸形。

关节活动受限也可能增加压力。无障碍行走需要脚灵活，而关节僵硬会自动触发一些不必要的力。

畸形以及有限的关节活动增加了骨质突起处的压力，使得上面的皮肤被拉紧，并且必须承受横向和纵向的应力，如果该处压力超过阻力，则会造成组织损伤。

如果存在足够的伤害性感觉，重复过度的增加局部压力会引起疼痛，然后通过跛行和对压力增加部位进行减压的其他方式来实现代偿。足踝外科医生已经制订了减轻这些疼痛性损伤的策略。与此同时，合并有神经病变的患者对疼痛不敏感，避免不了压力，可能会发生溃疡。对于没有疼痛感的患者，溃疡就相当于疼痛。用于减压的手术策略基本相同，目标是将足部恢复至无损伤的功能状态，而不是将其恢复到正常的无痛状态。为了实现这个目标，通常不需要过多复杂的干预措施。尽管如此，从传统观点来看，由于缺乏功能性手术的主要评判指标，这种可能性在很大程度上仍被忽视。

矫正措施和防护鞋相辅相成　外科减压的优点是使患者舒适且能够持续减压。手术后，鞋具可能会从笨重的防护鞋变为不太有效的减压方式的鞋，但这可能有助于患者更好地融入正常的生活。

外科减压用于预防疼痛，其好处显而易见。但它用于糖尿病足溃疡的预防和治疗时，被认为还需要客观证据，因为与其相竞争的减压支具已被深入研究。

DFS 领域中关于外科手术获益的研究通常不会超出病案系列的级别　特别是，通常没有对照组。对于许多手术步骤，已发表的病案系列并未关注神经病变患者的减压，但已被用于减轻非神经病患者的疼痛。2015 年，由 IWGDF 进行的回顾性研究显示，在对照试验中没有确凿的证据支持或反对手术策略[1]。该文献评价不包括病例系列。缺乏证据有几个原因：首先，这项技术是持续且快速发展的，因为它们在预防或闭合溃疡方面的应用直到最近才广为人知。这些技术的快速发展使得设计长期随机性的对照研究变得极为困难。其次，外科和内科学科之间存在文化差异。对于糖尿病专家而言，标准化程序和进行适合的对照试验是必不可少的，以便评估预防糖尿病并发症。过去，糖尿病专科医生不得不面对这样一个问题，即在大型多中心对照试验(RCTs)中被证实无效或甚至有害后，必须放弃广泛应用的药物治疗。外科医生更直接地意识到他们的努力有可能造成的影响。基于个人经验，他们的技术也各不相同。这使得标准化程序，进行多中心研究以及从研究结果中学习变得困难。例如，对于第 2 足趾长屈肌肌腱切断术产生的效果，在用于第 5 足趾的切断术时是否具有同样的效果尚存争议；或者开放性的手术操作是否可以改为经皮进行，反之亦然？

目前由于手术的优势远远超过了病例报道的风险，而且作者的个人经验非常令人信服，因此，外科已将这些手术作为日常工作的一部分。建议考虑至少用截肢作为替代方法时，以及在表明未来高风险的复发有可能导致截肢时应考虑使用这些手术干预。支持早期进行外科手术的观点是为了预防进展到无法避免的截肢状态。

外科手术的广泛应用可能是减轻 DFS 患者疾病和社会负担的关键问题之一(图 20.1)。

这几十年来截肢在许多国家都在增加，错过这些替代方案被认为太危险，即使最严重的并发症就是截肢。因此，有两个障碍需要克服：首先，必须说服外科医生对那些没有疼痛感觉的患者进行手术，即使在创面和糖尿病已经得到控制的情况下也要给他们手术。其次，糖尿病专科医生认为这些方法没有经过充分测试，并且对它们的好处不够熟悉。

有些方法比其他方法需要更少的血液供应。与那些每天只走几步的人相比，行动灵活的人需要采取不同的措施。在某些情况下，时间可能是最重要的因素，例如，患有心内膜异物或心脏瓣膜病的患者，他们负重部位的创面合并菌血症可能会出现导致危及生命的心内膜炎。在其他情况下，迅速重新融入工作生活的需要可能是主要关注的问题。

手术指征及最佳方法的选择微创，虽然创伤小，但功能仍然充分，需要整合生物力学方面的信息、血液灌注、期望的活动性、植入材料、社会经济问题及患者一般情况。

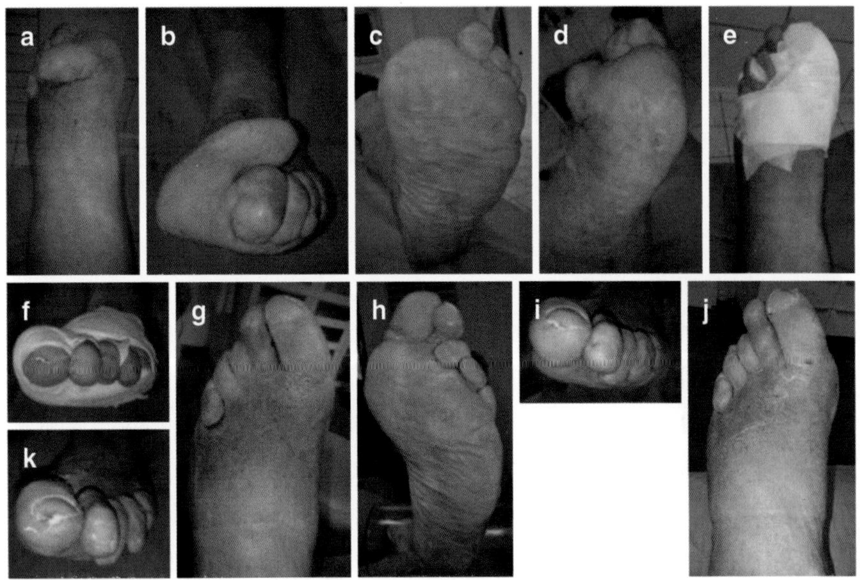

图 20.1 使用血液取样套管进行微创手术的可能性:(a~d)术前照片。(e~f)经皮切断第 2 趾伸肌腱(EHL 和 EHB)、第 2 MTP 关节背侧松解及第 2 趾 FDL、FDB 肌腱的腱切断术后照片。(g~i)术后第 7 天和(j~k)术后第 4 周。

这些干预措施必须整合到跨学科、跨专业和跨部门的共同医疗护理策略之中。在共享的医疗护理网络中,外科医生具有的关键作用,其主要是通过扩大治疗范围以避免截肢避免住院、避免复发和加速创面闭合,这对于保留患者的就业至关重要[2,3]。

该领域的研究和专业教育至关重要,以便于帮助那些需要帮助的人。旨在将外科减压应用于绝大多数的患者,因此所使用的技术必须是高标准及可接受的。

> 对于具有严重局限性的人来说,微创技术也是可以接受的。它们在依从性、可用性和效益方面具有决定性的优势。

致力于治疗这些患者的外科医生应掌握微创技术方法,并将其应用于绝大多数患者中。在一些国家,足踝外科医生协会已开始接受这一契机。

20.2 糖尿病足减压外科手术的特殊方面

许多干预措施可以在门诊中进行。在血液供应充足且糖代谢得到控制的情况下,病例研究显示预期并发症发生率并不高于无糖尿病的患者[3,4]。通常,局部麻醉,如传导性麻醉(踝关节阻滞)就足够了,但在严重感染的情况下需要考虑全身麻醉或脊髓麻醉。微创技术通常是开放手术的好选择,特别是在门诊部。如果专注于治疗患有 DFS 的外科医生在这些技术方面经验丰富,这将是非常有利的。只有在高度专业化的中心进行的某些骨骼干预或其他手术才需要昂贵的设备。例如,针状腱膜切开术是最流行的微创技术之一,不需要任何特殊设备。

如果这些方法不能实现充分减压,则通常被视为保守处理的替代方案。决定手术不应因为减压装置还没有穿坏而被耽误。这种延误将导致患者继续经历无休止的警告和失败的循环中。鉴于此,"优化鞋具"意味着鞋具中没有所强调的生物力学缺陷,且整合所有的要素。

通常,如果有迹象提示"指征性病变",这表明在这个区域预期的干预可能是减压。

"指征性病变"是指:

1.尽管穿着优化的减压鞋,先前患过足溃疡的部位再次发生溃疡前的皮肤损伤。

2.在穿着优化的减压鞋后局部未得到充分减压的地方,发生了溃疡或在溃疡愈合后穿着优化的减压鞋仍不能充分减压。

3.讨论将截肢术作为治疗这种溃疡的一种可能方法。

"优化的减压鞋装置"意味着从生物力学的角度来看,它是完美的,并且整合了每个有用的要素,但与患者对这种优化的减压鞋/装置的态度无关。

定期进行的这些干预并不阻断血流,由于有中层动脉钙化时很难做到这一点,且没有必要。

一般来说,可以在做了一些小改动之后,继续使用干预之前使减压设备。

逐层闭合切口的缝合方法可能与无菌手术中常用的方法不同。在糖尿病足的治疗中,通常避免使用可吸收材料进行皮下缝合。用可吸收材料一层一层地缝合,会有更多的表层覆盖,在术后数周内这些可吸收材料将会成为异物。这将加重受到细菌污染组织的感染,并且不能在不切开整个部位的情况下去除。包括关节囊和肌肉筋膜等皮下结构,改为采用不可吸收缝合材料。这些缝合线的起点和终点都高于皮肤平面。这样,所有外来材料将在定期去除。如有必要,这种去除可以很容易地达到预期目的。

有必要考虑是否应停用抗凝剂或血小板聚集抑制剂(PAI)。这主要取决于手术后机械收缩手术部位的可能性以及手术引起的创伤大小。然而,其他影响因素也可能会影响:预防措施中断可能出现的后果,这种风险对患者的情绪影响,外科医生的个人经历和实际问题。对于作者进行的大部分切开术,PAI仍在继续应用,其目的是以这样的方式控制INR。如果中断几天治疗,抗凝处于临界不足的状态,其他更具创伤性的干预措施就可能需要停止这类药物治疗。

大约1/3的患者足部血液供应受到一定程度的损害。充足的血液供应对于手术治疗有良好的结局是至关重要的。如有必要,必须在矫正手术前进行血管重建。在为患者找到最佳选择时,应综合考虑这些因素:①必须牢记一些标志性结构,如浅表肌腱,这些结构需要血液灌注少且容易获得;②如果另一种选择是保持原样,则许多微创手术所需要的额外血液供应比溃疡持续的损伤要少;③如果备选方案是截肢,血管疾病可能不能证明足部截肢比外科减压更为优越,因为截肢术后由于创伤更大所需要额外的血液供应更多。

血液循环障碍患者，手术通常不是禁忌，但需要谨慎和有个体化考虑。

在微创的经皮手术中切断肌腱或释放收缩的关节囊，通常使用简单的血液采样套管。此套管弯曲以标记套管尖端研磨的方向(图 20.2)。

20.3 围术期风险

患者必须了解有可能出现的并发症及其他可能使其日常生活复杂化的情况，以便给予知情同意。一般而言，外科手术干预的潜在风险是感染、出血、神经和血管损伤、血栓及栓塞。外科减压领域的具体并发症如下。

- 所谓的转移性病变是由于承受的压力再分布，且主要发生在原本未受影响的部位。必须对高危区域进行监测，并在溃疡发生之前迅速消除任何可能出现的过度承重。
- 后续治疗旨在通过进一步干预来及早识别转移性病变或预防局部复发。
- 如果继发于感染的血液灌注受损，可能会出现足趾缺失。
- 尽管手术成功，仍可能导致减压不足，需要进一步行手术矫正。
- 必须注意在创面愈合前不能淋浴或洗澡。
- 如果创面感染，随后出现菌血症，有可能使心内膜炎患者发展成感染性心内膜炎

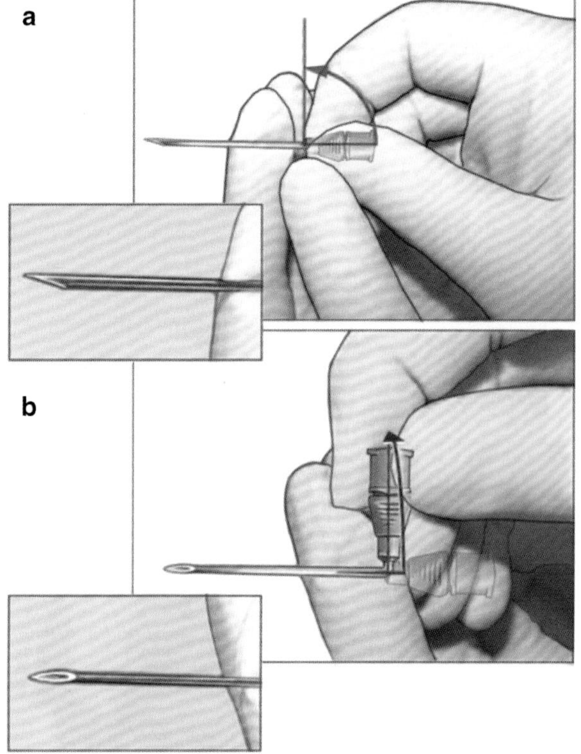

图 20.2 在远端弯曲套管，这样医生可以知道磨尖的切割面位于哪个平面。Figure by kind permission of: Engels,G.,H. Stinus,D. Hochlenert,and A. Klein. 2016.[Concept of plantarisation for toe correction in diabetic foot syndrome]. OperOrthopTraumatol 28 (5):323 –334. doi: 10.1007/s00064-016-0453-9

(IE)。围术期预防性抗生素治疗(AP)被认为可以预防这种风险。在过去几十年里,指南发生了重大变化,并且推荐机构之间差异很大。正在进行讨论的主要权威机构是英国 NICE(国家卫生与医疗保健研究院),美国 AHA(美国心脏协会)和欧洲 ESC(欧洲心脏病学会)。尽管 NICE 不推荐任何常规的 AP,但 AHA 建议对具有高风险手术操作(如受感染的皮肤或肌肉骨骼组织)有可能造成不良后果的 IE(如人工心脏瓣膜)个体进行预防性使用抗生素,与此同时,ESC 也建议对于那些具备 IE 高风险手术的口腔黏膜穿孔的人群(例如,原发性瓣膜病)预防性使用抗生素[5]。证据很难讨论,因为这种疾病很罕见却很严重。在受 DFS 影响的人群中,菌血症可能是独立于干预措施的常见现象,因为仅用受感染的肢体行走就可能导致细菌扩散。另一方面,大多数感染溃疡的患者,如果他们去诊所,一般都在接受抗生素治疗,因此需要个体化考虑。

20.4 软组织手术

软组织手术涉及除骨骼外的解剖结构。在足部,主要对肌腱、韧带或关节囊进行干预。特别是在并发症发生率低的情况下,可以看到此种获益。另一个优点是,即使在血液供应中度受损的情况下也是可行的。因为肌腱和韧带在任何情况下都是稀疏灌注的,并且对它们进行干预后的修复过程不需要增加更多的血液供应(详见本章第 20.2 节)。

20.4.1 趾长屈肌肌腱切断术

踇长屈肌肌腱切断术(FUL)和趾长屈肌肌腱切断术(FDL)用于脚趾头的减压并使趾尖更灵活[4]。由于远端趾骨的过度屈曲或第 5 足趾的扭转,使足底受力增加(详见第 2 章第 2.7.4 节,第 6、7 章和 13 章)。手术后,末端趾骨不再向足底屈曲,足底再次暴露在压力下而不是趾尖,或者在发生扭转的情况下,足趾会去旋转。经手术干预后,位于足趾底部的病变往往会迅速愈合,即使此病变已经存在很长时间。

适应证 该手术能减轻足趾足底的部分压力。爪状趾趾尖或小趾外侧和大踇趾内侧。必须积极寻找适应证,因为它可能是一种功能性的导致静息时不明显的足底畸形。因此,如果畸形不是静态的 (静止状态), 则必须检查脚趾尖或第 5 趾外侧或踇趾趾间关节内侧的“指征性病变”。如用“爪检查”之类的试验(详见第 3 章第 3.4.1.3 节)来提示足底潜在的功能变化。这些检查必不可少的,因为它有助于找到鞋子不合适的原因。否则,对足底进行矫正的必要性有可能被忽视。血液供应受损不是绝对禁忌证,但需要仔细评估。关节强直(骨融合)使得这种干预毫无意义,但是其他导致足趾僵硬的原因可以通过同时实施的微创技术(如关节囊松解)来解决。

手术步骤 可以使用血液采样套管在不暴露深部组织的情况下到达肌腱,或者可以通过小的纵向、侧向或内侧切口进入,一般由外科医生选择首选方式。由于足趾足底表面的皮肤在术后拉伸而出现裂开,一般不使用横切口。此时应选择在长屈肌腱(FDL)上进行肌腱切断术。短肌腱不应被切割,因为在这种情况下,伸肌腱缺乏一个平衡的对应物。由此 PIP 的延长可能导致脚趾直立(翘起)。避免出现这种并发症的方法是通过在 DIP 关节中过度伸展爪状趾，同时向 PIP 关节施加背压以立即在皮肤下找到拉紧的 FDL 肌腱（图 20.3，图 20.4 和图 20.5）。

术后护理 如上所述，应用几天减压绷带以使远端趾骨背侧化。分别用于 1~2 天后，1、3 和 8 周，然后每 3 个月进行检查，以发现初期的转移病变或功能矫正不足。

具体风险

- 如果短屈肌肌腱被意外或故意切断，则会发生“翘趾”（图 20.6）。在踇趾处，这种畸形可能是由于其他原因造成的，但不作为 FHL 肌腱切断术后的并发症。如果发生这种并发症时，则必须切断趾长伸肌腱（EDL），通常不会引起其他问题。
- 脚趾活动时的畸形和限制。
- 在极少数情况下，出现明显的多发性神经病时会出现步态不稳。

证据 没有与对照组相比较的研究，但有许多病例报道。系统评价[6,7]显示对于创面闭合和新形成的溃疡具有良好的效果。术后创面愈合时间平均为 29.5 天，总体愈合率为 97%，溃疡复发率为 6%，预防性手术的足趾均未出现溃疡。术后并发症发生率普遍较低，一些作者报道了邻近 MTH 的转移病变。一个病例报道用于治疗因 PAD 导致血液供应受损的患者，并且取得良好效果[8]（图 20.7）。

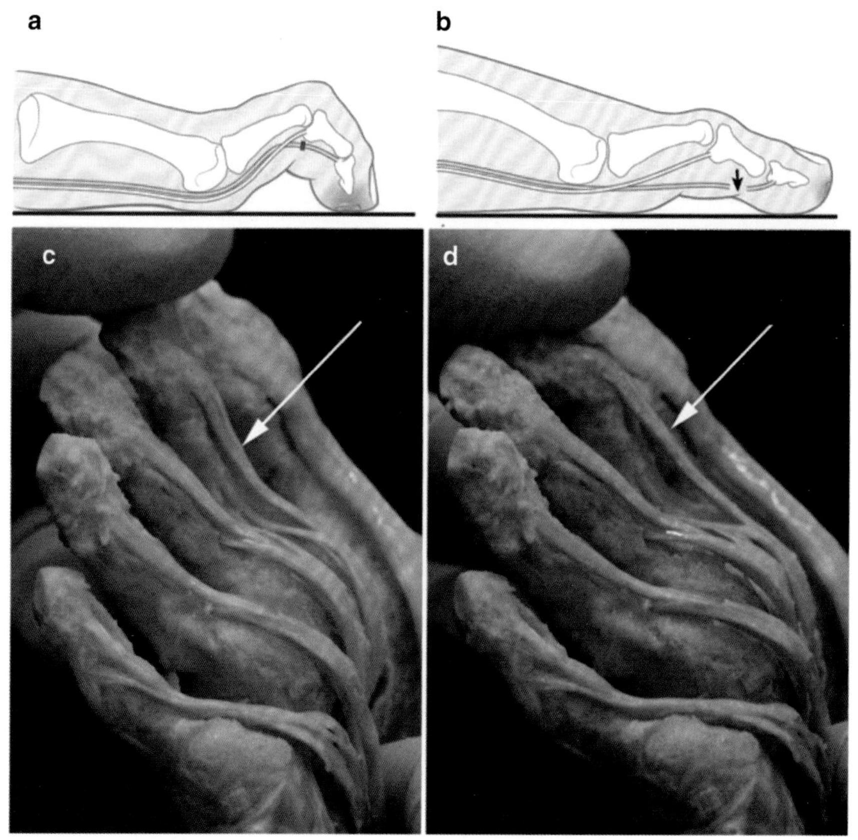

图 20.3 （a，b）FDL 肌腱切断术的示意图。（c）无作用力的解剖学表现。（d）第 2 足趾过度拉伸的位置。由于过度拉伸，FDL 肌腱（箭头所指）移到足底（浅表）的位置很容易识别（d 中的箭头）。

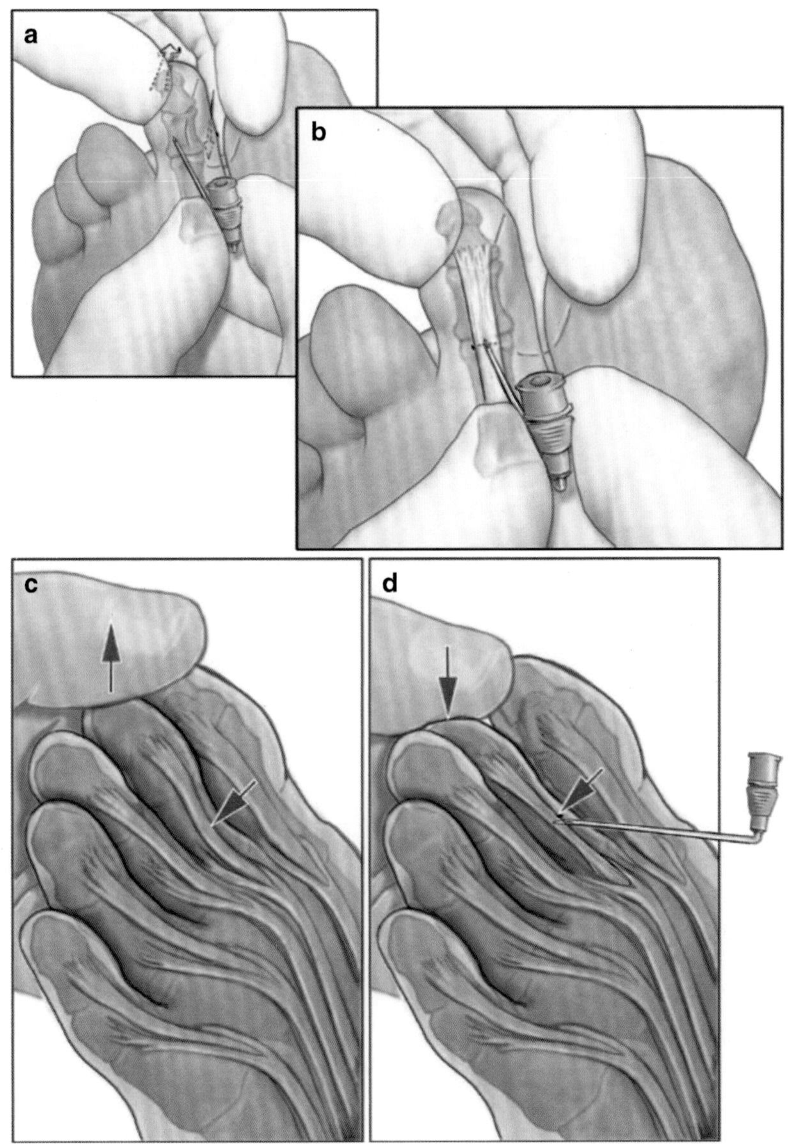

图 20.4　(a)用中指握住足趾，在足底方向上按压近端趾间关节(PIP)或趾间关节(IP)区域的足趾。踇趾在 DIP 或 IP 关节内过度拉伸远端趾骨，并沿相反方向按压远端趾骨的足底侧。这样可确保长屈肌肌腱在足趾足底皮肤下方移动。(b)此时套管位于远端关节屈曲折褶皱的中心和稍近的位置。(c)通过短时间松开踇趾，可以将套管的尖端放在皮肤和肌腱之间。然后将趾长屈肌(FDL)或踇长屈肌(FHL)肌腱小心地进行切断。(d)大踇趾在远端趾骨上施加的压力再次缓慢增加，拉伸肌腱。Figures by kind permission of: Engels, G., H. Stinus, D. Hochlenert, and A. Klein. 2016.[Concept of plantarisation for toe correction in diabetic foot syndrome]. OperOrthopTraumatol 28(5):323–334. doi:10.1007/s00064-016-0453-9

20.4.2 趾伸肌腱延长术

足底 MTP 关节处的足趾过度背屈会使 MTH 关节移位。此类畸形的典型例子是弓形足的足趾。相关病理生理学概念已在第 2 章 2.7.3.1 节中讨论(见图 2.54，图 2.56，图 2.57，图

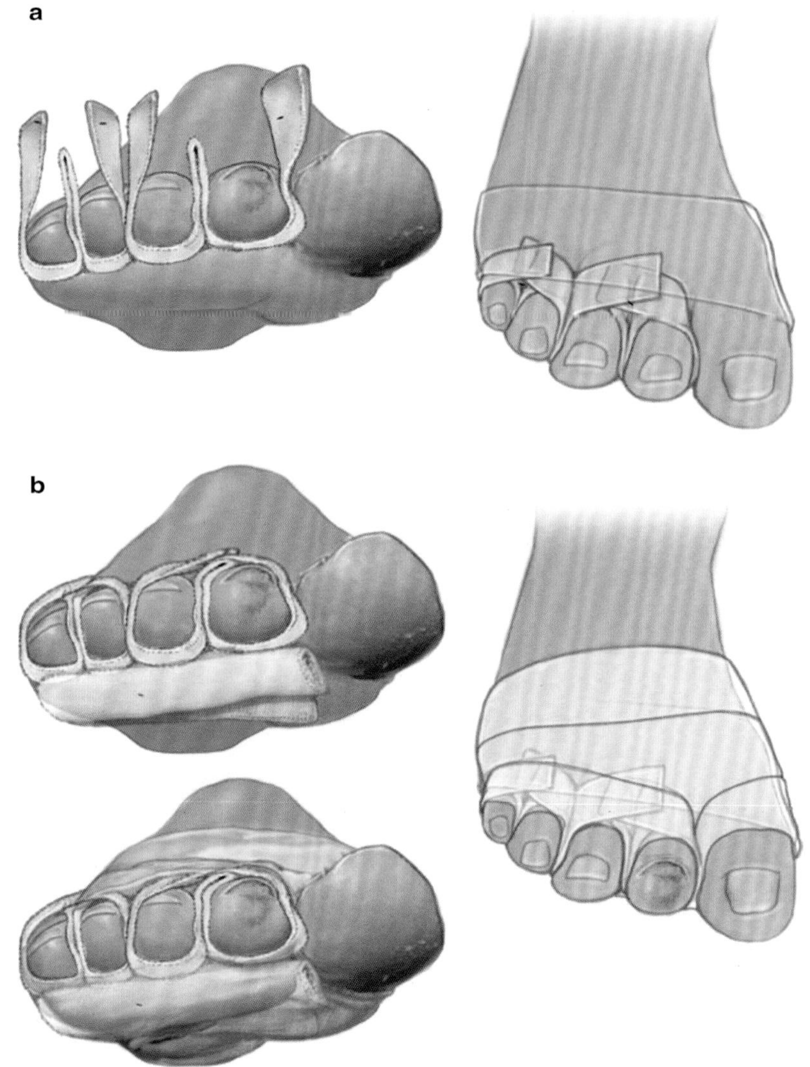

图 20.5 (a)穿刺部位短暂压迫后,停止出血。矫正绷带用(10cm×10cm)敷布展开(10cm×20cm),然后纵向折叠两次(3.3cm×20cm),作为一个环,将手术的足趾和附近的足趾保持在背侧位置,并用弹性石膏固定在足背上。(b) 将另一敷布卷起,插入足趾的弯曲褶皱处,并用弹性绷带固定。Figures by kind permission of: Engels, G., H. Stinus, D. Hochlenert, and A. Klein. 2016.[Concept of plantarisation for toe correction in diabetic foot syndrome]. OperOrthopTraumatol 28(5):323–334. doi:10.1007/s00064-016-0453-9

2.60)。更多相关典型病变,请参见第 11 和 14 章。

在踇趾处,这种病变可导致足底压力转移到内侧籽骨,从而增加了该突起处的压力。趾伸肌肌腱的延长能使 MTP 关节得以拉伸,并使足趾对齐。

该延长术有以下几点好处。

- 第一,减少创面拉伸,使创面边缘相互靠拢。
- 第二,将溃疡处压力从直接受压部位转移到邻近区域,有助于创面愈合。

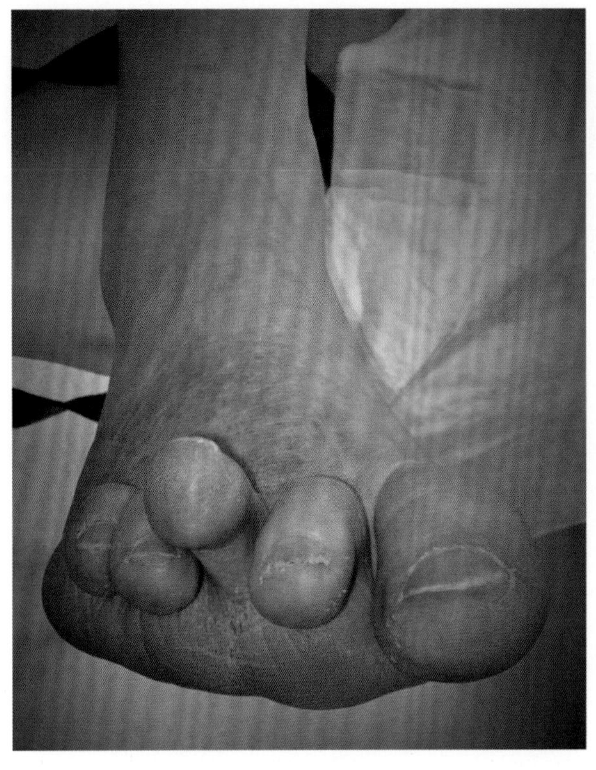

图 20.6 翘起的足趾(翘趾)。

- 第三,压力点位置的改变,有助于部分恢复患处脂肪垫和足底的保护功能。通过增加接触面,降低了足底压力。
- 第四,峰值压力的降低还取决于对 MTH 施加压力的降低。将 MTH 向背侧移动几毫米尤其重要。

同样,第 2 至第 5 足趾趾伸肌肌腱的延长可以减少相对的 MTP 关节的过度拉伸,减轻其下方的足底压力。由于向足背移位的足趾不产生压力,再次将 MTH 向背侧移动能降低压力。此外,软组织所承受的压力再分配,创面边缘与上述大踇趾的情况类似。

有时,还需要对背部关节囊松解来调整足趾位置,从而使近端趾骨回到原来的位置。

对于爪形趾,如果只采取该手术,则会导致趾尖压力明显增加。因此,通常将该手术与长屈肌肌腱切断术联合使用。

适应证 MTP 关节处足趾过度背屈,PIP 关节背侧或 MTH 下方出现“指征性病变”表明可能需要干预。虽然该手术不能矫正 MTP 关节强直,但能改善引起强直的其他原因(如背侧关节囊松解)。这种可能性可以通过预先进行影像学检查来确定。因此,MTP 关节强直很少受到适应证的限制。

手术步骤(图 20.8) 手术在局部麻醉下进行的,并从与 EHL 肌腱平行的足背远端和中部通过两个纵向切口开始,找到肌腱后,这两个部位横切成两半。沿相反方向在肌腱上做两个切口,肌腱的每根纤维仅切断一次,然后通过足趾的跖屈和同时进行的主动伸展来延长肌腱。这两个切口之间的距离决定了在肌腱完全切断之前可以延长到什么程度。肌腱不必缝合。“Z-成形术”一词常用于描述这种类型的肌腱延长,也用于其他肌腱,例如,跟腱。

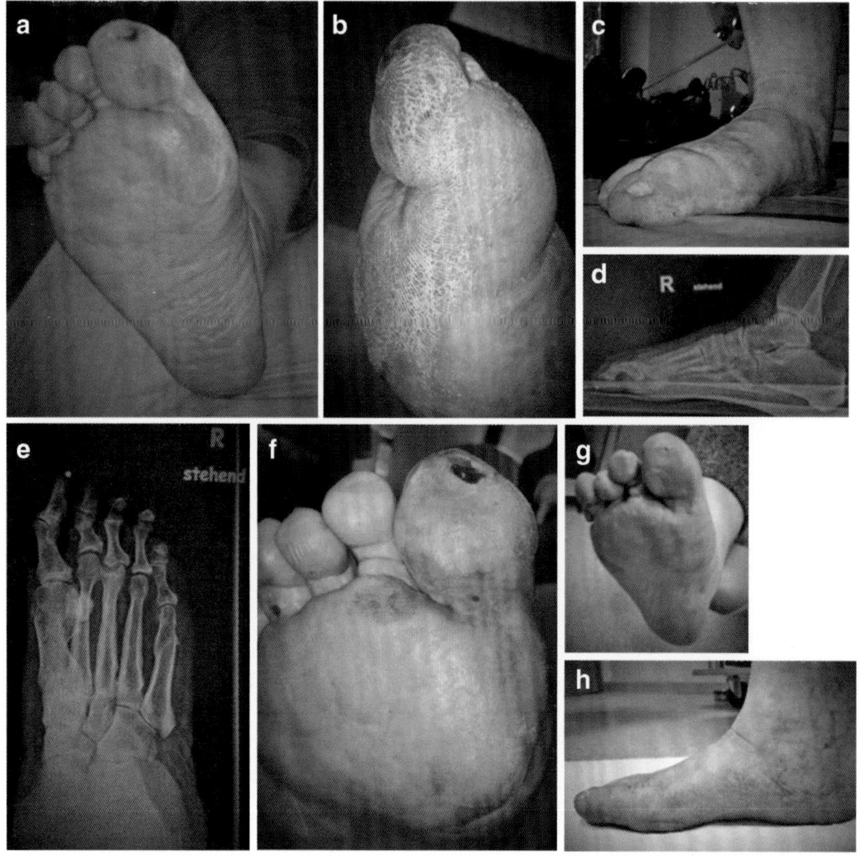

图 20.7 (a~c)术前所见,病变在减压前已存在 9 个月。(d,e)减压处 X 线片所见,溃疡处以小球定位。(f)第 4 趾 FHL 及 FDL 肌腱切开术后所见。(g,h)术后 4 周所见。

对于行动能力明显下降的人,肌腱的延长术也可以用经皮穿刺技术来进行。注射麻醉后,EHL 肌腱也会在不同的位置用血液取样套管部分切断,以便于延长。然而,在此过程中造成肌腱完全切断的风险很高。

术后护理 足底加压绷带包扎 6 周。术后 1~2 天进行检查,1、2、3 和 8 周后再次检查,然后每 3 个月随访一次,有助于发现有无转移病变或功能矫正不足,术后 10~14 天拆线。

手术的具体风险必须告知患者,以便获得知情同意 在极少数情况下,会出现足趾畸形和主动活动受限,如果有明显的多发性神经病变,则会出现步态不稳。

证据 在病例报道[9]中,此方法作为更为复杂手术的一部分,但据我们所知,尚未用于糖尿病足的治疗。

20.4.3 对软组织的联合干预

如上所述,伸肌肌腱的延长常与肌腱切断术(长屈肌肌腱,有时也包括短屈肌肌腱)相结合。例如,如果 PIP 关节和 MTP 关节保持一定程度的灵活性,则可以用这种方式拉直锤状趾。如果这些关节是强直的,并且这种强直不是由骨骼之间的连接引起的,可进行关节囊松

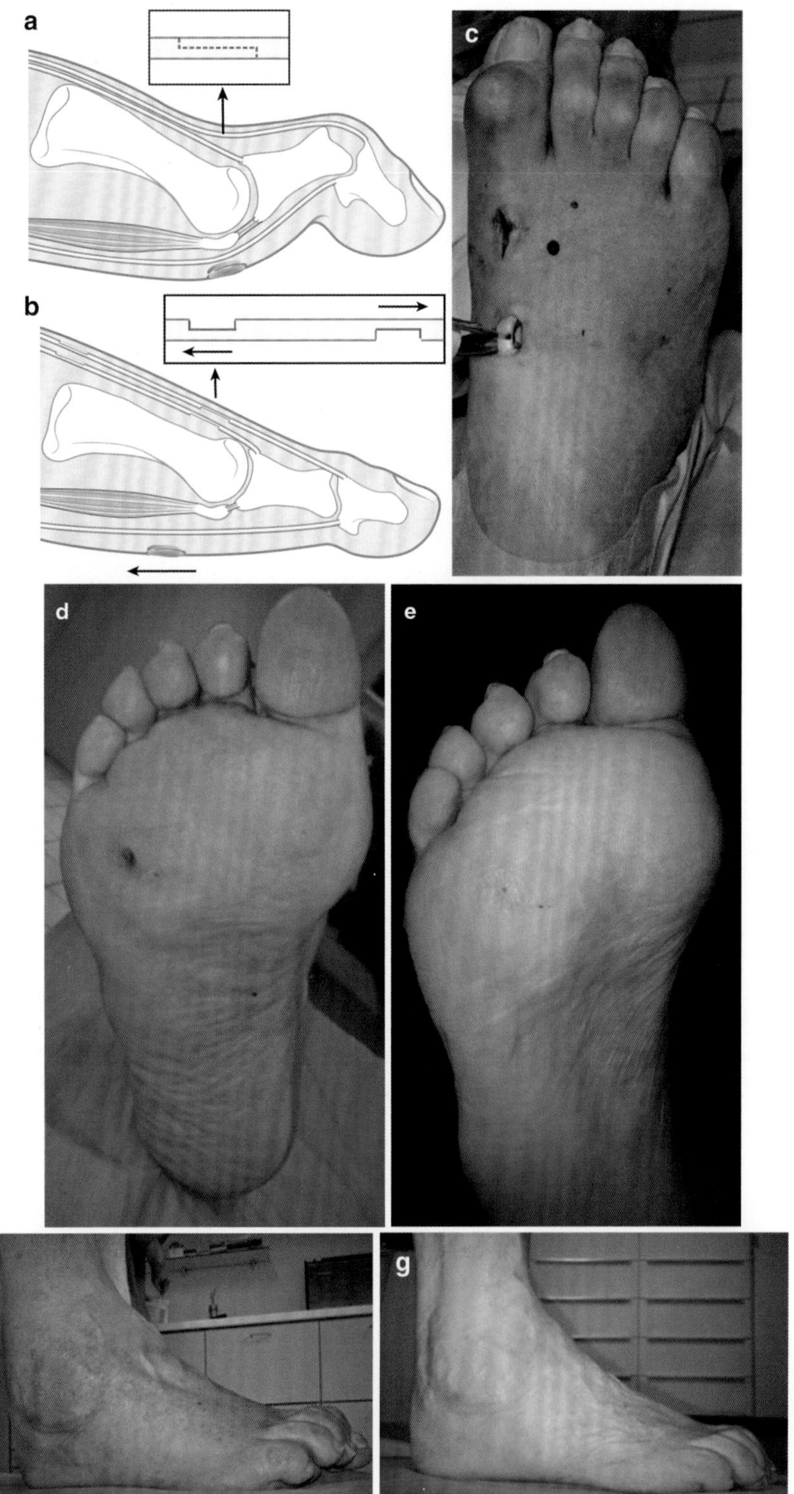

图 20.8　(a,b)足底软组织移位示意图。Z−成形术中图,延长伸肌肌腱术使足底病变处压力从籽骨下方移动到邻近位置。(c)术中照片。(d~g)一例 FDL 和 FDB 肌腱切断术,小足趾伸肌肌腱切断术和第 2 至第 5 MTP 关节囊松解联合手术的病例。该患者过去多年在穿外科手术鞋的情况下反复出现足底病变,但经上述外科干预 5 个月后无复发。(d,e)手术当日。(f,g)术后第二天。

解。这涉及 PIP 关节的足底囊切开术或 MTP 关节背侧松解术。

在治疗踇趾外翻畸形时,第 1 个 MTP 关节所谓的"外侧松解"通常需与其他手术联合使用[10]。"外侧松解"通常包括三个要素:连接肌腱(拇收肌腱和 FHB 侧头肌腱),切断深跖横韧带[插入外侧籽骨(腓骨)],松解外侧关节囊。这样可以将踇趾从附着在前足较外侧的部位松解出来,从而使其变直。该手术也可以通过皮肤穿刺技术经皮完成。

当踇趾外翻畸形累及第 2 足趾出现"仰趾畸形"或"垂趾畸形"(参见第 2 章,图 2.35),联合肌腱切断术可能会有帮助。在这种情况下,需要切断 FHL 和 EHL,同时进行第 1 跖骨头的经皮侧向松解,这样可以降低弓弦效应,有助于创面闭合。如果从年龄和活动度方面考虑,这样做是有用的,而矫正踇趾外翻畸形的标准化手术可在以后进行(图 20.9)。

这种组合也可能包括对骨骼的干预(图 20.10)。

如果溃疡侵犯背侧,则需要 PIP 关节手术切除。切除 PIP 关节的指征还包括屈曲位的强直或第 2 趾的溃疡。如果对后者仅用肌腱切断术治疗,则足趾会变得更长,从而使其容易受到损伤。

20.4.4 Jones 手术

另一种减轻第 1 跖骨头损伤处压力的可能方法是将 EHL 肌腱的止点向近处缩短,这种

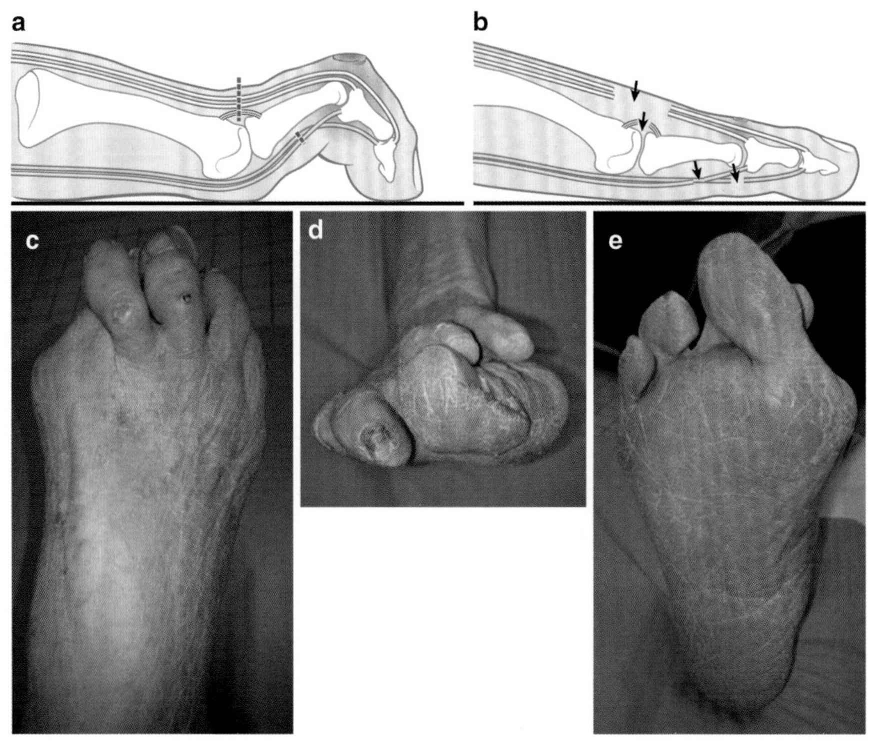

图 20.9 (a,b)FDB 伸肌肌腱延长联合 FDL 肌腱切断术示意图,该手术可减轻 PIP 关节背侧病变压力。(c~e)踇趾垂趾畸形临床图片。(待续)

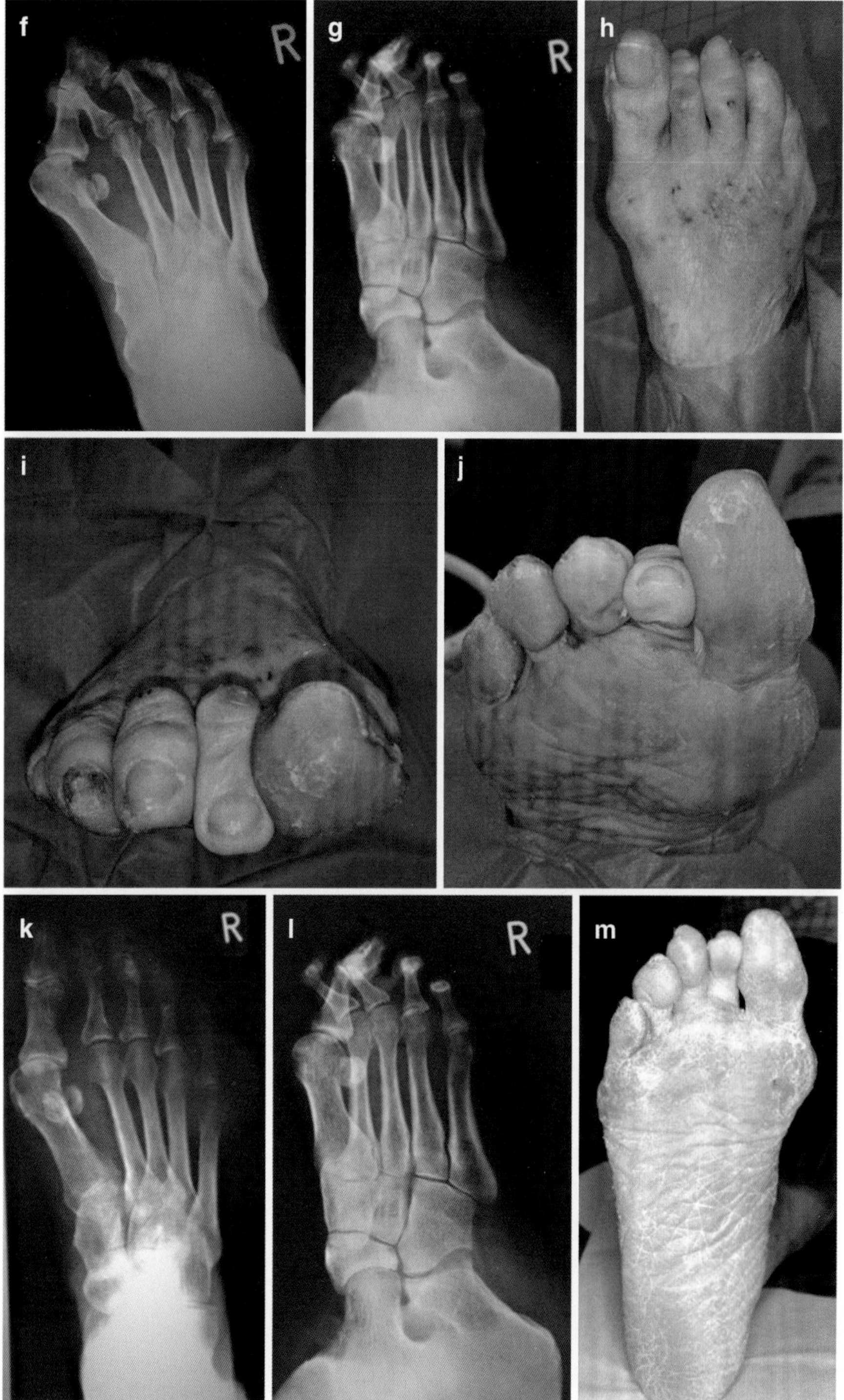

图 20.9(续)　(f,g)影像学发现。(h~j)所有趾伸肌和趾屈肌肌腱切断术的术中情况,踇趾的侧向松解以及第 2 至第 4 MTP 关节的背侧松解。(k,l)术后放射学影像。(m)术后 3 周。

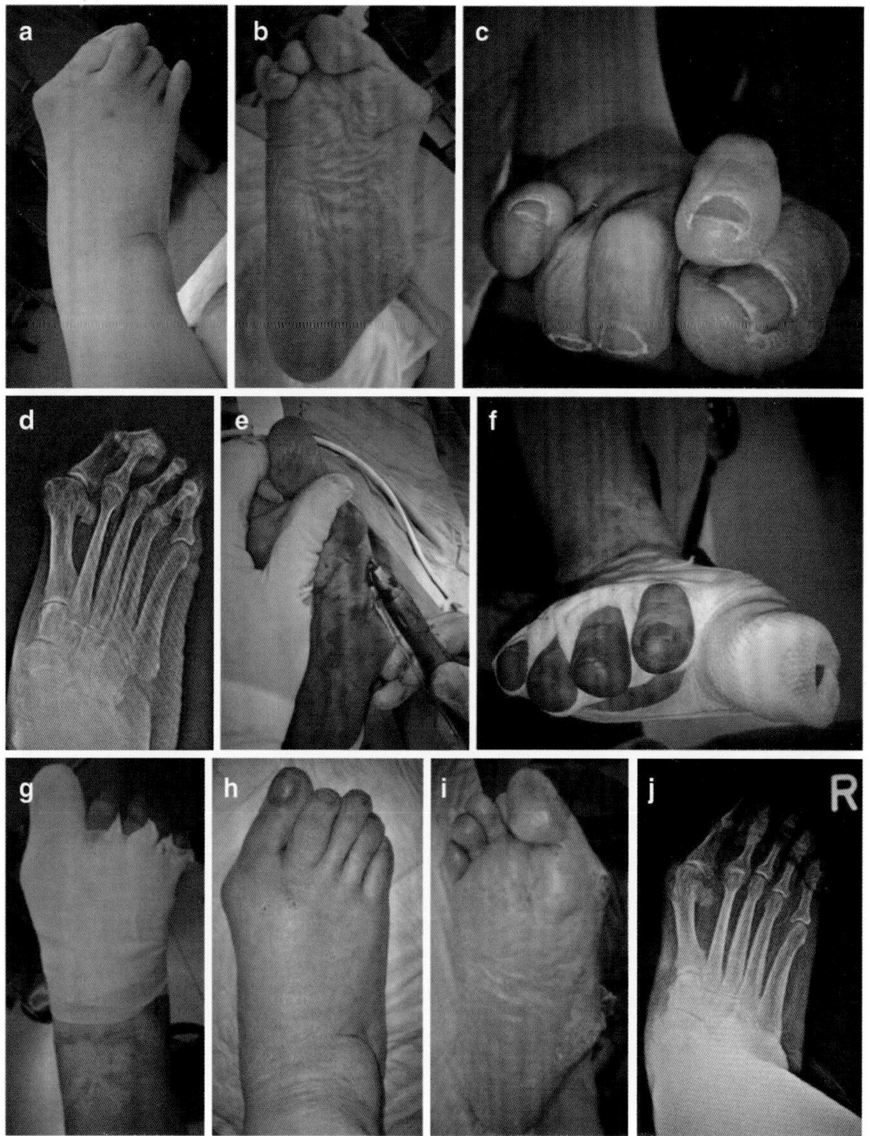

图 20.10 踝阻滞麻醉对肌腱和骨骼联合干预第 1 跖骨头的“假性外生骨”，经皮切开 EHL,FHL 以及第 2 至第 5 趾的 FDL,FDB 和 EDL 肌腱腱膜,经皮侧向松解和微创消融。(a~d)术前。(e)术中。(f,g)术后图片。(h~j)术后 4 周。

术式称为“Jones 手术”。该手术通常适用于弓形足的踇趾处于 Z 字形时,这种错位增加了对籽骨复合体区域中足底软组织的压力。

适应证 第 1 跖骨头的慢性压力增加,特别是当弓形足已诱发有指征性病变时,可考虑行该手术。其前提条件是第 1 TMT 关节(楔形跖骨 I)、MTP 关节和 IP 关节处 X 线片提示具有足够的活动空间(图 20.11)。

手术步骤 切口从足背进入,找到踇长伸肌腱并将其在插入处的远端切断。在跖骨远端钻一个横向孔,肌腱穿过这个孔,然后与肌腱背向缝合。该手术可与 IP 关节融合术或与其

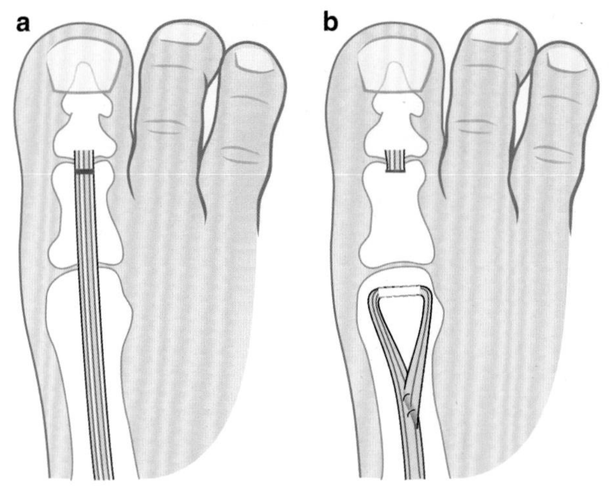

图 20.11 通过 Jones 手术，将趾长伸肌肌腱(EHL)近端化的示意图。

他干预措施相结合，以保证足趾的跖屈(见下文中副标题“证据”)。

术后护理 该手术预期效果是第 1 跖骨的主动抬高和踇趾的屈曲，促使第 1 跖骨头压力得到缓解。在术后护理中应当注意，矫正绷带使用 6 周；1 天后和 1、2、3、6 周和 8 周检查，然后每 3 个月检查一次，注意是否出现转移病变或存在功能矫正不足；10~14 天后拆线。

具体风险

- 畸形。
- 足趾主动活动受限，极少数病例由于足趾存在明显的多发性神经病变，造成步态不稳。
- 异物错位。
- 肌腱缝线断裂。

证据 在一项 26 例糖尿病慢性溃疡患者中进行的队列研究，针对第 1 跖骨头采用改良 Jones 手术，包括踇长伸肌和踇长屈肌的移位。如仍存在功能不足，腓骨长肌的肌腱就会转移到足的边缘。如果膝关节伸直时踝关节背屈<5°，腓肠肌止点下移。结果显示平均 4.4 周后(2~8)创面闭合。术后平均随访 39.6 个月(12~61)，第 1 跖骨头无溃疡复发[11](图 20.12)。

20.4.5 跟腱延长术(ATL)

糖尿病患者临床上出现小腿腓肠肌显著缩短的比例很高，也被称为“跟腱缩短”。这可能会增加前足足底的压力，并延长前足足底压力增高的持续时间。因此，手术延长跟腱可以减少前足的足底压力[12]。

当足底弯曲时由于跟腱的牵引导致跟骨内翻和距下结构被锁定。如果在步态周期中这种情况发生得太早，则距下结构会过早锁定。换言之，就会使足在行走时变得僵硬，然后在站立时僵硬显得更明显。

适应证 马蹄足畸形通过临床检查能够发现，当不能通过保守方法得到纠正，并且已经出现指征性病变时，可考虑行跟腱延长术。

手术步骤 操作简单，可在局部麻醉下进行，在不同高度的相反方向进行两次或三次

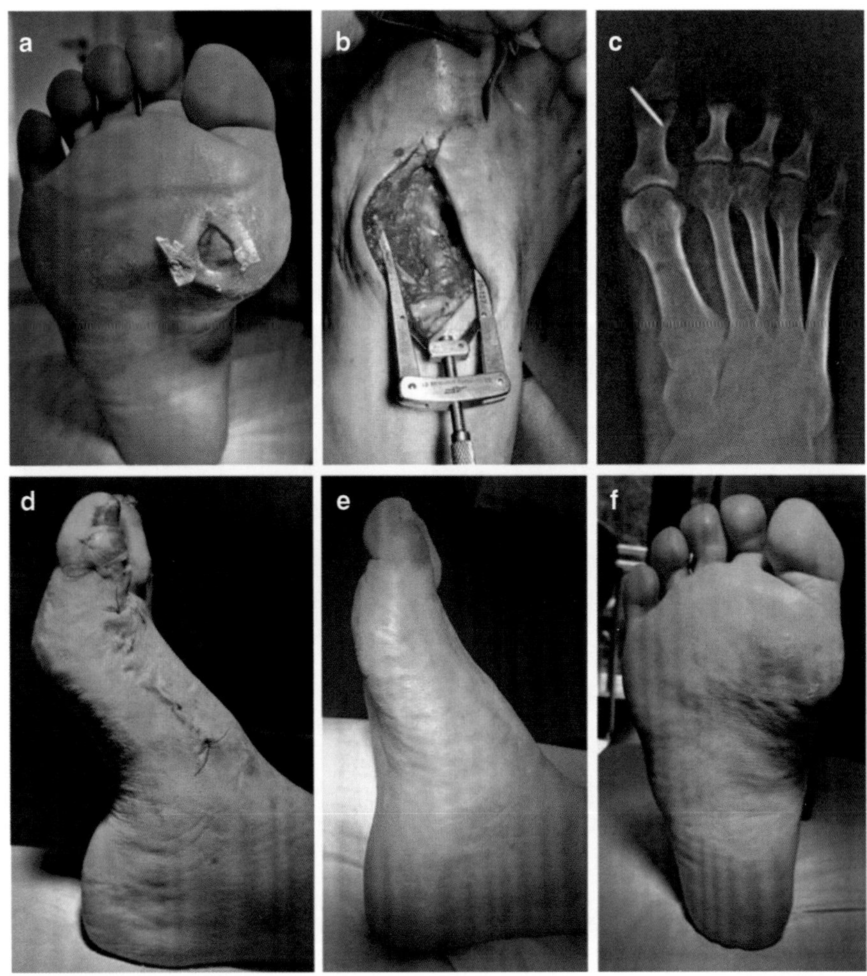

图 20.12 一例 26 岁女性 1 型糖尿病患者,职业为美发师,有脊柱脂肪瘤手术史,出现神经源性内翻足,第1 跖骨头病变多年,不能接受减压鞋。(a)初始图像。(b)术中,Jones 手术和 ATL 同时进行。(c)术后 X 线片(IP 关节融合术)。(d)术后第二天。(e,f)术后 9 个月,穿上带有定制软鞋垫的运动鞋。

经皮切口。远端切口横向进行,其他切口与远端相邻切口相对。三个切口的距离推荐为 4~5cm,两个切口的距离稍微大一点。注意腓肠神经和小隐静脉。切口长度的增加需要根据切开后足背屈的程度而定,足部伸展(=背屈)5°~10°时为理想长度。如果跟腱功能障碍仅仅是由腓肠肌的挛缩引起,可以仅干预较浅的肌肉。这被称为"腓肠肌松解术"或"Strayer 手术"或"腓肠肌回缩"或"腓肠肌滑动",是否行该手术需要根据 Silfverskjöld 试验确定(详见第 3 章,病例:图 3.14)(图 20.13 和图 20.14)。

术后护理 为取得满意的手术效果需要进行可靠的保护,防止肌腱进一步意外伸展。因此要求必须无条件,并且不间断地佩戴 6 周的全接触支具(TCC),待腓肠肌松解后,需要保护 4 周。术后 14 天可考虑用两条短弹力绷带压迫。应避免肌腱完全切断,因为这会增加足跟过度负荷的风险。10~14 天后拆线。此时,可以测量定制合适的鞋子所需要的数值。

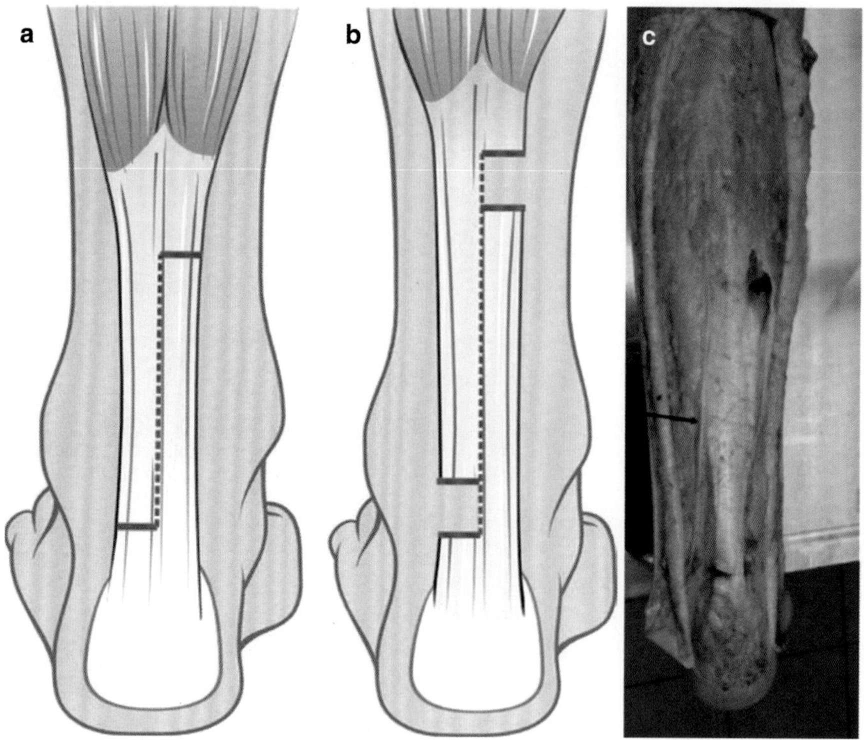

图 20.13 (a~c)使用两个切口的示意图和准备解剖,腓肠神经的走行如箭头指示。

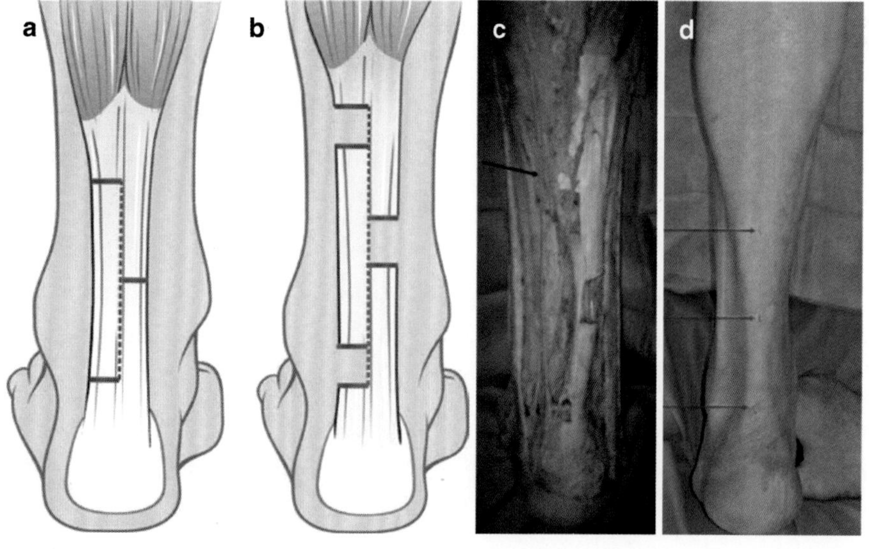

图 20.14 (a~c)使用三个切口的示意图和准备解剖,腓肠神经的走行如箭头指示。(d)箭头指示处为切口位置。

具体风险

• 肌腱断裂,增加足底溃疡的风险。

• 破坏小隐静脉或伤及腓肠神经。

• 石膏必须每天连续固定 24 小时,持续 6 周,不得中断。不可拆卸的 TCC 最适合保证这一点。

证据 一项随机对照试验,研究对象为患有前足足底神经性溃疡的糖尿病患者,足踝关节局限性背屈(≤5°),ATL 后 TCC 与单纯行 TCC 相比,发现前者创面愈合更快(100% 比 88%),7 个月后复发率更低(15%比 59%)[12]。另有研究者强调需要注意避免跟腱过度延长造成足跟处的转移病变[13,14],报道的复发率和副作用普遍较低[15,16]。

报道的 11 例患者接受腓肠肌-比目鱼肌回缩手术治疗糖尿病中足溃疡,结果显示 10 人的创面闭合,最后 1 人在进行了中足融合术后创面闭合。在平均 36 个月的随访中,由于新发溃疡导致截肢 1 例,死亡 2 例,死因与 DFS 无关[17]。

20.4.6 胫前肌腱移位或部分离断

第 5 跖骨头的足底或足底外侧区域的病变,尤其与前足的旋后、中后足的倒转以及足外侧缘的过度负荷有关。这可能与所支配的肌肉力量失衡有关,其特点是腓肠肌无力,而胫前肌占优势。将胫前肌腱完全("转移")或一半("离断")转移到足外侧,与其他肌腱转移联合使用以矫正畸形。据报道,这对儿童是有益的[18]。据我们所知,尚未见使用这种方法治疗 DFS 患者。

适应证 腓肠肌功能不足引起指征性病变,导致足外缘慢性过度负荷。

手术步骤(图 20.15) 在传导麻醉下,内侧纵切口位于胫前肌腱近止点的远端上方,并暴露肌腱。在踝关节腹侧可触及肌腱的地方做一个纵向切口,找到肌腱,使其充分暴露。在"部分离断"手术中,在近端入路的肌腱上做一个纵向切口。通过该切口引入一根坚固的细丝,并沿肌腱穿过使其到达远端,将肌腱分开。肌腱的内侧部分用缝合材料包裹在插入处附近,然后尽可能接近插入处切断。肌腱内侧部分通过近端通路取出。随后,通过第三侧入路暴露腓肠肌肌腱。部分胫前肌腱,可通过近端通路被引导到伸肌支持带下方,并通过横向通路,将足放在矢状面和外翻的中立位置。胫前肌腱的一部分位于腓肠肌肌腱下方,并使用不可吸收材料缝合到该肌腱或直接固定到骨头上,皮肤进行常规闭合。在侧入路的肌腱转移上方,经皮附加连续皮下缝合(参见本章第 20.2 节中的缝合技术的详细内容)。

术后护理 术后 1、3、7 天,2、4 和 6 周进行复查,10~14 天后拆线。术后 6 周随访使用 TCC 或其他不可拆卸的齐膝高装置的使用情况。此时,可以测量购买合适鞋子所需要的数值。围术期可考虑使用抗生素治疗 7 天。

具体风险 肌腱可能在止点区断裂。不可吸收缝合材料可能会发生感染。因此,手术时优选无溃疡的足。术前可使用 TCC,术后可继续使用 TCC。

20.4.7 根据 Ponseti 延长胫前肌腱

该手术最初由 Ignacio Ponseti(1914—2009)于 20 世纪中叶提出,用于治疗儿童马蹄内

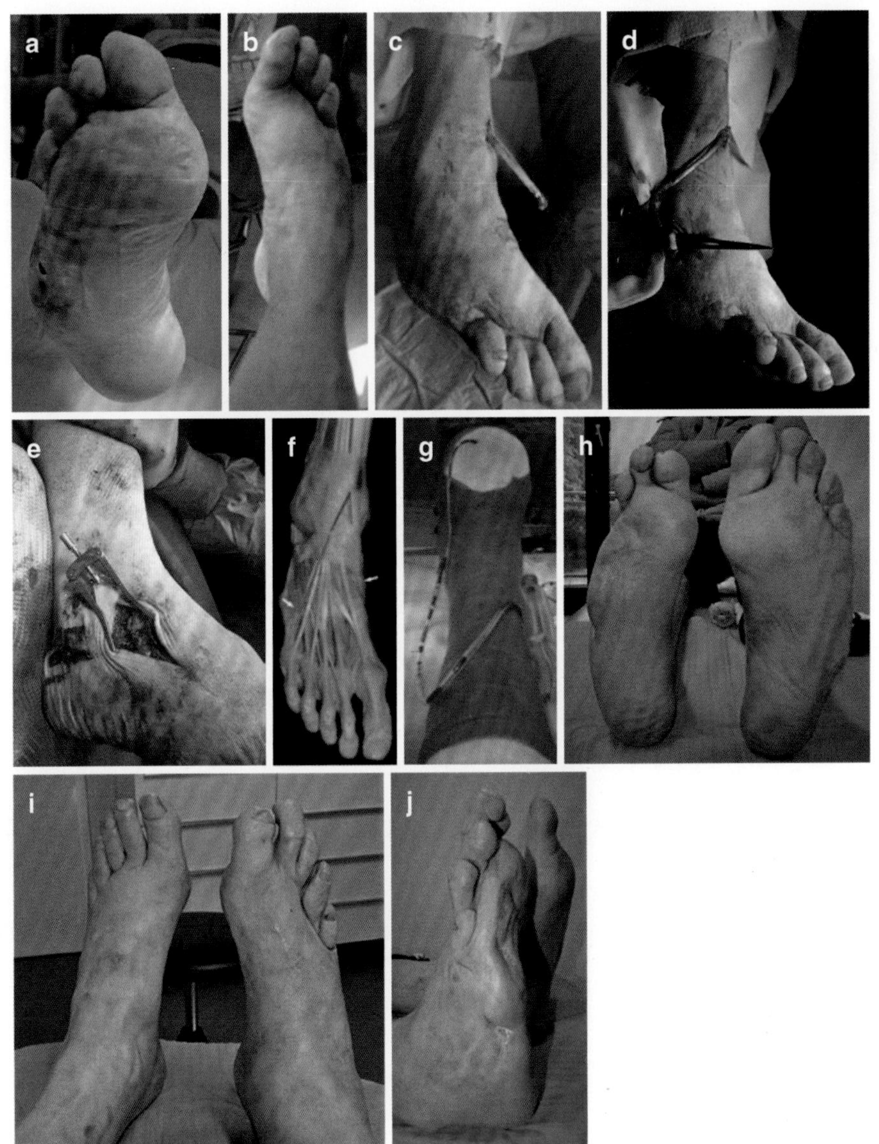

图 20.15　胫前肌腱转位术。(a,b)术前情况。(c)胫前肌腱内侧切断。(d)胫前肌腱的外侧转移,镊子处为腓肠肌肌腱。(e)胫前肌腱在腓肠肌腱下缝合。(f)在解剖准备中转移的表现,红线代表转移后的胫前肌腱。(g)术后 TCC 减压 6 周。(h~j)术后 32 个月临床表现。

翻足的跟腱肌腱切断术。此后,以他的名字对手术进行命名,描述对肌腱进行的其他干预措施,以纠正足部畸形。据我们所知,尚未见通过干预胫前肌腱来纠正糖尿病足过度负荷的报道。

适应证　足底或旋后足的足底外侧(尤其是跖骨头)出现"指征性病变",旋后是由于力量不平衡所致。这种不平衡是由于胫前肌腱过度紧张所造成的张力增加和腓肠肌肌腱张力降低所导致。该手术的优点是创伤小,这对于不能进行血管重建的 PAD 患者很重要。缺点是肌腱撕裂可能导致步态受损。最佳手术方式需要结合患者年龄、并发症和活动度等方面进行选择。

手术步骤(图 20.16) 在胫前肌腱内侧插入,略微接近伸肌支持带,在这种情况下,使用血液取样套管在不同程度上削弱肌腱,从而使肌腱充分伸展。治疗效果当时即可呈现,即当主动背屈时,脚不再被拉到相反的位置,而是通过 EDL 肌腱向背侧面提起。

术后护理 确保 TCC 制动为 2~3 周。在活动度降低的情况下,胶带绷带也可能就足够了。调整鞋子,略微抬高外缘。必要时,术后第 1 天和第 3 天进行检查,然后在第 2 和第 6 周检查。

具体风险 可能出现肌腱断裂,但这通常与活动度降低的人的相关问题无关。可能会出现局部出血,因此建议使用轻微加压包扎敷料 1 天。

20.5 骨手术

根据糖尿病足是否存在骨感染及其感染程度,采取的骨手术方法也不尽相同。与单纯的保守治疗相比,对骨干预在内的联合治疗已被证明是有益的[19]。在有骨感染的情况下,手术可以去除坏死组织。在没有感染时,手术可使足底承重再分配,从而缓解压力。

骨手术风险超过了上述的一般手术风险,必须进行充分沟通,获得知情同意。

- 骨手术的围术期创面感染比软组织手术更常见。感染离骨越近,后果可能越严重。感染有可能在骨髓腔内蔓延,需要再次手术甚至截肢。如果术前已存在骨感染,则手术部位的感染则更为常见。
- 考虑到手术部位感染的风险和发生感染性心内膜炎的风险,围术期可考虑使用抗生

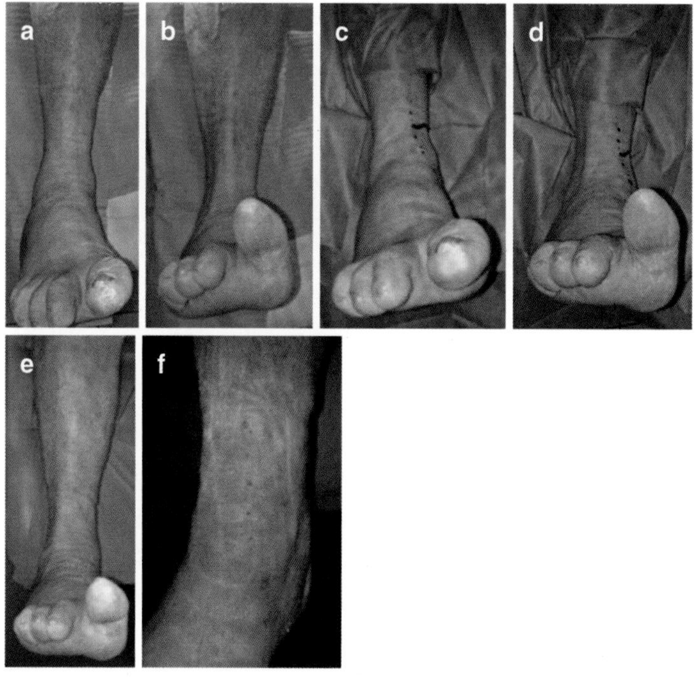

图 20.16 Ponseti 胫前肌腱延长术。(a)术前放松。(b)术前主动背屈。(c)术后放松。(d)术后主动背屈。(e)术后第一天,主动背屈。(f)术后第一天,经皮延长部位的局部。

素预防或治疗(另请参阅本章第 20.2 节)。

这里讨论的措施旨在避免截肢,而在大多数情况下,最大的风险往往正是截肢。因此,无须对适应证产生质疑,而是应选择合适的围术期处理方法。

术后护理　通常需要考虑以下几个方面:根据足底是否有创面来确定所需要的减压程度,可以使用治疗鞋、矫形器或 TCC。12~14 天后拆线。如果出现感染,应立即拆线。术后 1 天进行临床观察,然后 2~3 天再观察一次,术后 1、2 和 8 周检查后,每 3 个月进行一次随访,检查有无感染、转移病变或功能障碍。根据创面的情况,可适当增加随访次数。由于后期护理通常类似,因此在下面的段落中仅描述其他特殊方面。

20.5.1 骨炎外科手术

为了避免不必要的截肢,区分骨感染和坏死非常重要。炎症是活性组织的反应,因此没有必要去除因感染而发炎的骨骼。以骨切除的外科手术来控制糖尿病足感染可能具有误导性,这种感染可以通过减压和抗生素治疗得以恢复。

无论在感染还是坏死的状态下,骨组织都是有可能进行修复的,但非坏死组织更容易实现。坏死骨可以通过组织学确定。可通过抗阻能力或搔刮出血进行临床评估。刮匙搔刮不出血会被认为是坏死的骨松质。骨感染的区域界限通常是难以确定的。影像学检查(例如,MRI)在离骨骼较远的地方表现为一些炎症反应。正在愈合而没有使用抗生素的创面边缘常常提示有微生物生长。如果对"受感染的骨头"实施最佳切除水平为标准,则会导致切除过大,且含义过于模糊,并无法使用。

在一些国家,首选长期抗生素治疗作为手术切除的替代方法。有些国家,手术被用来去除坏死骨,也有一些国家的专家用手术去除感染的骨头[20-23]。确定"坏死骨"的标准有助于确定最佳治疗方法,对明确在哪种情况下,在什么程度上和什么时间进行手术可能有帮助的。

骨组织炎症的手术如果能将坏死骨的清除与外科减压相结合,则效果较好。例如,

- 粗隆尖端凸起切除联合 FDL(FHL)肌腱切开术。
- 切除感染的 IP 关节或 MTP 关节,同时进行屈伸肌肌腱切开术和延长伸肌肌腱。

病例报道表明,为了避免截肢,骨切除术通常是可以选择的方法[24,25]。

20.5.1.1 粗隆尖端凸起切除术

通过对粗隆尖端凸起进行椭圆形切除,同时对 FHL 或 FDL 行肌腱切断术。

适应证　趾尖深部溃疡,骨外露。

手术步骤　根据病变的位置和形状,以直径较大的横切面或矢状面进行椭圆形切除。根据作者的经验,创面处理好后再进行闭合,效果良好。这通常需要几天的减压和抗生素治疗。屈肌肌腱切断术可迅速减压,使感染受到局限。因此,在这种情况下应尽早进行手术干预。如果血供不足,术前应提前纠正(图 6.9a–l)。

术后护理　与 FDL(FHL)的腱切断术所描述的相同。抗生素治疗通常需要 5 天左右。术后每 1~5 天检查一次。如果出现感染迹象,则必须拆除缝线。

具体风险　除上所述的感染外,该手术通常也存在同时进行的 FDL(FHL)肌腱切断术

所具有的风险,无其他特殊风险。

证据 在15例骨髓炎[3]的病例中,该手术联合长屈肌肌腱切断术,所有患者的创面均闭合,72.2%患者无须进一步干预。

20.5.1.2 PIP关节切除术

目前已经发展出多种方法用于爪状趾手术,包括PIP关节的切除术或关节固定术。这些干预措施往往很复杂,涉及外源性材料的植入。因此,它们不适合治疗感染关节。按照传统的观点,这些病变通常是需要截肢。避免植入外源性材料及关节置换与肌腱切断术联合矫正足趾,关节固定术可能是避免截肢的一种有价值的替代方法。我们无法找到有关此类干预措施已发表的数据。

如果在内侧或外侧打开IP关节,则该切除术还可用于治疗趾间溃疡或第5趾溃疡。这种情况一般涉及到一些具体问题。

适应证 通常用于MTP关节过度拉伸引起的病变。因此,这种干预通常与其他措施联合进行,旨在纠正由足趾畸形引起的过度压力。变形的足趾也可能有多个压力点,这些压力点有溃疡的风险,需要治疗。例如,在爪状趾中,涉及PIP关节的背侧病变可能与粗隆尖端凸起或跖骨头下方的病变一起发生。在这些情况下,联合切除PIP关节和粗隆尖端凸起可能比经常进行足趾截肢的选择更好。同时,通过对骨骼和肌腱的干预,可以减轻多个区域过度承重所产生的压力。可以避免出现"真空现象",其为截肢后的常见并发症。

如果关节融合,则可将MTP关节和PIP关节联合切除,不宜进行软组织干预(图20.17和图20.18)。

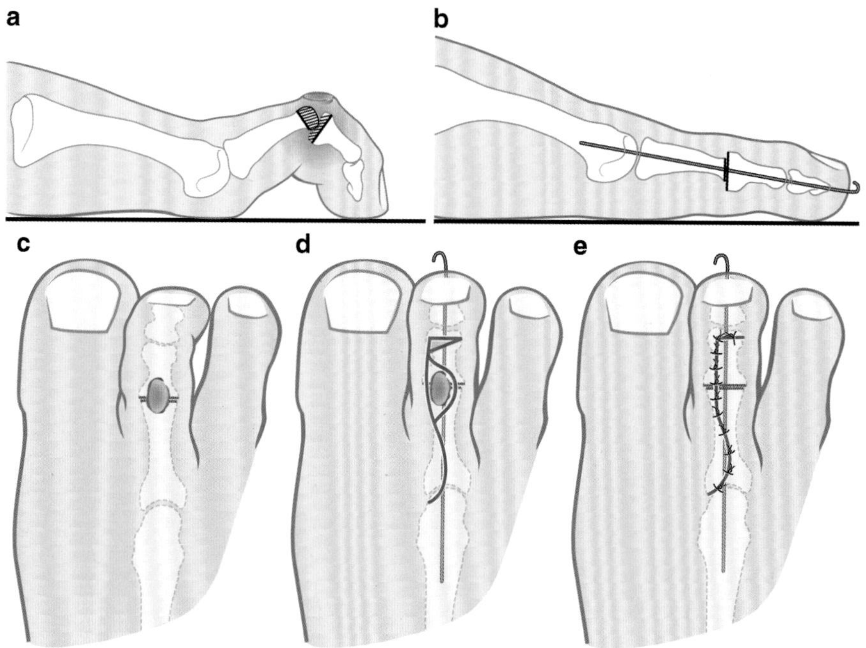

图20.17 PIP关节切除术加背部病变切除、改良皮肤Z-成形术以及用克氏针接骨术示意图,在大多数情况下,不需要克氏针。

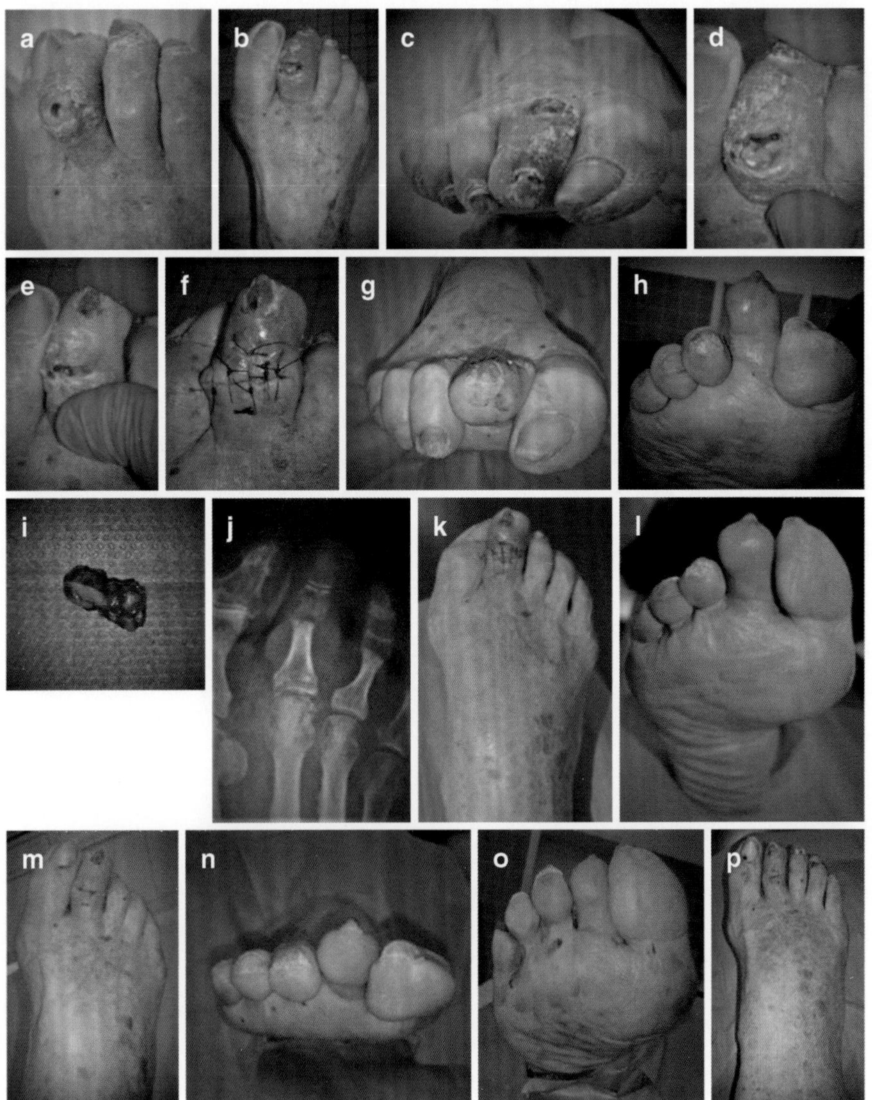

图 20.18　PIP 关节背侧溃疡、开放性包膜和骨坏死患者的 PIP 关节切除治疗示例。(a)病变最初的表现。(b,c)保守治疗 3 个月后发生感染,3 个诊所均建议足趾截肢,但患者拒绝。(d)被动趾屈。(e)被动伸展(背屈);治疗:对足趾的所有伸肌和屈肌进行肌腱切断术,MTP 关节背侧松解和骨坏死的切除。(f~h)缝合线边缘术后图片。(i)近端趾骨头切除。(j)术后 X 线片。(k,l)术后第 5 天。(m~o)第 3 至第 5 趾、FHL 肌腱的 FDL 和 FDB 肌腱切断术后 2 周。(p)第 2 PIP 关节切除术后 3 周及 3~5 屈肌肌腱和 FHL 肌腱切断术后 1 周。

手术步骤　根据溃疡的形状选择合适的方向在趾背上切开皮肤。该切口可延伸至 MTP 关节,椭圆形切除病变。如果伸肌肌腱受损,纵向切除坏死组织。如果损伤范围更大,则将肌腱横向切断。使用 Hohmann 牵开器暴露关节,以免损伤神经和血管。使用 Lambotte 凿在松质骨水平去除近端趾骨头和中间趾骨根部。屈肌肌腱使用不可吸收材料通过经皮的 U 形缝线从远端连接到近端。然后通过改良的 Z-成形术缝合皮肤。有时,MTP 关节松解对改善足底活动可能有用。仅在特殊情况下,才使用克氏针(1.6~1.8mm)进行临时关节固定。

术后护理 矫正绷带使内侧和远端趾骨背对近端趾骨，直到创面牢固闭合为止。使用具有足够空间的治疗鞋进行减压。

具体风险 感染的风险，特别易发生在临时使用克氏针进行的骨融合固定术。

20.5.1.3 跖趾关节(MTP 关节)切除

适应证 如果足底创面累及 MTP 关节，可能需要切除关节。在许多国家，远端切除 2/3 的跖骨较为常见。由于创伤较大，术后组织修复和创面闭合困难多见。因此，许多外科医生现在更喜欢远端切除术。这些手术通常是在关节的松质骨水平上进行的，且大多数情况下存在感染。然而，这似乎不影响手术效果。在干骺端水平切除后，会导致剩余的跖骨病变加重，放射学检查出现"棒棒糖"特征。如果在松质骨水平进行切除，则可避免这种风险。

如果溃疡没有穿透关节，则作者倾向于采用对生物力学影响较小的其他干预措施，例如，伸肌和屈肌肌腱的联合腱鞘切断术，MTP 关节背侧松解术或背侧闭合楔形截骨术。

手术步骤 从足背(背内侧或背外侧)进入。该操作通常以常规方式进行。切除边缘骨位于松质骨中，并在足底边缘成斜面。

术后护理 如上所述，在骨手术中，术后 2~3 天及 6~8 周后行 X 线检查，以排除持续或进展性恶化的骨炎，相邻的跖骨头尤其危险。

具体风险

- 剩余跖骨恶化的风险。
- 相邻的跖骨头出现转移病变。

20.5.1.4 跗趾 IP 关节区切除术

这些切除涉及跗趾近端趾骨的内侧髁或 FHL 肌腱内的附属籽骨。在第 1 MTP 关节活动受限的情况下(跗趾外翻或僵直)，跗趾不能完成所须的被动背屈，而 IP 关节将承担这一运动(见第 2 章，第 2.7.4.3 节和第 9 章)。IP 关节通常无法伸展(背屈)，在这种情况下会被迫过度伸展。因此，IP 关节的足底部分，尤其是近节趾骨的髁突会异常暴露和压力过大。有时，IP 关节水平的 FHL 肌腱中的附属籽骨可能相对较大，并起辅助性平衡的作用。病变发生部位与跗趾扭转的程度有关。通常只有在手术过程中才能明确受压点的具体定位，应该将其切除。切除内侧髁或 FHL 肌腱内的附属籽骨可选择性纠正压力点。这种干预措施有助于闭合创面并避免复发。但我们未见此手术用治疗 DFS 的报道。

适应证 如果跗趾 IP 关节的跖中或跖侧压力过大导致"指征性病变"，可考虑使用此手术。IP 关节通常不打开。因此，关节表面暴露在这种干预中较少发生。

手术步骤(图 20.19) 可通过 IP 关节内侧切口进入。打开关节囊时，注意保护血管和神经束。暴露内侧髁突，髁突可能非常大，可使用 Lambotte 凿子将其切除。然后，探查 FHL 肌腱，如果有附属籽骨，也可切除(如图 7.10a–c)。在这种情况下，可以将附属籽骨通过同一切口切除(如图 9.3a–c)。溃疡闭合采用不可吸收材料的经皮连续缝合(参见本章第 20.2 节中有关缝合线技术的详细内容)。有时会放置 REDON 引流管。微创手术可能是一个很好的选择。

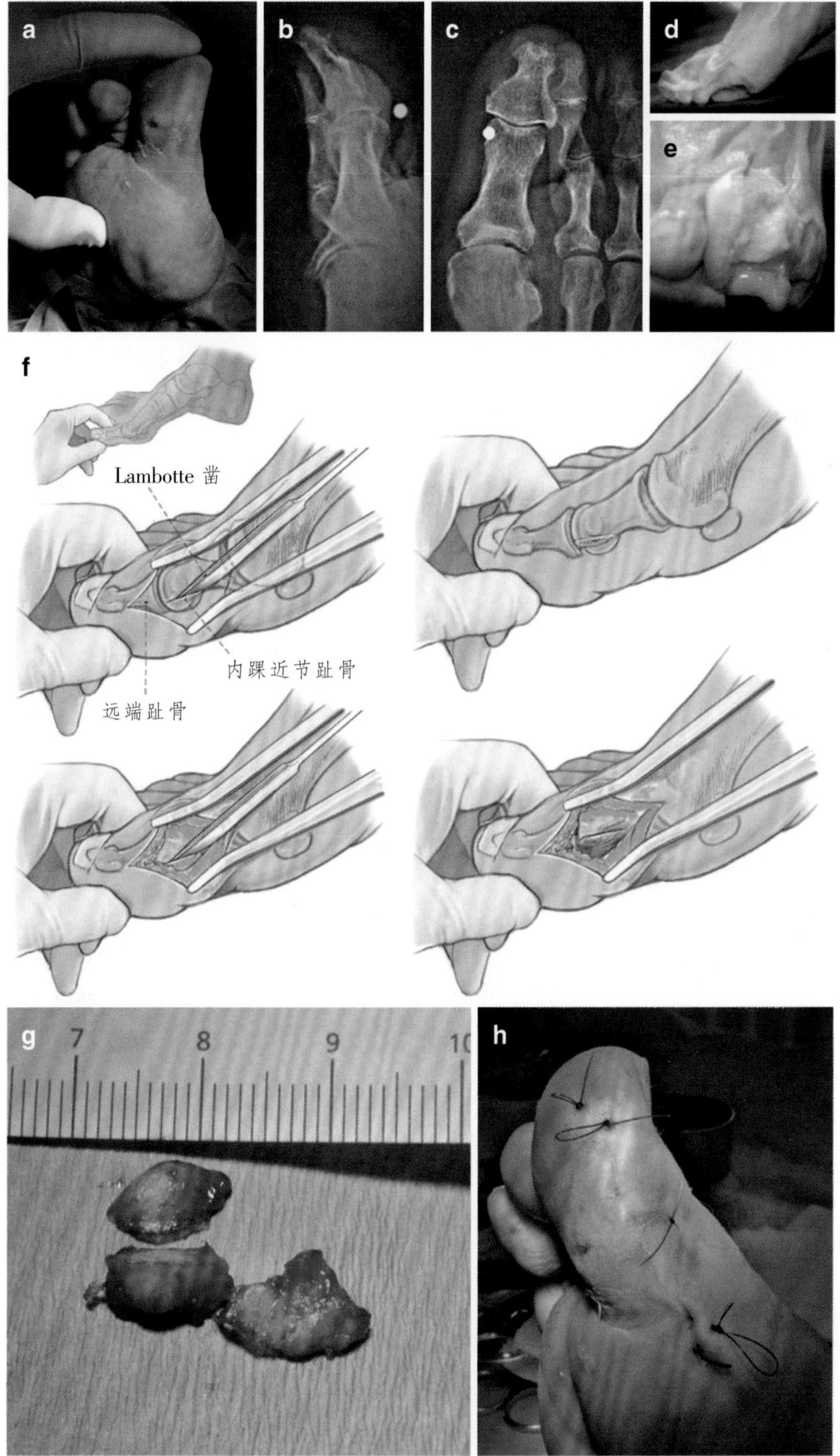

图 20.19 (a)近端跖骨头内侧髁下方病变及踇趾强直的术前情况。(b,c)术前影像学检查。(d,e)类似发现的解剖图片。(f)手术过程示意图,图引用许可[3]。(g)切除的近端跖骨内侧髁(1),切除 FHL 肌腱的附属籽骨(2),切除足底纤维变(3)。(h)术后所见。

术后护理 与上述有关骨手术的术后护理相同,术后 2~3 天行 X 线检查。

具体风险 除上述描述的骨手术风险外,无其他特殊风险。

20.5.2 重排足骨骼减压病变

20.5.2.1 第 2 至第 5 跖骨头的背侧闭合-楔形骨切开术

该手术已使用多年,并且有多种名称(如"背侧开放楔形切除术""背屈截骨术")。"闭型"或"开放"楔形截骨的描述可能使人困惑,准确来讲,在背侧按照拟定角度截骨,移除截骨块形成一个缺口,然后闭合此缺口间隙。尽管此手术已被广泛使用了数十年,但我们无法找到用于糖尿病患者的病例。类似的微创手术(跖骨远侧截骨术)在一个病例报道中显示出较好的效果[26]。

适应证 跖骨头的凸出髁下方出现"指征性病变"时,提示需要进行该手术。另一方面,在第 5 跖骨头(轻微)旋后足,作者倾向于仅切除髁突和(或)对肌腱进行干预以减少旋后。如果溃疡已经累及关节,作者更愿意切除跖骨头,而不选择楔形截骨术。

手术步骤 从足背切开皮肤,暴露骨骼,在跖骨头和干骺端的移行区,使用电锯或骨凿在背侧截骨,形成一个背侧较宽的楔形,足底皮质不受影响,然后施加压力,头部略微向上推,闭合楔块处缺损,跖骨略微变短,实现跖骨头的减压。截骨的两端在跖侧仍然延续,不需要外源性材料固定来促进骨愈合。为了将足趾调整到伸直的位置,可能需要拉长伸肌肌腱,有时还需要切除足趾近端趾骨的底部。特别是,明显过度拉伸的足趾会阻碍跖骨头的手术入路。跖板应当保留,以免发生骨感染(图 20.20)。

术后护理 如骨相关手术所述。2~3 天后行 X 线检查。

具体风险 除上述骨手术风险外,该手术无其他特殊风险。

20.5.2.2 第 5 跖骨头髁突切除术

这种干预措施选择性地去除骨性突起,这要比整个第 5 跖骨头的切除术损伤性要小。

第 5 跖骨头的外侧髁通常比内侧髁稍突出。由于矢状轴的旋转,它可能会导致受压足进一步暴露。例如,弓形足中 MTP 关节明显背屈,进一步暴露了跖骨头的髁突。这种情况会导致压力点发生移位(详见第 14 章和图 14.1c)。

与保守治疗相比,切除整个跖骨头的溃疡复发率低[27]。选择性地切除外侧髁的可能好处如下:保持负重,至少相当于避免了再次溃疡,并更快地闭合创面。

适应证:突出外侧髁下方的"指征性病变"(略微)旋后的脚提示可能需要实施该手术。如果溃疡已经波及关节,则作者首选切除跖骨头。

手术步骤:最好从关节上方横向进入关节,行纵向切口,避开血管及神经束,打开关节囊。准备跖骨头,并使用 Lambotte 凿子去除外侧髁突。用非吸收性材料经皮缝合关节囊。在极少数情况下需要放置 REDON 引流管(10CH)。然后,缝合皮肤(详见本章第 20.2 节中有关缝合技术的相关内容)。

如果在 MTP 关节中出现明显的足趾背屈, 对肌腱进行干预可能有助于纠正足趾的位

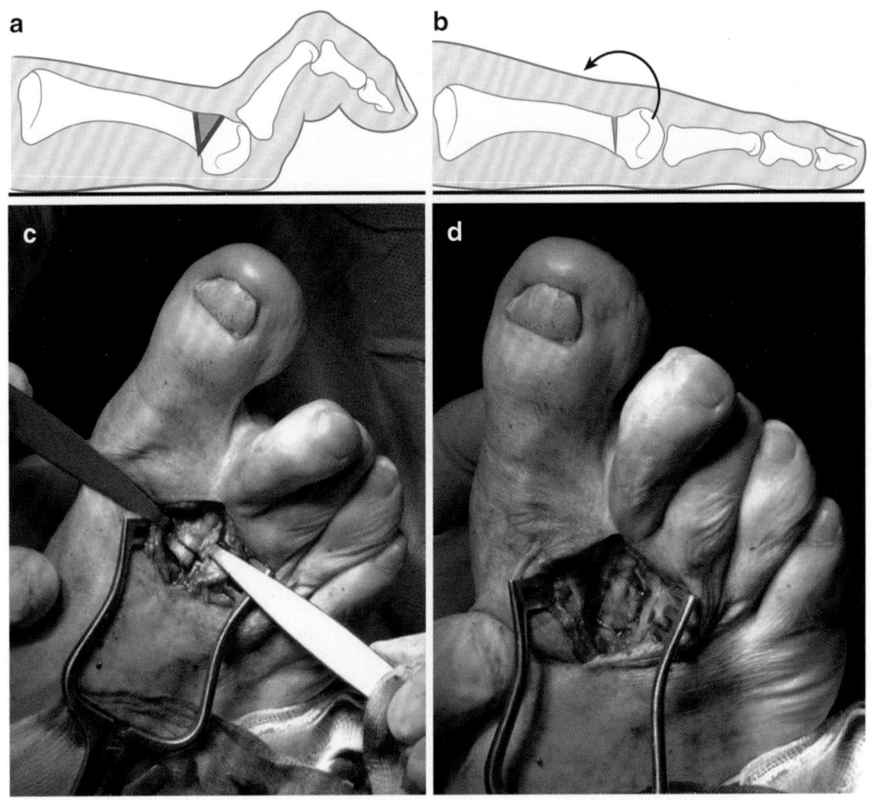

图 20.20 (a,b)跖骨远端楔形背向切除及 MTP 关节复位以减压足底溃疡的示意图。(c,d)术中图片:(c)楔形物被切开但尚未移除。(d)将其去除,从足底侧头部施加压力闭合间隙。(待续)

移,并允许跖骨头向背侧移动。

这种干预可从微创技术中获益(图 20.21)。

后续处理 除了上述原则外,建议在 2~3 天后行 X 线检查。

具体风险 除了上述骨手术的风险外,无其他特殊风险。

20.5.2.3 Valenti 关节切除成形术

该手术也称为"骨赘切除术"或" Valenti 手术",被广泛用于矫正无神经病变但因踇趾外翻所致疼痛的患者(详见第 3 章第 3.9 节),其结果已在病例中报道[28,29]。而对于有这种功能障碍的神经病变患者,我们未见病例报道。当发生踇趾强直时,这种干预可以减轻 IP 关节的压力,因此可以在此位置闭合溃疡并防止复发。

适应证 该手术用于踇趾强直及 IP 关节上方皮肤的连续足底指征性病变(详见第 9章,图 9.1)。

手术步骤 从足背部进入关节,暴露关节囊,纵向切开,去除骨赘。V 形楔形物(角度约为 45°)与背侧跖骨头和近端趾骨的部分切除。活动籽骨,将关节囊定位或缝合在两骨之间。术中足趾的背伸应至少与中立位置成 75°。通常需要放置 REDON 引流管。小心保护关节足底部分(见图 9.6a~d)。

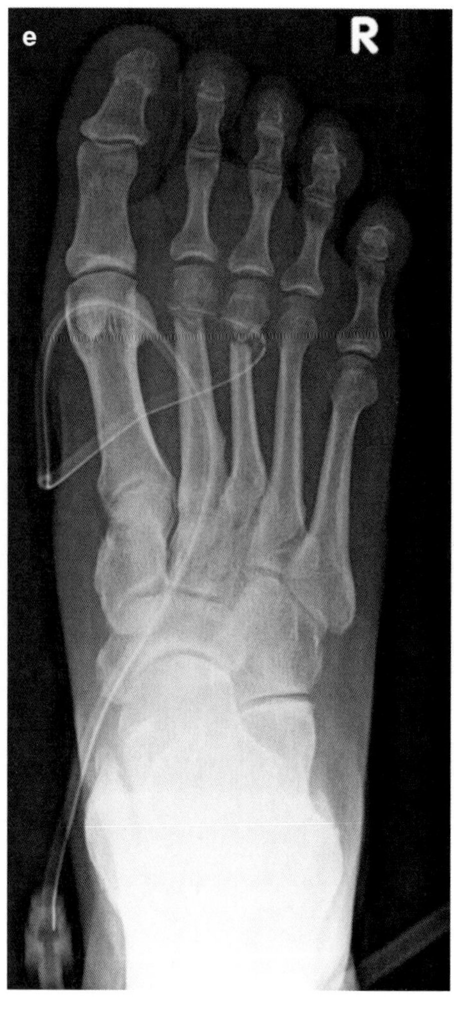

图 20.20（续） (e)治疗后的放射图像。

术后护理 对于没有神经病变的患者，在后期护理中必须通过痛苦的物理疗法来活动关节。没有疼痛感的人应尽早活动。其他涉及骨外科手术方面如上所述。2~3 天后行 X 线检查。

具体风险 除了上述骨手术的风险外，该干预措施无其他特殊风险。

20.5.2.4 内侧籽骨切除术

运动过程中，籽骨及其韧带对于维持踇趾的足底屈曲非常重要。因此，两个籽骨之间的 FHL 肌腱需要加以保护，即便在运动过程中，它也能将足趾向下拉。该手术可以防止肌腱被卡住。切除内侧籽骨会造成行走困难，因此，如果可行且足够有效，尽可能首选其他方法。该切除术已被用于治疗籽骨的骨坏死[30]，并且被认为可以对这一突起部位进行有效减压。

适应证 弓形足第 1 跖骨头和踇趾 Z 字畸形的内侧籽骨出现“指征性病变”。在这种情况下，需要采用跟腱的延长联合 EHL 肌腱的延长，有时延长 FHL 肌腱可能就足够了。在治疗过程中，使用外缘呈对角线的鞋子可能会有用。如果复发，可以切除籽骨（详见图 14.1a，

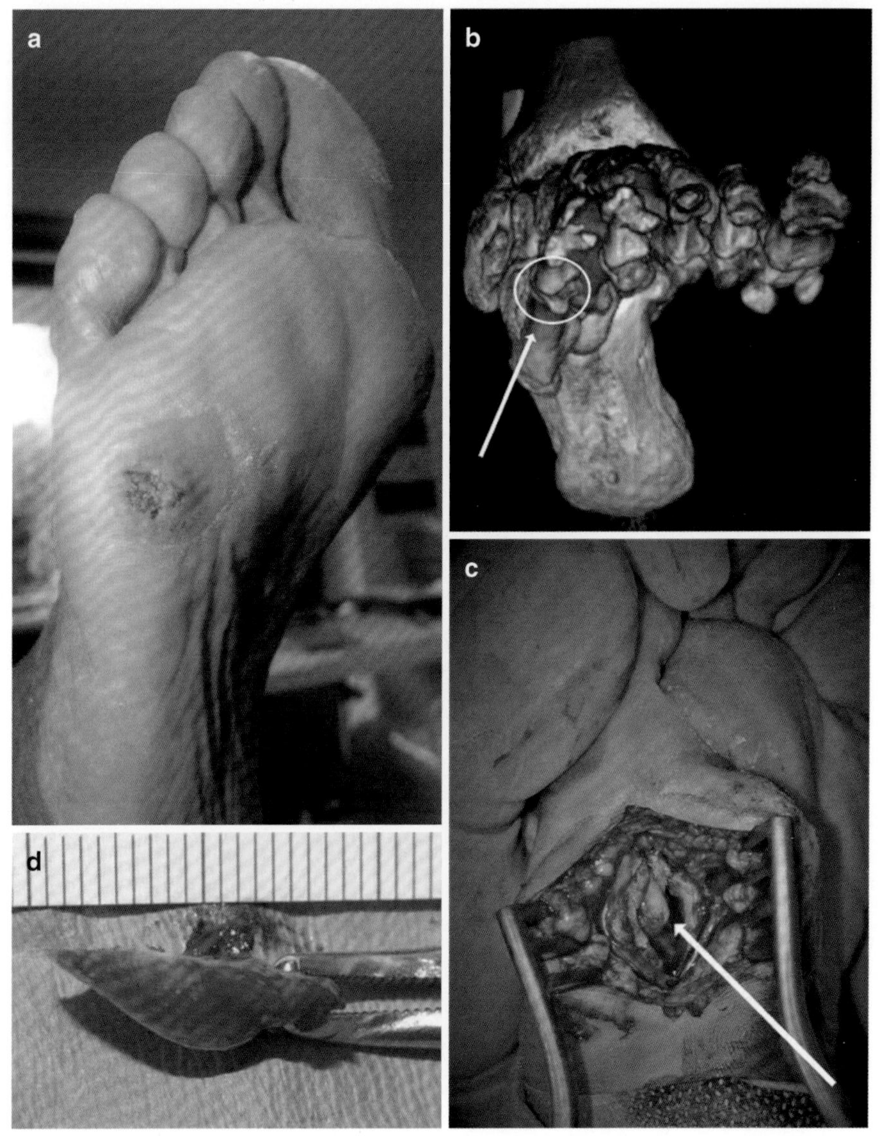

图 20.21　第 5 跖骨头外侧髁切除术(a)临床概貌。(b)CT 重建。(c)干预部位。(d)切除的髁突。(e,f)术后图片。(待续)

图 14.1b,图 14.6a,b 和图 14.7a~g)。这种循序渐进的方法应注意相关风险,即从一开始就应该考虑下一步,因为一旦溃疡累及关节,通常难以挽救。

手术步骤　从关节的内侧进入 MTP 关节囊,纵向切开,同时注意不要损伤血管神经索。然后将籽骨从关节囊的底部释放出来。切除籽骨后,使用非吸收性材料经皮缝合关节囊(详见本章第 20.2 节)。如果关节囊足底部分存在缺损,也一并缝合。有时,必须使用 REDON 引流(10CH),然后缝合皮肤。可以考虑使用微创技术切除内侧籽骨作为替代方案。

术后护理　有关骨手术的术后处理如上所述,2~3 天后行 X 线检查。

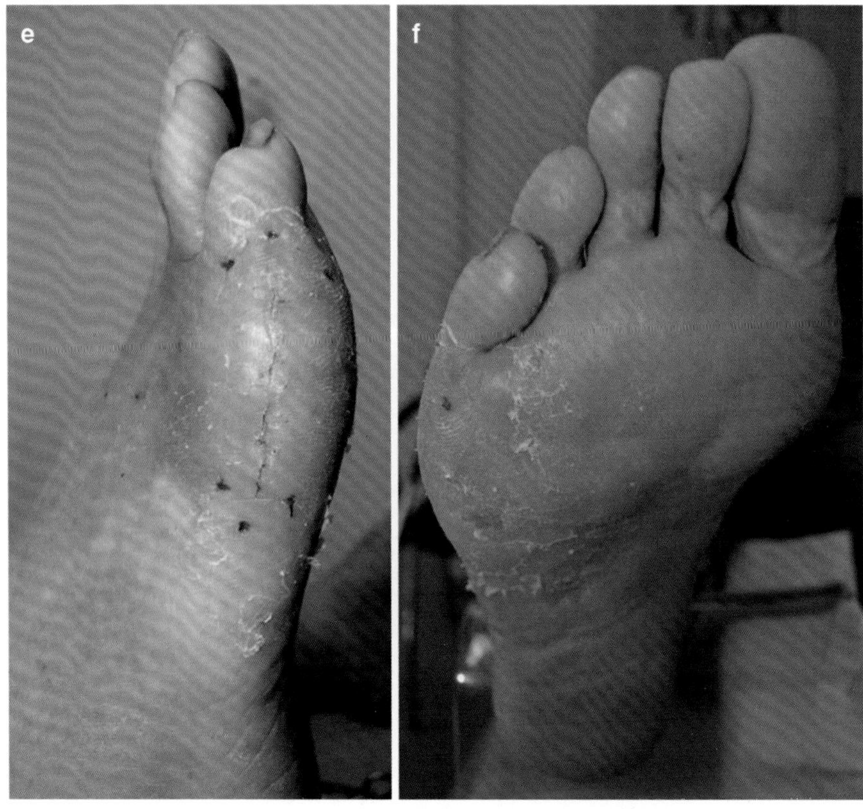

图 20.21(续) (b,c)图中箭头所示为外侧髁。

具体风险 除上述骨手术风险外,该干预措施无其他特殊风险。

20.6 总结

• 糖尿病足的外科手术都有特定的先决条件。有经验的外科医生会根据血流灌注,期许的活动度等级及其他一般情况进行选择。

• 有很多替代截肢的治疗,因此没有理由担心并发症,因为最大的并发症就是截肢。

• 如果可能有多种方法选择,则建议首选侵入性最小,但仍具有足够减压效果的手术方法。

• 这些干预措施具有很大的潜力,因为它们通常能永久消除过大的压力,且并发症发生率低。尽管如此,由于缺乏经验丰富的外科医生和糖尿病专家缺乏对其的足够认知,因此并未将这些干预措施定期纳入治疗计划中,并且很少使用。

20.7 推荐阅读

1. De Prado, Ripoll, Golanó: Minimally Invasive Foot Surgery

2009 Barcelona

介绍足部畸形微创手术的创新方法。在尸体上进行手术时拍摄的优秀照片,非常有说服力地描述了这些技术。

2. Banks, Downey, Martin, Miller: McGlamry's Forefoot Surgery

关于前足手术的综合标准参考: Lippincott Williams & Wilkins, 2004—620 pages309

3. Thomas Zgonis (Editor): Surgical Reconstruction of the Diabetic Foot and Ankle

2009 Wolters Kluwer, ISBN 978-0-7817-8458-0

外科治疗过程的全面概述,包括夏科足的外科护理,受感染的夏科足,重建手术和治疗鞋。有许多容易理解的示意图和临床图片。

(姜晓燕 译 邓武权 校)

参考文献

1. Peters EJ, Lipsky BA, Aragon-Sanchez J, Boyko EJ, Diggle M, Embil JM, Kono S, et al. Interventions in the management of infection in the foot in diabetes: a systematic review. Diabetes Metab Res Rev. 2016;32(Suppl 1):145–53. https://doi.org/10.1002/dmrr.2706.
2. Engels G. Ambulante chirurgische prozeduren bei diabetischem fußsyndrom diabetes. Stoffwechsel und Herz. 2010;19(2):111–5.
3. Engels G, Stinus H, Hochlenert D, Klein A. Concept of plantarization for toe correction in diabetic foot syndrome. Oper Orthop Traumatol. 2016;28(5):323–34. https://doi.org/10.1007/s00064-016-0453-9.
4. van Netten JJ, Bril A, van Baal JG. The effect of flexor tenotomy on healing and prevention of neuropathic diabetic foot ulcers on the distal end of the toe. J Foot Ankle Res. 2013;6(1):3. https://doi.org/10.1186/1757-1146-6-3.
5. Thornhill MH, Dayer M, Lockhart PB, Prendergast B. Antibiotic prophylaxis of infective endocarditis. Curr Infect Dis Rep. 2017;19(2):9. https://doi.org/10.1007/s11908-017-0564-y.
6. Bonanno DR, Gillies EJ. Flexor tenotomy improves healing and prevention of diabetes-related toe ulcers: a systematic review. J Foot Ankle Surg. 2017;56(3):600–4. https://doi.org/10.1053/j.jfas.2017.02.011.
7. Scott JE, Hendry GJ, Locke J. Effectiveness of percutaneous flexor tenotomies for the management and prevention of recurrence of diabetic toe ulcers: a systematic review. J Foot Ankle Res. 2016;9:25. https://doi.org/10.1186/s13047-016-0159-0.
8. Rasmussen A, Bjerre-Christensen U, Almdal TP, Holstein P. Percutaneous flexor tenotomy for preventing and treating toe ulcers in people with diabetes mellitus. J Tissue Viability. 2013;22(3):68–73. https://doi.org/10.1016/j.jtv.2013.04.001.
9. Blank HA. Extensor release. J Foot Surg. 1978;17(2):58–9.
10. Hromadka R, Bartak V, Bek J, Popelka S Jr, Bednarova J, Popelka S. Lateral release in hallux valgus deformity: from anatomic study to surgical tip. J Foot Ankle Surg. 2013;52(3):298–302. https://doi.org/10.1053/j.jfas.2013.01.003.
11. Dayer R, Assal M. Chronic diabetic ulcers under the first metatarsal head treated by staged tendon balancing: a prospective cohort study. J Bone Joint Surg Br. 2009;91(4):487–93. https://doi.org/10.1302/0301-620X.91B4.21598.
12. Mueller MJ, Sinacore DR, Hastings MK, Strube MJ, Johnson JE. Effect of Achilles tendon lengthening on neuropathic plantar ulcers. A randomized clinical trial. J Bone Joint Surg Am. 2003;85-A(8):1436–45.
13. Colen LB, Kim CJ, Grant WP, Yeh JT, Hind B. Achilles tendon lengthening: friend or foe

in the diabetic foot? Plast Reconstr Surg 131 (1):37e-43e; 2013. https://doi.org/10.1097/PRS.0b013e3182729e0b.

14. Holstein P, Lohmann M, Bitsch M, Jorgensen B. Achilles tendon lengthening, the panacea for plantar forefoot ulceration? Diabetes Metab Res Rev. 2004;20(Suppl 1):S37–40. https://doi.org/10.1002/dmrr.452.
15. Laborde JM. Neuropathic plantar forefoot ulcers treated with tendon lengthenings. Foot Ankle Int. 2008;29(4):378–84. https://doi.org/10.3113/FAI.2008.0378.
16. Lin SS, Lee TH, Wapner KL. Plantar forefoot ulceration with equinus deformity of the ankle in diabetic patients: the effect of tendo-Achilles lengthening and total contact casting. Orthopedics. 1996;19(5):465–75.
17. Laborde JM. Midfoot ulcers treated with gastrocnemius-soleus recession. Foot Ankle Int. 2009;30(9):842–6. https://doi.org/10.3113/FAI.2009.0842.
18. Mulhern JL, Protzman NM, Brigido SA. Tibialis Anterior Tendon Transfer. Clin Podiatr Med Surg. 2016;33(1):41–53. https://doi.org/10.1016/j.cpm.2015.06.003.
19. Piaggesi A, Schipani E, Campi F, Romanelli M, Baccetti F, Arvia C, Navalesi R. Conservative surgical approach versus non-surgical management for diabetic neuropathic foot ulcers: a randomized trial. Diabet Med. 1998;15(5):412–7. https://doi.org/10.1002/(SICI)1096-9136(199805)15:5<412::AID-DIA584>3.0.CO;2-1.
20. Aragon-Sanchez FJ, Cabrera-Galvan JJ, Quintana-Marrero Y, Hernandez-Herrero MJ, Lazaro-Martinez JL, Garcia-Morales E, Beneit-Montesinos JV, Armstrong DG. Outcomes of surgical treatment of diabetic foot osteomyelitis: a series of 185 patients with histopathological confirmation of bone involvement. Diabetologia. 2008;51(11):1962–70. https://doi.org/10.1007/s00125-008-1131-8.
21. Game FL, Jeffcoate WJ. Primarily non-surgical management of osteomyelitis of the foot in diabetes. Diabetologia. 2008;51(6):962–7. https://doi.org/10.1007/s00125-008-0976-1.
22. Senneville E, Lombart A, Beltrand E, Valette M, Legout L, Cazaubiel M, Yazdanpanah Y, Fontaine P. Outcome of diabetic foot osteomyelitis treated nonsurgically: a retrospective cohort study. Diabetes Care. 2008;31(4):637–42. https://doi.org/10.2337/dc07-1744.
23. Uckay I, Gariani K, Pataky Z, Lipsky BA. Diabetic foot infections: state-of-the-art. Diabetes Obes Metab. 2013. https://doi.org/10.1111/dom.12190.
24. Faglia E, Clerici G, Caminiti M, Curci V, Somalvico F. Feasibility and effectiveness of internal pedal amputation of phalanx or metatarsal head in diabetic patients with forefoot osteomyelitis. J Foot Ankle Surg. 2012;51(5):593–8. https://doi.org/10.1053/j.jfas.2012.05.015.
25. Tamir E, Finestone AS, Avisar E, Agar G. Toe-sparing surgery for neuropathic toe ulcers with exposed bone or joint in an outpatient setting: a retrospective study. Int J Low Extrem Wounds. 2016;15(2):142–7. https://doi.org/10.1177/1534734616636311.
26. Biz C, Gastaldo S, Dalmau-Pastor M, Corradin M, Volpin A, Ruggieri P. Minimally invasive distal metatarsal diaphyseal osteotomy (DMDO) for chronic plantar diabetic foot ulcers. Foot Ankle Int. 2018;39(1):83–92. https://doi.org/10.1177/1071100717735640.
27. Armstrong DG, Rosales MA, Gashi A. Efficacy of fifth metatarsal head resection for treatment of chronic diabetic foot ulceration. J Am Podiatr Med Assoc. 2005;95(4):353–6.
28. Nicolosi N, Hehemann C, Connors J, Boike A. Long-term follow-up of the cheilectomy for degenerative joint disease of the first metatarsophalangeal joint. J Foot Ankle Surg. 2015;54(6):1010–20. https://doi.org/10.1053/j.jfas.2014.12.035.
29. Roukis TS. The need for surgical revision after isolated valenti arthroplasty for hallux rigidus: a systematic review. J Foot Ankle Surg. 2010;49(3):294–7. https://doi.org/10.1053/j.jfas.2010.02.001.
30. Mauler F, Wanivenhaus F, Boni T, Berli M. Nonsurgical treatment of osteomyelitis of the hallux sesamoids: a case series and literature review. J Foot Ankle Surg. 2017;56(3):666–9. https://doi.org/10.1053/j.jfas.2017.01.025.

第 21 章
局部治疗的基本原则

本章从医疗护理和外科手术两方面介绍溃疡的局部治疗。组织修复和创面愈合的自然过程目前尚不清楚。在没有进行手术的情况下加速创面愈合过程的可能性是有限的。因此,本章介绍组织修复的基本机制,详细介绍整形重建手术的方法,因为手术可以真正改变溃疡的愈合过程,从而避免截肢。

缺乏对糖尿病足病整体认识是 DFS 患者护理过程中的主要问题之一,因此我们谨慎地使用“治愈”一词。“治愈”一词意味着这个问题已经消失,此后无须考虑任何特殊情况。

21.1 概述

只有少数随机对照试验研究涉及患者相关的最终“创面愈合”。规划和实施这类随机对照实验研究非常困难。溃疡的愈合类似于接力赛,愈合过程由多个同时和连续的过程组成,包括从最初的局限损伤到皮肤覆盖缺损,并能够承受压力的最后阶段。为了测试一个被认为促进创面愈合过程中某个独立过程的措施的有效性, 有必要对所有伴随因素进行标准化,并对大量受试者进行调查,以便将其他措施的影响和自然变异的影响平均化处理。最近,一项已经发表的研究表明,倾向使用一种能抑制裂解酶的敷料来促进创面愈合[1],但参与研究的患者经过严格的筛选,其结果尚未得到证实。因为缺乏对这类问题的相关研究,创面治疗师需要依靠自身经验和直觉。他们通过观察组织修复和创面愈合和过程,排除了任何可能阻止组织修复和创面愈合的因素。许多不同的材料在特征上显示出微小的差异,但应用范围并不会因此而大相径庭。在选择合适的材料进行创面治疗时,避免一些重大错误比找到“最好的材料”更重要。

本章所提出建议的依据是“国际糖尿病足工作组(IWGDF)关于使用干预措施促进糖尿病足慢性溃疡愈合的指南[2]”“2011 年糖尿病足管理与预防实用指南[3]”“国家糖尿病足治疗指南[4]”“外周动脉疾病、糖尿病、慢性静脉功能不全患者慢性溃疡的局部治疗指南[5]”。

21.2 各论

创面愈合传统上分为一期愈合(p.p.)和二期愈合(p.s.)。创面的一期愈合发生在创缘紧密贴合并且没有潜在感染的条件下。在这种情况下,愈合的创面几乎不会留下瘢痕。与之相反，创面的二期愈合发生在缺损较大或有感染发生时。在两种愈合过程中，缺损区域首先结痂，然后被肉芽组织替代，进而被瘢痕组织替代（图 21.1）。小的缺损可以被少量的肉芽组织填充，从而一期愈合，愈合后可形成极小的瘢痕。在二期愈合的过程中，因为愈合时间较长，且可直观地看到愈合过程，因此可以很好地观察到组织修复的过程。为了从愈合时间角度简化描述愈合过程，我们将二期愈合过程分为如下几个阶段（图 21.2）。但是在同一个溃疡的不同部位，可以呈现出愈合的不同阶段。

另外，本书中提到的分期是对创伤愈合这一错综复杂过程的简要概括。这是为了更好地理解创伤愈合的主要过程，便于找到可以替代组织修复的治疗药物。

21.2.1 第1期：炎症期（清洁期）

溃疡包括异物、红细胞、白细胞、血小板和损伤的组织。这些受损组织，有些已经凋亡，有些可以恢复活性。微生物可以在组织失活区域自由游走。尚有活性的组织在与失活组织之间形成界限，白细胞趋化至此，尤其是粒细胞、单核细胞和巨噬细胞。有活性的组织很快和失活组织形成清晰的界限。局部死亡细胞释放的自溶酶和从迁移的粒细胞或巨噬细胞释放酶的方式类似于胃和肠中的消化酶，它们会导致失活组织液化。释放的酶过量会影响溃疡周围完整的皮肤，导致溃疡扩大。这些酶在组织修复的过程中进一步发挥作用，因其分子结构中含有金属原子，因此被归类为 MMP（基质金属蛋白酶）。在第一阶段，除了自溶性清创，它们的任务是打开基底膜和刺激细胞迁移。可通过其抑制剂或 TIMP（金属蛋白酶组织抑制剂）来防止过度效应[6-8]。有研究表明，应用抑制 MMP 药物可以缩短创面愈合时间[1]。这表明 MMP 可能在阻碍伤口愈合方面发挥主要作用。

在一些其他的报告中，将炎症期分为两个部分，渗出期和吸收期。渗出期为损伤之后结痂形成的最初几个小时。吸收期为随后几天的自溶过程和肉芽组织开始生长的阶段。

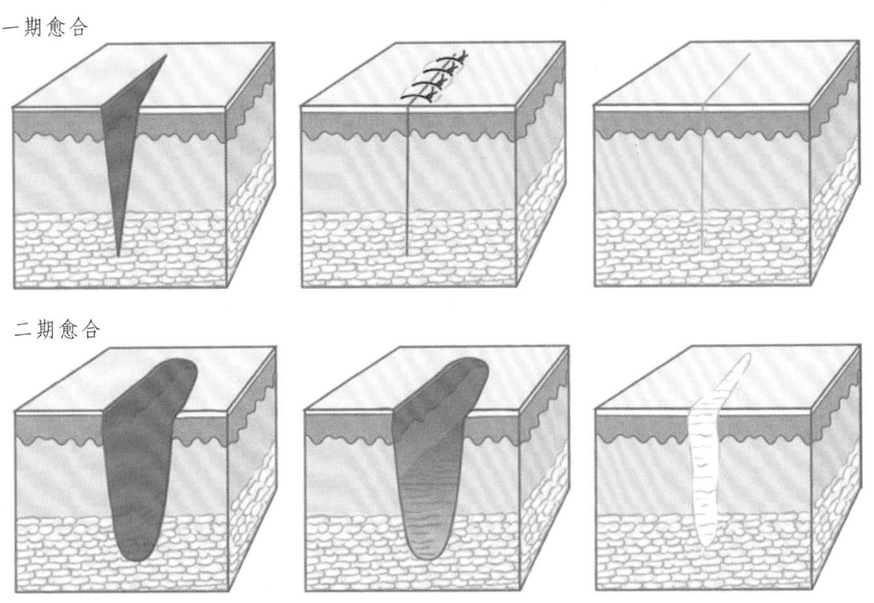

图 21.1 创面的一期愈合和二期愈合。

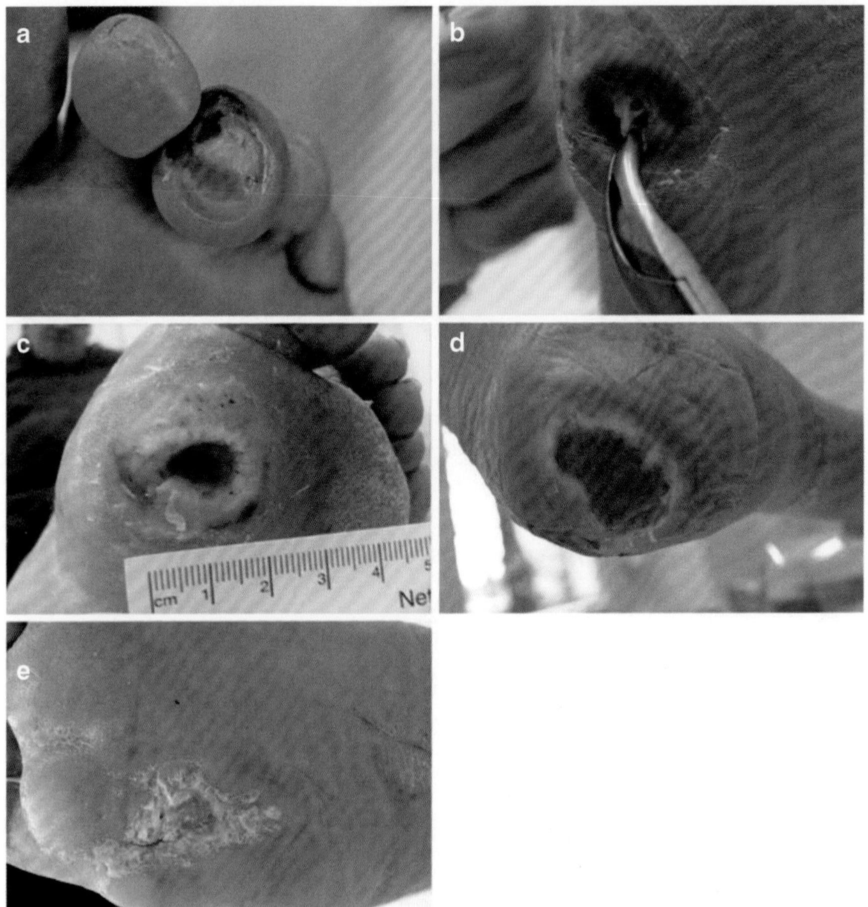

图 21.2　溃疡修复的不同阶段:(a)溃疡中间部分处于感染期,界限不清楚。(b)感染期界限清楚,可以用钳子将坏死组织全部清除。(c)连续的创伤导致溃疡持续存在,可通过创缘点状出血判断组织活性。创伤愈合停留在肉芽期。(d)处于上皮期的跟部缺损,肉芽与皮肤平齐。(e)角化过度的足底瘢痕。

可能的影响因素　潮湿的环境会刺激酶的自溶作用。自溶性清创可辅以机械或生物清创,从而缩短炎症期。

经过适当的治疗,炎症期一般不会超过 5 天。

21.2.2 第 2 期:肉芽期

溃疡的表面布满血管,血管就像一层小隆起物,被称为肉芽组织。肉芽组织的作用是迅速形成一个与溃疡周围组织相同水平的表面,为上皮形成提供可能。随后,这个临时替代组织完全被成纤维细胞及其产物——胶原蛋白所取代,形成白色瘢痕。这就意味着在承重区域又深又大的溃疡被肉芽填满,并不是一个很好的选择。对于这种溃疡,重建手术修复(例如局部皮瓣修复)可能更适合。除此之外,肉芽是上皮形成的一个先决条件。在这个阶段,MMP 的任务是促进血管生长。

可能的影响因素　湿润的环境对肉芽组织的生长是必要的[9]。长时间保持潮湿的溃疡,例如窦道的边缘,甚至会导致肉芽过度生长。在这种情况下,过度生长的肉芽组织增生至周围皮肤平面以上阻碍上皮化形成。对于这种过度增生的肉芽可以进行简单的切除。除了短暂的出血,并不会出现其他的并发症。也可以使用短展绷带施加压力抑制肉芽的过度增生。关键是要找到并根除这种持续炎症和过度分泌的原因。例如,可能是溃疡深部的难以触及的感染骨片引起的。

21.2.3 第 3 期:上皮化期

上皮形成需要较少的水分。在这个阶段,创面收缩导致边缘被拉向中心。在浅表创面中,上皮细胞从汗腺、毛囊和皮脂腺中扩散。这对于深度溃疡来说是不可能的,因为深度溃疡上皮细胞的迁移只能从边缘开始,因此需要更多的时间。新生成的皮肤呈现淡粉色。在某些情况下,溃疡处也可见白色斑块。这些岛状上皮组织与角化的鳞状细胞可以加速溃疡的愈合(图 21.3)

一般来说,肉芽组织的生长与上皮化是连贯的,因此这两个过程常常结合在一起,被称为"增生期"。

可能的影响因素 在上皮形成阶段,溃疡最好不要太湿润,也不能完全干燥。此外,溃疡的表面应与边缘组织处于同一水平。若溃疡边缘的水肿与溃疡底部的肉芽组织之间有一个较深的台阶,则会阻碍上皮的形成。因此,如果溃疡边缘有水肿的迹象,可能需要使用弹力绷带包扎,给溃疡施加压力以防止台阶形成。

21.2.4 第 4 期:重塑期——皮肤的稳定和瘢痕的进化

溃疡初步闭合后,敷料上没有分泌物,创面也没有结痂,此时溃疡还不能承受压力。创面愈合后,表面皮肤需要几个月的时间才能达到最终弹性水平。一般情况下,恢复后的皮肤弹性水平和其原始皮肤弹性水平是不一样的。根据足部承受的压力程度,经过 2~4 周的重

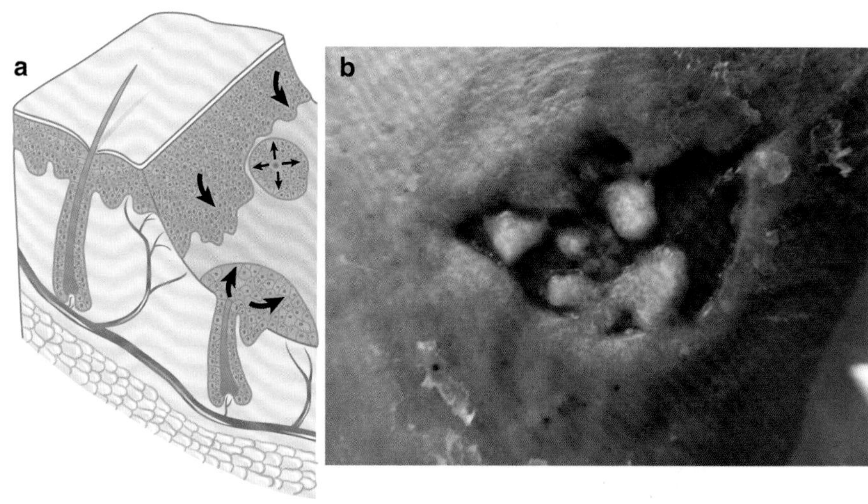

图 21.3 上皮化:(a)上皮化过程中的增殖方式。(b)皮岛加速上皮化。

塑阶段,之前的溃疡区可能被认为是相对稳定的。在严密压力控制和足部保护装置的前提下,足部可以再次负重[10]。

21.2.5 创面修复的调控

目前创面修复的调控还没有得到充分的解释。MMP 及其抑制剂(TIMP)和生长因子参与其中。生长因子被认为与多种作用有关。

- 调节细胞迁移。
- 控制感染。
- 协调组织生长、退化和重塑。
- 刺激胶原蛋白生成。
- 促进毛细血管扩张。

单一生长因子治疗并不能达到预期效果。造成这种情况的主要原因是,组织修复和创面愈合是由同样重要的生长和退化过程相互作用并调节的,这需要酶、抑制剂和生长因子按时间顺序协同作用。目前,还没有可靠的方法来确定在某一时点上哪些因子缺乏,或哪些因子过剩。因此,仍无法做到有针对性的干预[11]。

21.3 清创术

清创术是指清除溃疡周围所有非重要的物质以及溃疡周围角化过度的皮肤。它有多种功能:

- 允许对溃疡特征进行评估。
- 为活检或深部的拭子取样检查创造先决条件。
- 可以缩短创面愈合的时间,而不仅依赖于自溶清除坏死组织。
- 提高了溃疡修复的机会。
  - 减少可以滋生细菌的失活组织量和病原体数量;
  - 清除溃疡坏死组织造成的机械威胁;
  - 减轻溃疡边缘生长区域的压力;
  - 改善溃疡表面局部治疗的可及性。

清创可以通过机械、生物、自溶或其他方式进行。外科清创术是机械清创术的一种形式,由外科医生实施。外科清创术和溃疡姑息清创术不同,溃疡姑息清创术有时并不触及全部的受损组织,而外科清创术可达深部受损组织。

外科清创术是最具侵袭性的清创方式,主要是为了清除溃疡中所有坏死物质。因此,它也会影响一小部分健康组织。医生使用各种器械进行外科清创,尤其是手术刀。外科清创术需要充分的麻醉,尽管周围神经病变使得麻醉剂的用量可能会减少。清创术中可能会有出血,可以通过短时间压迫的方法来止血。一般来说,溃疡从慢性到急性的转变可为溃疡的生理性组织修复和溃疡愈合奠定基础(图 21.4)。外科清创术是最有效的清创方式,被认为是溃疡治疗的基础[12-15]。但由于某些原因,比如患者不能接受麻醉,则无法进行外科清创术。

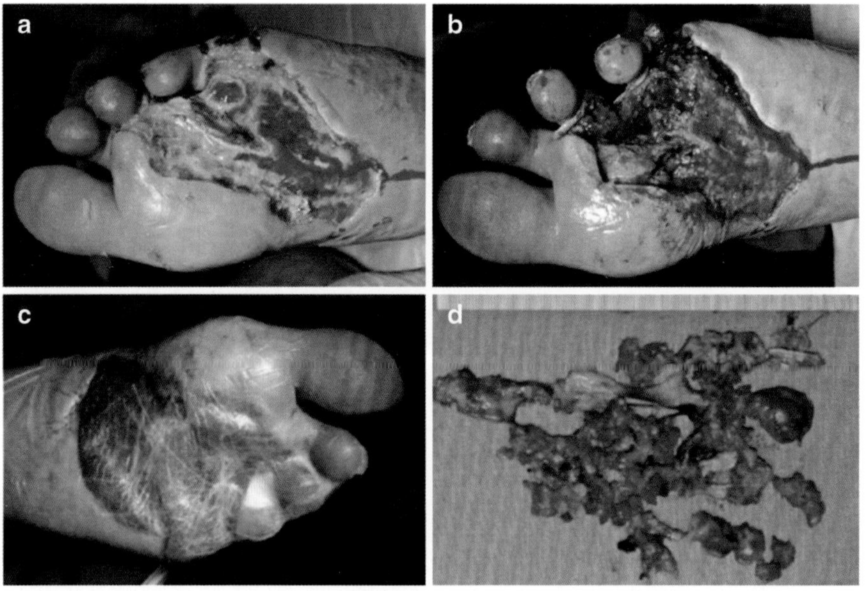

图 21.4 (a~d)足底溃疡清创术及负压绷带使用前后。

微创的简单机械清创方法包括使用粗纱布和锋利的器械(“锐性清创”),如手术刀、环形刮匙或锐刮匙(图 21.5)。简单的机械清创术通常不需要麻醉。如果痛觉没有完全消失,可使用局部麻醉。必须考虑到局麻药持续的时间。在换药过程中,如果出现坏死组织,可能需要进行机械清创术。

生物清创描述了用无菌蛆虫治疗溃疡的方法，目前主要使用是丝光绿蝇幼虫。W.S. Baer 描述了用蛆虫进行感染性溃疡清创。W.S. Baer 在 1928 年开始系统地治疗细菌感染且伴有慢性骨髓炎的溃疡,并在后期发表了相关论文[16]。

蛆虫的消化分泌物导致溃疡选择性坏死，在溃疡边界形成健康组织和坏死组织的分界,这种生物清创一般情况下不会造成出血。蛆虫的消化分泌物其作用还没有得到充分研究,所谓的益处也尚未得到证实[17-19]。

这种治疗可采用所谓的“散养治疗”或使用一种特殊的“生物袋”(图 21.6),一种类似袋

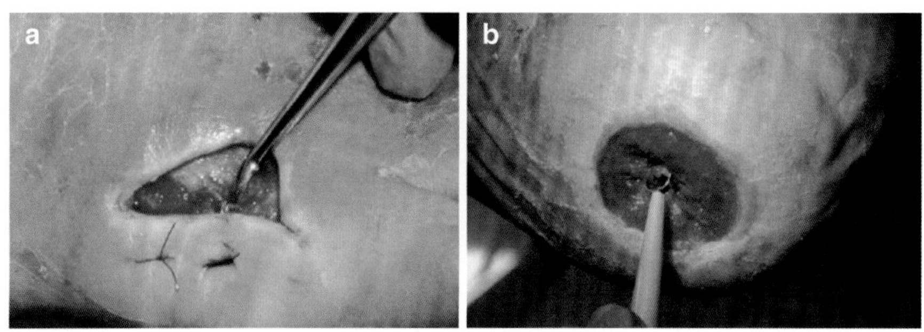

图 21.5 (a,b)用锐刮匙和环形刮匙进行清创。

子的便捷装置。推荐的剂量大约是每平方厘米溃疡面积内 5~10 只蛆虫。

在使用液体进行灌洗操作的时候,要在浴缸中进行,或者利用专门设备仅针对溃疡本身进行灌洗。这种治疗方式可以采用低压冲洗技术或高压水刀技术,来去除坏死组织。这些操作目前尚未得到广泛应用,对其研究也不够充分,尤其缺乏对这些技术的不良影响的研究,例如这种技术是否会造成深层组织的微生物渗透[13,20]。

酶清创是利用针对坏死组织的纤维蛋白和胶原酶。在对比研究中发现,市场上没有任何一种药物对溃疡愈合有显著的促进作用[21]。

自溶性清创术依赖于溃疡自身的酶,尤其是来自坏死细胞和活化的吞噬细胞的酶。在这种情况下,使用敷料支持系统来保持湿润,如无菌保湿敷料、水凝胶或超吸收敷料,这种方式足以保持溃疡的湿润环境。这些敷料支持系统可以与局部溃疡抗菌剂(如含有聚己内酯的水凝胶)联用。自溶清创是无痛且安全的,然而,完全坏死的溶解时间比机械清创要长得多。

与修复的其他阶段相比,在修复过程的初始阶段清创更为重要。与创面自然愈合过程相比,清创后的创面愈合更具有优势。锐性清创是用锋利的工具迅速清除坏死的组织碎片。自溶只需要去除一些残留的碎片,就可以迅速开始溃疡修复的第二阶段。

需要注意的是,清创会给创面带来急性的创伤,使溃疡趋于稳定,带来创面化学环境的改变,这可能会去除能够促进愈合的介质。因此,在溃疡愈合良好的过程中,也就是所谓的"稳定修复期",每次更换敷料时,都必须仔细考虑究竟是应该进行清创,还是让溃疡继续愈合。

21.4 稳定的坏死

对于患有严重 PAD 的患者,替代治疗理念是指稳定干燥的坏死,等待缓慢的自溶性排斥,继而创面缓慢愈合。这种治疗方法适用于不能接受改善肢体灌注手术或腔内介入手术的患者,以及伴有严重并发症不能接受积极治疗的患者。在灌注不充分的区域截肢可能带来不良后果,因为这样的干预会扩大溃疡的面积,并进一步降低创面愈合的可能性。PAD 限制了炎症和肉芽组织的发展。在这种无反应的情况下,最低限度的剩余灌注是足够的。在这

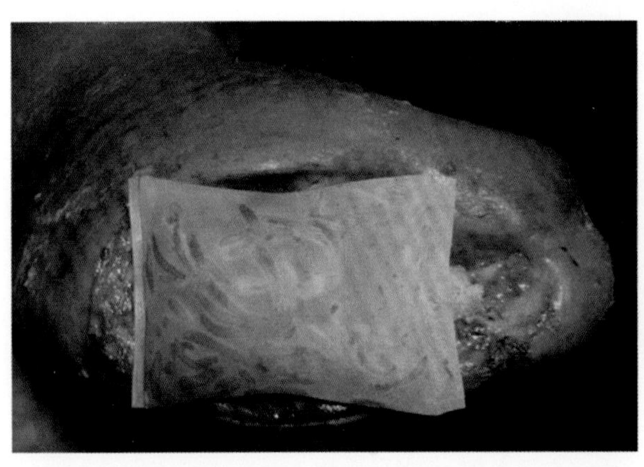

图 21.6　使用放入生物袋的蛆虫治疗创面 3 天后。

种情况下,对于多发性神经病(polyneuropathy,PNP)是有利的,因为整个过程既可以在没有疼痛的情况下进行,也可以在尽量少用止痛剂的情况下进行。

起初,坏死发生时周围组织几乎没有反应。坏死逐渐干燥,变为稳定坏死,在周围形成包括微脓肿在内的分界区。这些小脓肿在空间上限制了坏死的自溶性排斥反应。与此同时,在几乎无法识别的肉芽组织上皮肤开始愈合。坏死本身改变了皮肤的连贯性,使坏死部分成为一个皮革状的结构,它保护溃疡的表面,并可能实现其他功能,例如患者可以使用坏死肢体进行小范围移动。最后,肢体自然截肢脱落,创面往往无瘢痕愈合(图 21.7)。

治疗方案仅限于支持性治疗。可短期使用抗生素治疗。此外,应定期回顾最初旷置的坏死肢体,放弃血管再通治疗的决定(图 21.8)。必须清除界限区的腐肉,以便分泌物的排出。在局部治疗的过程中,可能会有局部坏死脱落(图 21.8b,c)。在这种情况下,消毒剂敷料的使用时间可能比其他情况下更长。

在这种情况下,治疗的主要目的不是封闭溃疡创面。最重要的是,不应该因为溃疡而限制患者的生活质量,也就是说,他们应该能够行走或自理而不受痛苦。应当避免因血液循环不足而发生败血症或截肢而危及生命的情况。

这通常是一个漫长的过程。更困难的是来自于患者看护人的情感负担,对于不忍直视的创面外观,他们可能很难找到适当反应。除了为相关人员提供详细的指导外,为亲属和护理人员提供疾病相关资料也是非常有帮助的。

从患者受益的角度考虑, 自动截肢精确的发生在边界处, 灌注量足以确保组织的存活,这样可以避免因外科大截肢带来的风险。坏死本身覆盖溃疡,并可完成其他部分功能,例如短暂承受身体的重量,患者可以利用一个受损但可使用的肢体行走。一般来说,如果把疼痛和感染的可能性控制在最低限度,这个过程对于患者来说就不会过于难以接受[22,23](图 21.9)。

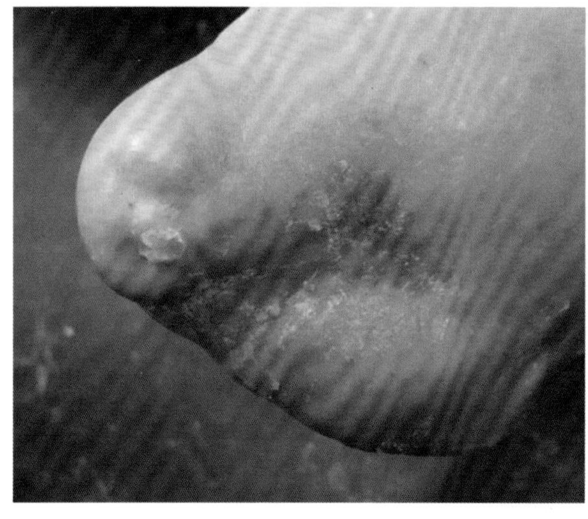

图 21.7 所有足趾自动截趾后,皮肤愈合几乎无瘢痕。

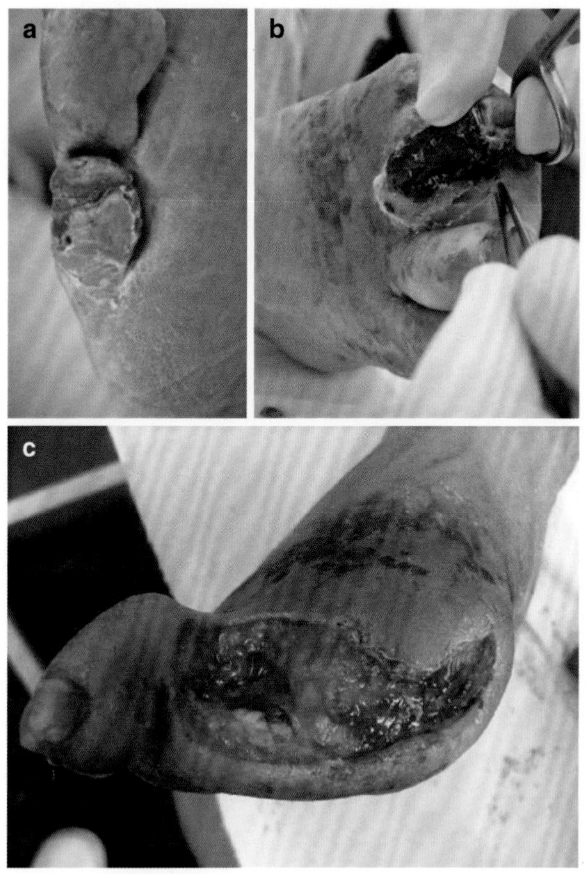

图 21.8　稳定坏死边界区护理(a)早期。(b)晚期,主要的自溶边界区。(c)足趾脱离后。

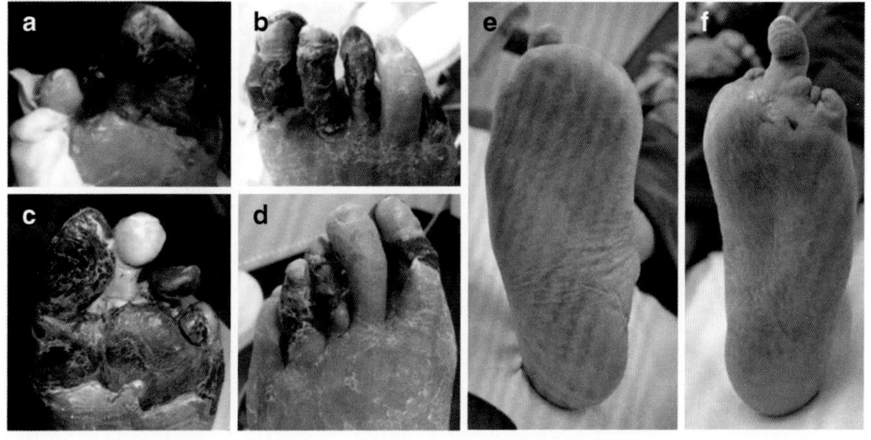

图 21.9　稳定的坏死病例报道:70 岁患者,因痛风引起的肾功能不全而维持血液透析 15 年,肾移植和长期免疫抑制治疗(他克莫司和皮质类固醇),中断 10 年,糖尿病 1 年,双下肢 PTA 恢复胫前动脉血流灌注,但仍有几处狭窄。PTA 术后发生广泛的腹股沟血肿,因此不能再次行血管再通,缺血进展超过 15 个月。行走架辅助移动,使用泡沫橡胶鞋垫和 1cm 厚的治疗鞋为足部减负,在坏死边缘区使用干燥的抗菌剂和利用脱脂棉衬保温。创面闭合 1 年后,除浅表破损外,活动自如,无溃疡。

21.5 敷料

敷料按功能可分为一级敷料(直接接触溃疡)、二级敷料(调节水分)和外部敷料(用于支撑、保暖和防止磕碰)。在其他分类中,这些敷料被称为“溃疡填充敷料”“溃疡覆盖敷料”和“限制性敷料”。一级敷料也可分为非活性敷料(非黏附性纱布)、水活性敷料(吸湿性或水分弥散性敷料)和活性敷料(对因子或酶有影响的敷料)。

21.5.1 一级敷料

一级敷料可以与溃疡直接接触。其作用是创造一个微环境,以满足这一阶段伤口修复对于湿度和温度方面的需要。有些药物理论上可以减少细菌的生长或试图影响伤口愈合介质以促进创面修复。

在本章中呈现出材料的顺序与创面愈合的阶段相适应,目前这些敷料被认为是适合创面愈合的。

21.5.1.1 非定型水凝胶

水凝胶是一种三维的网状聚合物,其含水量很高且有少许固体。这种非定型的创面凝胶制剂涂在创面处不会“流走”,黏附力牢固,但无法缓冲局部压力。凝胶装在管内或注射器内,容易挤出。水凝胶的作用是补水,可使溃疡保持湿润,帮助自溶酶发挥作用。

使用时要注意 如果血管化不充分的肢体出现干性坏死,不应使用水凝胶。

21.5.1.2 具有粗糙和混合孔径的泡沫

这些聚合物泡沫(如聚氨酯泡沫)是水凝胶的良好载体,液体可以通过其粗糙的网孔排出,可用于第一期和第二期的创面修复。

使用时要注意 ①这些泡沫可能会非常坚硬,敷于创面时应轻压敷料,使其固定于溃疡表面。材料不应用力压入溃疡腔或窦道。②生长中的肉芽组织可能会进入这些泡沫孔隙,因此敷料使用时间不应超过 3 天。

21.5.1.3 藻酸盐

藻酸盐(褐藻细胞壁,螺旋扭曲的多糖)在溃疡创面中形成凝胶,不黏附在创面。它吸收创面渗液并通过内部微管道将渗液输送出来。它应用于第一期和第二期的创面修复,可以用抗菌剂,如含银化合物浸泡。藻酸盐可释放钙离子(Ca^{2+}),因此具有止血的作用。

使用时要注意:①海藻酸盐不应覆盖到溃疡边缘,因为它们会通过微管道将渗液输送到周围组织并附着在皮肤上。继而材料的重叠部分可能会变干燥,并与溃疡边缘结合,形成一个硬质顶盖,阻碍分泌物排出。②由于可能会变干燥,在未经湿润的情况下,不应用于骨膜等类似结构的表面。

21.5.1.4 小孔隙泡沫

这些泡沫有开放的小气孔，在创面表面呈现半封闭状态。这种结构可以阻止新生的肉芽组织进入孔隙。可以用于溃疡修复的第 2 和第 3 期。目前尚有含银泡沫，但在溃疡修复的阶段，不建议使用消毒剂，一般也不需要联合使用。集成了超吸收泡沫的敷料能够吸收更多的渗液。

使用时要注意　这些泡沫使用起来十分简单。然而在受压的情况下，吸收的渗液可被压回溃疡创面内。超吸收泡沫可以用于渗液量大的溃疡。

21.5.1.5 疏水纱布

疏水性纱布，如油纱，仅能防止敷料黏在创面表面，是基本敷料的一种。当溃疡不再需要潮湿环境时可以应用这种敷料。当需要明显减少创面渗出时，可以与含有高吸收剂的敷料垫结合使用。

使用时要注意　疏水纱布很容易使用。

21.5.1.6 固体水凝胶

固体水凝胶是一种网状三维聚合物，其含水量比非定型水凝胶低。它可以起到防护垫的作用。由于其材料的黏合特性，不需要额外的黏合剂，也不刺激皮肤。并且是封闭的，可防止创面脱水。

使用时要注意　如果血管化不充分的肢体出现干性坏死，不应使用固体水凝胶。

21.5.1.7 亲水纤维

亲水纤维由羧甲基纤维素组成，可用于创面愈合的第 2 期。在与溃疡分泌物接触时，会形成凝胶。亲水纤维垂直吸收渗液，不会使渗液浸渍溃疡边缘。它可以使溃疡再水化。

使用时要注意　亲水纤维也不应该在干性坏死的情况下使用。

21.5.1.8 水胶体

水胶体是第一批所谓的“现代伤口护理”产品之一，然而，如今它已经过时了。水胶体也用于创面愈合第 2 期。在创面愈合受阻的地方，它可以促进创面愈合，并形成一种恶臭的脓汁样的渗液。在糖尿病足的患者中，这种脓汁样渗液被认为与溃疡的感染有关。

21.5.2 二级敷料

二级敷料用来覆盖溃疡和一级敷料。其主要作用是调节渗液的流动，吸收渗液或使渗液留在溃疡内。

21.5.2.1 衬布

衬布可与石膏结合，这是最简单的二级敷料的形式。它只吸收非常少量的液体。

21.5.2.2 简单吸收性敷料垫

简单吸收性敷料垫通常由纤维素组成。它们能吸收有限的液体。它们的主要缺点是在压力下(如弹力绷带)释放吸收的液体。

21.5.2.3 超吸收敷料

超吸收敷料可将渗液吸收到由丙烯酸酯组成的膨胀材料中。丙烯酸酯是高度吸湿的材料,即使在压力下(如弹力绷带)也能吸收和锁住大量渗液。

21.5.3 外部敷料

外部敷料可为创面提供机械性保护,以维持其他敷料的固定,并保持肢体温暖。如果皮肤受到刺激,或者对已知黏合剂过敏("胶布过敏"),可以使用管状纱布等替代材料来保持其他敷料的固定。一般情况下,黏合敷料的优点是可以快速使用,不易滑落。

21.5.4 黏合绒布

黏合绒布是糖尿病足门诊使用最广泛的产品之一。一般来说,它只能向一个方向拉伸,而在另一个方向上是致密无弹性的。

21.5.5 纱布绷带和管状绷带

弹性纱布绷带通常比非弹性纱布绷带更受欢迎,因为它们更容易使用,并提供更多的支持。

管状绷带是可拉伸的。有些会恢复到原来的形状,有些则不会。与普通纱布绷带相比,它可以防止因为绷带缠绕过紧导致的肢体不适。但是它不能在绷带末端打结固定,这可能会导致下肢压迫,甚至产生压力性溃疡。

21.5.6 医用脱脂棉

医用脱脂棉是由一种合成材料制成,它不会刺激皮肤,而且比天然产品产生更少的微小杂质。脱脂棉可以起到对覆盖区域保温的作用,必要时可以吸收少量的渗液。但脱脂棉不能用作敷料外表面材料,也不能直接接触创面。

因吸收溃疡分泌物而变潮湿的脱脂棉会在干燥后变硬并产生带来不良的局部压力。此外,医用脱脂棉相对昂贵。因此,在某些部位会使用泡沫绷带替代,泡沫绷带是可清洗的,因此有助于降低成本。

21.5.7 "脱脂棉鞋"使用案例

对于有血管神经病变的足病患者,可以使用"脱脂棉鞋"。使用纱布或管状绷带覆盖足部和小腿,根据患者病情需要确定其高度。然后将棉花一样的内衬绷带均匀地覆盖操作区,用来保护足趾或足跟不受撞击。在足尖端放置3~5层衬棉,使用剩余的材料于近端包裹足部(图21.10)。用同样的方法缠绕足跟部,保证足跟部材料厚度,足背部不需要缠绕太多。以

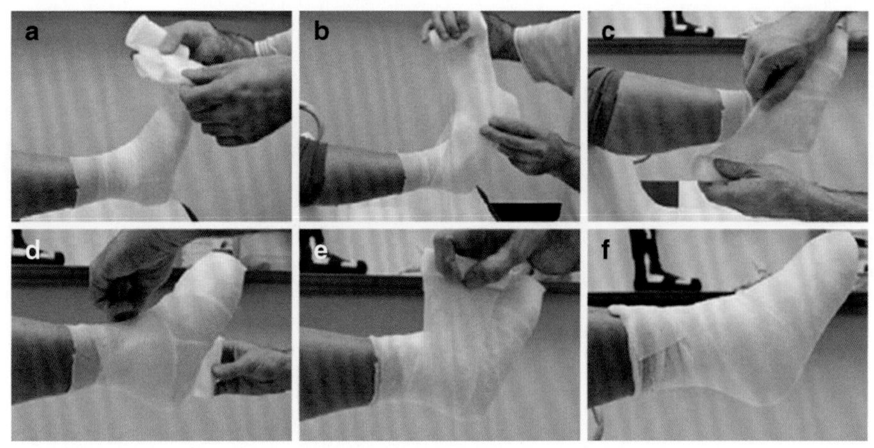

图 21.10 没有特别保护足趾或足跟的“脱脂棉鞋”的案例：(a)3 层脱脂棉做成内衬绷带，以防止撞击。(b)将防撞内衬缠绕固定。(c,d)跟部缠绕 8 圈。(e,f)向近端包裹至小腿部，直到合适的高度。

同样的方法缠绕踝部，增加踝部稳定性(见 TCC 示图，第 19 章图 19.1d)。管状绷带可以确保稳定性。

即使在一定程度上保证了对撞击的防护，但在足底溃疡的情况下，这种方式的减压作用有限。

21.5.8 材料的选择和避免错误

条条大路通罗马——治疗溃疡的方法不止一种。“敷料有一种神奇的力量，让人相信敷料在覆盖溃疡的同时也能治愈溃疡。” 西方世界神经性压疮治疗的先驱 Paul Brand 如是说。敷料柜中可供选择的敷料种类更多地与治疗师的偏好有关，而不是与患者的溃疡有关。有些治疗师喜欢有广泛的选择空间，也有部分治疗师喜欢范围更窄的简洁治疗策略。有研究证据支持使用 MMP 黏合剂[1]，这仍有待证实。

第一个决定性的问题是，溃疡是否需要更多的水分，或者是否应该将渗出液引流干净。这取决于分泌物的形成原因以及目前两种做法哪个更利于溃疡愈合(表 21.1)。对材料的选择是基于敷料的易用性(更换敷料的间隔时间、负责更换敷料的人员的能力、误差来源和敷料机械性能)、价格和个人经验而定。

尽力避免任何可能的错误，这一点十分重要。这些常见的错误一般来自对溃疡排出的

表 21.1 确定溃疡所需液体的标准

比较干燥	比较湿润
1 期创面修复	2 期创面修复
急性微小伤(轻伤)	问题创面(取决于位置、深度、暴露深部组织、面积)
上皮化期	感染和肉芽期
干性坏死或 PAD	

渗液量和敷料吸收渗液能力的错误估计。

21.5.8.1 溃疡及其周围区域存有侵袭性分泌物

这是炎症自我维持的结果,是典型高度发炎的创面愈合的第1期,此时应优先选择引流性能好的敷料。

21.5.8.2 大量分泌物

即使分泌物没有侵袭性,大量分泌也会导致周围皮肤浸渍或肉芽增生。这可能是由于大量液体的产生,例如水肿和敷料没有足够的排水能力。含有高吸收性凝胶的敷料,也就是所谓的超吸收敷料,非常适合吸收溃疡中的渗液,该敷料可用于此类病例。

21.5.8.3 使用藻酸盐,当其硬结时,其下渗液聚集

藻酸盐与溃疡分泌物接触可形成凝胶,随后变干。它们可以与周围的皮肤建立牢固的连接,形成一个类似痂皮的覆盖物。与痂皮不同的是,这种不明显的覆盖物下的渗液量可能会增加并产生压力,这可能导致窦道的形成和重要组织的损伤。

21.5.8.4 水疱破裂后创面表面脱水

水疱破裂,其结果是原本不受影响的皮肤层坏死,并引发广泛的深度溃疡。因此,在水疱破裂时,在其上使用简单的油纱效果较差,而使用固体水凝胶或水胶体效果更好。

21.5.8.5 严重PAD导致的干性坏疽的湿润治疗

坏死物质不能成为细菌腐烂的温床,不能成为细菌侵入机体的起始点,这一点很重要。同样重要的是,病程中不会有明显的免疫反应,因为残存的血液流量不足以提供必要的免疫反应资源。因此,通过湿润溃疡来刺激自溶性清创的过程是适得其反的。

21.5.9 溃疡治疗的替代物

许多物质、天然产物或其他材料被认为具有促进创面修复的特性。其中一些产品在一定区域内得到广泛应用,如澳大利亚的茶树油或地中海地区的橄榄油。但它们都不是糖尿病足的标准治疗方法。

可用的产品包括以下内容。

- 营养产品(蜂蜜、糖、橄榄油等)。
- 植物提取物(茶树油等)。
- 其他适应证领域的激素制剂(胰岛素等)。
- 维生素和维生素原(右旋泛醇、维生素E等)。
- 酶的组成部分(锌等)。
- 其他生物来源的分子(血红蛋白等)。

其中一些已经被人们所熟知,另一些则作为新发现和有潜力的解决方案而被推广。目前因为没有充分的证据证明其疗效,因此不能做出结论性的判断。当使用未经批准用于创

面治疗的材料时(如食品),必须从法律角度考虑其带来的后果。

21.5.9.1 溃疡的消毒

与抗生素不同的是,抗生素可以在体内代谢,并专门杀死敏感细菌,而消毒剂的效果要差得多,它可以抑制或杀死细菌、真菌、病毒、原生生物和内源性细胞。因此,不能全身应用,而只能局部应用。因而,常用的术语“局部消毒”是多余的。对于溃疡的消毒,应使用对人体自身细胞的伤害较小的药物。在选择正确的药物时,下列潜在的风险是需要考虑的:蛋白质使消毒剂失活(“protein error”)、着色、需要延长使用时间、保质期短和疼痛。由于这些原因,只有少数几种药物符合要求,例如次氯酸、奥替尼啶、苯氧乙醇、聚维酮碘、聚己内酯和银的化合物。尤其重要的是,不要在不考虑其副作用的情况下常规地使用它们。

21.5.10 加速创面修复的物理方法

几个世纪以来,人们几乎尝试过所有能够加快创面愈合的方法。但几乎没有任何一种方法被证明是有效的。高压氧(HBO)治疗的疗效目前尚存争议。在一项进行良好的随机双盲研究中,这种方法被证明可以在灌注充足或不能重建的血管的 PAD 患者均能更快地愈合创面[24]。随后的两项研究其没显示出统计学上的显著差异[25,26]。

另一方面,虽然没有明确的证据证明其有效性,但创面负压疗法(NPWT)仍被包括作者在内的医务人员所广泛使用[27]。在这种情况下,创面被敷料膜封闭,利用电子控制的气泵产生密闭空间。通过使用不同的敷料,可以确保真空到达溃疡的所有区域。这些敷料的材质大多是大孔聚氨酯泡沫或聚乙烯醇泡沫。选择这种疗法的医务人员认为,该方法能加速肉芽组织生长[28,29]。

21.6 整形外科创面缝合的方法

糖尿病足溃疡可能很难通过内源性修复过程愈合。对于较大的缺损,整形手术可以缩短愈合过程,使伤口愈合成为可能。患处是否可以进行皮肤、局部皮瓣、带蒂皮瓣或游离皮瓣移植,这取决于损伤的位置和血液灌注情况。这些问题会在以下部分进行阐述。

21.6.1 皮肤移植

皮肤移植是指将患者的皮肤从远处健康的区域转移到溃疡处。手术名称是由移植皮肤的厚度和进一步准备的方法而定。因此,根据这一点,可将中厚皮片移植与全厚皮片移植区分开来。通常切取的皮片并不是覆盖整个创面的,但是当新皮肤从移植的皮肤生长到周围的肉芽组织时,创面愈合最终完成。

如果溃疡血液灌注良好并覆盖健康的肉芽组织,皮肤移植是创面愈合的一个选择。

21.6.1.1 中厚皮片

刃厚皮片或中厚皮片是用取皮刀切取的。使用切向刀片,将浅层表皮和深层真皮分开。将切取的皮肤转移并固定在受区部位。这种方法已经得到广泛使用,因为该方法可以实现良好的永久性创面愈合，同时供区恢复迅速。不利的方面是，植皮受区在愈合后无法承受压力。中厚皮片移植后将会收缩约 20%。

中厚皮片可以通过在皮片上的各种切口得到扩大。精确的皮肤切割可以获得网状的皮片，因此被命名为“网状皮肤移植”或“拉网植皮”。这种方法被广泛应用在不承重的区域。网状植皮的收缩率约为 30%。当供区皮源缺乏时，这种方法尤其适用(图 21.11)。

21.6.1.2 全厚皮片移植

全厚皮片移植包括全层表皮、全层真皮和岛状真皮下脂肪组织。它可以提供最好的机械屏障和最好的美容效果。收缩率约在 10%以内。全厚皮片移植具有挑战性，因为它比中厚皮片厚，新血管的生长需要更多的时间来恢复灌注。在血管生长的过渡时期，移植皮片可能会产生排斥，导致植皮失败。

一种流行的方法即所谓的“点状植皮”或“颗粒植皮”，该方法操作起来很容易。它是在肉芽生长良好的溃疡中插入小块皮肤，并通过移植皮片和周围区域生长在一起，进而覆盖肉芽组织的其余部分，直到创面愈合。在一个不受压力的区域提起皮肤，然后用手术刀切取小块皮肤。将这些颗粒的片状皮肤贴在肉芽生长良好的创面，几天内新的毛细血管长入皮片，为皮片提供营养。在皮片的边缘是中厚皮肤，在皮片的中心区域是全厚皮肤(图 21.12)。

21.6.2 局部皮瓣

局部皮瓣通过皮瓣下组织和邻近皮肤区域维持皮瓣受区血液灌注。根据受区的创面形态切取皮肤及皮下组织，形成局部皮瓣。这种复合组织块一侧通常与原来的区域保持连接，

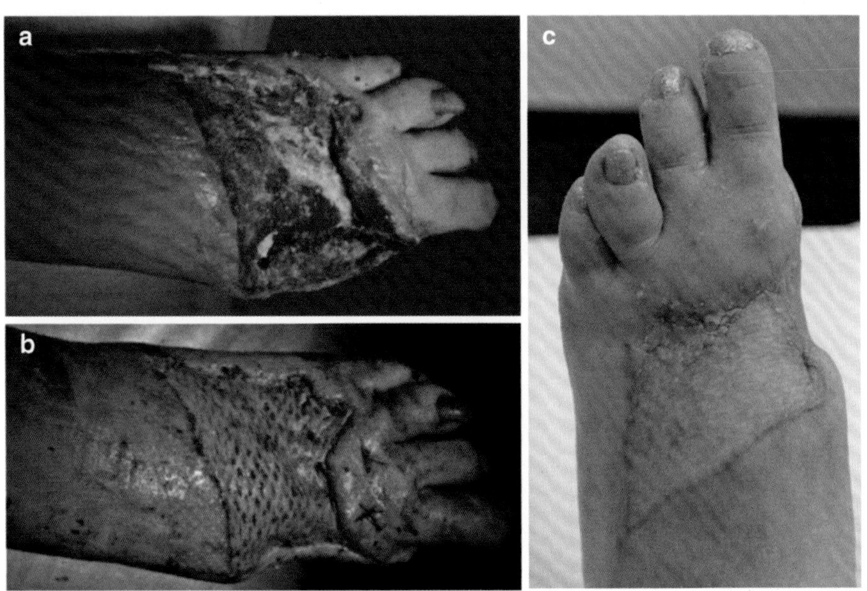

图 21.11 (a)足背深层溃疡，外科清创术后准备负压治疗溃疡。(b)中厚皮片覆盖溃疡。(c)术后 9 个月，移植皮片部分收缩。

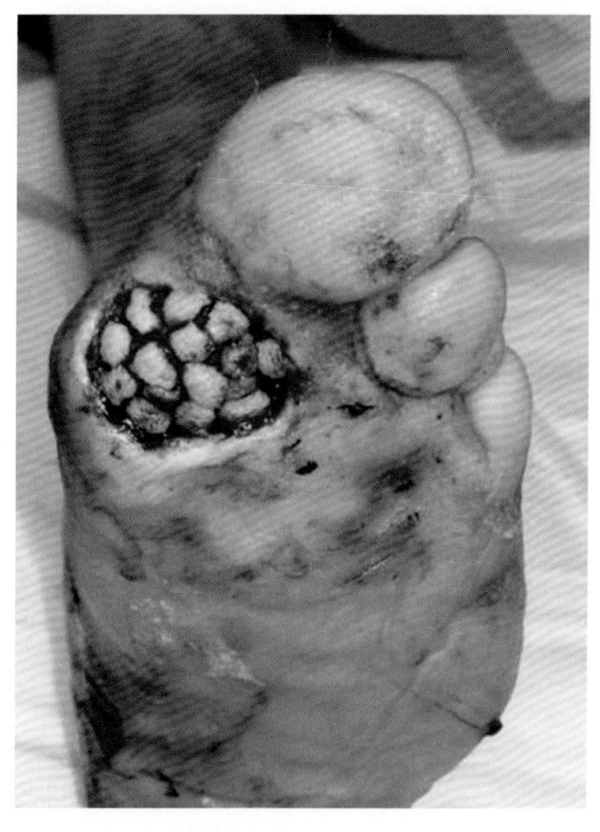

图 21.12　点状植皮。(By kind permission of Dr. med. Peter Mauckner)

保证血液流经真皮下血管网,这有助于在术后即刻为皮瓣受区提供足够的灌注,切取皮瓣后,在组织张力尽可能小的前提下将其移动到相邻的受区位置。皮瓣覆盖了包括溃疡在内的更大的面积。尽管切取局部皮瓣时周边完整的皮肤必须被切开,但皮瓣可为负重区域提供完整结构的皮肤及皮下组织,从而使患者受益。

因为皮瓣的切口形状不同,往往根据皮瓣的形状及切口为其命名。比如,"Z-成形术",该手术需要切取两个相互交错插入的三角形皮瓣,缝合后切口呈 Z 字形,因此得名。

21.6.2.1 V-Y 推进皮瓣(V-Y-Advancement Flap)

切取一个三角形切口,形成一个三角皮瓣,将皮瓣转移,用三角皮瓣宽大部分覆盖创面。这个切口形状类似于字母"V",创面的位置就在"V"的开口位置。将皮瓣转移至创面处,覆盖创面后缝合。缝合后切口类似于字母"Y"的形状(图 21.13)。

21.6.2.2 双 V-Y 推进皮瓣

较大的缺损可以用两个连续 V-Y 推进皮瓣进行修复。缝合后,两个三角形皮瓣的底边部分是相连的。

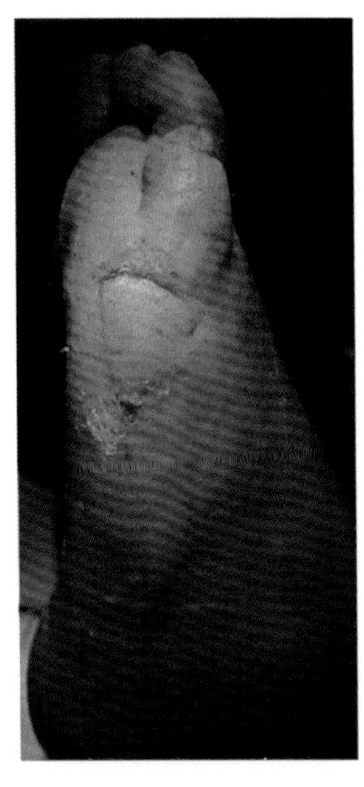

图 21.13 第 5 跖骨头部溃疡,利用 V-Y 推进皮瓣闭合创面。

21.6.3 带蒂皮瓣

带蒂皮瓣用的是解剖上邻近区域(血管体区)的动脉和静脉为皮瓣供血,以这种方式供血的皮瓣被转移到邻近的区域覆盖软组织缺损。皮瓣的蒂部包含为皮瓣供血的动脉和静脉。这种方式有一个显著的优点,那就是皮瓣保留了原有的血液供应来源。因此与局部推进皮瓣相比,带蒂皮瓣较少受到受区血液循环情况的限制。皮瓣的命名取决于皮瓣供区的血供来源。在解剖学上,对于皮瓣的切取移植和邻近区域覆盖是有相对标准区域的。例如,腓肠神经营养皮瓣常用来覆盖足跟部的缺损。常用中厚皮片移植来闭合供区。

21.6.4 游离皮瓣

如果上述技术都无法被采用,应考虑选择游离皮瓣移植。在进行游离皮瓣操作时,需要在显微镜下将游离皮瓣的血管吻合到受区合适的血管上。因为受区的血液一部分需要供养皮瓣,导致受区的血流缺乏灌注,这一点需要引起重视,这种情况会引起盗血现象,有可能导致组织坏死。如果没有合适的血管可用来维持游离皮瓣血运,可以考虑通过旁路手术来增加该区域的血供,以确保游离皮瓣成活。首先应该由血管外科医生行旁路血管移植以确保足够的血流。在随后的第二次手术中,将游离皮瓣吻合在旁路血管上。在旁路血管的远端,盗血现象是有利的,因为它可以保证旁路血管的通畅。

游离皮瓣移植不受限于溃疡邻近周边组织的情况,可以覆盖更大的区域。关于游离皮瓣移植有很多相关资料。选择游离皮瓣移植时要考虑到各种因素,包括受区的血液灌注(图 21.14)。

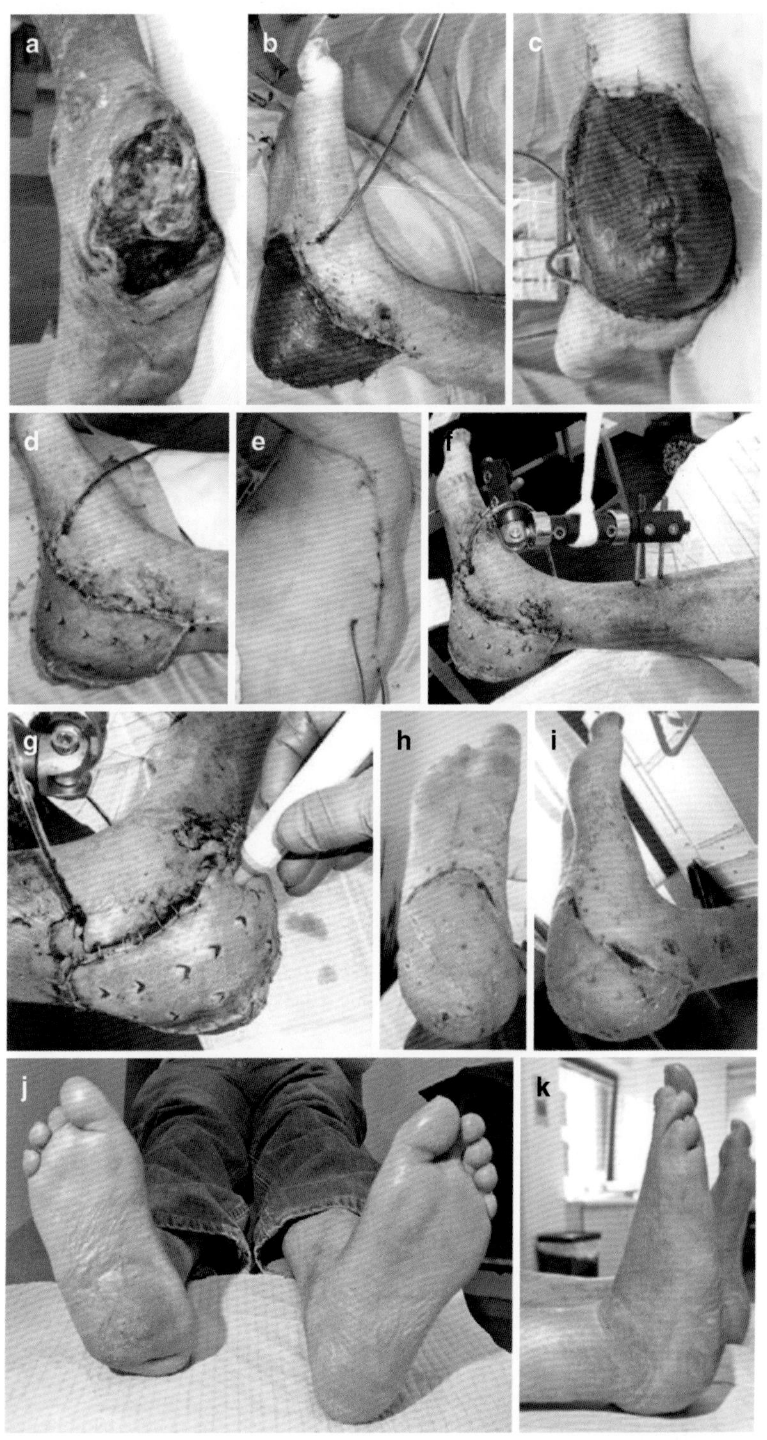

图 21.14 (a)右足跟广泛皮肤缺损伴跟骨骨髓炎。(b,c)跟骨部分切除后用游离背阔肌肌瓣覆盖。(d)中厚皮片覆盖肌瓣。(e)左胸壁供区。(f)通过外科减压手段保证皮瓣成活。(g)术后多普勒监测皮瓣血运。(h,i)术后 4 周的情况。(j,k)术后一年,穿戴矫形鞋。

(刘军 译 许樟荣 校)

参考文献

1. Edmonds M, Lazaro-Martinez JL, Alfayate-Garcia JM, Martini J, Petit JM, Rayman G, Lobmann R, et al. Sucrose octasulfate dressing versus control dressing in patients with neuroischaemic diabetic foot ulcers (Explorer): an international, multicentre, double-blind, randomised, controlled trial. Lancet Diabetes Endocrinol. 2017. https://doi.org/10.1016/S2213-8587(17)30438-2.
2. Game FL, Attinger C, Hartemann A, Hinchliffe RJ, Londahl M, Price PE, Jeffcoate WJ, Foot International Working Group on the Diabetic. IWGDF guidance on use of interventions to enhance the healing of chronic ulcers of the foot in diabetes. Diabetes Metab Res Rev. 2016;32(Suppl 1):75–83. https://doi.org/10.1002/dmrr.2700.
3. Bakker K, Apelqvist J, Schaper NC, Board International Working Group on Diabetic Foot Editorial. Practical guidelines on the management and prevention of the diabetic foot 2011. Diabetes Metab Res Rev. 2012;28(Suppl 1):225–31. https://doi.org/10.1002/dmrr.2253.
4. Medizin, Ärztliches Zentrum für Qualität in der. Nationale VersorgungsLeitlinie Typ-2-Diabetes Präventions- und Behandlungsstrategien für Fußkomplikationen. Programm für Nationale VersorgungsLeitlinien; 2006.
5. Ruttermann M, Maier-Hasselmann A, Nink-Grebe B, Burckhardt M. Local treatment of chronic wounds: in patients with peripheral vascular disease, chronic venous insufficiency, and diabetes. Dtsch Arztebl Int. 2013;110(3):25–31. https://doi.org/10.3238/arztebl.2013.0025.
6. Armstrong DG, Jude EB. The role of matrix metalloproteinases in wound healing. J Am Podiatr Med Assoc. 2002;92(1):12–8.
7. Lobmann R, Ambrosch A, Schultz G, Waldmann K, Schiweck S, Lehnert H. Expression of matrix-metalloproteinases and their inhibitors in the wounds of diabetic and non-diabetic patients. Diabetologia. 2002;45(7):1011–6. https://doi.org/10.1007/s00125-002-0868-8.
8. Lobmann R, Schultz G, Lehnert H. Proteases and the diabetic foot syndrome: mechanisms and therapeutic implications. Diabetes Care. 2005;28(2):461–71.
9. Winter GD. Effect of air exposure and occlusion on experimental human skin wounds. Nature. 1963;200:378–9.
10. Singer AJ, Clark RA. Cutaneous wound healing. N Engl J Med. 1999;341(10):738–46. https://doi.org/10.1056/nejm199909023411006.
11. Falanga V. Wound healing and its impairment in the diabetic foot. Lancet. 2005;366(9498): 1736–43. https://doi.org/10.1016/s0140-6736(05)67700-8.
12. Coerper S. Indikation und Technik der limitierten, fußerhaltenden Knochenresektion beim Diabetischen Fußulcus. Zeitschrift f Wundheilung. 2003;5:169–74.
13. Dissemond J, Goos M. Optionen des Débridements in der Therapie chronischer Wunden. JDDG. 2004;9(2):743–51.
14. Steed DL, Donohoe D, Webster MW, Lindsley L. Effect of extensive debridement and treatment on the healing of diabetic foot ulcers. Diabetic Ulcer Study Group. J Am Coll Surg. 1996;183(1):61–4.
15. Steinsträßer L, Hasler R, Hirsch T, Langer S, Steinau HU. Therapieoptionen der Zukunft bei chronischen Wunden. Chirurg. 2008;79(6):555–9.
16. Baer WS. The classic: the treatment of chronic osteomyelitis with the maggot (larva of the blow fly). Clin Orthop Relat Res. 2011;469(4):920–44. https://doi.org/10.1007/s11999-010-1416-31931.
17. Armstrong DG, Salas P, Short B, Martin BR, Kimbriel HR, Nixon BP, Boulton AJ. Maggot therapy in "lower-extremity hospice" wound care: fewer amputations and more antibiotic-free days. J Am Podiatr Med Assoc. 2005;95(3):254–7.
18. Thomas S, Jones M, Shutler S, Jones S. Using larvae in modern wound management. J Wound Care. 1996;5(2):60–9.
19. Thomas S, Jones M, Wynn K, Fowler T. The current status of maggot therapy in wound healing. Br J Nurs. 2001;10(22 Suppl):S5–8, S10, S12.
20. Peters T, Rennekampf HO. Mechanisches débridement. Wund Manag. 2008;5:224–8.
21. König M, Vanscheidt W, Augustin M, Kapp H. Enzymatic versus autolytic debridement of chronic leg ulcers: a prospective randomised trial. J Wound Care. 2005;14(7):320–3.
22. Fikri R, Bicknell CD, Bloomfield LM, Lyons SP, Samarasinghe DG, Gibbs RG, Valabhji J. Awaiting autoamputation: a primary management strategy for toe gangrene in diabetic foot disease. Diabetes Care. 2011;34(8):e134. https://doi.org/10.2337/dc11-0848.
23. Levy L, Luft S. Healing in an uncontrolled diabetic following severe infection and spontane-

ous amputation of the fifth toe. J Am Podiatry Assoc. 1962;52:836–7.
24. Londahl M, Katzman P, Nilsson A, Hammarlund C. Hyperbaric oxygen therapy facilitates healing of chronic foot ulcers in patients with diabetes. Diabetes Care. 2010;33(5):998–1003.
25. Fedorko L, Bowen JM, Jones W, Oreopoulos G, Goeree R, Hopkins RB, O'Reilly DJ. Hyperbaric oxygen therapy does not reduce indications for amputation in patients with diabetes with nonhealing ulcers of the lower limb: a prospective, double-blind, randomized controlled clinical trial. Diabetes Care. 2016;39(3):392–9. https://doi.org/10.2337/dc15-2001.
26. Santema KTB, Stoekenbroek RM, Koelemay MJW, Reekers JA, van Dortmont LMC, Oomen A, Smeets L, et al. Hyperbaric oxygen therapy in the treatment of ischemic lower- extremity ulcers in patients with diabetes: results of the DAMO2CLES multicenter randomized clinical trial. Diabetes Care. 2018;41(1):112–9. https://doi.org/10.2337/dc17-0654.
27. Dumville JC, Hinchliffe RJ, Cullum N, Game F, Stubbs N, Sweeting M, Peinemann F. Negative pressure wound therapy for treating foot wounds in people with diabetes mellitus. Cochrane Database Syst Rev. 2013;10:Cd010318. https://doi.org/10.1002/14651858.CD010318.pub2.
28. Armstrong DG, Attinger CE, Boulton AJ, Frykberg RG, Kirsner RS, Lavery LA, Mills JL. Guidelines regarding negative wound therapy (NPWT) in the diabetic foot. Ostomy Wound Manage. 2004;50(4B Suppl):3S–27S.
29. Venturi ML, Attinger CE, Mesbahi AN, Hess CL, Graw KS. Mechanisms and clinical applications of the vacuum-assisted closure (VAC) Device: a review. Am J Clin Dermatol. 2005;6(3):185–94.

第 22 章 夏科足

夏科足，又称夏科神经性骨关节病(CN)、糖尿病神经性骨关节病(DNOAP)。它是一种炎症综合征，其特征是由基础的神经病变、创伤和骨代谢紊乱引起的不同程度的骨和关节紊乱。本章对夏科足潜在的发病机制不做过于详细的阐述，只在一定程度上做出必要的讨论，为了让读者了解夏科足。而且，即使在 Jean Martin Charcot 去世 120 年后，夏科足发病机制的某些方面仍存在争议，仍停留在假设阶段。

22.1 概述

美国糖尿病学会(ADA)和美国足病师学会(APMA)关于夏科足共识中指出，糖尿病夏科足综合征是一种严重的、威胁肢体的糖尿病下肢并发症[1]。1883 年，Jean Martin Charcot (1825—1893)描述了罹患梅毒而导致痛觉丧失的患者足部骨骼的破坏[2]。那时，相关学者就在讨论，对于夏科足的发病原因究竟是外部因素(如创伤后患肢的持续负重)，还是内部因素(如血管调节改变或骨代谢受损)起主要作用，这种讨论一直持续到今天[3,4]。糖尿病是目前世界上最常见的导致神经性骨关节病的疾病。许多周围神经病变(酒精或药物引起的神经病变、麻风病)以及脊髓和神经根病变(如脊髓空洞症)也可能与夏科足有关。

与此同时，夏科足共识认为，夏科足的发展并不是单一因素导致，各种风险因素或既往事件会增加其发展的可能性。

现如今，我们能确认的是：

1.周围神经病变是患侧肢体的带有共性的特征，因此，患者对痛性损伤的疼痛反应减弱。只有在相对无痛的受累足部持续负重，才会出现 Charcot 所描述的发生在梅毒患者的类似的广泛病变，这种病变可能会出现在其他临床周围神经病变患者中(如糖尿病性神经病变、遗传性神经病变、酒精性神经病变、麻风病)[5]。

2.足部良好的血液供应足以引起炎症反应。在周围血流严重缺乏的情况下，发生进展型夏科足很罕见。事实上，接受搭桥手术或血管成形术的患者，患侧足部血流恢复正常后的一段时间被认为是夏科足进展的特殊风险因素[6]。因此，周围动脉闭塞性疾病的存在并不能从根本上排除夏科足存在的可能性[7]。

此外，还有一些假说试图为夏科足的临床表现提供病理生理学解释：

1.Charcot 本人也怀疑夏科足的潜在特征是与周围神经病变相关的骨代谢缺陷相关[2]。

既往骨量减少可能会影响到 1 型糖尿病患者[8]。

2.肥胖作为夏科足进展的危险因素仍存争议[9]。

3.长期以来,周围自主神经病变伴毛细血管调节异常(过度灌注)也被认为是急性夏科足发生的重要病理机制[10,11]。最近的一项研究发现,无论是否出现神经性骨病,糖尿病周围神经病变患者的 C 类神经纤维功能都有严重损害。然而,对于进展型夏科足的患者,最大微血管充血反应(MMH)出人意料地比其他患者更好[12]。最终,在 2011 年一项报告中,作者将其观察结果解释为,急性夏科足的充血仅仅是局部炎症过程的表达,而不是周围交感神经病变导致的[13]。

4.如今,人们普遍认为,夏科足是由创伤(通常不被注意到的微创伤)引起的,在易感人群中由于炎症反应失控而持续存在。然而,发热、白细胞增多或 C 反应蛋白升高往往远不如肿胀、红斑和体温升高的临床炎症表现明显[14]。所述的炎症过程是由促炎细胞因子(肿瘤坏死因子-α、白细胞介素-1β)的释放触发的,进而导致由各类局部细胞参与 NF-κB 配体(RANKL)的受体激活表达增加。RANKL 触发 NF-κB 的合成。在生理条件下,这既刺激了前体细胞成熟演变为破骨细胞(分解骨质的细胞),也刺激了成骨细胞(构建骨质的细胞)产生骨保护素拮抗剂。受损肢体的持续创伤导致促炎细胞因子、RANKL、NF-κB 和破骨细胞持续产生,进而导致典型夏科足的溶骨过程[15]。

5.医源性损伤可以触发潜在的夏科足进程的可能性[16]。在英国注册的一项研究发现,在被诊断为进展型夏科足的患者里,有 12%的患者在确诊前的 6 个月里患足接受过某种外科手术[17]。其原因可能包括术后骨感染或医疗护理措施不当,导致患者持续负重。需要注意的是,由于失去了保护性痛觉,周围神经病变患者在手术后往往需要不同程度的保护措施。

夏科足的最初症状通常是轻微的(1 期和 2 期),但由于患肢反复遭受隐匿创伤(3 期),其症状会迅速加重。这些患者的共性是患足相对无感觉,因此来自患者的关于既往创伤史的信息往往不可靠[18]。这个阶段典型的临床表现包括足部明显肿胀、发热和经常发红,但只有轻微或中度的疼痛或不适[19](图 22.1)。测量患足和对侧足的温度时常常存在几摄氏度的差异[20]。除了临床评估之外,测量、对比双足皮温是诊断[21]和监测急性夏科足的常用方法[22]。用体温计测量皮温差,如果受累一侧的温度较对侧升高 1℃,这种温差就是病态的(图 22.2)。从测量皮温角度来说,仔细扫描可疑区域的皮肤是很重要的。皮温升高现象可能只出

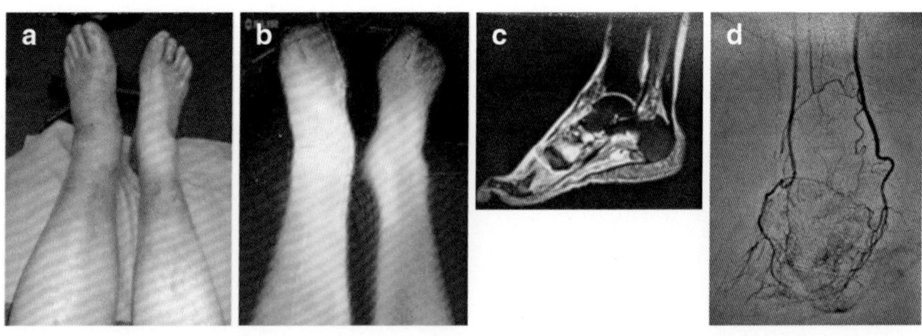

图 22.1　(a)急性夏科足的临床表现。(b)用安卓手机结合 FLIR ONE™ 设备拍摄的红外线成像图片。(c)磁共振 T2 压脂 STIR 序列成像。(d)DSA 显示大量血管生成。

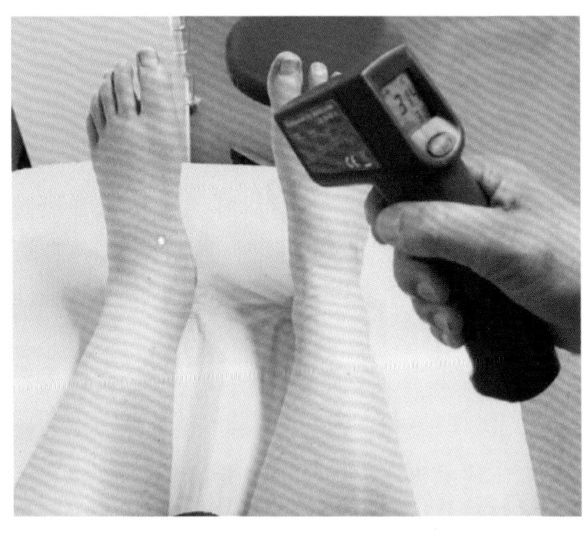

图 22.2 用表面(红外线)温度计测量皮肤某点温度。

现在小范围内,这可以作为放射学评价结果的一个关键指标。

常规 X 线检查被推荐作为夏科足诊断和评估的主要影像学检查方法[1]。该方法成本低且普遍适用,但在夏科足的早期(1~3 期),其检查结果可能是正常的。由于在夏科足初期及时确诊对疾病的预后至关重要,因此基于 X 线表现的分类[23]已不再是最先进的方法[24]。在夏科足早期,磁共振成像(MRI)[25]或核医学检查[26]被认为是确诊或排除该病的首选诊断方法。

骨髓水肿是创伤后过载或应力损伤造成的诸多表现中首先可辨认的影像学表现。Kiuru 等对 MRI 检查结果进行分类,并成为分级系统的基础[27]:

Ⅰ级:骨髓内水肿(X 线阴性)

Ⅱ级:骨膜内水肿(X 线阴性)

Ⅲ级:肌肉水肿、骨膜水肿和骨髓内水肿(X 线阴性)

Ⅳ级:骨折线(X 线阴性或阳性)

Ⅴ级:骨皮质骨痂(X 线阳性)

如果不进行治疗,在急性期出现的病理性骨和关节改变可导致疾病进展至骨折(4 期)、脱位(5 期),并且根据发病位置,患足或多或少会出现明显畸形(6 期)[28](见第 22 章,第 22.2 节自然病程)。

已经建立的 Sanders & Frykberg 分类系统,用来描述不同的发病位置的夏科足。然而,这只一个影像学的分类,虽然可能会涉及几个关节复合体,但并不能从这个分类中得出严格的治疗建议(图 22.3)。

Sanders Ⅰ型:跖趾关节(15%)

Sanders Ⅱ型:跖跗关节复合(40%)

Sanders Ⅲ型:跗横关节(30%)

Sanders Ⅳ型:踝关节(10%)

Sanders Ⅴ型:跟骨(5%)

实际结果 一般认为,终止持续的负重会带来完整结构的重建。目前认为,早期诊断和

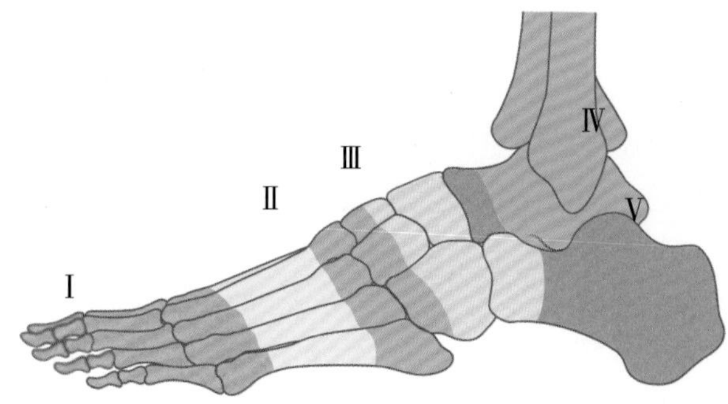

图 22.3　按发病位置进行分类的夏科足(Sanders Ⅰ~Ⅴ型)(modified after Baumgartner[30])。

持续减压是治疗的基础。延误诊断则会导致预后差,并发症发生率增加[31]。

注　仅仅是简单地告诉有周围神经病变的患者在受伤(扭伤等)后不要负重,这是医生对疾病严重程度的疏忽。了解周围神经病变的严重程度,尽一切努力以确保足部不受压力,尽管受压是患者不会注意到的、隐匿的、微小的、难以避免的,但却会给患足造成伤害。

22.2 自然病程

图 22.4 为夏科足不同分期的病理及诊断情况。

- 从 3 期开始(炎症反应),可以定义为“夏科足”。
- 最初的创伤可能不会引起患者的注意,如从自行车上下来的时候。

持续进度

分期	病理学	临床表现	影像学表现
1	初损伤	例如扭伤、软组织肿胀	
2	潜伏	没有可识别或典型表现的持续损伤	MRI:可能是偶然发现的轻微的骨髓水肿
3	炎症反应	皮肤温度升高、肿胀、红斑,可能会出现疼痛	MRI:骨髓水肿 CT:骨重建
4	骨折	如上所述,可能是骨端过度活动或裂开	X 线:骨折或韧带断裂的相应表现,如由于 Lisfranc 韧带断裂导致第 1 和第 2 跖骨之间的间隙变大
5	脱位	如上所述	X 线:足部受影响骨位置异常
6	畸形	外观可见的足结构改变	X 线/CT:骨折和骨位置改变
7	倾斜畸形	足功能性负重轴的位移	
8	肢体功能丧失	倾斜畸形导致行走障碍	
除了夏科足病损本身,溃疡或肿胀可能发展成新的或非生理的骨突起			
A	无溃疡		
B	溃疡	与骨折部位无关的溃疡	缺损
C	窦道	与骨折区域相关的溃疡和其他的损伤	可能会有窦道形成或气体产生

图 22.4　夏科足不同分期的病理及诊断情况。

• 疾病进展到第 4 期(非移位性骨折),完全愈合是可能的,此后,有可能出现持续损伤伴部分愈合。

• 虽然第 5 期没有典型的陈旧性骨折,但通常有撕脱性骨折。

22.3 夏科足伴相应溃疡

夏科足同时存在溃疡时,夏科关节病和骨髓炎的鉴别诊断往往非常困难。磁共振成像(MRI)在鉴别诊断中起重要作用[32]。在未来,DWI(扩散加权成像)技术可能对两种疾病的鉴别会有所帮助[33](图 22.5)。

感染后的夏科足作为独立个体因素,与高截肢率高度相关,需要在专门的中心进行特别治疗。在早期,彻底清除感染组织(骨骼、肌腱、关节)的情况下,通常可以保持残余足部承受重量的能力(图 22.6)。

22.4 固定

固定受累骨质的关节是夏科足治疗的基础。

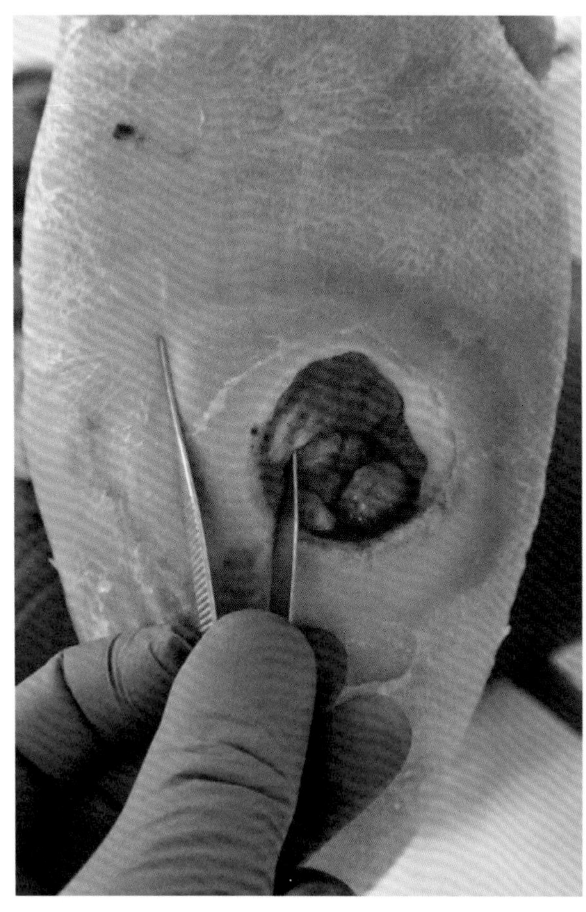

图 22.5 伴有足底溃疡、窦道及骨受累的夏科足。

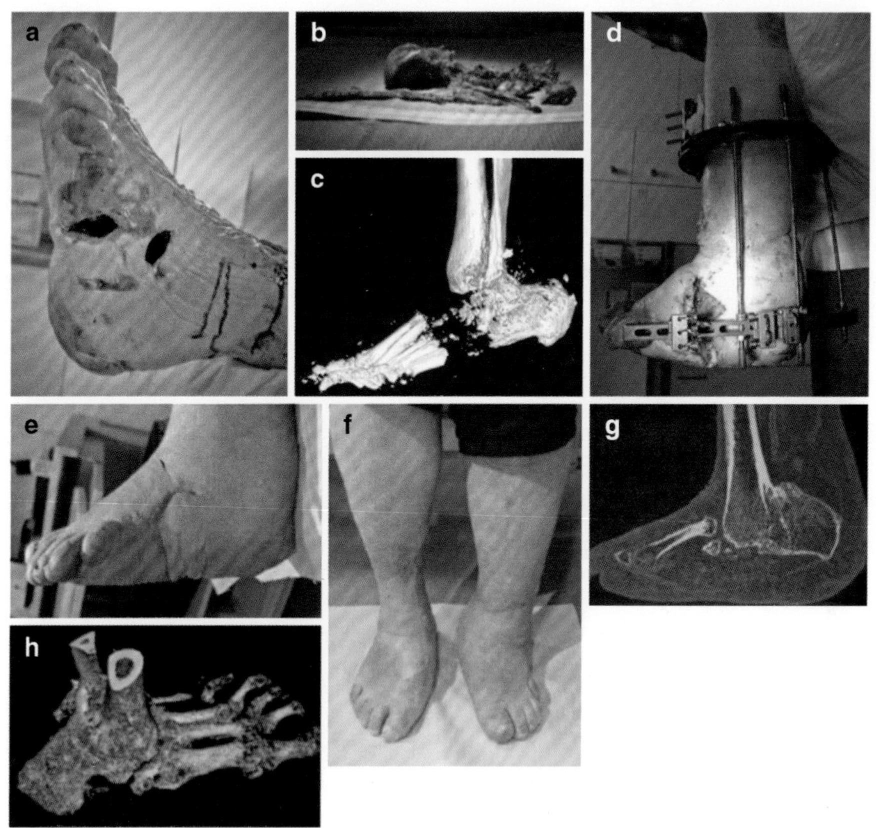

图 22.6　(a~h)感染后的夏科足，初步清创并切除感染的骨质，组合环式外固定器下跟骨融合。术后 9 个月的效果。

22.4.1 疑似夏科足：应按急诊患者处理

由于一旦进入第 5 期(脱位)，就不可能完全恢复，而且这一阶段可以在任何时候发生，或者在没有保护的情况下突然出现。因此如果怀疑为夏科足，必须毫不拖延、立即采取适当的固定。如果足部出现单侧无痛炎症反应，皮肤温度升高和明显肿胀，但全身反应轻微，则高度怀疑为夏科足。如果没有骨折或脱位的证据，需要等待包括 X 线、采用脂肪压迫技术的 MRI 等辅助检查结果确认后方能确诊。在确诊前应该给患足适当的固定[34]！

22.4.2 固定与非负重装置

治疗的最重要措施是关节的制动，它对病变结构的恢复起至关重要作用。标准的操作是使用全接触式支具(TCC)或者可拆卸石膏夹板[35]。这种固定提供了三维固定模式，可阻止包括踝关节和前足与脚趾之间的所有运动，使负荷转移到整个足底，部分转移到胫骨和小腿。

通过减少行走来减轻负重在早期是理想的，但是这并不是长期的治疗方式。在骨再生阶段，骨的机械载荷对正常的重塑是必不可少的。然而，对于病变位置位于后足(跟骨或距骨)的患者来说,较长时间佩戴减负装置有利于患者恢复,这可以通过佩带胫骨踝部支持的双壳石膏夹板来实现。

22.4.3 固定时间

固定应该持续多长时间,目前还没有最终定论[36]。如果临床症状(特别是肿胀和皮肤温度升高)已经消退了几个星期,而且病情还在持续好转,那么可以谨慎地考虑使用定制鞋。在患足可以运动前,应详细规划时间表,用以制作病程中所有必要的定制鞋,以避免漫长的制鞋过程带来的长时间等待。临时给予 MRI 检查可以指导固定时间,但影像学表现(如骨髓水肿)的消退非常缓慢。

22.4.4 预防静脉血栓

目前还不清楚,对于一个周围神经病变患者来说,利用骨折的腿行走并激活肌肉泵以预防静脉血栓,还是用肝素预防静脉血栓这两种方法的利弊如何。有研究表明,184 例患者在接受了 879 个 TCC 且没有肝素化的治疗后,经过 18 个月的观察,其中 26 例患者利用静脉血栓扫描方法排除了静脉血栓形成[37],其余患者未见静脉血栓临床证据。因此,没有患者被诊断为静脉血栓。总之,在这个大样本研究中,没有患者需要应用肝素化来预防静脉血栓。

22.5 外科治疗

迄今为止发布的国家和国际指南中,没有对有结构式的外科治疗提出任何明确的推荐意见。

一项关于夏科神经性关节病手术治疗方法研究的系统回顾分析发现,在总结了关于外生骨赘切除术、跟腱延长术、融合术的 95 项非对照回顾性队列分析后发现,所有的结果仅构成Ⅳ或Ⅴ级证据[38]。

目前的治疗遵循"最佳临床实践"的原则,且有必要进行对照研究。可以在德-奥共识文件中找到如何开始夏科足外科治疗的第一步[39]。

22.5.1 去除骨赘

在稳定的跖行足患者中,跖跗关节骨性脱位可导致足底压力增加,进而引发新的或复发性软组织损伤。如果不能通过穿着合适的鞋来改善,可以通过手术切除这种"假性外生骨赘",以减小足底压力(图 22.7)。微创手术治疗也适用于此病(图 22.8)。

22.5.2 重建

在急性脱位或明显不稳定的情况下应保守治疗,如利用 TCC 复位和保持位置的治疗方法通常是不成功的。因此,一旦早期的肿胀消退,应尽早考虑手术治疗。在这个阶段,将患足固定在一个适当的解剖位置比"愈合"在一个变形的位置时再进行畸形矫正术更容易(图 22.9)。

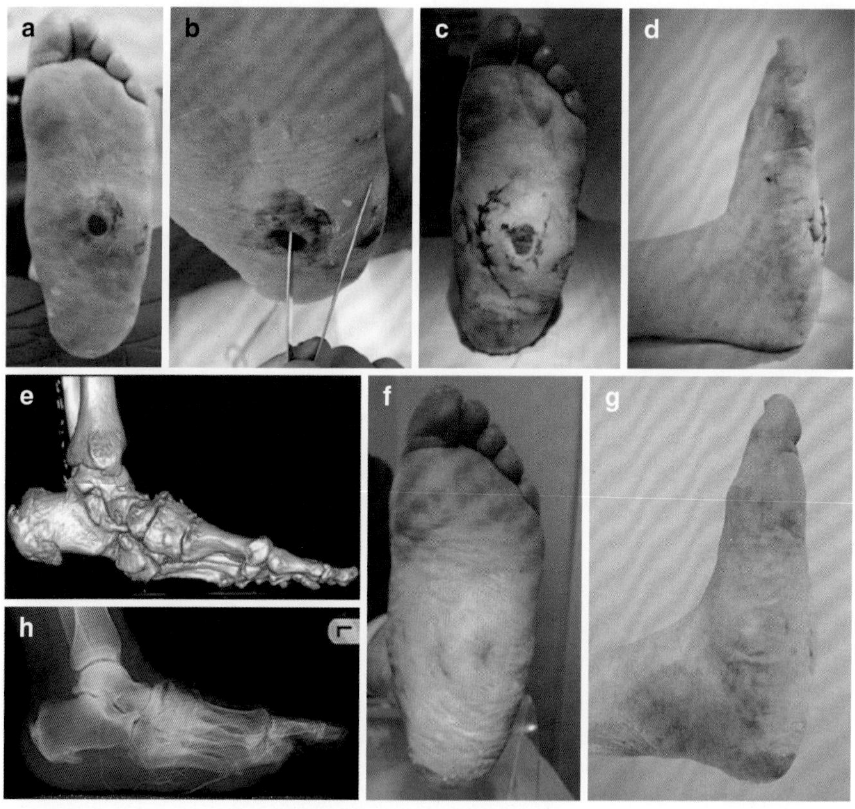

图 22.7　(a~h)切除骨赘的病例。

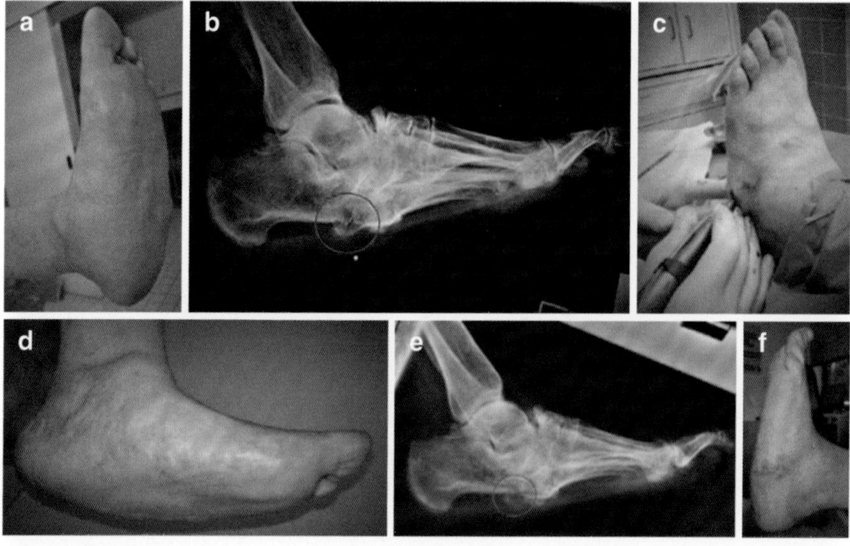

图 22.8　微创切除跟骨关节区骨性凸起，在反复调整穿着骨科定制鞋后，患者足底出现复发病损。(a,b)术前。(c)术中。(d,e)术后。(f)术后第 7 天。

如果患足不能通过穿着合适的定制鞋达到无损伤且能负重的效果，通常需要进行重建手术。溃疡的存在不是外科干预的禁忌证。外科手术应达到纠正所有空间维度上的畸形。与其他骨科手术相比，对于夏科足患者应采用"减法"而非"加法"策略，即"宁可牺牲部分骨质，也不应额外增加骨质"。

22.5.3 跟腱延长术

临床上常见马蹄足畸形，可通过跟腱延长术来进行矫正（图 22.10）[40]。该手术可采用经皮小切口操作。不推荐完全切断跟腱，因为有跟行步态以及随之而来的足底溃疡的风险[41]。

如果马蹄足畸形合并高弓足畸形，可发生外侧柱脱位，有时甚至会出现关节骨质外露。这种畸形不能通过传统的减压术来处理，而需要专业的外科手术策略（图 22.11）。

在扁平足合并小腿肌肉复合体挛缩的情况下，经常会发生距舟关节脱位和相应的骨质外露。这种情况下穿着定制鞋负重行走是不恰当的，只能通过外科手术进行干预（图 22.12）。

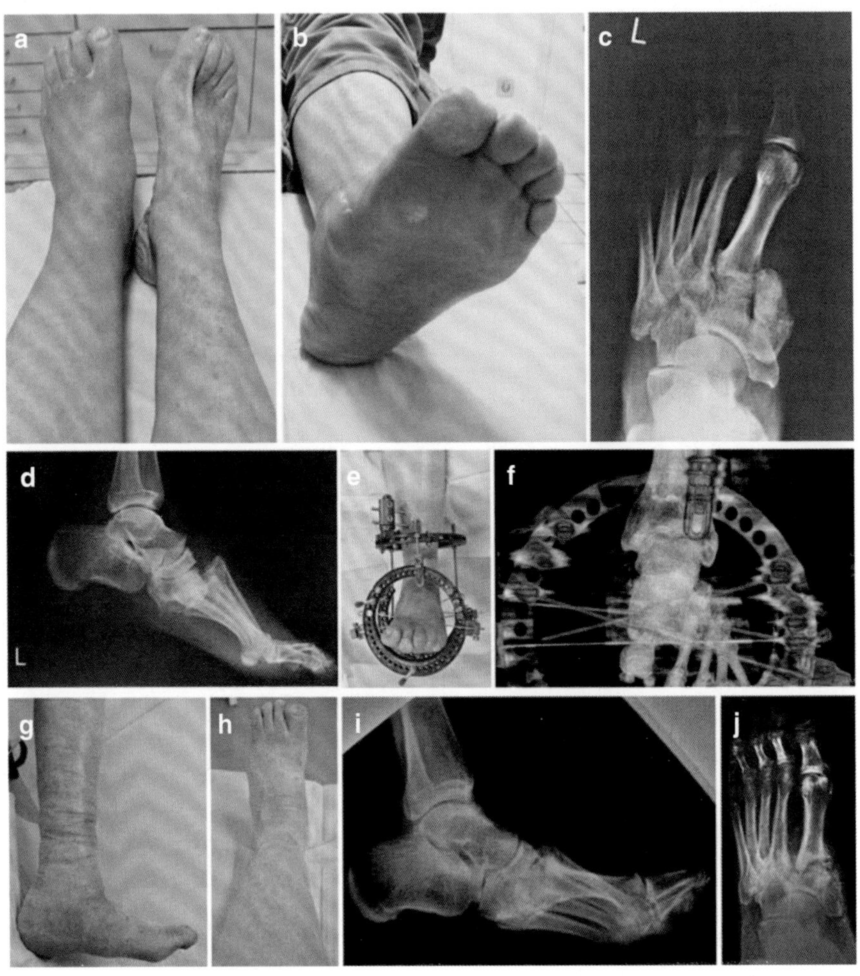

图 22.9 (a~d)跌倒后持续负重，伤后 5 天 Lisfranc 复合体急性脱位。(e,f)手术矫正内侧柱和切除内侧(第1)楔骨，使用组合式环形外架固定。(g~j)术后 6 个月，患者穿着矫形鞋治疗时的临床表现和影像学表现。

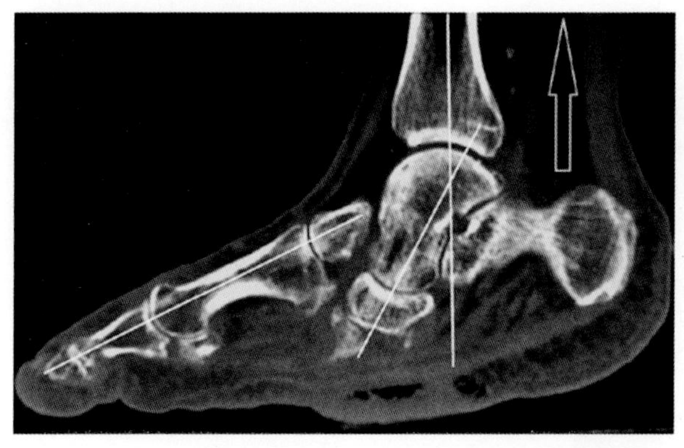

图22.10 CT扫描矢状面显示,马蹄足畸形患者在无痛行走过程中,Lisfranc复合体区域的脱位“代偿”,导致典型的摇椅足畸形。

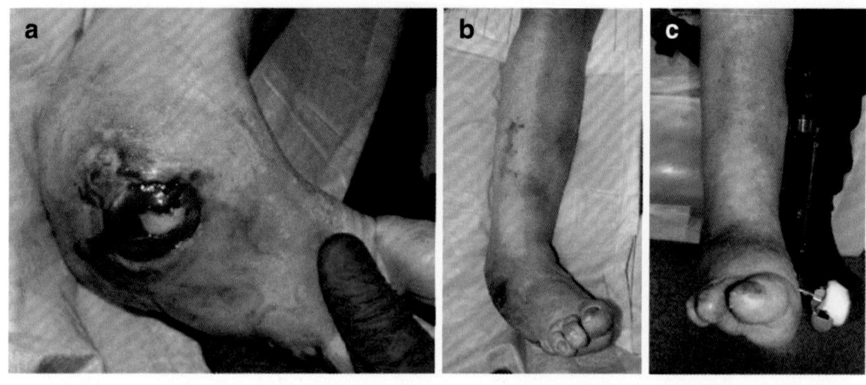

图22.11 (a~c)距下关节脱位伴距骨外露,皮肤缺损,距骨复位固定,跟腱Z-成形术。

22.6 总结

- 固定是夏科足的治疗基础。外科手术可对其进行辅助治疗。
- 疑似夏科足患者应被当做急诊患者看待。及时开始适当的治疗,早期阻断恶化进程,可预防下肢功能损伤甚至功能丧失。即使诊断最初不能得到确认,也不应延误治疗时机。

22.7 推荐文献

Robert G. Frykberg(Ed.).:The Diabetic Charcot Foot:Principles and Management.
1st edition 2009,294 pages,ISBN-13:978-1-57400-130-3。

由多名美国和欧洲专家撰写,详细介绍了糖尿病夏科足的发病机制、自然病程、保守治疗和外科治疗。该书是第一部全面介绍相关主题的国际性著作。

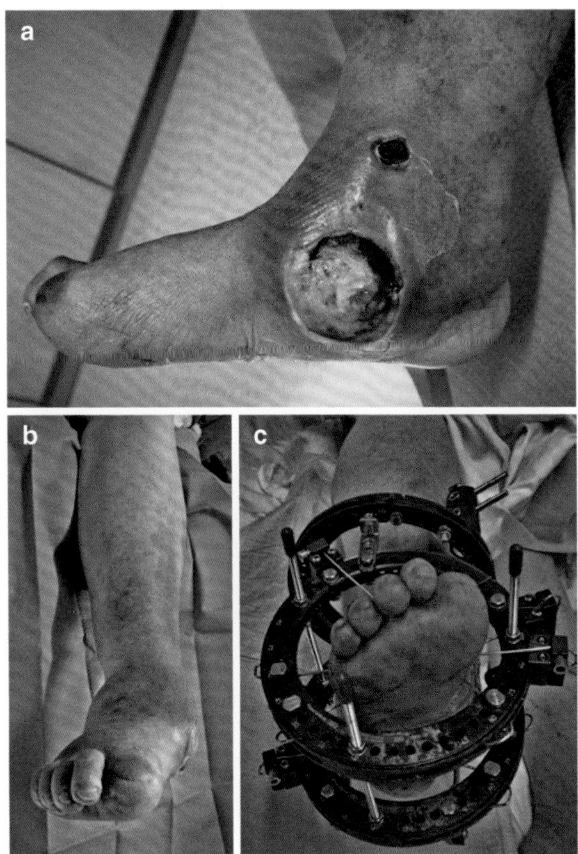

图 22.12 (a~c)距舟关节内侧皮肤破溃,骨外露。复位后,组合式环形外架固定和跟腱Z-成形术。

(刘军 译 冉兴无 校)

参考文献

1. Rogers LC, Frykberg RG, Armstrong DG, Boulton AJ, Edmonds M, Van GH, Hartemann A, et al. The Charcot foot in diabetes. Diabetes Care. 2011;34(9):2123–9. https://doi.org/10.2337/dc11-0844.
2. Hoche G, Sanders LJ. On some arthropathies apparently related to a lesion of the brain or spinal cord, by Dr J.-M. Charcot. January 1868. J Am Podiatr Med Assoc. 1992;82(8):403–11.
3. Chantelau E, Onvlee GJ. Charcot foot in diabetes: farewell to the neurotrophic theory. Horm Metab Res. 2006;38(6):361–7. https://doi.org/10.1055/s-2006-944525.
4. Sanders LJ. The Charcot foot: historical perspective 1827-2003. Diabetes Metab Res Rev. 2004;20(Suppl 1):S4–8. https://doi.org/10.1002/dmrr.451.
5. Wienemann T, Chantelau EA, Richter A. Pressure pain perception at the injured foot: the impact of diabetic neuropathy. J Musculoskelet Neuronal Interact. 2012;12(4):254–61.
6. Edelman SV, Kosofsky EM, Paul RA, Kozak GP. Neuro-osteoarthropathy (Charcot's joint) in diabetes mellitus following revascularization surgery. Three case reports and a review of the literature. Arch Intern Med. 1987;147(8):1504–8.
7. Palena LM, Brocco E, Ninkovic S, Volpe A, Manzi M. Ischemic Charcot foot: different disease with different treatment? J Cardiovasc Surg. 2013;54(5):561–6.
8. Petrova NL, Foster AV, Edmonds ME. Difference in presentation of charcot osteoarthropathy in type 1 compared with type 2 diabetes. Diabetes Care. 2004;27(5):1235–6.
9. Stuck RM, Sohn MW, Budiman-Mak E, Lee TA, Weiss KB. Charcot arthropathy risk elevation

in the obese diabetic population. Am J Med. 2008;121(11):1008–14. https://doi.org/10.1016/j.amjmed.2008.06.038.
10. Duncan CP, Shim SS. J. Edouard Samson Address: the autonomic nerve supply of bone. An experimental study of the intraosseous adrenergic nervi vasorum in the rabbit. J Bone Joint Surg Br. 1977;59(3):323–30.
11. Edmonds ME, Roberts VC, Watkins PJ. Blood flow in the diabetic neuropathic foot. Diabetologia. 1982;22(1):9–15.
12. Baker N, Green A, Krishnan S, Rayman G. Microvascular and C-fiber function in diabetic charcot neuroarthropathy and diabetic peripheral neuropathy. Diabetes Care. 2007;30(12):3077–9. https://doi.org/10.2337/dc07-1063.
13. Christensen TM, Simonsen L, Holstein PE, Svendsen OL, Bulow J. Sympathetic neuropathy in diabetes mellitus patients does not elicit Charcot osteoarthropathy. J Diabetes Complicat. 2011;25(5):320–4. https://doi.org/10.1016/j.jdiacomp.2011.06.006.
14. Petrova NL, Moniz C, Elias DA, Buxton-Thomas M, Bates M, Edmonds ME. Is there a systemic inflammatory response in the acute charcot foot? Diabetes Care. 2007;30(4):997–8. https://doi.org/10.2337/dc06-2168.
15. Jeffcoate WJ, Game F, Cavanagh PR. The role of proinflammatory cytokines in the cause of neuropathic osteoarthropathy (acute Charcot foot) in diabetes. Lancet. 2005;366(9502):2058–61. https://doi.org/10.1016/s0140-6736(05)67029-8.
16. Aragon-Sanchez J, Lazaro-Martinez JL, Hernandez-Herrero MJ. Triggering mechanisms of neuroarthropathy following conservative surgery for osteomyelitis. Diabet Med. 2010;27(7):844–7. https://doi.org/10.1111/j.1464-5491.2010.03019.x.
17. Game FL, Catlow R, Jones GR, Edmonds ME, Jude EB, Rayman G, Jeffcoate WJ. Audit of acute Charcot's disease in the UK: the CDUK study. Diabetologia. 2012;55(1):32–5. https://doi.org/10.1007/s00125-011-2354-7.
18. Armstrong DG, Todd WF, Lavery LA, Harkless LB, Bushman TR. The natural history of acute Charcot's arthropathy in a diabetic foot specialty clinic. Diabet Med. 1997b;14(5):357–63. https://doi.org/10.1002/(SICI)1096-9136(199705)14:5<357::AID-DIA341>3.0.CO;2-8.
19. Caputo GM, Ulbrecht J, Cavanagh PR, Juliano P. The Charcot foot in diabetes: six key points. Am Fam Physician. 1998;57(11):2705–10.
20. McGill M, Molyneaux L, Bolton T, Ioannou K, Uren R, Yue DK. Response of Charcot's arthropathy to contact casting: assessment by quantitative techniques. Diabetologia. 2000;43(4):481–4. https://doi.org/10.1007/s001250051332.
21. Armstrong DG, Lavery LA, Liswood PJ, Todd WF, Tredwell JA. Infrared dermal thermometry for the high-risk diabetic foot. Phys Ther. 1997a;77(2):169–75; discussion 176–167.
22. Armstrong DG, Lavery LA. Monitoring healing of acute Charcot's arthropathy with infrared dermal thermometry. J Rehabil Res Dev. 1997;34(3):317–21.
23. Eichenholtz SN. Charcot joints. Springfield, IL: Charles C Thomas; 1966.
24. Chantelau EA, Grutzner G. Is the Eichenholtz classification still valid for the diabetic Charcot foot? Swiss Med Wkly. 2014;144:w13948. https://doi.org/10.4414/smw.2014.13948.
25. Morrison WB, Ledermann HP, Schweitzer ME. MR imaging of the diabetic foot. Magn Reson Imaging Clin N Am. 2001;9(3):603–13, xi.
26. Palestro CJ, Mehta HH, Patel M, Freeman SJ, Harrington WN, Tomas MB, Marwin SE. Marrow versus infection in the Charcot joint: indium-111 leukocyte and technetium-99m sulfur colloid scintigraphy. J Nucl Med. 1998;39(2):346–50.
27. Kiuru MJ, Pihlajamaki HK, Ahovuo JA. Bone stress injuries. Acta Radiol. 2004;45(3):317–26.
28. Sinha S, Munichoodappa CS, Kozak GP. Neuro-arthropathy (Charcot joints) in diabetes mellitus (clinical study of 101 cases). Medicine (Baltimore). 1972;51(3):191–210.
29. Frykberg RG, Zgonis T, Armstrong DG, Driver VR, Giurini JM, Kravitz SR, Landsman AS, et al. Diabetic foot disorders. A clinical practice guideline (2006 revision). J Foot Ankle Surg. 2006;45(5 Suppl):S1–66. https://doi.org/10.1016/s1067-2516(07)60001-5.
30. Baumgartner R, Möller M, Stinus H. Orthopädieschuhtechnik. 2. Aufl.: C. Maurer Druck und Verlag GmbH & Co. KG; 2013.
31. Pakarinen TK, Laine HJ, Maenpaa H, Mattila P, Lahtela J. Long-term outcome and quality of life in patients with Charcot foot. Foot Ankle Surg. 2009;15(4):187–91. https://doi.org/10.1016/j.fas.2009.02.005.
32. Berendt AR, Lipsky B. Is this bone infected or not? Differentiating neuro-osteoarthropathy from osteomyelitis in the diabetic foot. Curr Diab Rep. 2004;4(6):424–9.
33. Herneth AM, Friedrich K, Weidekamm C, Schibany N, Krestan C, Czerny C, Kainberger F. Diffusion weighted imaging of bone marrow pathologies. Eur J Radiol. 2005;55(1):74–83. https://doi.org/10.1016/j.ejrad.2005.03.031.
34. Tan AL, Greenstein A, Jarrett SJ, McGonagle D. Acute neuropathic joint disease: a medical

emergency? Diabetes Care. 2005;28(12):2962–4.

35. Petrova NL, Edmonds ME. Charcot neuro-osteoarthropathy-current standards. Diabetes Metab Res Rev. 2008;24(Suppl 1):S58–61. https://doi.org/10.1002/dmrr.846.
36. Christensen TM, Gade-Rasmussen B, Pedersen LW, Hommel E, Holstein PE, Svendsen OL. Duration of off-loading and recurrence rate in Charcot osteo-arthropathy treated with less restrictive regimen with removable walker. J Diabetes Complicat. 2012;26(5):430–4. https://doi.org/10.1016/j.jdiacomp.2012.05.006.
37. Stafford M, Bates M, Jemmott T, Tang W, Lucas J, Walton D, Mottolini N et al. Total contact casting is a safe treatment modality for acute charcot osteoarthropathy and neuropathic ulceration and is not associated with increased incidence of deep vein thrombosis. In Diabetic Foot Study Group, 14th Scientific Meeting 2017, Porto; 2017.
38. Lowery NJ, Woods JB, Armstrong DG, Wukich DK. Surgical management of Charcot neuroarthropathy of the foot and ankle: a systematic review. Foot Ankle Int. 2012;33(2):113–21. https://doi.org/10.3113/FAI.2012.0113.
39. Koller A, Springfeld R, Engels G, Fiedler R, Orthner E, Schrinner S, Sikorski A. German-Austrian consensus on operative treatment of Charcot neuroarthropathy: a perspective by the Charcot task force of the German Association for Foot Surgery. Diabet Foot Ankle. 2011;2. https://doi.org/10.3402/dfa.v2i0.10207.
40. Mueller MJ, Sinacore DR, Hastings MK, Strube MJ, Johnson JE. Effect of Achilles tendon lengthening on neuropathic plantar ulcers. A randomized clinical trial. J Bone Joint Surg Am. 2003;85-A(8):1436–45.
41. Colen LB, Kim CJ, Grant WP, Yeh JT, Hind B. Achilles tendon lengthening: friend or foe in the diabetic foot? Plast Reconstr Surg. 2013;131(1):37e–43e. https://doi.org/10.1097/PRS.0b013e3182729e0b.

第 23 章
足诊所的组织形式

在这一章里，作者们对已有的经验和思考进行了总结，提出了一个对所有足诊所都具有挑战性的问题：将如何最好地构建诊所？其目的是提出一个可供参考的建议。如果适用，还须考虑诊所的具体状况并结合各自的需求进行调整。这个问题永远不会得到最终解决方案，也不会使所有人都满意。这很大程度上取决于良好的组织：雇员们的工作满意度，患者的等候时间及患者的满意度，还有诊所在经济上的必要支持。在经济相对困难的情况下，一旦有改善的机会，就立刻做相应的调整，以确保诊所的生存与发展。

23.1 概述

可以在糖尿病足患者的家中、足诊所、社区医院，还有医院住院部中为患者提供医疗服务。这其中的每一个环节，都无法涵盖所有必要的服务，而是由此可以链接到其他的机构服务，以此满足所有的需求。“做自己最擅长的，余下的交接给其他部门”[1]。德国糖尿病足工作组要求与重要的合作伙伴通过书面合作协议做出最低限度的承诺认证。这个有效的组织形式在诊所的运作过程中是非常困难的，因为不可预测的事件可能会打乱预先做出的计划。在一些国家，由于医保支付的能力不足而导致医务人员数量低于实际需要。

一些国家的医疗工作是这样安排的：每个就诊患者得面见医生。但是，这取决于各国的法律以及职业技术水准。比如，在足诊疗方面就有所不同，从修剪趾甲，再到由足医开出药物或者器具后进行手术。这样的国际性的操作标准非常值得赞赏。但是对于糖尿病足患者，需要牢记的是，足部的问题是糖尿病以及诸多其他并发症的共同结果。基于这一点，医生与其他的专业人员的分工与合作就非常重要。如果决策者是医生，那么他们必须尽可能多地接触病例，以增加技能和经验。他们的主导地位不仅应建立在等级制度的基础上，还应建立在更好的教育和更多的经验的基础上。

一般的工作流程如下。

- 接收患者，并将患者纳入管理系统。
- 使患者的足部裸露出来。
- 控制任何减压效果。
- 除去敷料，使创面露出。
- 创面清创。

- 记录患者信息及病历。
- 医疗专业人员进行评估和指导。
- 为患者和家属提供指导和建议。
- 创面敷料处理。
- 创面包扎和检查减压。
- 开具处方并预约下一次门诊时间。
- 清洁、消毒操作间,为下一位患者的治疗做准备。

工作的组织形式取决于房间的数量和工作人员的数量,以及对患者进行预先的分组。可以按照病情做出这样的分类:处于感染活跃期的患者,处于康复阶段的患者,需要作为急症处置的患者以及携带特殊病菌的患者。就成本而言,人工的成本是最高的,是房间成本的3~5倍。要细仔控制预算和合理配置资源,为员工营造一个完美的工作环境,不为仪器、材料和房间所限制。比如,为10位患者提供服务时,由2名专业人员在3个房间里工作2~3个小时,可能比由1名专业人员在1个房间里操作一整天效果更好。优化工作环境会取得巨大的经济效益。

随着可使用房间的数量增加,工作效率会显著提高。效率并不是患者更换敷料的速度决定了工作的节奏,而是至少有2个房间可供1位工作人员使用,如果有更多的工作人员,则至少需要3个房间可供使用,这样就可以实现最高的工作效率。

高效率工作的要诀应包括如下内容。

- 一定要有一个负责人在监督着谁在等待,谁在被需要,以及每间房间里面都发生了什么。这个人不一定要有很多关于疾病的治疗经验,但是要有相应的组织能力。这个起协调作用的人,还可以短暂地去帮助其他的工作人员。
- 谨慎决定具体由哪个团队成员来处理严重的情况,处理严重情况是非常耗时的。如果这项工作不是由最具有专业处治经验的人来承担,可能效率更高。
- 不应该出现工作人员由于其他成员或者房间不可用而无法开展工作的情况。

最困难的挑战之一是通过缜密的计划将意外情况的影响降到最低。典型情况为急症患者,其有预约挂号但同时患有其他严重的疾病。另外的情况为患者没有挂号预约,或者其被认为是耗时较多而实际用时少于预计时间。如此,则可能导致其他工作效率低下的情况。因此,应该有如下的考量。

- 哪些行政管理工作可以在未接诊患者的时候完成?
- 在任务量大的情况下,哪些步骤可以被推迟?
- 在任务量大的情况下,哪些环节可以向其他人寻求帮助而不造成工作的冲突。

如果出现以上情况,团队就要迅速考虑做出调整。负责总体监管的工作人员要了解患者的等候时间已经达到预先的设定限度,要考虑加快速度。在病历的特定位置,标记出单个患者预计与实际所需的诊疗时间,会很有用处。

23.2 设施

治疗室通常配备以下设施。

- 固定的治疗椅。
- 医生用椅。
- 患者衣物架。
- 符合要求的、设备齐全的洗手区域。
- 充足的照明设备。

其他设施。

- 带有可消毒键盘的计算机。
- 敷料车(如果患者是多重耐药菌的携带者,敷料车可移至其他区域)。
- 用于无菌器械和其他材料的可移动托盘。
- 摄像机和监视器,用于记录并向患者展示足底情况。
- 办公桌或者立式办公桌。

23.3 仪器

按照使用频率排列如下。

- 用于患者的常备器械。
  - 钳子;
  - 剪刀;
  - 手术刀。
- 放置在治疗区附近的常用器械。
  - 环形刮匙;
  - 锐刮勺或锐刮匙。
- 可以集中存放的非常用的器械。
  - 用于修剪出不同形状趾甲的钳子;
  - 修剪皮肤的钳子(各种型号的钳子);
  - 瘘管探头;
  - 缝合器(持针器、曲柄钳、剪刀、手术钳)。

• 用于低血糖症和心血管急症的血糖检测仪和设备,须放置在靠近护理患者的地方。这也是法律法规和机构中个人的必要能力的具体体现。

敷料材料。这是非常个性化的选择。有以下产品可供选择。

- 小孔隙泡沫。
- 大孔隙泡沫。
- 用于处理感染创面的方巾。

- 疏水纱布。
- 衬布(消毒与非消毒)。
- 棉花。
- 纱布。
- 管状绷带。
- 黏合绒布。
- 吸收分泌物敷料。
- 超吸收敷料。
- 自黏性绷带。

减压装置。

- 不同尺码的绷带鞋。
- 不同尺码的治疗性矫形鞋子。
- 不同尺码的助力行走鞋。
- 制作各种支具辅具的材料。

23.4 记录和图片的管理

创面记录至少应该包括：病因诊断(条件和诱因)，测量创面尺寸，创面、边缘和周围区域的描述，清创，包扎，换药意图[2]。

"一张照片胜似千言万语"，图片真实地记录了患者的创面(图 23.1)。然而在大多数情

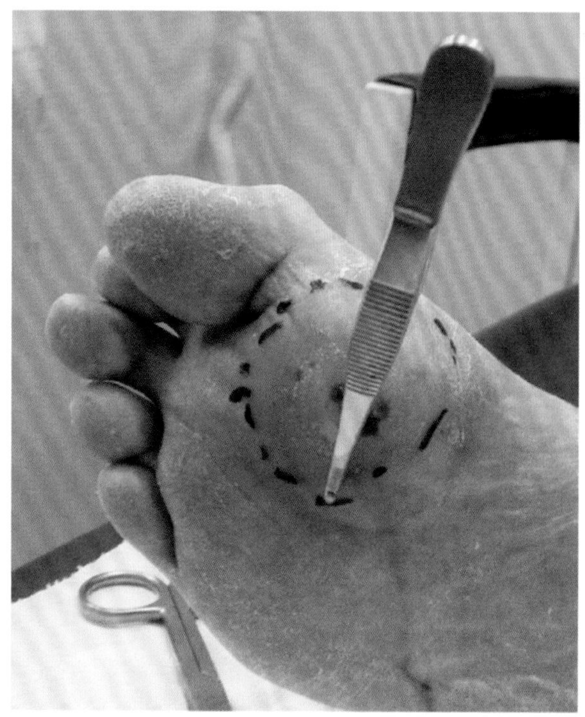

图 23.1 图片记录：隐性的创面边缘。

况下,一张图片是远远不够的。在特殊情况下,如治疗开始时,应拍摄一组固定图像。在其他情况下,通常需要拍摄 2 幅图像:一幅详细展示述创面细节,另外一幅记录创面情况,包括周围区域。图片文档不能代替书面文字描述。必须以文字形式详细描述创面,记录所进行的操作和所要达到的目的。

最好是立刻记录,同时附上图片。遗憾的是目前医疗管理工作中所使用的软件往往不尽如人意,可能还需要额外的软件支持。

23.5 创面恢复期的足部护理

创面的高复发率表明患者需要接受到足够的足部护理支持。合适的鞋子和足部护理应该成为定期足部护理的内容。为了全方位地护理患者的足部,不仅仅要关注患者就诊时穿的鞋,还要关注患者的所有鞋(图 23.2)。医生必须明白患者是不会按照规定主动穿鞋的。如果患者复诊的时候没有穿合适的鞋,表明了患者对医生的信任程度。如何处理这种情况呢?下文所提到的“选择性真实情况”,事实上会有所帮助。有时还需要医生使用幽默的语言和进行换位思考。

23.6 紧急情况

每一个有足部问题(溃疡或单侧肿胀、足部发热)但尚未在诊所就诊过或病情恶化的患者都属于急症。这样的患者应该及早就诊,不要拘泥于是否有预约。如果已经是诊所患者,一旦通过电话报告病情,患者必须在一个工作日内就诊。无论是患者本人、家属还是没有足科专业知识的医护人员,均要最低限度地进行讨论,尽快地让患者就诊。如果诊所不能提供及时的预约,必须提供一个可行的替代方案。

与这些患者接触可能要花费大量的时间,适当的计划安排可减少对预约的影响。下列组织形式可提供帮助。

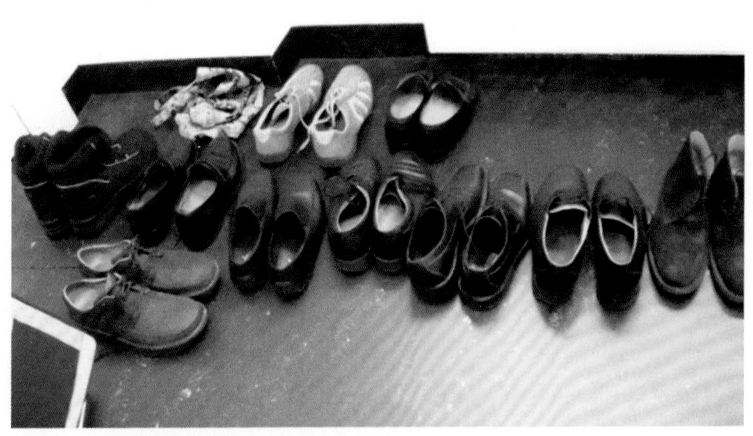

图 23.2 创面恢复期对患者各类鞋子的管理。

• 在预约时,准确告知患者所需携带的物品和材料。其中包括近期使用的药物和所有可用的医疗报告。

• 发给患者一份病史问卷,可以让患者在等候区与其他必要文件一起填写。

• 如果可能的话,将糖尿病治疗的详细病史和讨论推迟到第二次就诊时,那时患者更容易接受治疗。第一次接触对患者来说压力会很大,因为有许多新的情况需要处理。在这个阶段应该避免患者因信息过多造成的负担。

• 以书面形式告知信息。所有法律要求的内容必须告知患者,应该保障患者的应有权利。这些文件不能简单地递送,必须与患者及其家属进行讨论。

• 所有的文件必须对患者及其相关的医护人员共享。

23.7 超负荷的治疗师

不切实际的目标或缺乏目标,是"筋疲力尽"的原因。医务人员的一个不切实际的期望就是他们认为自己可以帮助每一位患者。为了避免这种挫败感,了解整个团队的表现是非常有价值的,要知道团队的协作中存在哪些实际的目标以及哪些是可以实现的目标。成就感可出现在克服困难后或在取得阶段性成就后。没有目标就永远不会有成就感,没有目标就会产生"怎么努力也永远都不够好"的挫败感。

还有一些技巧可以应对情绪紧张或态度较为急躁的患者,如"选择性真实"(Ruth Cohn)。简单地说,医务人员说出来的每句话必须是真实的,但不是每个真实的情况都必须说出来。适当地做出调整,不是基于医务人员的情绪,而是根据患者的具体情况。真实是重要的,但同样重要的是要把情况作为一个整体来认识,并选择如何表达。做出决定时,要么是直接恰当的,要么是令人动情的。也就是说,当一个情绪急躁紧张的患者基本上处于绝望之中时,不知道下一步如何为好。医务人员可以选择使用带有强烈感情色彩的语言,直接触及患者的心灵,如对其穿着时尚的鞋子而反复造成溃疡的发生感到痛心和震惊。有时,患者情绪异常的原因也可能是低血糖,在这种情况下,如果医务人员也源于冲动而责怪患者,这将导致一个悲剧性的错误。要做到这一点,不仅仅需要冷静的头脑,还需要一定的反思。这是职业行为的一部分,提出具有缓冲作用的问题,将会对你有帮助,"你具体是指什么呢?"或者"你还注意到其他什么了吗?"通过这样做,医务人员将会争取到时间去了解事件的背景因素。经常会在医患沟通的研讨会上教授此类的医患沟通技巧。

23.8 错误和投诉管理

"你最糟糕的顾客,也是你最好的朋友"[1] ——你周围总会有几个经常吹毛求疵的人,他们总是在抱怨。当冷静地进行分析时,他们的抱怨对诊所管理是有用的,还能够使得团队改进工作,变得更专业。

因此,在不给团队造成压力的情况下,了解和评估这些批评是有用的。团队要有足够的信心去化解一切不公平和个人敌意,可以选择一个具体的领域来改进。

在整个学习和改进的过程中,有些征兆是稍纵即逝的,但它们可能会预示将要发生的情况。整个团队必须对之关注并予以改进。团队应该以一种无压力的、开放的形式进行讨论。

改进的建议可在小组会议上详细拟定,其结果可成为管理文件的一部分。高效的团队会议应该有这样一个结构。

• 主题是预先确定的,每个人都明确。

• 发现了问题,但不一定能解决该问题。

• 所有参与者都必须参与主题讨论,所有必要的团队成员都必须到场。

• 解决问题要有时限。如果讨论时间过长,有必要推迟到下一次会议。这个时候可以明确,谁将负责下一次会议提案起草。

• 每次会议都要有一个协议。每一次会议之前必须要明确主题。要么成为管理文件的一个部分,要么留到下一次会议继续讨论。

23.9 推荐文献

Jeff Jarvis:What Would Google Do?Reverse-Engineering the Fastest-Growing Company in the History of the World

在互联网和社交网络时代,许多关于公司和客户之间关系的深入观察——令人鼓舞和捧腹的 416 页。

(陈梦 译　许樟荣 校)

参考文献

1. Jarvis J. What would google do? Reverse-engineering the fastest-growing company in the history of the world. New York: HarperCollins Publishers; 2009.
2. Ruttermann M, Maier-Hasselmann A, Nink-Grebe B, Burckhardt M. Local treatment of chronic wounds: in patients with peripheral vascular disease, chronic venous insufficiency, and diabetes. Deutsches Arzteblatt international. 2013;110(3):25–31. https://doi.org/10.3238/arztebl.2013.0025.

第 24 章 多学科联合协作治疗

本章主要讲述有独立医疗保健资质的提供者之间的合作。他们把各自的知识和技能结合起来,全方位地为糖尿病足患者提供各种问题的解决方案,这是单独个体所具备的知识和技能所无法实现的。在本章中,结合了作者自身环境和通过网络提供服务的经验。这种思维方式是值得借鉴的,甚至本身就是一种解决方案。

24.1 为什么要利用网络?

一个为糖尿病足患者提供治疗的联合网络,应该整合了该地区的所有专家。该网络中的专家对该地区的所有的糖尿病足患者负全部责任。因此,该网络必须使所有高水平的专家参与进来。然而,整个网络的工作质量取决于其最薄弱的环节。

网络必须以两种方式来运作。首先,可以使得患者获得最好的治疗,因为在该网络中,每一位成员都负责自己擅长的领域,而其他方面的医疗护理工作就由团队中其他的专家处理。其次,网络优化了该地区的医疗服务。而在一些网络中,实现团队服务是它的唯一目标。

24.1.1 对患者的共同护理

为了提高医疗质量,需要在不同的医疗保健专家之间建立共享医疗服务的系统。这不仅可以满足患者的需求,还能够满足医务人员、相关保险公司和政治家的需求。

临床角色、职责、培训和能力的标准化使得每位医务人员能够有效地执行其所承担的任务,从而提高医疗质量和工作效率。

24.1.1.1 提高能力

网络可以提供专业的教育和培训,使得如“足病医生”“足病助理”“石膏技师”或“矫正师”等专业人员所发挥标准化的作用,增加其角色和职责的透明度,从而提高其专业能力。

24.1.1.2 协同合作

协同合作的基础是要有共同的目标。网络平台可以制订指导方针,组织任务分配,完成工作中的衔接,并将此转化为治疗路径。还可以构建信息的可用性,例如,生成医疗报告或者成为共享数据。

24.1.2 提供地区的和国家的医疗服务

网络可以向地区和国家提供医疗服务。在发展网络的过程中,不仅能通过更专业的培训来协调医疗护理工作,以改善患者的需求,网络还可以成为医务人员与政治家或更广泛社会环境中的其他合作伙伴(如保险公司、患者组织、成人教育服务、科学组织,以及专业协会)的交流平台。

应该尽最大可能地在疾病的早期对医疗护理进行改善。

通过一系列的宣传活动,比如医患座谈会、海报、广告、广播和电视节目、印刷媒体、糖尿病网站、当地的"糖尿病日"活动,可以改善患者在患病早期从家庭医生和其他医务人员处获得的疾病知识。英国糖尿病协会已经为当地患者成功地开展了多项活动,尤其是其中一项特别的项目"重视您的足"(Putting Feet First)。该项目与其他项目一起,直接向患者发布有关糖尿病年度检查的信息,包括年度足部检查,以及日常护理注意事项[1]。

通过下列方式,可以使得患者获得更及时的帮助。

- 专家坐谈会。
- 为家庭医生、药剂师及其团队、从事创面治疗的专业人员、足科医生和矫形鞋制作工人提供培训和讲座。
- 紧急电话。
- 网站。
- 宣传教育活动(如上文提及的"重视您的足")。

通过以下方式,减少不必要的截肢。

- 重大截肢手术之前,咨询其他专家的不同意见(如多学科专家共同讨论病情)。

24.2 网络的构成元素

DFS 的医疗护理需要由以下学科专家参与:糖尿病专科、足踝外科/骨科、血管外科、血管介入/放射介入科、矫形/重建外科、皮肤科、跨学科住院部、家庭医疗护理服务、鞋具制造、支具/减压辅具制造和足病师(图 24.1)。以上的每个学科都同样重要,因为整个网络的工作质量取决于其最薄弱的环节。如果说其中有更重要的部分,那就是初级保健提供者(如家庭医生、社区护士或社区的足病师)。这些专业人员必须能够从人群里识别出最需要医疗护理的患者。社区医生可能不是狭义上糖尿病足团队中的一个部分,也不符合专家的定义,但他们是最重要的转诊足病患者的专业人员。因此,该网络的整体效应取决于初级保健提供者及其与网络学科专家的联系;他们应该与整个网络的专家共同分享成功。

网络的核心是各个专科治疗的协调服务。通常这些是"糖尿病足诊所"的门诊服务(图 24.2)。在德国的网络中,这种门诊服务岗位被称为"门诊的协调员"。通常,这些就是糖尿病专科的职责。这种职责不是他们专业培训的一部分,而是来自以后的强化培训。

每种服务都应该由职责内容、权限界定和服务要求来定义。这是取得良好成果的基础。作为交换信息和影响决策的群体,质量评估小组是非常有用的(图 24.3)。这些评估小组安排继

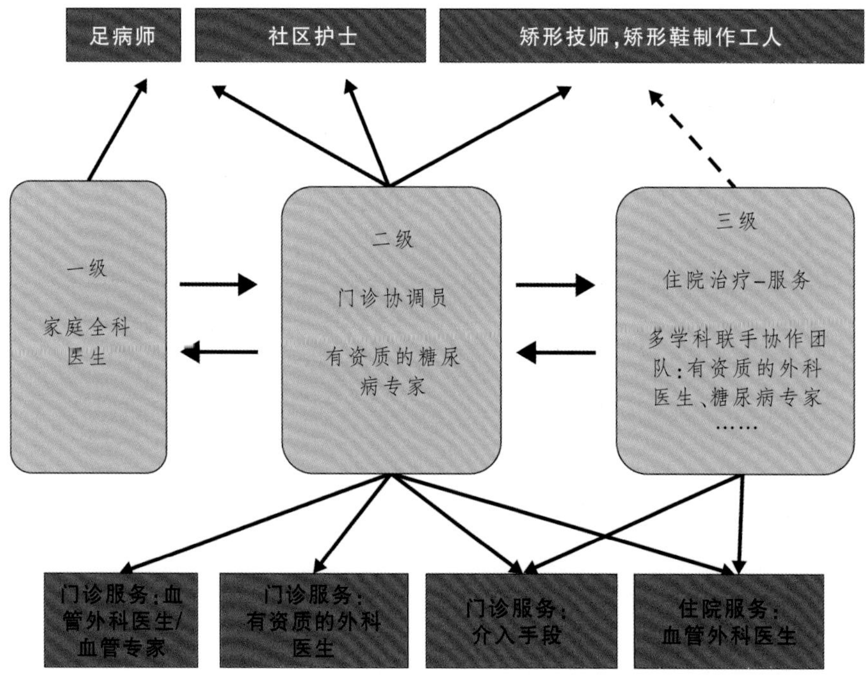

图 24.1 德国北莱茵–威斯特法伦州地区糖尿病足网络门诊服务(OS)和住院服务(IS)的合作方案。

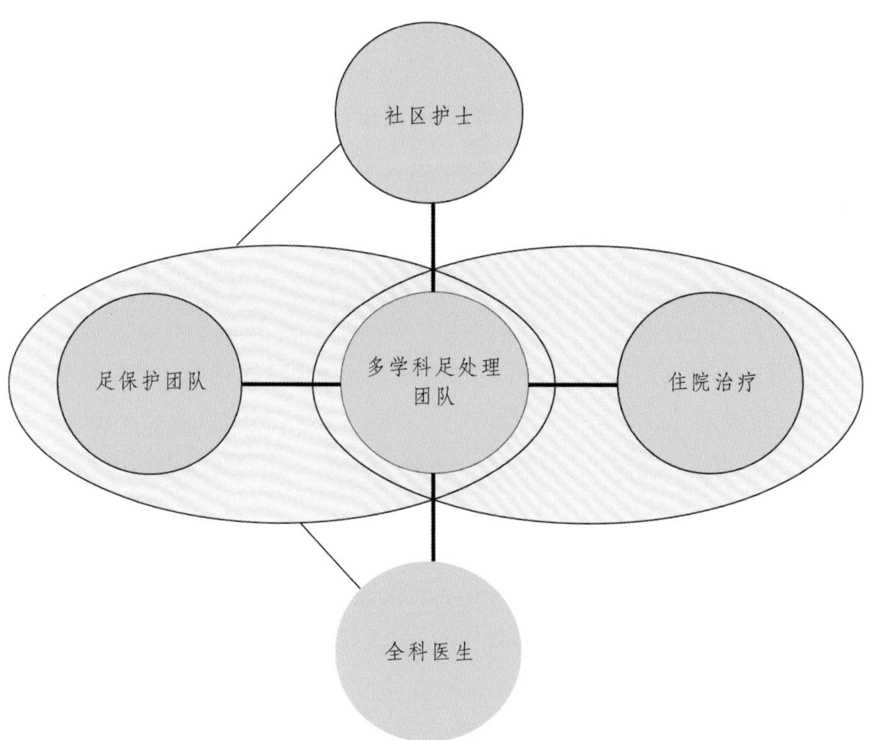

图 24.2 英国萨福克郡网络医疗方案。

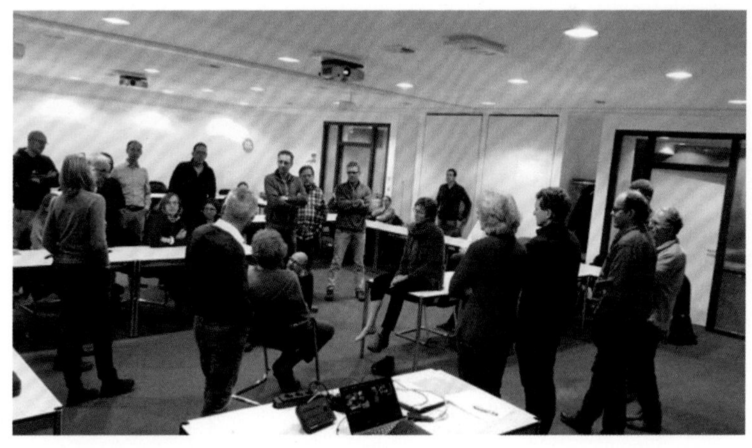

图 24.3　德国科隆的评估小组在讨论糖尿病足的生物力学检查标准问题。

续教育、案例讨论并邀请来自外部的讲座。在一些评估小组里，成果依赖于信息的交换。小组成员都知道患者编号和成员的成果。成果数据的准确性是通过每年外部的审查，随机抽取 10 名患者的情况进行检查。为了达到这个目的，每位参与者每年随机审查一名成员。

在英格兰西南，通过“同行评审”制度，高位截肢率得到明显降低。同行评审是一个系统，通过一个具有多学科协作背景的独立团队，来公正客观地评估另外一个团队的服务，包括指导方针、程序、分支、设施和成果，通过反馈形成报告，来改善整个地区的服务质量[2]。

24.2.1 实现共享医疗护理的示例

24.2.1.1 病历手册

病历手册可用于交换医疗记录。每次就诊时，患者都必须携带该手册，所有病历附件的复印件都收集在病历手册中。因此，所有的数据对于接诊患者的医生都是有用的，而不需要使用计算机、互联网或特定的程序。然而，病历手册可能会丢失，需要所有医疗保健职业人员重新记录，在某些情况下可能需要重复书写。

24.2.1.2 数字技术

德国的“移动创面护理师”是由经验丰富的创面护士担任，配备有电信通讯设备，并可以到患者家中探望，其作用不仅仅是简单地更换敷料，而是可以代替门诊诊所的职能。主要的优点是避免了患者前往诊所的不便。在很大程度上，专科医疗可以在患者家中进行。相关的法律规范、职业内容和医疗技能需要在特别的培训班上进行教授。

英国德比郡也有一个类似的系统。利用数字技术，在离患者家更近的社区诊所提供足病护理，节约了在当地诊所的等候时间，使患者有了更好的就医体验[3]。

24.2.1.3 来自外部的第二种意见

德国的一个地区规定了在截肢前要听取来自外部的意见。有关医院已经同意在每一次重大手术前征求外部的第二种意见。该合同规定了权利和义务,以及接受高位截肢的标准,即无法治疗的疼痛、无法治疗的败血症和广泛的下肢病变严重影响生活质量。经过2年的跟踪评估,22例截肢中有10例被证明是不必进行高位截肢的。这种过程在个人交流和专业媒体上得到了进一步推广,其目的是使得人们全面认识到外部的第二种意见是避免高位截肢所致巨大代价的基础。

24.2.2 改善结构元素的示例

24.2.2.1 审查和反馈

审查是一种众所周知的改进手段。每年由内部工作人员通过循环程序实施,或由一个中心机构的"同行"进行操作。2005年起,比利时多学科糖尿病足诊所得到了当地卫生局的认可。他们创立了一个审查系统[5]。英国和德国也有类似的示例。英格兰西南中心的经验可以为组织结构提供更好的审查工作资源[2]。

24.2.2.2 结果反馈

反馈应尝试将结果与设施治疗患者的风险状况相匹配,结果取决于病例的复杂性及其组合的多种因素,可能会产生误导。关注的主要议题包括:

- 数据收集(仅选择一个群体,还是所有患者)。
- 数据质量(是否实现了质量控制,其工作效率如何)。
- 基准项目是什么?该项目是如何计算的?
- 交流结果(书面报告,还是公开讨论)。

24.2.2.3 专业培训

对于医生和医护人员的专业培训是改善糖尿病足综合征患者医疗护理的基石。例如,糖尿病足学组与世界各地的糖尿学会合作的"step by step"项目极大地改善糖尿病足的医疗护理质量[6]。专业培训的内容可以包括:

- 医学教育课程:国家和国际的医学教育课程,由团体和个人组织实施。
- 支具及辅具制造培训课程。
- 换药护理技巧,以及如何使用如何应用毛毡重新分散足底压力的专业培训。
- 关于行为和沟通技巧的培训。

24.2.2.4 紧急电话号码

紧急电话号码("足热线")。来电者可以被引导到至一般或特定的服务,以确保其能够迅速得到合适的专家的准确指导。

24.2.2.5 互联网

互联网网站(如 www.amputverhindern.de 和 www.diabetes.org.uk/guideto-diabetes/complications/feet/taking-care-of-your-feet),在这些网站里,患者可以找到有关糖尿病足的护理和治

疗信息，还有会议和社会学术活动的信息。

24.2.2.6 公共宣传活动

其中包括大众科普活动(图 24.4)。这项活动的目的是提升医务人员和公众、患者及其亲属对糖尿病足的知晓率，具体措施包括新闻宣传、当地卫生局和成人教育中心以及其他机构的活动。

英国糖尿病协会举办的类似活动，提高了患者对截肢危害的认识[7]。

24.3 结果

网络增加了接受治疗患者的数量，这是患者普遍接受治疗并改善生活质量的标志[8](图 24.5)。

网络是区域性的专业的、共享的医疗护理区域结构，它促进患者、家庭医生、保险公司和社会机构之间的交流。网络的使用有助于当地患者个人的和地区的医疗服务水平和质量的提升。

»Die Wunde am Fuß
sah harmlos aus ...«
In Deutschland verlieren
pro Jahr 30.000 Diabetiker
Teile ihres Beines.
75% dieser Amputationen
sind vermeidbar.
AMPUTATION
verhindern
www.amputation-verhindern.de

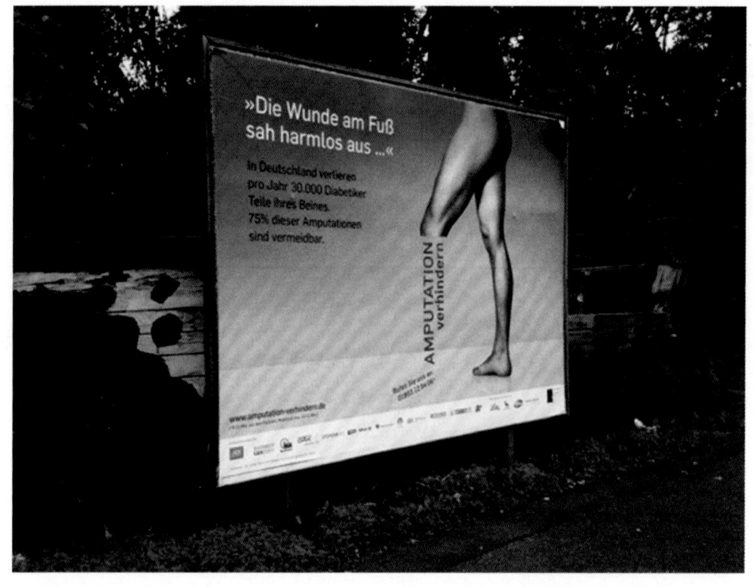

图 24.4　2010 年德国科隆科普活动期间的海报广告提高了公众对糖尿病足的认识，并宣传推广了紧急电话号码。

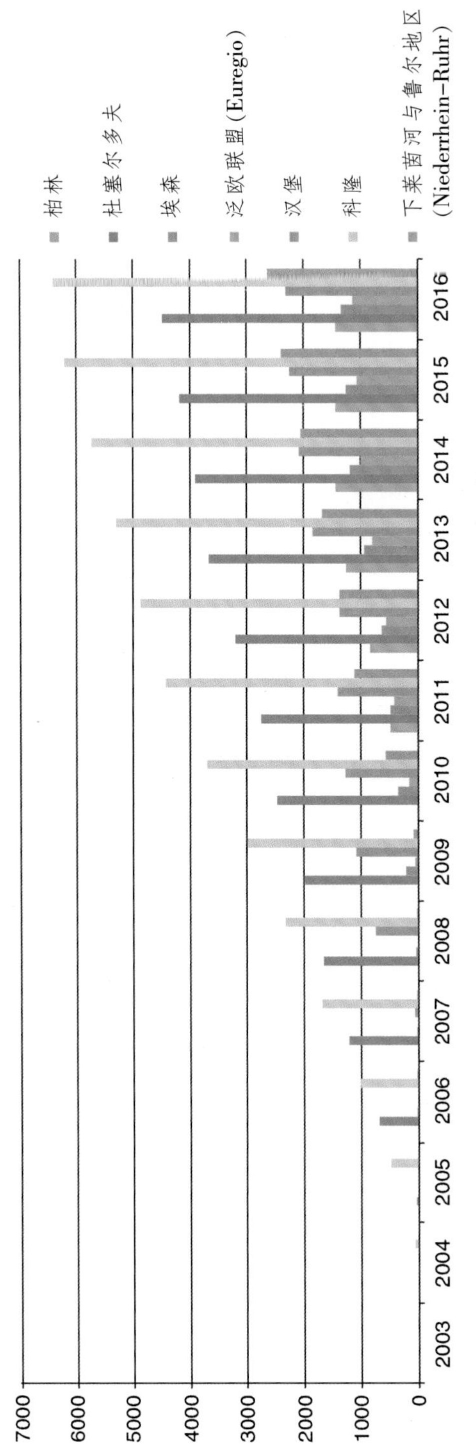

图 24.5 每年通过德国网络系统接受治疗的患者的人数。

（陈梦 译 许樟荣 校）

参考文献

1. Diabetes UK. Putting Feet First. 2018. https://www.diabetes.org.uk/get_involved/campaigning/putting-feet-first. Accessed 1 Apr 2018.
2. Paisey RB, Abbott A, Levenson R, Harrington A, Browne D, Moore J, Bamford M, Roe M, South-West Cardiovascular Strategic Clinical Network peer diabetic foot service review team. Diabetes-related major lower limb amputation incidence is strongly related to diabetic foot service provision and improves with enhancement of services: peer review of the South-West of England. Diabet Med. 2018;35(1):53–62. https://doi.org/10.1111/dme.13512.
3. NHS. New digital camera technology for diabetic foot patients to be expanded across Derbyshire. 2018. Accessed 18 Mar 2018.
4. Hochlenert D, Engels G, Hinzmann S, Ardjomand P, Riedel M, Schneider S. Externe Zweitmeinung zur Verhinderung von Majoramputationen bei Menschen mit Diabetischem Fußsyndrom. Diabetologie und Stoffwechsel. 2013;8:P229.
5. Morbach S, Kersken J, Lobmann R, Nobels F, Doggen K, Van Acker K. The German and Belgian accreditation models for diabetic foot services. Diabetes Metab Res Rev. 2016;32(Suppl 1):318–25. https://doi.org/10.1002/dmrr.2752.
6. Abbas ZG, Lutale JK, Bakker K, Baker N, Archibald LK. The 'step by step' diabetic foot project in Tanzania: a model for improving patient outcomes in less-developed countries. Int Wound J. 2011;8(2):169–75. https://doi.org/10.1111/j.1742-481X.2010.00764.x.
7. The_Diabetes_Times. Shoe shop raises amputation awareness. 2016. http://diabetestimes.co.uk/shoe-shop-raises-amputation-awareness/. Accessed 1 Apr 2018.
8. Hochlenert D. Qualitätsbericht der Netzwerke Diabetischer Fuß Nordrhein, Hamburg und Berlin. 2017. http://www.fussnetz-koeln.de/Start/Dokus/Qualitaetsbericht_2017.pdf

第 25 章 分级和分类

DFS 的基本分类所用的描述见于最初发表的各类文献。仅在为了正确理解和应用这些分类时,才做必要的补充说明。

25.1 Wagner 分级:诊断和治疗系统[1]

足病变共分为 6 级。分级是基于皮肤损伤的深度和是否存在感染和坏疽。

0 级

尽管可能有溃疡愈合后的表现,但没有开放性的皮肤损伤。可能存在骨畸形,例如爪形足、跖骨头受压、夏科足改变和部分截肢[如截趾、楔形足部分的截肢,经跖骨、Lisfranc(跖跗关节)和 Chopart(跗横关节)截肢,部分的或完全的跟骨切开以及 Syme 截肢]。

1 级

皮肤表面溃疡,不累及深层。可能存在骨畸形,溃疡下面常有骨性突起。

2 级

溃疡深及肌腱、骨组织或关节囊。常存在一定程度的骨性突起。

3 级

累及较深的组织,存在脓肿、骨髓炎或肌腱炎症,常扩展到中足的间隔或腱鞘。当手术存在一定程度的感染时,发热、发红和肿胀等感染症状可能会比预期少。

4 级

部分组织存在坏疽,如足趾和(或)前足。坏疽可以是湿性或干性,伴或不伴有感染,通常需要外科节除部分足趾或足。

5 级

坏疽累及全足,已经无法通过足的局部处理达到治疗目的,至少在膝以下的截肢是必须的。

25.2 UT 分期与分级系统[2]

UT 系统的具体评价方式

Texas 分级方法			
分级	特点	分期	特点
0 级	溃疡史	A 级	无感染和缺血
1 级	表浅溃疡	B 级	有感染
2 级	深及肌腱	C 级	有缺血
3 级	深及骨关节	D 级	感染和缺血并存

25.3 PEDIS：一种用于研究目的的糖尿病足溃疡分类系统[3]

25.3.1 血液灌注

1 **级**　患足没有 PAD 的症状和体征，伴有以下情况：

- 可触及足背和胫后动脉搏动。
- 踝肱动脉压指数(ABI)0.9~1.10。
- 趾肱动脉压指数(TBI)>0.6。
- 经皮氧分压($TcPO_2$)>60 mmHg(1 mmHg≈0.133 kPa)。

2 **级**　存在 PAD 的症状或体征，但是没有严重肢体缺血(CLI)：

- 存在国际糖尿病足指南所定义的间歇性跛行(如果有间歇性跛行，需要进一步行其他的无创性检查)。
- ABI<0.9，但踝动脉收缩压>50 mmHg。
- TBI<0.6，但趾动脉收缩压>30 mmHg。
- $TcPO_2$ 30~60 mmHg。
- 其他无创性检查异常，符合 PAD 表现(但无 CLI)。

注意　如果进行踝压、趾压或 $TcPO_2$ 以外的检查，这些检查应该在每项具体的研究中注明。

3 **级**　严重肢体缺血，定义如下：

- 踝动脉收缩压<50 mmHg。
- 趾动脉收缩压<30 mmHg。
- $TcPO_2$ <30 mmHg。

25.3.2 溃疡范围/大小

如果可能，应该在清创后测量溃疡的面积(以平方厘米为单位)。溃疡的外缘应该从溃疡周围的完整的皮肤处测量。

25.3.3 溃疡深度/组织缺失

1 **级** 表浅的全层溃疡,但不浸润任何真皮下组织。

2 **级** 深部的溃疡,穿透皮下组织,累及筋膜、肌肉或肌腱。

3 **级** 累及足的全部组织,包括骨和(或)关节(骨组织暴露,探针可探及骨)。

25.3.4 感染

1 **级** 没有感染的症状或体征。

2 **级** 感染仅累及皮肤和皮下组织(不累及更深的组织,也没有全身症状,如下所述)。至少存在以下的 2 项:

- 局部水肿或硬结。
- 溃疡周围的红肿>0.5~2cm。
- 局部触痛或疼痛。
- 局部皮肤发热。
- 脓性分泌物(黏稠、不透明至白色或血性分泌物)。

应该排除其他的可以引起皮肤反应的炎症病变(如创伤、痛风、急性夏科神经性骨关节病、骨折、血栓或静脉瘀滞)。

3 **级** 红肿>2cm 合并上述症状之一(即肿胀、压痛、发热、分泌物)或感染,累及皮肤和皮下组织更深的结构,如脓肿、骨髓炎、化脓性关节炎、筋膜炎。无如下所述的全身炎症反应。

4 **级** 任何的足部感染伴以下全身炎症反应综合征症状。表现为以下 2~6 项:

- 体温>38℃或<36℃。
- 心率>90 次/min。
- 呼吸>20 次/min。
- $PaCO_2$<32mmHg。
- 白细胞计数>12 000/cu mm 或<4000/cu mm。
- 10%未成熟(带状)形态。

25.3.5 感觉

1 **级** 未检测到患足的保护性感觉缺失,定义为采用以下检查的方法确定。

2 **级** 患足的足保护性感觉缺失,通过至少以下 1 种检查方法确定。

- 压力觉缺失,通过 10g 尼龙单丝检查足底 3 个点,至少有 2 个点没有感觉,如国际糖尿病足临床指南所述。
- 振动觉缺失,(用 128Hz 音叉测定)或振动感觉阈值>25 V(使用半定量的方式),均测试于踇趾。

25.4 血管外科学会(SVS)下肢严重程度分类:基于创面、缺血和足感染的分类(WIFi)[4]

25.4.1 创面/临床分类

静息时疼痛和创面/组织缺损(溃疡和坏疽)的 SVS 分级:0 级(缺血性静息痛,3 级缺血且无溃疡);1 级(轻度);2 级(中度);3 级(严重)。

分级	溃疡	坏疽
0		
临床描述:缺血性静息痛(典型的症状+3 级缺血);没有创面	无溃疡	无坏疽
1		
临床描述:轻微的组织缺失,通过简单的截趾(1 或 2 个足趾)或皮肤覆盖(译者注:溃疡愈合)进行治疗	小腿或足远端的小而浅的溃疡;没有骨组织的暴露,或局限于趾骨	无坏疽
2		
临床描述:对于主要的组织缺失,须通过多个(>3 个)足趾截趾或标准的 TMA(经跖骨截肢)+ 皮肤覆盖	较深的溃疡,有骨、关节或肌腱的暴露,一般不累及足跟;较浅的足跟溃疡,但没有累及跟骨	局限于足趾的局部坏疽
3		
临床描述:对于广泛的组织缺失,需要复杂的足重建或非传统的 TMA (Chopart 或 Lisfranc);对于大面积软组织缺损,需要皮瓣覆盖或复杂的创面处理	广泛的、深部的足溃疡,累及前足和(或)中足;深部全层的足跟溃疡 + 跟骨病变	广泛的前足和(或)中足的坏疽;全层的足跟坏死 + 跟骨受累及

25.4.2 缺血

血流动力学/血液灌注。

如果动脉钙化,ABI>1.3,测定 TP 或 $TcPO_2$:SVS 分级 0 级(无病变)、1 级(轻度)、2 级(中度)、3 级(严重)。

分级	ABI	踝动脉收缩压	TP 或 $TcPO_2$
0	≥ 0.80	>100 mmHg	≥60 mmHg
1	0.6~0.79	70~100 mmHg	40~59 mmHg
2	0.4~0.59	50~70 mmHg	30~39 mmHg
3	≤ 0.39	< 50 mmHg	< 30 mmHg

ABI,踝肱动脉压指数;PVR,脉搏容积记录;SPP,皮肤灌注压;TP,足趾压;$TcPO_2$,经皮氧分压

患者应该测定 TP。如果因为动脉钙化使 ABI 或 TP 测定不可靠,应该采用 $TcPO_2$、SPP 或 PVR 来证实。如果 TP 和 ABI 测定结果不一致,应该首先考虑 TP 作为缺血分级判断。低平的或仅有微小波幅的前足 PVR=3 级。

25.4.3 足感染

SVS 分级:0 级(无感染)、1 级(轻度)、2 级(中度)、3 级(重度:威胁肢体或生命的)。

美国感染病学会(IDSA)和国际糖尿病足工作组(IWGDF)的 SVS 适应性糖尿病足感染的灌注、范围/大小、深度/组织丢失、感染、感觉(足部)分类。

分级	感染的临床表现	IDSA/PEDIS 感染严重度
0	无感染的症状和体征	无感染
1	有感染,定义为存在以下表现中至少 2 项: • 局部红肿或硬结 • 溃疡周围红肿>0.5~2.0cm • 局部触痛或疼痛 • 局部皮肤发热 • 脓性分泌物(黏稠、不透明至白色或血性分泌物)	轻度
2	局部感染(如上所述),伴有红肿>2cm,或累及皮下深部组织(如脓肿、骨髓炎、败血症性关节炎、筋膜炎),无全身炎症反应(见以下描述)	中度
3	局部感染(如上所述),伴有 SIRS,表现为至少以下表现中的 2 项: • 体温>38℃或<36℃ • 心率>90 次/min • 呼吸>20 次/min,或 $PaCO_2$<32 mmHg • 白细胞计数>12 000/cu mm 或<4000/cu mm,或者 10%的未成熟(带状)形态	重度

$PaCO_2$,动脉二氧化碳分压;SIRS,全身炎症反应综合征

缺血可以使感染变得更复杂、更严重。全身炎症反应综合征还可以有其他临床表现,如低血压、意识障碍、呕吐、代谢失衡(如酸中毒、严重高血糖、新发的氮质血症)。

注意　只要报告治疗结果，就应有完整的系统来对慢性外周循环紊乱情况下所有缺血性静息疼痛或伤口的情况进行描述，这些描述与所进行的治疗无关。该系统不应用于急性缺血、炎症性血管疾病或外伤性血管损伤患者。糖尿病患者和非糖尿病患者的治疗结果应分别进行分析。对于伤口愈合时间长、溃疡复发和截肢的患者，应注意糖尿病神经病变的检查，因为神经病变会影响溃疡的复发。

有关不同分类分级系统的具体应用及更多详细信息，请参见相应的原始出版物。

（冉兴无 译　许樟荣 校）

参考文献

1. Wagner FW Jr. The dysvascular foot: a system for diagnosis and treatment. Foot Ankle. 1981;2(2):64–122.
2. Armstrong DG. The University of Texas Diabetic Foot Classification System. Ostomy Wound Manage. 1996;42(8):60–1.
3. Schaper NC. Diabetic foot ulcer classification system for research purposes: a progress report on criteria for including patients in research studies. Diabetes Metab Res Rev. 2004;20(Suppl 1):S90–5. https://doi.org/10.1002/dmrr.464.
4. Mills JL Sr, Conte MS, Armstrong DG, Pomposelli FB, Schanzer A, Sidawy AN, Andros G. The society for vascular surgery lower extremity threatened limb classification system: risk stratification based on wound, ischemia, and foot infection (WIfI). J Vasc Surg. 2014;59(1):220–34.e1–2. https://doi.org/10.1016/j.jvs.2013.08.003.

缩略语

ABI	踝肱动脉压指数
ADP	足背动脉
AF	腓动脉
AHA	美国心脏协会
AP	预防性用抗生素
ATL	跟腱延长术
ATP	胫后动脉
CE-MRI	对比增强磁共振成像
CF	夏科足,夏科神经性骨关节病
CPPPT	皮肤压力疼痛阈值
CRT	毛细血管再充盈时间
DFS	糖尿病足综合征
DFU	糖尿病足溃疡
DIP joint	远端趾间关节
DNOAP	糖尿病神经骨关节病
DSA	数字减数造影
DWI	扩散加权成像
ESC	欧洲心脏病学会
FDB	趾短屈肌
FDL	趾长屈肌
FHL	跗长屈肌
GP	全科医生
HBO	高压氧(治疗)
ICD	国际疾病分类
IDSA	美国感染病学会
IE	感染性心内膜炎
IP joint	趾间关节
IS	住院服务
i-TCC	即时全接触支具

LOPS	保护性感觉缺失
MMP	基质金属蛋白酶
MRA	磁共振血管成像
MRT	磁共振断层成像
MTH	跖骨头
MTP joint	跖趾关节
NB-TCC	不可拆卸的双瓣全接触支具
NDS	神经病变评分
NICE	国家卫生保健研究所
NNT	所需要的治疗病例数
NPWT	创面负压疗法
NSS	神经症状评分
OPS	标准化操作程序
OS	门诊服务
PAD	外周动脉疾病
PEDIS	灌注、范围、深度、感染、感觉
PIP joint	近端趾间关节
PNP	多发性神经病
PTA	经皮腔内血管成形术
RANKL	NF-κB 受体激活蛋白配体
RCW	可拆卸的助行器
SINBAD score	部位、缺血、神经病变、细菌感染、范围、深度评分
TCC	全接触支具
$TcPO_2$	经皮氧分压
TIMP	金属蛋白酶组织抑制剂
TMT	跗-跖
TMT1 joint	第 1 跗跖关节,楔形跖骨 1 关节
UT classification	得克萨斯州大学分类
VAC®	真空辅助闭合疗法®
WIFi	创面、缺血、足感染

索 引

读者交流群使用说明

建议配合二维码使用本书

【本书特配线上资源】

读者群：加入读者交流群，同本书读者交流阅读心得，分享糖尿病相关知识，开拓视野，提高诊治水平。

【入群步骤】

▶ 微信扫描本页二维码

▶ 根据提示，加入交流群

▶ 群内回复关键词“推荐读物”，获取相关图书信息

微信扫描二维码
加入读者交流群